整合畜药学研究

程科军　李水福　主编

科学出版社

北　京

内 容 简 介

本书是全面系统研究和总结常用畲药的专著，整合了常用畲药的植物资源、栽培、功能主治、临床应用、化学成分、药理活性、质量标准、产地加工与饮片炮制等诸多方面内容。全书收录常用畲药 186 种，包括重点介绍的 11 种收载于 2015 年版《浙江省中药炮制规范》的最常用畲药和 27 种次常用畲药。本书内容全面、实用，既有对民间畲药资料的挖掘与保护，又有在此基础上的传承与创新，包含了前沿最新研究成果与实例，读者可全方面了解畲药科研相关工作。

本书可作为民族医药和中医药的教学、科研参考用书，可供医疗机构、药品生产经营企业、药品质量检验和管理部门在工作中参考使用，还可供乡村村民与药农（包括民间畲医药人员）在日常和生产中使用。

图书在版编目（CIP）数据

整合畲药学研究/程科军，李水福主编. —北京：科学出版社, 2017.10
ISBN 978-7-03-052372-3

Ⅰ. ①整…　Ⅱ. ①程…　②李…　Ⅲ. ①畲族–民族医学–药物学–研究
Ⅳ. ①R298.3

中国版本图书馆 CIP 数据核字(2017)第 054148 号

责任编辑：周巧龙 / 责任校对：韩　杨
责任印制：徐晓晨 / 封面设计：耕者设计工作室

科学出版社出版
北京东黄城根北街 16 号
邮政编码：100717
http://www.sciencep.com

北京虎彩文化传播有限公司 印刷
科学出版社发行　各地新华书店经销
*

2017 年 10 月第 一 版　开本：789×1092 1/16
2019 年 2 月第二次印刷　印张：29 插页：8
字数：688 000

定价：188.00 元

(如有印装质量问题，我社负责调换)

序

在世界医学发展史中，据传产生过100多种医学体系。例如在中国除了中医药学外，还有藏医、维医、壮医、回医、朝医、畲医……这些医药体系分别从不同角度，采用不同的研究方法，适应不同的文化背景和生活习惯，依据不同的地理环境来研究人体的功能，寻找保障健康和治疗疾病的对策与良方。它们都曾经为本民族，包括住在同地域的其他民族，乃至全人类做出过重要贡献。遗憾的是由于历史原因，或政治压迫，或经济剥削，或武力掠夺，当然也包括自身努力不够，都逐渐地衰退，甚至销声匿迹了。只留下西医药独家发展、近亲繁殖。

社会或历史发展的客观规律告诫我们，任何事物的发展如果成了唯我独尊就将遇到难以解决自身矛盾的问题，西医药学也会如此。所以，尽管一个又一个医学模式接连登台，循证医学不够来个转化医学，转化医学不够来个精准医学，这些医学模式总体来说都各有千秋，都有积极意义，但似乎都是在末端使劲、局部发力，到头来解决不了本质问题。

整合医学除了使用科学的方法来研究人体外，还试图将人体相关的一切学问加以整合，形成新的医学知识体系。整合的内容包括传统的民族医学，如畲医药学。畲医药是我国医学宝库中的一朵奇葩，是畲族人民在特定的历史条件和地理环境下与疾病斗争的实践结晶。它不仅为畲族人民，也为中华各民族的繁衍和发展做出过一定贡献。但是，由于畲族只有语言而无文字，畲医药只能在畲民族中口口相传，未曾经过系统整理，难免传中有误、传中有漏，有濒临灭绝的危险。21世纪初，一批业内有识之士率先开展了畲医药的收集、抢救，对畲医药的处方、验方进行了系统收集和整理，并出版了《中国畲族医药学》一书。随后的十余年间，在政府业界各方面大力支持下，研究队伍不断壮大，学术研究不断深入，产业开发不断推进，在诸多领域取得了重大进展，有的方面取得了突破。

在此基础上，程科军和李水福两位同志组织相关学者写成了这本《整合畲药学研究》。它以整合医学的研究方法对常用畲药的筛选、化学成分、药理活性及在常见疾病中的应用进行了全面细致的研究，同时紧密结合产业发展需要对畲药的种植、采收、储存、分析和开发等也进行了全面细致的探讨，基本实现了产业工程的全覆盖，是一本难得的好书。我有幸先睹为快，愿意推荐相关学者参考或应用。

是为序。

中国工程院副院长、院士
美国国家医学院院士
西京消化病医院院长

2015年12月20日

前　言

畲族是我国东南部的一个少数民族。根据我国 2010 年第六次全国人口普查统计的结果，全国畲族总人口 70 余万，主要分布在闽、浙、赣、粤、黔、皖、湘等省 80 多个县（市、区），其中 90%以上居住在福建、浙江、江西和广东的山区或半山区。浙江省丽水市景宁畲族自治县是全国唯一的畲族自治县。畲族有自己单独的民族语言，但没有单独的民族文字。

畲医药是畲族民众在长期生产、生活实践中，为适应环境和生存健康要求，积累和探索创造的各种医药经验集成，是祖国医学宝库的一个重要组成部分，也是世界优秀文化遗产的一部分。由于诸多因素的影响，畲医药的传承和流传一直面临种种困难，一度濒临失传。在国家对畲医药等民族医药发展的高度重视下，“中国畲族民间医药调查与整理”等重大课题在 21 世纪初得到设立，畲医药的抢救和保护工作才得以有效开展，2007 年出版的《中国畲族医药学》首次系统整理了畲医药传统知识，为畲药的现代研究奠定了坚实基础。2007 年，“畲族医药”被列入浙江省非物质文化遗产名录。2008 年，浙江省丽水市申报的“畲族医药——痧症疗法”被国务院颁布列入第二批国家级非物质文化遗产保护名录。畲族医药入选非物质文化遗产，有力助推了畲药的传承和创新发展。

在过去的十五年间，以浙江省丽水市为主的一批年富力强的科研人员加入到畲药研究开发的队伍中，通过一批科技项目的实施，畲药的现代研究在传承的基础上得到创新发展，其研究的广度、深度和水平得到迅速提高。与此同时，畲药产业从初始的民间零星散存向适度规模迅速发展，其标准化水平从无到有，实现了质的提升——继 2005 年版《浙江省中药炮制规范》首次收录食凉茶等常用畲药之后，2015 年版《浙江省中药炮制规范》将 11 种药材以畲族习用药材名义收录，并增加了各项质控检测的详细内容。十五年后的今天，畲药的知名度和发展水平与十五年前相比，已上了一个新的台阶。

随着生物医学的兴起，今天的现代医学或称生物医学，学科不断细分、深入，取得了长足进步，但局部的研究仍显现其局限性。中国工程院副院长樊代明院士率先提出整合医学的概念，他提倡从整体观、整合观和医学观出发来认识医学。近二十年来中药现代化研究在研究的深度和水平上有了很大提升，新理论、新技术、新方法层出不穷，但当前医学研究上的某些局限也同样在中药研究中有所体现。整合医学的内涵精神，对于中药创新研究，很有借鉴意义。在我们畲药的传承和创新研究上，从民间畲医药知识的挖掘、文献的系统整理到畲药和中药间的比较研究，从畲药药效物质基础与作用机制研究到临床用药和产业化开发，以及“政产学研用”的协同创新、产业链各环节间的有效衔接，都需要以整合医学的理念和思路从宏观上加以指导和把握。当前已出版的多部畲医药著作，主要内容侧重畲医药民间资料调查、医药理论整理、草本知识等方面，尚未有一部整合常用畲药植物资源、栽培、功能主治、临床应用、化学成分、药理活性、质量标准、产地加工与饮片炮制等诸多方面研究内容的专著。为弥补相关研究专著的空白，并通过专著的出版抛砖引玉、聚集更多力量投身畲药产业发展，我们全面收集了当前畲药研究的各类资料和成果，总结整理并编写成册，命名为《整合畲药学研究》。全书共收录畲药 186 种。遵循常用、独特、重要的原则，我们将收录的畲药品种分三个层次阐述：11 种最常用畲药，即 2015 年版《浙江省中药炮制规范》中以畲族习用药材名义收录的畲药品种；27 种次常用畲药；其他畲药。对常用的 38 种畲药，系统收集了各方面内容，很多品种都收录了化学成分和药理活性的研究实例。

本书收录的团队研究成果和出版经费资助，主要来自浙江省重大专项“道地畲药资源保护和药用价值综合利用的研究”(2012C12014-1)、国家自然科学基金“畲药食凉茶抗结直肠癌的物质基础研究”（81303305）和浙江省丽水市科技项目“浙江省常用畲药质量评价技术与规范化研究”(20100410)等课题。

特别感谢樊代明院士在本书书稿初成之际，即为本书作序并题名！感谢科学出版社周巧龙高级编辑在本书出版过程中的辛勤付出！感谢其他为畲医药献方、收集、整理、科研、编写等献策献力的领导和同仁！

本书是编辑委员会同仁在日常紧张的科研和业务工作之余耗时两年编写而成的，由于畲药文献资料收集和成果总结工作纷繁、要求细致，加上编著者水平有限，书中难免存在不妥或遗漏偏颇之处，恳请读者不吝赐教、批评指正。

程科军　李水福

2017 年 4 月

目　　录

总　　论

一、中医药和民族医药的现代化发展

中医药是中华民族五千多年来与疾病作斗争的宝贵经验结晶，是中国古代医学科学发展的伟大成果，具有独特的理论体系和丰富的实践经验，为中华民族的繁衍昌盛做出了不可磨灭的贡献。随着社会经济发展以及科技进步，人们对健康有了更高的追求，在“回归自然”思潮的推动下，中医药学日益受到关注，展现了广阔的发展前景。

在过去的二十年中，我国的中医药现代化取得了突出成绩，中药工业产值从1996年的235亿元增长到2016年的8653亿元。中医药振兴发展正迎来“天时、地利、人和”的大好时机，国家陆续出台一系列政策法规，推进中医药发展。2015 年，国家出台《中医药健康服务发展规划(2015—2020 年)》和《中药材保护和发展规划(2015—2020 年)》；2016 年，国务院印发《中医药发展战略规划纲要(2016—2030 年)》，国务院新闻办发布《中国的中医药》白皮书；《中华人民共和国中医药法》已由全国人民代表大会常务委员会于 2016 年 12 月 25 日发布，自 2017 年 7 月 1 日起施行。中医药发展，已上升到国家发展战略高度，正迎来前所未有的机遇。

民族医药是我国传统医药的重要组成部分，具有鲜明的民族地域文化特色和悠久的历史，为保障民族聚居区人民的健康、促进地区经济社会发展、维护地区稳定等方面发挥着不可替代的作用，在我国卫生健康服务中一直发挥着重要的作用。各民族在生存与发展进程中摸索与积累的医药文化，扎根于民族文化的土壤并逐渐衍化为民族文化的一部分，由于历史条件的局限，民族医药的药物知识和用药经验的积累、发展和传承水平参差不齐，局限了现代民族医药的发展与传播。在 20 世纪 90 年代之前，民族医药工作主要集中于对民族地区药用资源的调查与摸底。近 20 年来，随着民族医药研究的不断深入，民族医药产业快速发展，已经形成了一定的产业规模，市场竞争力和产业化水平逐渐得到提高。

国家高度重视民族医药工作，为民族医药的发展营造了良好的发展环境。2007 年国家中医药管理局等 11 个部委联合发布《关于切实加强民族医药事业发展的指导意见》，2010 年国家中医药管理局等 4 个部委联合制定了《全国民族医药近期重点工作方案(2010—2020 年)》，2016 年国务院印发的《中医药发展战略规划纲要(2016—2030 年)》则将民族医药发展列为重点任务之一。国家“一带一路”战略的实施，也为民族医药的科技和产业发展提供了重要的发展机遇。21 世纪以来，现代医药学科的蓬勃发展和多学科交叉、融合，为民族医药突破科技发展瓶颈和阐明技术难题提供了可能。中医药现代化研究探索的宝贵经验，为民族医药的跨越式发展提供了良好的借鉴。民族医药的发展，恰逢传承、创新与发扬光大的战略机遇期。

二、畲族和畲药的发展

畲族是我国东南部的一个少数民族，自称“山哈”，意思是“从外地迁来居住山林的客户”。1956年国家正式公布确认畲族为单一的少数民族。根据我国2010年第六次全国人口普查统计的结果，全国畲族总人口70余万，主要分布在闽、浙、赣、粤、黔、皖、湘等省80多个县(市、区)，其中90%以上居住在福建、浙江、江西和广东的山区或半山区。浙江省丽水市景宁畲族自治县是全国唯一的畲族自治县，全国有畲族乡镇44个，其中浙江和福建各18个、江西7个、广东1个。据考证，畲族发祥于广东潮州凤凰山地区。7世纪初隋唐之际，畲族就已居住在闽、粤、赣三省交界闽南、潮汕等地，宋代才陆续向闽中、闽北一带迁徙，约在明、清时开始大量出现于闽东、浙南等地的山区。畲族同胞在劳动和生活中，创造了丰富的畲族文化，其服饰、婚嫁、祭祖、丧礼、节日等，都非常具有民族特色。畲族有自己单独的民族语言，自称“山哈话”，但没有单独的民族文字。由于畲民大部分是与汉族交错杂居，日常生活与汉族交往密切，所以大部分畲民都会讲当地汉族方言。浙江、福建、广东、江西四省的畲语都是共同的，但又受汉族方言影响，地区间的畲语也有区别。

畲医药是畲族民众在长期生产、生活实践中，为适应环境和生存健康要求，积累和探索创造的各种医药经验集成，是祖国医学宝库的一个重要组成部分，也是世界优秀文化遗产的一部分。由于政治、经济、文化、历史、地理等诸多因素的影响，畲医药的传承和流传一直面临种种困难。畲族本身存在技艺不外传、传男不传女的习俗，畲族自有语言但没有本民族的文字，民间畲医大多年事已高，畲医药一度濒临失传。在国家对畲医药等民族医药发展的高度重视下，“中国畲族民间医药调查与整理”等重大课题在21世纪初得到设立，畲医药的抢救和保护工作才得以有效开展，2007年出版的《中国畲族医药学》首次系统整理了畲医药传统知识，为畲药的现代研究奠定了坚实基础。

畲族医药非物质文化遗产得到保护。2007年，“畲族医药”被列入浙江省非物质文化遗产名录。2008年，浙江省丽水市申报的“畲族医药——痧症疗法”被国务院颁布列入第二批国家级非物质文化遗产保护名录。2011年，福安畲族医药被列为福建省第四批省级非物质文化遗产。畲族医药入选非物质文化遗产，有力助推了畲药的传承和创新发展。

在过去的十余年间，一批年富力强的科研力量加入到畲药研究开发的队伍，“道地畲药资源保护和药用价值综合利用的研究”、“浙江省常用畲药质量评价技术与规范化研究”等重大科技专项得到设立并实施，畲药的现代研究在传承的基础上得到创新发展，其研究深度和水平得到迅速提高。在全国范围内，《中国畲药学》《福安畲医畲药》《三明畲族民间医药》等内容侧重本草学的多部畲药著作相继出版。2005年版《浙江省中药炮制规范》首次收录了食凉茶等常用畲药，2016年7月出版的2015年版《浙江省中药炮制规范》将11种药材以畲族习用药材名义收录并增加了各项检测的详细内容，常用畲药的知名度和标准化研究水平得到有力提升。

三、畲药的定义和特点

畲药的定义，也即畲药与中药的区别，是畲药现代研究与应用中难以回避的一个问题，也是畲药创新研究需要面对的一个导向性问题。民族医药研究中，有实质内容趋同、往往只是简单戴上民族的帽子而自称民族医药的现象，这样的研究倾向自然是不可取的。深入细致地挖掘畲药与中药的区别，重视差异、挖掘特色，是畲药创新研究和可持续发展的重要内涵。

畲民用药来源多为聚居地所产的天然药物，因为畲族与汉族聚居区地理位置的天然重叠，作为药材来源的植物大部分相同或相近。准确地讲，畲族仅有的、独特的医药才能称为畲族医药，即在中医药的大环境下，畲民因传统习惯和自身环境条件等不同，保留的自身独特的医药知识，不宜将畲民使用的所有药物都称为畲药。依照这样的界定，我们将畲药分成三个层次，一为畲民独特使用的常用药物，包括新药源(中药和其他少数民族药学典籍及药材标准未收载，可以是民间草药、药用部位不同或不同炮制工艺而形成的药物)和新医源(不同的适应证或用药方法)等，2015 年版《浙江省中药炮制规范》中以畲族习用药材名义收录的食凉茶、嘎狗噜、搁公扭根等 11 种畲药是最典型代表；二为畲民与汉民共同使用者，这占畲民用药的大半；三为全般套用中药或其他少数民族用药，本书不作详细研讨。

常用畲药中存在不少与中药基原植物相同但药用部位不同而功能主治迥异的例子。掌叶覆盆子的果实为常用中药，其功能主治为补肝肾、助阳、固精、明目，而根(畲药称搁公扭根)为常用畲药，用于治疗牙痛、风湿痹痛、目翳、呕逆等。海金沙的地上部分为常用中药，用于热淋、石淋、血淋、尿道涩痛等的治疗，而畲药中主用根部(畲药称铜丝藤根)，用于治疗肺炎、感冒高热、急性肠胃炎等。这两个例子便直观展示了常用畲药有关新药源和新医源方面的特色。

畲医用药有其独特性。主要的特点包括：①以植物药为主。95%以上的畲药均为植物药，仅少量使用动物药，几乎不用矿物药。②习惯使用鲜品。一般喜用鲜草药，用药讲求新鲜，跨年药一般不用或很少使用。③常用单味。约三分之一处方为单味，即使复方，也大多不超过五味。④以原生物为主，少数经过特别的加工炮制。

收录于 2015 年版《浙江省中药炮制规范》的 11 种最常用畲药，多数用畲民口语音译为汉字命名，如食凉茶(柳叶蜡梅或浙江蜡梅的叶)、嘎狗噜(地稔全草)、搁公扭根(掌叶覆盆子根及残茎)、小香勾(条叶榕或全叶榕的根及茎)、白山毛桃根(毛花猕猴桃根)、山里黄根(栀子根及根茎)、盐芋根(盐肤木根)、铜丝藤根(海金沙根及根茎)、坚七扭(檵木根)、百鸟不歇(楤木或棘茎楤木的茎)和嘎狗粘(小槐花全草)。食凉茶的取名除了汉族语音特点外，还结合了药材功效信息；铜丝藤根、百鸟不歇的名称则还含有药材形态的信息。除了畲民口语音译为汉字的命名习惯外，畲药多结合来源植物中药名称、药用部位、功效用途、生长环境、形态特征、颜色、气味等信息开展土语汉化命名。

四、整合医学的概念及其对中药和民族药发展的启发

整合是时代发展的特征，是解决划时代难题的法宝。医学从农耕社会的传统医学或称经验医学发展到今天的现代医学或称生物医学，取得了长足进步，医学各学科不断细分、不断深入，但局部的研究总显现其局限性，整合医学的概念应时而生。中国工程院

副院长、美国医学科学院院士、第四军医大学原校长樊代明院士，在国内率先提出整合医学的概念。在专著《整合医学——理论与实践》中，樊代明院士提出："整合医学的理论基础，是从整体观、整合观和医学观出发，将人视为一个整体，将医学研究发现的数据和证据还原成事实，将临床实践中获得的知识和认识转化成经验，将临床探索中发现的技术和艺术聚合成医术，在事实、经验和医术这个层面来回地实践，实践出真知，这个真知就是整合医学。整合医学不是一种实体的医学体系。严格地讲，它是一种认识论，也是一种方法学，其实施的结果是创造一种新的医学知识体系。"不局限于用科学的方法或生物学的方法来认识医学，除了科学或生物学外，用人类学、社会学、心理学、环境学等全面系统地认识人体，医学发展便走向了整合医学时代。整合医学是个新概念，其内涵丰富、外延辽阔，樊代明院士在其专著和文章中多有系统阐述，在此不必累述。

作为医学分支的药学，其发展自然而然地受到医学新思想和新理论的深刻影响，药学的发展已从最初的"神农尝百草"发展到当下的系统生物学、计算机辅助药物设计等种种新颖药物研究思路和新药研发路径。中药研究体系纷繁复杂，近二十年来得到快速发展。单单在中药药效及作用机制这个核心研究领域，在医药理论、研究思路、技术方法等方面都有长足的进步：整体与局部研究相结合、体外与体内相结合、体内过程与活性评价相结合等主要模式得到发展；从宏观到微观、从抽象到直观、从静态到动态的观察分析技术，实现了对中药药效全方位的解析；基于明确作用靶点的筛选和评价、基于机体内源性功能网络评价、基于体液药理学研究评价等技术成为中药新药发现和药效研究的重要方法；中医药系统生物学、网络药理学的兴起已成为中医药整合研究的积极探索。由整合医学至整合药学，水到渠成，自然而然。

作为民族药分支的畲药，其发展自然可以借鉴中药研究积累的宝贵经验。在此基础上，需要以整合医药学的观念和思路，注重畲药和中药的比较研究，助推畲药创新研究和产业发展。在畲药产业发展"政产学研用"协同创新，产业链"资源、育种、栽培、功效、加工、销售、应用、监管"各环节的有效衔接，也需要以整合的理念和思路从宏观上加以指导。

五、本书的内容

本书共收录畲药186种。按照我们对畲药的定义，遵循常用、独特、重要的原则，我们将收录的畲药品种分三个层次阐述：11种最常用畲药，即2015年版《浙江省中药炮制规范》中以畲族习用药材名义收录的畲药品种；27种次常用畲药；其他畲药。前两个层次共38种畲药，尽可能收集了植物资源、栽培、功能主治、临床应用、化学成分、药理活性、质量标准、产地加工与饮片炮制等诸多方面内容，很多品种都收录了化学成分和药理活性的研究实例。第三层次品种则仅简单介绍药材名称、基原植物和功能主治。

参考文献*

[1] 张伯礼, 陈传宏. 中药现代化二十年 (1996—2015) [M]. 北京: 科学出版社, 2016.
[2] 雷后兴, 李水福.《中国畲族医药学》[M]. 北京: 中国中医药出版社, 2007.
[3] 雷后兴, 李建良.《中国畲药学》[M]. 北京: 人民军医出版社, 2014.
[4] 浙江省食品药品监督管理局. 浙江省中药炮制规范[M]. 北京: 中国医药科技出版社, 2015.
[5] 樊代明.《整合医学——理论与实践》[M]. 西安: 世界图书出版公司, 2016.

* 总论部分引用的参考文献, 多为历史上与书中内容对应的权威著作。由于常有一本著作多次多处引用, 或一处内容引用多本著作的情形, 故采用只在本部分末尾给出相应的综合性基本参考文献的方式, 敬请谅解。

第1章　食　凉　茶

1.1　植 物 资 源

食凉茶，即蜡梅科(Calycanthaceae)蜡梅属植物柳叶蜡梅(*Chimonanthus salicifolius* S. Y. Hu)或浙江蜡梅(*Chimonanthus zhejiangensis* M. C. Liu)的干燥叶，以畲族习用药材名义收载于 2015 年版《浙江省中药炮制规范》[1]。食凉茶又名食凉餐、食凉青、石凉撑、山蜡茶、黄金茶、香风茶等。

1.1.1　蜡梅属植物概述

蜡梅科植物在世界范围内共分为4个属10个种4个变种，其中蜡梅属(*Chimonanthus* Lindley)和夏蜡梅属(*Sinocalycanthus*)原产于中国，美国蜡梅属(*Calycanthus*)分布于北美，奇子树属(*Idiospermum*)分布于澳大利亚，为东亚-北美间断分布以及南、北温带间断分布。蜡梅属植物不仅是第三纪孑遗植物，也是世界上少有的真正意义上冬季开花且芳香宜人的园林观赏植物，还是自然瓶插寿命可超过 3 周的冬季和早春珍贵的切花种类。由于蜡梅属植物具有很高的观赏价值，多年来蜡梅不但作为重要的园林绿化植物被世界各地广泛引种栽培，而且还被用于开发及生产芳香油。

近年来，国内外对蜡梅科植物的研究重点解决了其生物学特性、野生群落的结构、分布、繁殖以及花、叶生物化学等方面的问题[2]，对于蜡梅属植物的二级分类却一直存在着广泛争议。早期的《中国植物志》(1979 年版，30 卷，第 2 分册)阐述了蜡梅属包括山蜡梅(*Chimonanthus nitens* Oliv)、蜡梅[*Ch. Praecox* (Linn.) Link]和柳叶蜡梅 3 个种。后来的学者又先后对该属的分类进行了多次的讨论，1987 年陈志秀等将蜡梅属分为 8 个种，即蜡梅、亮叶蜡梅(*Ch. nitens*)、柳叶蜡梅、浙江蜡梅、西南蜡梅(*Ch. campanulatus*)、突托蜡梅(*Ch. grammatus* M.C.Liu)、保康蜡梅(*Ch. baokangensis*)和安徽蜡梅(*Ch. anhuiensis*)[3]；1991 年，刘茂春将蜡梅属定为 6 个种，根据前人的分类将保康蜡梅并入蜡梅，安徽蜡梅并入柳叶蜡梅[4]；1992 年，刘茂春又详述了蜡梅属的分类，将蜡梅属分为两组，即组 I 蜡梅组(*Chimonanthus*，包括西南蜡梅、蜡梅和柳叶蜡梅)和组 II 蜡梅组(*Neochimonanthus*，包括突托蜡梅、亮叶蜡梅和浙江蜡梅)[5]；2012 年，陈龙清将蜡梅属植物分为 4 个种和 1 个变种，即自然分布于湖北宜昌、湖南新宁、湖南江华、广西阳朔、江西南部、福建武夷山及浙江等地的山蜡梅，自然分布于浙江西北部、湖北西部、四川东部、湖南西北部、河南南部及贵州等地的蜡梅，自然分布于安徽东南部、江西大部分地区及浙江中南部的柳叶蜡梅，自然分布于云南禄劝、麻栗坡及贵州南部的西南蜡梅和仅分布于江西安远地区的突托蜡梅[6]。而 2012 年，朱笃等[7]陈述了该属分为 9 个种 1 个变种的观点，包括蜡梅、山蜡梅、柳叶蜡梅、突托蜡梅、保康蜡梅、安徽蜡梅、浙江蜡梅、西南蜡梅、簇花蜡梅(*Ch. caespitosa*)9 个种，贵州蜡梅(*Ch. campanulatus* var. *guizhouensis*)1 个变种。

蜡梅属的分类较为复杂多样，其部分种属之间的区别也较为明显。不少科研工作者根据植物花粉形态和微观形态等进行植物的鉴定和分类。

从蜡梅属植物形态的角度，张若蕙等[8]对蜡梅科 7 个种的花粉形态进行研究，认为蜡梅属植物有 3 种类型：①具穴状纹饰者为西南蜡梅；②具蠕虫状纹饰者为蜡梅、柳叶蜡梅和突托蜡梅；③具瘤状纹饰者为浙江蜡梅。陈树国等[9]对蜡梅花芽分化进行了研究，认为蜡梅的花芽分化在腋芽上进行，分为营养生长、分化前、花瓣(被)原基形成、雄蕊原基形成、雌蕊原基形成和分化完成等 6 个时期，春梢花芽多，花芽始花于 5 月下旬 10 月中旬完成。吴昌陆等[10]研究蜡梅花部形态和开花习性发现：①雌雄蕊之间有花托附属物；②花芽由新梢叶腋中主芽分化形成，花芽始化于顶自枯期，最早分化的是新梢存苗叶的第一节；③开花期中雄蕊存在离心外卧与向心聚合运动。

从蜡梅属植物微观形态的角度，张若蕙等[11]通过微观形态及细胞学等方法，利用光镜与扫描电镜，对蜡梅科的 2 属 10 种植物的表皮进行了观察研究，阐述了种属间差异的各种特征，包括外表皮细胞垂周壁有无波纹，外壁分为平滑、短条纹、芒状或者瘤状，角质纹饰分为条状、波条状、穴状、小丘状，蜡质纹饰多样，以及气孔器仅在下表皮存在，皆为平列型。赵建伟等[12]研究蜡梅大孢子发生和雌配子体形成，发现蜡梅在发育过程中雄蕊先熟，与 Nicely 认为雌蕊先熟(protogynous)完全不同，蜡梅虽属蓼形胚囊，但有多胚囊现象，而最后具活性的只有一个成熟。黄坚钦等[13]对蜡梅科 9 个种的叶片、叶柄及节部进行了解剖，发现各种间结构差异小，但从叶迹数量看，支持分为 2 个属，即蜡梅属与夏蜡梅属。张若蕙等用聚丙烯酰胺凝脉电泳法分析了蜡梅科 8 种 40 个单株成熟叶的过氧化物酶、酯酶、苹果酸脱氢酶和谷草转氨酶的酶谱，结果表明：蜡梅、西南蜡梅、山蜡梅和夏蜡梅为比较一致而稳定的种，柳叶蜡梅、美国蜡梅、西美蜡梅和突托蜡梅种内差异较大。此外，美国蜡梅和西美蜡梅、山蜡梅和突托蜡梅分别为一组最近缘的种，夏蜡梅和西南蜡梅为最远缘的种[14]。

曾经，蜡梅一度被误认为是腊月开花的蔷薇科杏属的梅类植物，因而“蜡梅”与“腊梅”二词常被混淆使用。蜡梅正因其花“香气似梅”，形似“捻蜡所成”，所以蜡梅之名也就顺理成章了。

1.1.2 食凉茶基原植物形态、鉴别与资源分布

1.1.2.1 基原植物形态

柳叶蜡梅为半常绿灌木，高达 3 m。小枝细，被硬毛。叶对生，叶片纸质或薄革质，呈长椭圆形、长卵状披针形、线状及披针形，长 2～16 cm，先端钝或渐尖，基本楔形，全缘，上面粗糙，下面灰绿色，有白粉，被柔毛；叶柄被短毛，花单生叶腋，稀双生，淡黄色；花被片 15～17 片，外花被数片，椭圆形，边缘及背部被柔毛，中部花被片线状长披针形，先端长尖，被疏柔毛，内花被片披针形，长卵状椭圆形，雄蕊 4～5 枚，心皮 6～8 个。果托梨形，长 2.3～3.6 cm，先端收缩，瘦果长 1～1.4 cm，深褐色，被疏毛，果脐平。花期

10～12 月，果期翌年 5 月。

浙江蜡梅为常绿灌木，全株具香气。叶片革质，卵状椭圆形、椭圆形，先端渐尖，基部楔形或宽楔形，长 3～16 cm，宽 1.5～4.5 cm，上面光亮，深绿色，下面淡绿色，无白色或偶见嫩叶稍具白粉，均无毛。花单生叶腋，少有双生，淡黄色；花被片 16～20 片，背面均有短柔毛，外花被片卵圆形，中部花被片长线状披针形，长 1.2～1.5 cm，先端细长渐尖，内花被片披针形，全缘，长 0.6～1.5 cm，具爪；雄蕊 5～7 枚，退化雄蕊 8～15 枚；心皮 6～9 个。果托薄而小，长 2.5～3.3 cm，宽 1.4～1.8 cm，多钟形，外网纹微隆起，先端微收缩，口部四周退化雄蕊木质化，斜上伸展；瘦果椭圆形，长 1～1.3 cm，有柔毛，暗褐色，果脐周围领状隆起。花期 10～12 月，果期翌年 6 月。

1.1.2.2 鉴别

1) 食凉茶的叶片横切面显微鉴别

柳叶蜡梅叶(图 1-1)，上表皮细胞略扁平，外壁有时可见孔沟，被角质层，下表皮细胞较小，外壁增厚，可见气孔；下表皮单细胞非腺毛众多，壁厚，上表皮亦可见单细胞非腺毛。栅栏组织由 2～3 列短柱状细胞组成，海绵组织中散有多数油细胞。导管主为网纹导管。

浙江蜡梅叶(图 1-2)，下表皮有时可见单细胞非腺毛。

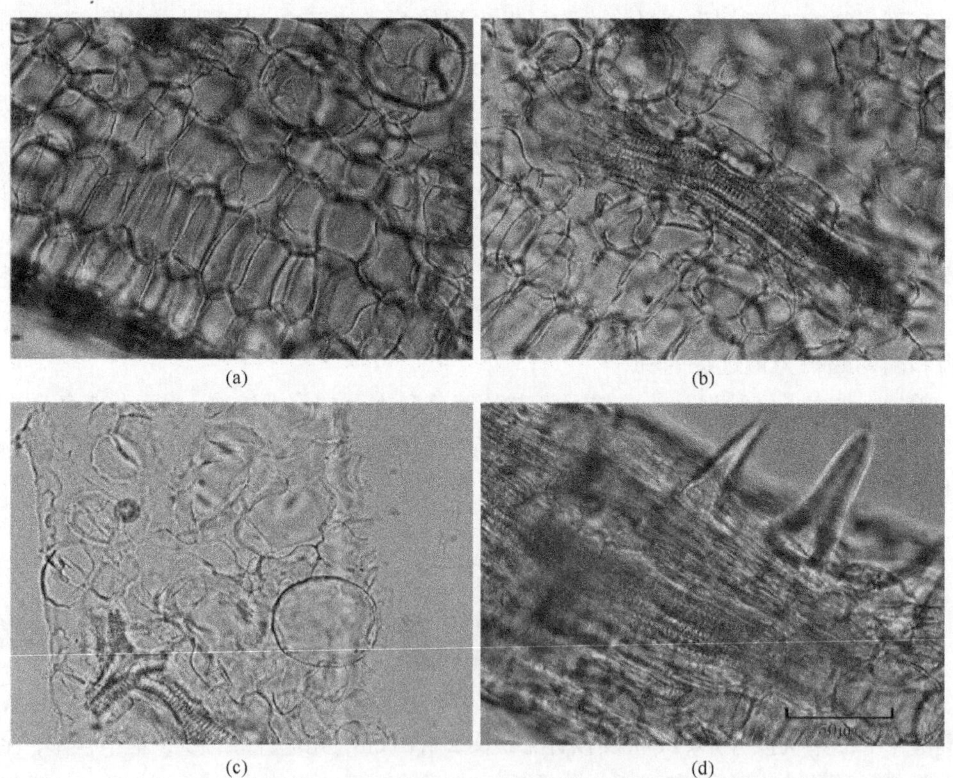

(a) (b) (c) (d)

图 1-1 食凉茶(柳叶蜡梅叶)的横切面显微特征

(a)上表皮细胞-栅栏组织-海绵组织-油细胞；(b)栅栏组织-海绵组织-导管；(c)气孔-导管-油细胞；(d)下表皮细胞-非腺毛

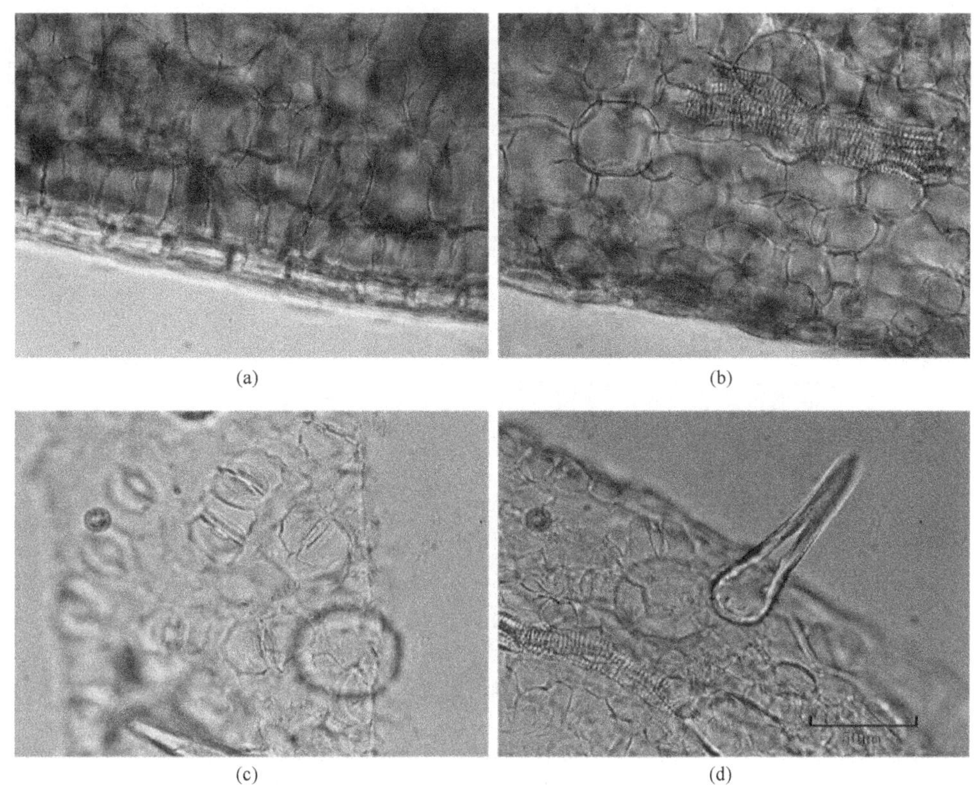

图 1-2　食凉茶(浙江蜡梅叶)的横切面显微特征

(a)上表皮细胞-栅栏组织-海绵组织; (b)上表皮细胞-栅栏组织-海绵组织-油细胞-导管; (c)气孔-油细胞; (d)导管-油细胞-非腺毛-下表皮细胞

2) 食凉茶中芦丁的薄层色谱鉴别

预实验中发现食凉茶中黄酮类成分以芦丁的含量最高, 故选择以芦丁为黄酮类成分薄层色谱鉴别的指标性成分。参照《中国药典》(2010年版)一枝黄花、贯叶金丝桃、槐花的薄层色谱鉴别方法, 发现所采用的方法与展开系统操作简便, 斑点清晰, 结果见图1-3。

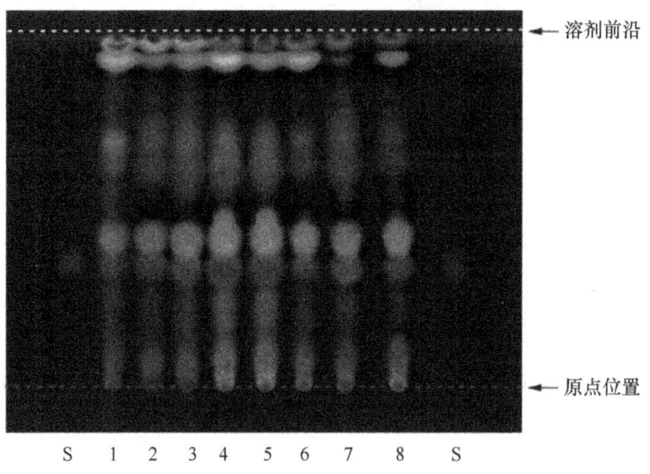

图 1-3　薄层色谱图(S 为对照品; 1～8 为供试品)

3) 食凉茶中桉叶素的薄层色谱鉴别

从柳叶蜡梅与浙江蜡梅的挥发油成分已有的研究来看，不同的产地不同月份不同提取方式分离得到的挥发油成分还是存在较大差异的，桉油精(桉叶素、桉树脑)与 α-蒎烯是共性成分，其中又以桉油精含量较为稳定，故选择桉油精为挥发油薄层色谱的指标性成分。参考《中国药典》豆蔻鉴别项下桉油精薄层色谱鉴别，该品种的供试品溶液的制备方法为以正已烷为接收剂的传统的水蒸气蒸馏，提取繁琐，不易于操作。尝试多种易溶解桉油精的溶剂提取，发现以乙酸乙酯冷浸过夜后超声提取效果为佳。展开系统采用豆蔻鉴别项下的方法，分离效果良好。结果见图 1-4。

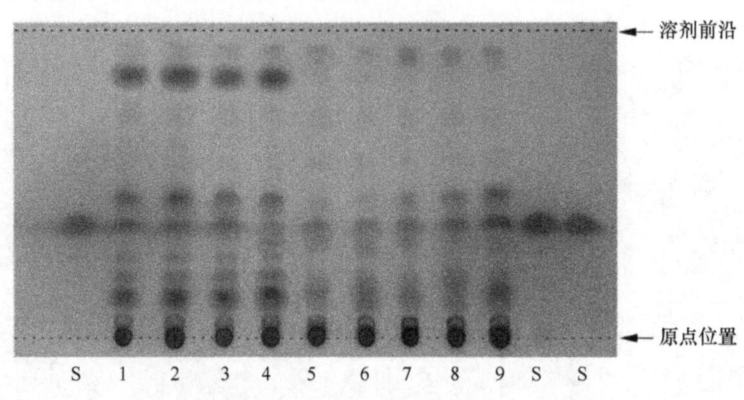

图 1-4　薄层色谱图(S 为对照品; 1～9 为供试品)

1.1.2.3　资源分布

蜡梅属植物的分布广泛，其中柳叶蜡梅主要产自浙江的丽水(莲都区)、云和、景宁、遂昌、松阳、建德、开化等地；浙江蜡梅主要产自浙江的龙泉、庆元、遂昌、松阳、云和、青田、平阳和福建等地。柳叶蜡梅和浙江蜡梅主要生于丘陵、山地灌木丛中或稀疏林内。长期以来，民间使用食凉茶多以采摘野生资源为主，资源压力大，而且没有相关的种植和使用标准，成为药材种植推广和产品开发瓶颈。自 2005 年以来，丽水市农业科学研究院开始积极开展柳叶蜡梅快速繁殖方面的技术攻关，成功解决了柳叶蜡梅的相关种植技术，并在此基础上建立了 100 余亩的中药材生产质量管理规范(GAP)种植基地、开展柳叶蜡梅相关化学成分的研究工作，为产业化开发与示范奠定了扎实基础。

1.1.3　柳叶蜡梅的繁殖与栽培

柳叶蜡梅是多年生深根性灌木，萌芽力强，分蘖多，栽后投产年份长。柳叶蜡梅的繁殖和栽培主要分为随采即播和春播为主的实生播种繁殖及以嫁接、扦插、分株等无性繁殖两种方式。

1.1.3.1　实生播种繁殖

1) 合理密植

柳叶蜡梅的种植应根据土壤条件、投产年限、肥水管理多方面综合考虑。在一定范围内增加栽植株数，可以提早达到高产所需的枝条密度，且易使植株配置合理，枝条分布均匀，生长整齐。最适宜的初植密度为12 000～13 500 株/hm^2。

2)播种和种植

(1) 选址：选向阳坡，土壤肥力中等以上的低山缓坡。

(2) 整地：在山地建新园应全垦并挖成1.5 m宽的水平带。

(3) 种子处理：柳叶蜡梅的种子种皮坚硬，表面有一蜡质层妨碍种子吸水膨胀，因此种子播种前需要进行处理。

a. 秋播时的处理

随采随播。直接温水浸种，始温60 ℃，自然冷却后浸种72 h，其间每隔24 h换水1次，将种子捞起晾干表面水分，置于沙床催芽。用细河沙做沙床，密播1层种子后，盖上1 cm左右厚的细沙，淋湿沙床后覆盖农用薄膜。有少量种子出芽后即移去薄膜。此项处理种子发芽时间参差不齐，最迟到第2年7、8月仍有发芽，发芽率约80%。

层积处理。在露天挖坑，坑底垫砖块，坑内放木箱。将河沙与种子分层堆放或放于木箱内，河沙湿度以手捏成团为宜。木箱四周用土填实，上盖15～20 cm厚湿沙，四周开排水沟，上盖草帘。亦可以在室内砌砖坑，层积或混堆于砖坑中，覆盖稍厚河沙，待大多数种子露白时即可播种。若播种期已到，大多数种子仍未露白，可在播种前用20 ℃温水浸种24～36 h，中间换水1次，捞出后晾干至种子间不粘连即可播种，发芽率60%～70%。

b. 春播时的处理

一般方法：将种子和干沙混合，装在口袋中揉搓，以破坏其种皮的蜡质层，再把种子筛出。然后用40～60 ℃的温水浸种(种子∶水比例为1∶2)，浸种时间4～5天，中间需换凉水3～4 次，使种子充分吸水膨胀，发芽率60%～75%。

碱性溶液处理法：将干藏的种子用60 ℃的热水浸种，数分钟后，将水温控制在40～50 ℃；用氨水(1∶50)或碱与水(1∶100)或少量的加酶洗衣粉，加入后搅动数分钟，当碱或洗衣粉全部溶解时即可停止搅动，然后每隔3～4 h时搅动1次，经过24 h左右，当种子表面的蜡质层可以搓掉时，流水洗净再浸种催芽，发芽率75% 以上。

酸性溶液处理法：用98%浓硫酸处理干藏的种子0.5～1 h，然后流水洗净，再用40 ℃温水浸泡72～86 h，其间用20 ℃左右清水换洗几次，发芽率60%～70%。

赤霉素处理：将干藏的种子用40～60 ℃的热水浸种30 min左右，捞出的种子置于0.02%赤霉素溶液中浸泡24 h，捞出晾干立即播种。赤霉素溶液可取市售赤霉素粉剂20 mg/包，加少许75%酒精溶解后，加蒸馏水(或冷开水)至1000 mL。发芽率达75%以上。

(4) 播种：选择土层深厚、排水良好的沙壤土作苗圃地，施有机肥作底肥。整地深耕25～30 cm，达到地平、土碎，除去石块、草根。每亩施3%的敌百虫2 kg防治地下害虫。苗床高20 cm、宽60 cm，由南而北自定长度。苗床整平后打小宕，每排3个，每行间隔18 cm。用0.5%高锰酸钾消毒床面并及时覆盖地膜，2天后掀开地膜即可播种。每小宕播2粒饱满种子，播后盖上草木灰厚约2 cm，以不见种子为度，稍压平后，盖稻草保墒。播后用水泡沟, 水不宜深, 让苗床慢慢润湿, 2 天后放去泡沟水。夏播, 采种后一星期即播; 春播在 3 月。播后约 30 天出苗, 出苗后揭草。

(5) 幼苗管理: 春播出苗后 3 天, 喷一次 0.3%的多菌灵水溶液。此时苗木根系分布很浅, 要常喷水, 保持苗床湿润。4～7 月每半月拔草一次, 拔草时避免将幼苗带出, 结合除草、松土、补苗(每宕只留 1 株壮苗), 初期施稀薄人粪尿, 每 10 天一次, 连施两次; 5～6 月后, 可施尿素, 每亩施 5 kg(兑水 500 kg), 浇施, 20 天浇一次, 连浇 3 次; 8 月底以后停止施肥, 以利于苗木木质化。夏播出苗后, 不必喷施多菌灵, 但要注意浇灌保湿, 做好松土、除草工作, 一星期后可施 1%的氮肥, 每亩施 3 kg。

(6) 定型修剪: 通过打破茶苗顶端优势, 刺激腋芽萌发, 促进侧枝生长, 达到增加分枝、培养骨架、塑造树形的目的。一般进行 2 次即可。第一次定型修剪在定植后进行, 距地 25～30 cm 剪去顶端; 第二次定型修剪高度为距地 45～50 cm。三年以后开始采用轻修剪。

(7) 病虫害防治: 日本龟蜡蚧若虫和雌虫在叶片和枝条上吸食液汁, 常造成植株枯黄或煤病滋生。在长江以南, 其雌虫于 5 月中旬大量产卵, 6 月中旬孵化。雄成虫于 8 月下旬至 9 月上旬大量化蛹、羽化。

防治方法: ①少数植株受害, 可人工刮除。②在若虫大量孵化后, 可用 40%氧化乐果乳油 1500 倍液, 或 50%杀螟松乳油 1500 倍液喷雾防治, 效果较好。③用红点唇瓢虫, 置被害花木上捕食蚧虫。

1.1.3.2 无性繁殖

1)弯枝法繁殖

新植柳叶蜡梅采用弯枝法培养“矮、壮、宽、密”的高产型树体与树冠结构, 是一项投资少、见效快、效益高的快速成蓬新技术。其技术要点如下。

(1) 弯枝时间: 全年均可进行, 但以 9 月下旬至 10 月中旬或春梢萌发前的 2 月上中旬进行弯枝效果较好。

(2) 弯枝标准: 主茎或分枝茎的粗度达到 0.4 cm 以上, 枝条的长度达到 20 cm 以上的新植茶树要进行第一次弯枝; 当新生枝条的长度达 25 cm 左右, 已半木质化时进行第二次弯枝。

(3) 操作方法: 把达到弯枝标准的枝条用左手顶住弯枝点(距梢头 8～10 cm 处), 右手把弯枝点以上枝条弯成“曲尺型”(角度 100°左右), 使上部枝条成平卧状, 下部枝条成直立状, 用塑料绳将枝条固定。弯枝后 15～30 天, 下部即可长出 3～5 条新梢。当枝条再次达到弯枝标准时, 可继续进行弯枝, 一年内可进行 2～3 次。

(4) 弯枝后的管理: 弯枝后三个月内应经常检查是否有漏弯和松脱等现象, 发现问题及时补救, 以免影响弯枝效果。弯枝后新梢萌发多, 生长迅速, 宜加强肥水管理, 确保新梢快速生长。经过多次弯枝后, 茶树形成 2～3 层骨干枝, 树冠直径一般达到 60 cm 以上。因此, 宜于第二年春芽萌动前(1 月下旬至 2 月中旬)进行平剪。平剪时, 树冠面要平整, 以促进一、二级分枝的平衡生长, 使茶树迅速培养成“矮、壮、宽、密”的高产型树体和树冠结构, 为日后获得高产奠定良好基础。

2) 扦插繁殖(参见丽水市地方标准规范 DB3311/T31—2014《柳叶蜡梅栽培技术规程》)

(1) 扦插时间: 4 月至 6 月和 8 月下旬至 9 月上旬。

(2) 扦插方法: 选择生长健壮无病虫害的一年生枝条, 剪成具有 2～3 对叶的插穗, 扦插前用激素吲哚乙酸(IAA)2000 mg/L 在插穗基部速浸 10 s, 按株行距 5 cm×10 cm 扦插到珍珠岩插床上。

(3) 扦插后抚育管理: 扦插后要立即覆盖遮光率为 70%的遮阴网, 1 个月内, 白天 2 h 喷水 1 次, 生根(30 天)至出圃前 4 h 喷水 1 次, 并每周用 0.25%尿素液肥进行一次叶面喷施。扦插 60 天后揭除遮阴网并每天上午开棚通风 2 h。

(4) 种苗选择: 30 cm 以上生长健壮的成品苗。

(5) 整地挖穴: 10°以下坡地种植的, 全垦整地, 坡度在 10°以上的可开垦成水平带, 按株行距(株距 1.1～1.3 m, 行距 1.3～1.5 m)挖好定植穴, 穴径 40 cm, 深 40 cm。

(6) 种植方法: 每年 3～4 月或 10～11 月, 将扦插生根苗剪去植株下部侧枝和叶片后放入定植穴。定植应避开中午高温强光时段。每穴施入有机肥 1～2 kg, 并与土拌匀, 栽植时, 根系舒展, 泥土压实, 浇足定根水。

(7) 除草与施肥: 每次采收后及时除草, 除草时应避免伤及根系。每年 5 月和 11 月修剪后各施肥 1 次, 每次亩施有机肥 300 kg。

(8) 标准化生产模式: 柳叶蜡梅标准化生产技术模式如表 1-1 所示。

3) 分株法繁殖

该方法简单、可靠, 较为常用。柳叶蜡梅一般根际周围萌蘖性强, 将带根的萌蘖植株从母体上用利刀或钢锯分开移栽, 分株时尽可能多带须根, 一般可在 9～10 月或 3～4 月间进行, 经实验证明分株繁殖成活率可在 90%以上。

1.1.3.3 栽培管理

1) 栽培方式

柳叶蜡梅的栽培可选用盆栽和地栽两种方式。如果以观赏花木为目的, 选用盆栽; 如以发展绿化、商品花材生产为目的, 则取地栽。盆栽应选用泥质盆, 选择质地疏松、排水通气性良好, 又能保持一定湿度的基质为宜。地栽应选择好适宜柳叶蜡梅生境的场地, 移栽之前, 要对场地进行整理, 栽植时间在春季 3～4 月份, 或秋季 9～11 月份。定植后立即浇水, 保持土壤湿润, 高温干燥季节勤浇水。生长期每月用复合肥进行一次稀薄追肥。

2) 整形修剪

栽植后 1 年就应修剪株芽, 以园林绿化为目的的可将主干 30 cm 左右以下的芽全部抹去, 确保树形小乔木化, 然后依照树的长势, 修剪成层次分明的树冠; 盆景观赏或作为砧木嫁接为目的的则需按形定势, 整理后修剪; 以采收鲜叶, 生产茶制品及中药饮片为目的的则可打去顶枝, 促其多发侧枝。

表 1-1　柳叶蜡梅标准化生产技术模式

<table>
<tr><td>月份</td><td>三月</td><td>四月</td><td>五月</td><td>六月</td><td>七月</td><td>八月</td><td>九月</td><td>十月</td><td>十一月</td><td>十二月</td><td>一月</td><td>二月</td></tr>
<tr><td></td><td colspan="2">萌芽期</td><td colspan="8">生长期</td><td colspan="2">休眠期</td></tr>
<tr><td>栽培技术</td><td colspan="12"> 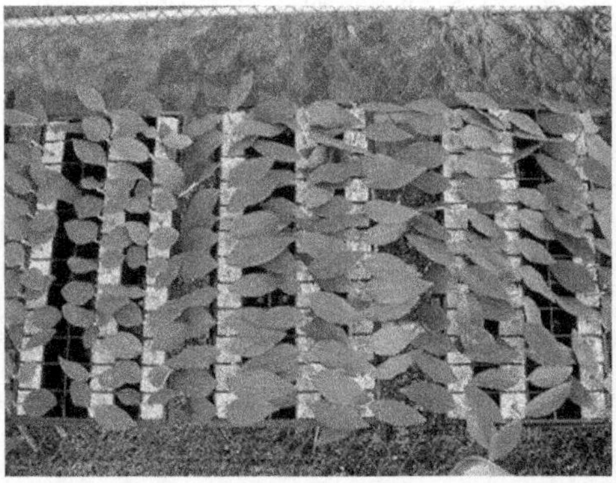扦插育苗 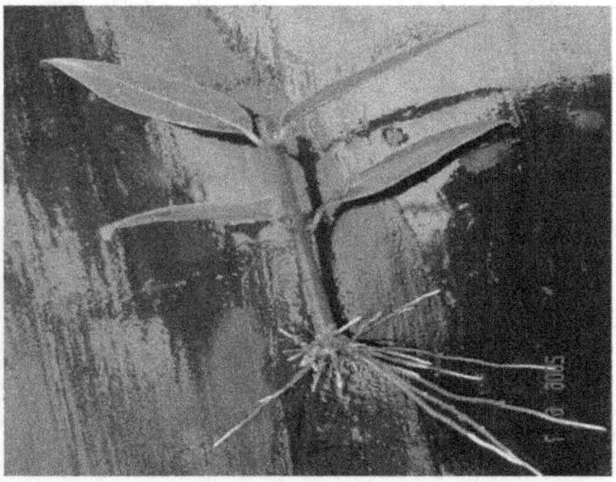　种苗选择 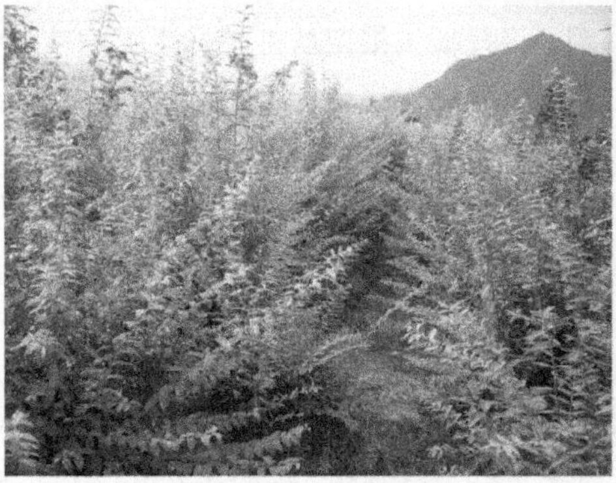
采收前 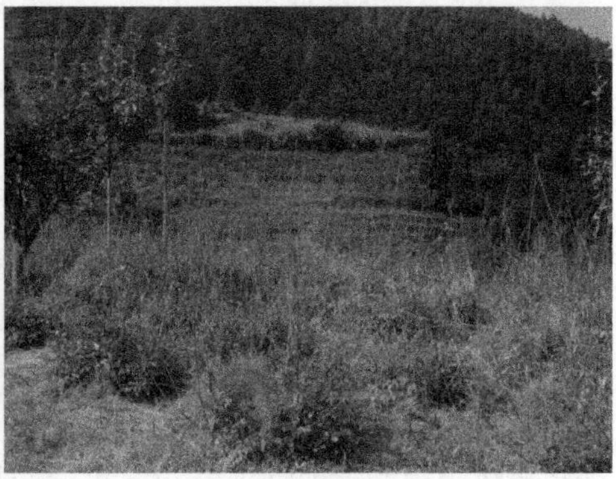　采收后</td></tr>
<tr><td rowspan="4">管理要点</td><td colspan="2">扦插育苗</td><td colspan="10">4～6 月和 8～9 月，选择生长健壮无病虫害的一年生枝条，剪成具有 2～3 对叶的插穗，扦插前用激素 IAA 2000 mg/L 在插穗基部速浸 10 s，按株行距 5 cm×10 cm 扦插到珍珠岩插床上。插后 1 月，每 2 h 喷一次水，1 月后 4 h 后喷一次水</td></tr>
<tr><td colspan="2">水肥管理</td><td colspan="10">种植时遇干旱季节应浇水保苗，苗木定植时施腐熟有机肥，亩施 500 kg，生长过程中每年 5 月和 11 月修剪后各施一次有机肥，每次亩施有机肥 300 kg</td></tr>
<tr><td colspan="2">修剪、除草</td><td colspan="10">5 月和 11 月采收后，及时修剪(第一次留茬 40 cm，第二次留茬 20 cm)除草</td></tr>
<tr><td colspan="2">病虫防治</td><td colspan="10">柳叶蜡梅全株含特殊气味，病虫危害较少，种植中仅发现少量白蚁，没发现病害。杀灭白蚁主要在繁殖蚁迁飞时(4～6 月)用 10%吡虫啉 150 倍液+苏云金杆菌 40 倍液喷杀(或浇灌蚁道)，安全间隔期 7 天，连续 3 次</td></tr>
</table>

1.2　典籍记载与应用

1.2.1　畲医药典籍记载

1.2.1.1　柳叶蜡梅的药材性状、性味、功效、主治、用法用量和副作用

【药材性状】叶多皱缩，纸质或薄革质。完整叶展平后呈长卵状披针形或三角形、长椭圆形或者线状披针形，长 2.5～14 cm。表面灰绿色、黄绿色或浅棕绿色，先端钝尖

或渐尖，基部楔形，全缘，两面粗糙，下面具白粉，叶脉及叶柄被短毛。质脆，搓之易碎。气味清香，味微苦而辛凉。

【性味】味微苦、辛，性凉。

【功效】祛风解表，清热解毒，理气健脾，消导止泻。

【主治】风热表证，脾虚食滞，泄泻，胃脘痛，吞酸。

【用法用量】叶内服煎汤，6～15 g。根内服煎汤，15～30 g。

【副作用】用量过大，偶有恶心、上腹不适等副作用。

1.2.1.2 浙江蜡梅的药材性状、性味、功效、主治、用法用量和副作用

【药材性状】叶多卷曲，革质或薄革质。完整叶展平后呈卵状椭圆形或椭圆形，长 3～16 cm。深绿色、黄绿色或浅棕绿色，先端细长渐尖，基部楔形或宽楔形，全缘，上面具光泽，下面无白或微具白粉，无毛。质脆。气味清香，味辛凉、微涩。

【性味】味微苦、辛，性凉。

【功效】祛风解表，清热解毒，理气健脾，消导止泻。

【主治】风热表证，脾虚食滞，泄泻，胃脘痛，吞酸。

【用法用量】叶内服煎汤，6～15 g。根内服煎汤，15～30 g。

【副作用】用量过大，偶有恶心、上腹不适等副作用。

1.2.2 其他医药典籍记载和民间应用

据《本草纲目》记载，蜡梅属植物能够“生津、解暑”。《中国蜡梅》也记载[15]，蜡梅的根、茎、叶、花、蕾、果均可入药，根皮外用可治刀伤出血，根可治风寒感冒、腰肌劳损、风湿关节炎、瘢痕、疝气、肺脓病等症；花蕾及花可解暑热，有治头晕、呕吐、气郁胃闷、麻疹、百日咳等病症的功效；花浸油制成的蜡梅花油可治烧伤、烫伤和中耳炎等症；果实有健脾、壮胃、止泻的功效，常用于治疗腹泻、久痢等病症。蜡梅属的其他物种入药功效同蜡梅。

《中国药典》(1977 年版)记载，“山蜡梅”及其制剂“山蜡梅茶”具有“解表祛风，理气化痰，醒脾化浊”的功效，可用于防治感冒和流行性感冒。此外，《全国实用中成药手册》《全国中草药汇编》也记载了食凉茶性凉，功能清热解毒、解表祛风、可助消化、治感冒、治疗慢性气管炎，对高血压也有一定疗效。

1.3 化学成分研究

1.3.1 蜡梅属植物的化学成分

蜡梅科植物的叶部都散发着香气，具有挥发性的芳香油。目前，文献所报道的关于蜡梅属植物的化学成分研究，主要集中在蜡梅和山蜡梅等植物的挥发油部位上，对于非挥发性物质的报道却不多，仅有少量的萜类、黄酮、香豆素、生物碱等化合物。表 1-2 归纳了蜡梅属植物中所获得化学成分及其植物来源信息。

表 1-2　蜡梅属植物中的化学成分及植物来源

化合物类别	化合物名称	植物来源	文献
挥发油	1, 8-桉叶素(1, 8-cineole)	蜡梅花, 柳叶蜡梅, 山蜡梅	[16-18]
	芳樟醇(linalool)	蜡梅花	[16]
	苯甲醇(benzyl alcohol)	蜡梅花	[16]
	乙酸苄酯(benzyl acetate)	蜡梅花	[16]
	金合欢醇(farnesol, 法呢醇)	蜡梅花, 蜡梅种子, 柳叶蜡梅	[16, 19-22]
	松油醇(terpineol)	蜡梅花	[16]
	吲哚(indole)	蜡梅花	[16]
	1, 1-二乙氧基乙烷(1, 1-diethoxy ethane)	蜡梅花	[16]
	异戊醇(isoamyl alcohol)	蜡梅花	[16]
	3-丁烯-2-酮(3-butene-2-one)	蜡梅花	[16]
	叶醇(3-hexen-1-ol)	蜡梅花	[16]
	侧柏烯(2-thujene)	蜡梅花	[16]
	月桂烯(myrcene)	蜡梅花	[16]
	对伞花烃(*p*-cymene)	蜡梅花	[16]
	柠檬烯(limonene)	蜡梅花	[16]
	6-甲基-1-辛醇(6-methyl-1-octanol)	蜡梅花	[16]
	罗勒烯(ocimene)	蜡梅花	[16]
	氧化芳樟醇(linalool oxide)	蜡梅花	[16]
	松樟酮(pinocamphone)	蜡梅花	[16]
	萘(naphthalene)	蜡梅花, 蜡梅叶	[16, 23]
	水杨酸甲酯(methyl salicylate)	蜡梅花	[16]
	β-石竹烯(β-caryophyllene)	蜡梅花	[16]
	可巴烯(copaene)	蜡梅花	[16, 22]
	2, 6-二叔丁基对甲苯酚(2, 6-di-tertbutyl-4-methylphenol)	蜡梅花	[16]
	香桧酮(sabina ketone)	蜡梅花	[16]
	苯甲酸(benzoic acid)	蜡梅花	[16]
	癸酸(decanoic acid)	蜡梅花	[16]
	邻苯二甲酸叔丁酯(diphenate tertbutyl ester)	蜡梅花	[16]
	十二酸(dodecanoic acid)	蜡梅花	[16]
	4-癸酮(4-decanone)	蜡梅花	[16]
	1, 3, 5-三丁基六氢-1, 3, 5-三氮杂苯 (1, 3, 5-tributylhexahydro-1, 3, 5-tritriazine)	蜡梅花	[16]
	1, 4-二甲基苯(1, 4-dimethylbenzene)	蜡梅种子	[20]
	2-庚烯酮(2-heptenone)	蜡梅种子	[20]
	5-甲基十一烷(5-methyl undecane)	蜡梅种子	[20]
	2, 2-二甲基-1-辛醇(2, 2-dimethyl-1-octanol)	蜡梅种子	[20]
	丙二酸二环己酯(propanedioic acid dicyclohexyl ester)	蜡梅种子	[20]
	甲氧基乙酸辛酯(methoxyacetic acid octyl ester)	蜡梅种子	[20]
	5-丁基壬烷(5-butyl nonane)	蜡梅种子	[20]

续表

化合物类别	化合物名称	植物来源	文献
挥发油	癸二烯(*E*, *E*-2, 4-decadienal)	蜡梅种子	[20]
	β-榄香烯[(−)-β-elemene]	蜡梅种子, 蜡梅花, 蜡梅叶, 柳叶蜡梅	[19-23]
	3-乙基十一烷(3-ethyl undecane)	蜡梅种子	[20]
	石竹烯(caryophyllene)	蜡梅种子, 蜡梅花, 蜡梅叶, 柳叶蜡梅	[19, 20, 23]
	乳酸(lactic acid)	蜡梅种子	[20]
	α-石竹烯(α-caryophyllene)	蜡梅种子, 柳叶蜡梅	[19, 20]
	5-甲基-5-乙基壬烷(5-methyl-5-ethylnonane)	蜡梅种子	[20]
	1-甲基-5-亚甲基-1, 6-芳癸并二烯 (1-methyl-5-methylene-1, 6-cyclodecadiene)	蜡梅种子	[20]
	癸二酸(sebacic acid)	蜡梅种子	[20]
	斯巴醇(spathulanol)	蜡梅种子, 蜡梅花, 蜡梅叶	[20, 21, 23]
	7-十四醛(7-tetradecanal)	蜡梅种子, 蜡梅叶	[20, 23]
	3, 7, 11, 15-四甲基-2-十六碳烯-1-醇 (3, 7, 11, 15-tetramethyl-2-hexadecen-1-ol)	蜡梅种子	[20]
	四氢紫罗酮(tetrahydroionone)	蜡梅种子	[20]
	石竹烯氧化物(caryophyllene oxide)	蜡梅种子, 蜡梅花, 蜡梅叶, 柳叶蜡梅	[19, 20-23]
	正十五烷(*n*-pentadecane)	蜡梅种子	[20]
	2-甲基-正十三烷(2-methyl-tridecane)	蜡梅种子	[20]
	十六烷酸甲酯(hexadecanoic acid methyl ester)	蜡梅种子	[20]
	十六酸乙酯(hexadecanoic acid ethyl ester)	蜡梅种子	[20]
	亚油酸甲酯(7, 10-octadecadienoic acid methyl ester)	蜡梅种子	[20]
	2, 13-十八碳二烯-1-醇(2, 13-octadecadien-1-ol)	蜡梅种子	[20]
	1, 1-二乙氧基-3, 7-二甲基-2, 6-辛二烯 (1, 1-diethoxyethoxy-3, 7-dimethyl-2, 6-octadiene)	蜡梅种子	[20]
	乙基油酸酯(ethyl oleate)	蜡梅种子	[20]
	正三十五烷(*n*-pentatriacontane)	蜡梅种子	[20]
	顺, 反-5, 9-环十二碳二烯-顺-1, 2-二醇 (*cis*, *trans*-5, 9-cyclododecadiene-*cis*-1, 2-diol)	蜡梅种子	[20]
	沉香醇(linalool)	蜡梅花, 柳叶蜡梅	[19, 21]
	壬醛(nonanal)	蜡梅花	[21]
	α-松油醇(α-terpineol)	蜡梅花	[21]
	橙花叔醇(nerolidol)	蜡梅花	[21]
	δ-榄香烯(δ-elemene)	蜡梅花, 柳叶蜡梅	[19, 21, 22]
	橙花醇乙酸酯(neryl acetate)	蜡梅花	[21]
	α-可巴烯(α-copaene)	蜡梅花	[21]
	乙酸香叶酯(geranyl acetate)	蜡梅花	[21]
	大根香叶烯 B(germacrene B)	蜡梅花	[21, 22]
	(*Z*)-β-法呢烯[(*Z*)-β-farnesene]	蜡梅花	[21, 22]
	α-蛇麻烯(α-humulene)	蜡梅花	[21]

续表

化合物类别	化合物名称	植物来源	文献
挥发油	别-香树烯(alloarom adendrene)	蜡梅花	[21]
	β-荜澄茄油烯(β-cubebene)	蜡梅花	[21]
	α-香柠檬烯(α-bergamotene elixene)	蜡梅花	[21]
	法呢烯(farnesene)	蜡梅花，柳叶蜡梅	[19, 21, 22]
	δ-杜松烯(δ-cadinene)	蜡梅花，柳叶蜡梅	[19, 21]
	榄香醇(elemol)	蜡梅花，柳叶蜡梅	[19, 21]
	胡萝卜醇(carotol)	蜡梅花	[21]
	十二醛(dodecanal)	蜡梅花	[21]
	(*Z*)-9-二十三碳烯[(*Z*)-9-tricosene]	蜡梅花	[21]
	9-十八烯醇(9-octadecen-1-ol)	蜡梅花	[21]
	9-二十六碳烯(9-hexacosene)	蜡梅花	[21]
	3, 7-二甲基-1, 3, 7-辛三烯(1, 3, 7-octatriene-3, 7-dimethyl)	蜡梅花	[22]
	α-荜澄茄油烯(α-cubebene)	蜡梅花	[22]
	雅槛兰烯(eremophilene)	蜡梅花	[22]
	γ-榄香烯(γ-elemene)	蜡梅花	[22]
	马兜铃烯(aristolene)	蜡梅花	[21, 22]
	杜松烯(cadinene)	蜡梅花	[22]
	大根香叶烯 D(germacrene D)	蜡梅花，蜡梅叶，柳叶蜡梅	[19, 22, 23]
	香橙烯(aromadendrene)	蜡梅花	[22]
	异喇叭茶烯(isoledene)	蜡梅花	[22]
	十四烷醇(tetradecanol)	蜡梅花	[22]
	十八醇(octadecanol)	蜡梅花	[22]
	十九烷(nonadecane)	蜡梅花	[22]
	α-杜松烯(α-cadinene)	蜡梅花	[22]
	十三烷(tridecane)	蜡梅叶	[23]
	十四烷(tetradecane)	蜡梅叶	[23]
	植烷(phytane)	蜡梅叶	[23]
	冰片(borneol)	蜡梅花，柳叶蜡梅，蜡梅叶	[16, 19, 23]
	叶绿醇(phytol)	蜡梅叶	[23]
	檀紫三烯(santolina triene)	蜡梅叶	[23]
	β-波旁烯(β-bourbonene)	蜡梅叶	[23]
	E-环氧金合欢烯(*E*-farnesene epoxide)	蜡梅叶	[23]
	2, 4-二叔丁基苯酚(2, 4-di-tert-butylphenol)	蜡梅叶	[23]
	肉豆蔻酸(myristic acid)	蜡梅叶	[23]
	环扁桃酯(cyclandelate)	蜡梅叶	[23]
	β-蒎烯(β-pinene)	柳叶蜡梅	[17]
	α-萜品烯醇(α-terpineol)	柳叶蜡梅	[17, 19]
	乙酸芳樟酯(linalyl acetate)	柳叶蜡梅	[17]
	反式石竹烯(*trans*-caryophyllene)	柳叶蜡梅	[17]
	α-桉油醇(α-eudesmol)	柳叶蜡梅	[17]

续表

化合物类别	化合物名称	植物来源	文献
挥发油	β-桉油醇(β-eudesmol)	柳叶蜡梅	[17]
	γ-桉油醇(γ-eudesmol)	柳叶蜡梅	[17]
	α-蒎烯(α-pinene)	柳叶蜡梅叶，山蜡梅	[18, 19]
	莰烯(樟烯, camphene)	柳叶蜡梅叶，山蜡梅	[18, 19]
	冬青油烯(sabinene)	柳叶蜡梅叶	[19]
	α-月桂烯(α-mycrene)	柳叶蜡梅叶	[19]
	α-萜品烯(α-terpinene)	柳叶蜡梅叶	[19]
	D-柠檬烯(D-limonene)	柳叶蜡梅叶	[19]
	桉树脑(eucalyptol)	柳叶蜡梅叶	[19]
	5-甲基-2-(1-甲基乙基)-1-己醇[5-methyl-2-(1-methylethyl)-1-hexanol]	柳叶蜡梅叶	[19]
	萜品油烯(terpinolene)	柳叶蜡梅叶	[19]
	香叶醇(geraniol)	柳叶蜡梅叶	[19]
	2-丁基-1-辛醇(2-butyl-1-octanol)	柳叶蜡梅叶	[19]
	乙酸冰片酯(bornyl acetate)	柳叶蜡梅叶	[19]
	乙酸异冰片酯(isobornyl acetate)	柳叶蜡梅叶	[19]
	雪松烯(cedrene)	柳叶蜡梅叶	[19]
	反式-橙花叔醇(*trans*-nerolidol)	柳叶蜡梅叶	[19]
黄酮	槲皮素(quercetin)	山蜡梅叶，柳叶蜡梅嫩枝叶	[24, 25]
	山柰酚(kaempferol)	山蜡梅叶，柳叶蜡梅嫩枝叶	[24, 25]
	蜡梅苷(meratin)	蜡梅花	[16]
	山柰酚-3-*O*-β-D-葡萄糖苷(kaempferol-3-*O*-β-D-glucoside)	柳叶蜡梅嫩枝叶	[25]
	山柰酚-3-*O*-β-D-芸香糖苷(kaempferol-3-*O*-β-D-rutinoside)	柳叶蜡梅嫩枝叶，蜡梅花	[25, 26]
	大黄素-8-*O*-β-D-吡喃葡萄糖苷(emodin-8-*O*-β-D-glucopyranoside)	柳叶蜡梅嫩枝叶	[25]
	芦丁(rutin)	山蜡梅叶	[24]
	异鼠李素-3-*O*-芸香糖苷(isorhamnetin 3-*O*-rutinoside)	蜡梅花	[26]
香豆素	东莨菪亭(scopoletin)	蜡梅根，柳叶蜡梅嫩枝叶，山蜡梅叶	[16, 24, 25]
	东莨菪苷(scopolin)	蜡梅根，柳叶蜡梅	[16, 27]
	东莨菪亭-7-*O*-β-D-葡萄糖苷(scopoletin-7-*O*-β-D-glucoside)	柳叶蜡梅嫩枝叶	[25]
	6, 7-二甲氧基香豆素(6, 7-dimethoxycoumarin)	山蜡梅叶，柳叶蜡梅	[24, 27]
	6, 7, 8-三甲氧基香豆素(6, 7, 8-trimethoxycoumarin)	柳叶蜡梅	[27]
	异嗪皮啶(isofraxidin)	山蜡梅叶，柳叶蜡梅	[24, 27]
	nitensoside A	山蜡梅	[28]
	nitensoside B	山蜡梅	[28]
	chimsalicifoliusin A	柳叶蜡梅	[29]
	chimsalicifoliusin B	柳叶蜡梅	[29]
	chimsalicifoliusin C	柳叶蜡梅	[29]
	hymenain	柳叶蜡梅	[29]
	3, 3′-biisofraxidin	柳叶蜡梅	[29]
	cleomiscosin A	柳叶蜡梅	[29]

续表

化合物类别	化合物名称	植物来源	文献
香豆素	cleomiscosin B	柳叶蜡梅	[29]
	cleomiscosin C	柳叶蜡梅	[29]
	scoparone	柳叶蜡梅	[29]
	fraxetin	柳叶蜡梅	[29]
	arteminorin A	柳叶蜡梅	[30]
生物碱	salicifoxazine A	柳叶蜡梅	[31]
	salicifoxazine B	柳叶蜡梅	[31]
	(3a*R*, 3′a*R*, 8-8a, 8′-8′a)-tetradehydroisocalycanthine	柳叶蜡梅	[31]
	蜡梅碱[(+)-calycanthine, (−)-calycanthine, D-calycanthine]	蜡梅种子，柳叶蜡梅	[31, 32]
	山蜡梅碱(chimonanthine)	蜡梅，柳叶蜡梅	[31, 32]
	(−)-folicanthine	蜡梅种子，柳叶蜡梅	[31, 33]
	3-methylcarboxymethyl-indole-1-*N*-β-D-glucopyranoside	蜡梅叶子和果实	[33]
	calycanthidine	蜡梅果实，蜡梅叶	[33]
	meso-chimonanthine	蜡梅花，柳叶蜡梅	[26, 31]
	CPC-1	蜡梅果实	[34]
	CPC-2	蜡梅果实	[34]
	N_a, N_b-二甲基色胺(N_a, N_b-dimethyltryptamine)	蜡梅果实	[34]
	色胺(tryptamine)	蜡梅果实	[34]
	chimonamidine	蜡梅种子	[32]
	(−)-chimonanthidine	蜡梅种子	[32]
萜类	9-*epi*-blumenol C	柳叶蜡梅	[27]
	blumenol C	柳叶蜡梅	[27]
	(+)-去氢催吐萝芙叶醇[(+)-dehydrovomifoliol]	柳叶蜡梅	[27]
	(+)-催吐萝芙叶醇[(+)-vomifoliol]	柳叶蜡梅	[27]
	robinlin	柳叶蜡梅	[27]
	(−)-黑麦交酯[(−)-loliolide]	柳叶蜡梅	[27]
	8α-hydroxy-T-muurolol	柳叶蜡梅	[30]
	(1α, 6β, 7β)-cadinane-4-en-8α, 10α-diol	柳叶蜡梅	[30]
	8α, 11-elemodiol	柳叶蜡梅	[30]
	4-*epi*-bullatantriol (1β, 4α, 11-oppositanetriol)	蜡梅果实	[33]
	bullatantriol	蜡梅果实	[33]
	homalomenol A	蜡梅果实	[33]
	homalomenol C	蜡梅果实	[33]
	oplodiol	蜡梅果实	[33]
	3-eudesmen-1β, 11-diol	蜡梅叶	[33]
	4-eudesmen-1β, 11-diol	蜡梅叶	[33]
	4(15)-eudesmen-1β, 11-diol	蜡梅叶	[33]
	α-eudesmol	蜡梅花	[26]
	β-eudesmol	蜡梅花	[26]
	α-榄香醇(α-elemol)	蜡梅花	[26]

续表

化合物类别	化合物名称	植物来源	文献
萜类	oplopanone	蜡梅花	[26]
其他成分	鲨肌醇(scyllitol)	山蜡梅叶	[24]
	α-胡萝卜素(α-carotene)	蜡梅花	[16]
	stigmasta-7, 22-dinen-3β, 5α, 6α-triol	柳叶蜡梅	[30]
	β-谷甾酮(β-sitostenone)	柳叶蜡梅	[27]
	β-谷甾醇(β-sitosterol)	蜡梅根，山蜡梅叶，柳叶蜡梅	[24, 27, 30]
	胡萝卜苷(daucosterol)	蜡梅根，山蜡梅叶，柳叶蜡梅	[16, 24, 30]
	linocinnamarin	蜡梅叶	[33]
	methyl-4β-D-glucopyranosyl-ferulate	蜡梅叶	[33]
	benzyl β-primeveroside	蜡梅叶	[33]
	3-hydroxy-5, 6-epoxy-β-ionol 3-*O*-β-D-glucopyranoside	蜡梅叶	[33]
	bridelionosiede B	蜡梅叶	[33]
	benzylalcohol Ara(f)(1→6)Glc	蜡梅花	[26]
	benzylalcohol Xyl(1→6)Glc	蜡梅花	[26]
	benzylalcohol Rha(1→6)Glc	蜡梅花	[26]
	benzylalcohol Xyl(1→6)Glc	蜡梅花	[26]
	phenethylalcohol Xyl(1→6)Glc	蜡梅花	[26]
	4-hydroxyphenethylalcohol Xyl(1→6)Glc	蜡梅花	[26]
	(−)-pinoresinol-4, 4′-di-*O*-Glc	蜡梅花	[26]

1.3.2 食凉茶的化学成分研究

关于食凉茶化学成分的研究较少，主要集中于柳叶蜡梅和浙江蜡梅挥发油成分的研究。少量文献报道了柳叶蜡梅和浙江蜡梅中含有萜类、黄酮类、香豆素类和甾体等非挥发性化学成分和多种维生素、微量元素和氨基酸等营养成分。

1.3.2.1 柳叶蜡梅的化学成分研究

1) 挥发性成分

柳叶蜡梅挥发性化学成分主要是基于对柳叶蜡梅叶的挥发油化学成分的研究。挥发油部位的研究，是蜡梅属植物，也是食凉茶化学成分研究的主要对象。贺建云等[35]采用超临界 CO_2 萃取技术对食凉茶中挥发性成分进行了成分分析和鉴定。结果得到总挥发油产率为 3.68%，并分离鉴定出 68 个化合物，主要是烯烃类物质，占总挥发油的 39.9%；其次是有机酸类，占总挥发油的 4.24%；其他物质中醇类物质 13 种，酯类 9 种，酮类 3 种，各占总挥发油的 4.23%、3.68%和 1.81%。李阳春等[17]采用 GC-MS 建立了柳叶蜡梅挥发油的指纹图谱，检测结果显示挥发油成分中主要含有 1，8-桉叶素(49.49%)、β-蒎烯(4.48%)、α-萜品烯醇(6.82%)、芳樟醇(3.23%)、反式石竹烯(2.03%)、榄香醇(2.02%)、α-桉油醇(2.74%)、β-桉油醇(1.63%)等 40 种成分。史小娟等[19]采用 GC-MS 对挥发性成分进行分离，对两批不同时间采集的柳叶蜡梅样品各鉴定出其中 54 个和 48 个化学成分，共同主要组分为桉树脑、冰片、乙酸冰片酯、香橙烯、(*E*, *E*)-金合欢醇，且得出其成分和含量具有季节性差异的结论。

2) 非挥发性成分

柳叶蜡梅中的非挥发性成分的研究较少，已有的研究发现其含有萜类、黄酮类、香豆素类、生物碱、甾体等类别化合物近 40 余个(详见表 1-2)。 其中，王奎武等[29, 30]从重庆产的柳叶蜡梅叶中发现了 3 个萜类和 13 个香豆素类化合物，包括 2 个新的倍半萜类化合物 8α-hydroxy-T-muurolol 和(1α, 6β, 7β)-cadinane-4-en-8α, 10α-diol，以及 3 个新香豆素类化合物 chimsalicifoliusin A、chimsalicifoliusin B 和 chimsalicifoliusin C，其结构如图 1-5 所示。

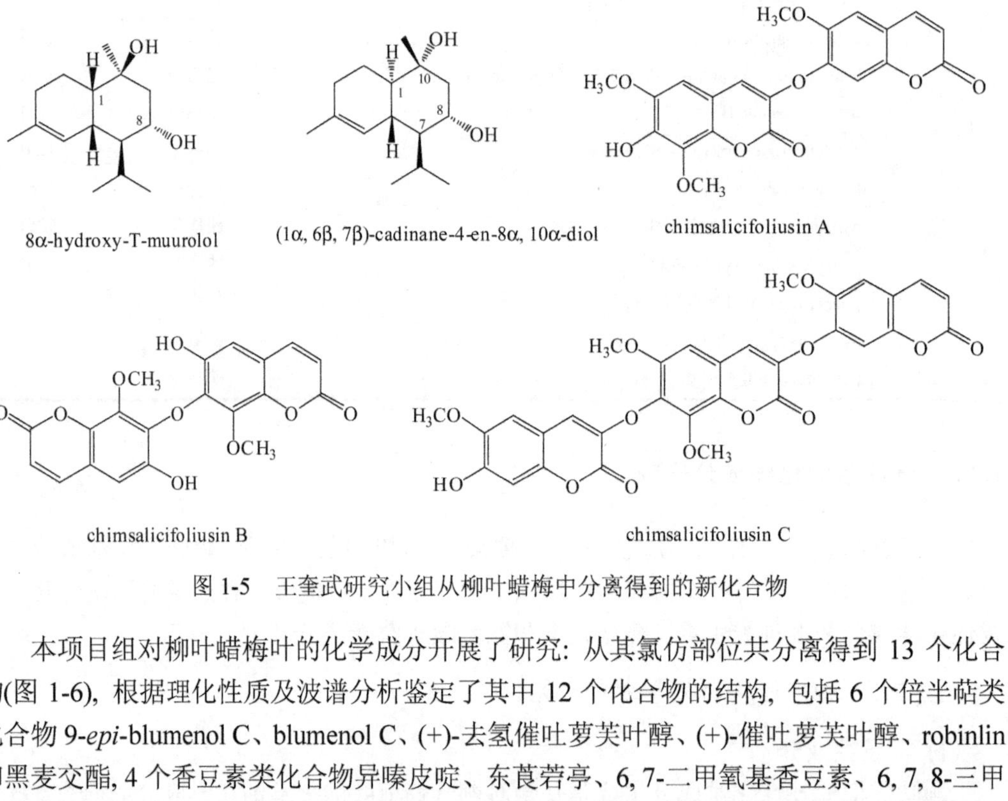

8α-hydroxy-T-muurolol　(1α, 6β, 7β)-cadinane-4-en-8α, 10α-diol　chimsalicifoliusin A

chimsalicifoliusin B　chimsalicifoliusin C

图 1-5　王奎武研究小组从柳叶蜡梅中分离得到的新化合物

本项目组对柳叶蜡梅叶的化学成分开展了研究：从其氯仿部位共分离得到 13 个化合物(图 1-6)，根据理化性质及波谱分析鉴定了其中 12 个化合物的结构，包括 6 个倍半萜类化合物 9-*epi*-blumenol C、blumenol C、(+)-去氢催吐萝芙叶醇、(+)-催吐萝芙叶醇、robinlin 和黑麦交酯，4 个香豆素类化合物异嗪皮啶、东莨菪亭、6, 7-二甲氧基香豆素、6, 7, 8-三甲氧基香豆素，2 个甾体化合物 β-谷甾酮和 β-谷甾醇；另根据波谱数据确定了 1 个木脂素类化合物的平面结构：2, 6, 2′, 6′-tetramethoxy-4, 4′-bis (2, 3-epoxy-1-hydroxylpropyl) biphenyl。此外，还首次从柳叶蜡梅叶中分离得到了 8 个生物碱化合物，包括 2 个新生物碱 salicifoxazine A 和 salicifoxazine B。详见 1.5 节研究实例章节内容。

3) 其他营养成分

据农业部农产品质量监督检验测试中心等部门测定，柳叶蜡梅叶 VB_1、VB_2、VC 含量丰富，并含有 18 种人体必需的氨基酸，其氨基酸含量高出任何一种茶品，同时还含有铁、锌、钙、镁、硒等人体所必需的微量元素，是一种很好的保健茶。

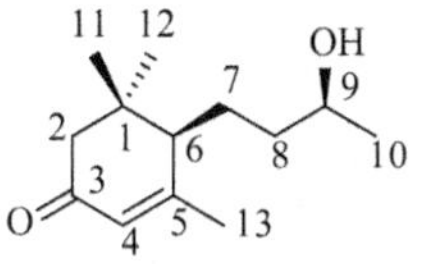

9-*epi*-blumenol C (**1**)

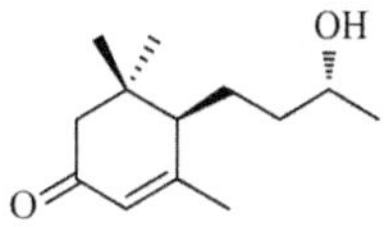

blumenol C (**2**)

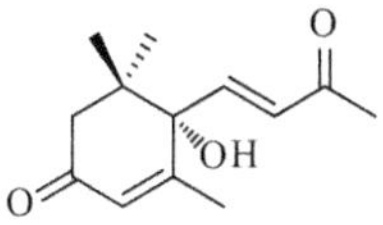

(+)-去氢催吐萝芙叶醇 (**3**)

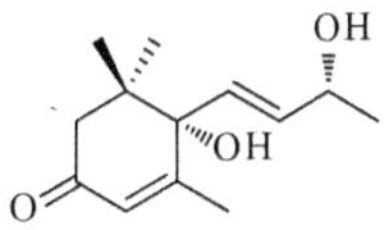

(+)-催吐萝芙叶醇 (**4**)

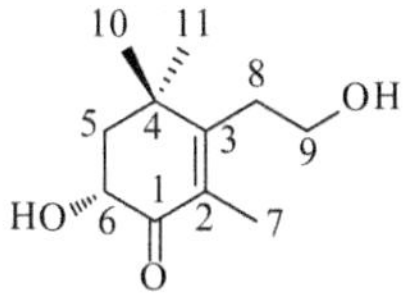

robinlin (**5**)

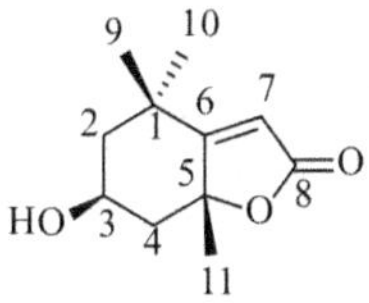

黑麦交酯 (**6**)

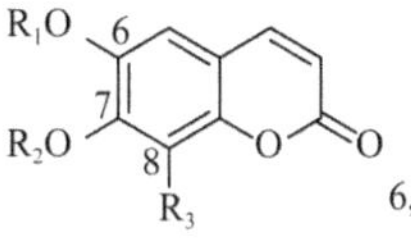

异嗪皮啶(**7**) R_1=Me, R_2=H, R_3=OMe
东莨菪亭(**8**) R_1=Me, R_2=H, R_3=H
6, 7-二甲氧基香豆素(**9**) R_1=Me, R_2=Me, R_3=H
6, 7, 8-三甲氧基香豆素(**10**) R_1=Me, R_2=Me, R_3=OMe

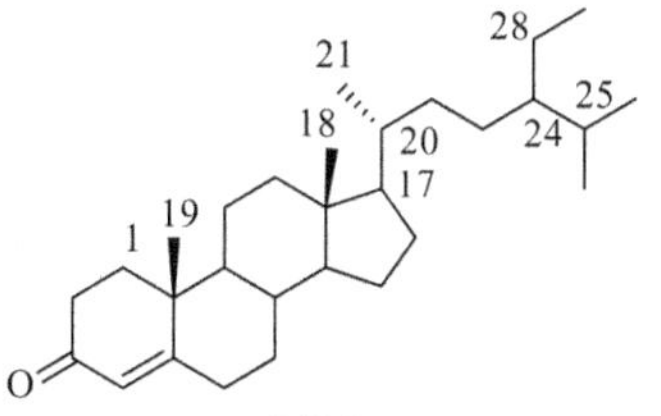

β-谷甾酮(**11**)

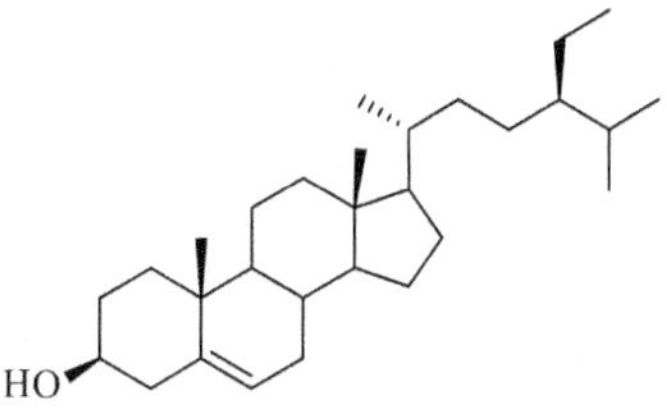

β-谷甾醇(**12**)

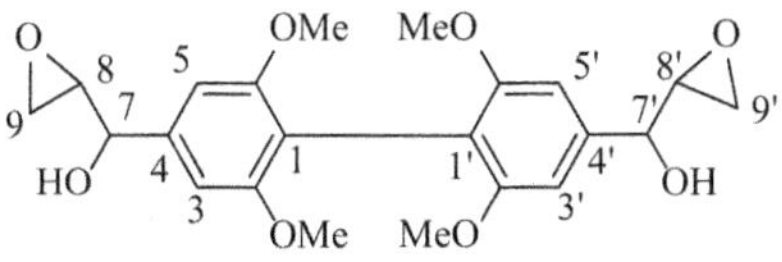

2, 6, 2', 6'-tetramethoxy-4, 4'-bis(2, 3-epoxy-1-hydroxylpropyl)biphenyl (**13**)

图 1-6 本项目组从柳叶蜡梅叶氯仿部位分离得到的化合物

1.3.2.2 浙江蜡梅的化学成分研究

有关浙江蜡梅中化学成分的研究较少，已有的少数研究报道也多为其挥发油成分研究。黄坚钦等[13]对浙江蜡梅等叶肉中的油细胞含量进行了观测研究，发现浙江蜡梅的油细胞含量少于柳叶蜡梅，多于山蜡梅。此外，欧阳婷等[36]通过水蒸气蒸馏法提取出浙江蜡梅叶挥发油，采用气相色谱-质谱-数据库(GC-MS-DS)联用技术，分析鉴定了挥发油中的化学成分，其含量较高的几种成分包括 1, 4-桉叶素(46.2%，相对含量，下同)、(*Z*)-2, 6, 10-三甲基-1, 5, 9-十一烯(9.71%)、1, 1-二甲基-3, 4-二异丙基环己烷(7.42%)、三辛胺(6.44%)、α-丙酸萜品酯(4.01%)、α-蒎烯(3.92%)等。

1.4　药理活性研究

目前，蜡梅属植物的药理作用研究多集中于止咳化痰、清热解毒等作用。近年来，随着对蜡梅属植物药理作用和临床研究的逐渐增加，蜡梅属植物在很多方面也具有显著的药理活性。其中作为畲药食凉茶的柳叶蜡梅和浙江蜡梅具有抗菌、抗炎、止泻、降压降脂、抗肿瘤等活性。

1.4.1　抗菌活性

蜡梅属植物中富含挥发油等成分，也包含生物碱和萜类的成分。现代药理实验发现蜡梅叶对部分呼吸道病原菌具有直接抑制作用，并进一步证实蜡梅叶的抗感冒功效，同时蜡梅叶具有抑制大肠杆菌、产气肠杆菌、伤寒杆菌等肠道菌群的作用[36]。据报道，柳叶蜡梅挥发油中的β-蒎烯具有抗菌活性[17]。

1.4.2　抗炎活性

药理实验表明，柳叶蜡梅灌肠剂(柳叶蜡梅叶 60 g，败酱草 50 g，白花蛇舌草 50 g，延胡索 50 g，三棱 20 g，赤芍 20 g，柴胡 15 g)经给药于慢性盆腔炎的大鼠，可以明显减轻盆腔炎模型大鼠病理学改变和明显改善慢性盆腔炎大鼠免疫功能，调节炎性因子的分泌和平衡。最新的研究表明，柳叶蜡梅水煎剂对人化疗后肠炎具有保护和修复作用[37]。

1.4.3　止泻作用

温慧萍等[38]发现柳叶蜡梅水煎剂对番泻叶所致的小鼠腹泻有明显的对抗作用，表现在稀便总数减少，稀便级别下降，腹泻指数降低，同时连续一周给药对小鼠状态及体重无影响，初步表明柳叶蜡梅无副作用。进一步实验表明，柳叶蜡梅茎叶水提物可以显著提高正常小鼠胃排空和血清胃泌素(gastrin, Gas)含量，具有一定的促消化作用，且能降低蓖麻油和番泻叶致泻小鼠的腹泻次数，改善大便形态，具有一定的止泻作用。

1.4.4　降压降脂作用

实验结果发现，蜡梅中生物碱类成分具有较强的消脂和降压功效。李清华等[39]研究发现，蜡梅碱对麻醉猫、犬心脏有抑制作用，且会降低血压，但也有不引起降压的报道。研究报道，山蜡梅的挥发油与石油醚、正丁醇萃取物具有减缓小鼠体重增长，抑制食欲，减少脂肪的作用。此外，高剂量的山蜡梅挥发油、水提液、乙酸乙酯萃取液以及石油醚、正丁醇萃取液能降低小鼠的血清总胆固醇和甘油三酯水平[40]。

1.4.5　抗肿瘤作用

实验发现，β-榄香烯具有较好的抗肿瘤活性，榄香烯乳剂临床上用于对恶性胸、腹腔积液、肿瘤、呼吸道和消化道肿瘤的治疗。β-榄香烯的抗癌作用除直接杀伤肿瘤细胞外，还可通过激活机体免疫系统使宿主特异性免疫功能增强而获得明显的免疫保护效应。

另外，柳叶蜡梅叶提取物能够抑制 HeLa 细胞增殖，诱导人宫颈癌 HeLa 细胞 G_2/M 期阻滞和细胞凋亡[41]，还可明显抑制人胃癌细胞 SGC-7901 的生长，随着药物浓度的增加，呈剂量依赖性效应[41]。

1.4.6　其他作用

现代药理研究认为柳叶蜡梅中的 7-羟基-6-甲氧基香豆素、山柰酚、槲皮素具有较好的清除自由基的作用。有研究表明，蜡梅属植物的提取物具有较强的抑制乙酰胆碱酯酶活性，可以预期作为防治老年性痴呆药物。还有报道将柳叶蜡梅的提取物用于制备驱蚊剂，所得的驱蚊剂具有良好的驱蚊效果。

此外，在对小鼠免疫系统作用的实验中，蜡梅花水煎剂能显著增强巨噬细胞的吞噬活性，提高小鼠的溶血程度，对体液免疫功能具有显著的增强作用，这说明中药蜡梅花对免疫系统具有显著的增强功能[42]。由于天然胡萝卜素具有增强食欲，改善睡眠，加速伤口愈合及增强对气管炎和咽炎的防治作用，蜡梅花富含α-胡萝卜素，因而具有加强机体免疫功能的功效。

1.5　研　究　实　例

1.5.1　柳叶蜡梅中非生物碱成分的提取与分离

1.5.1.1　植物来源

柳叶蜡梅叶于 2011 年 7 月由浙江省松阳县碧岚茶厂雷国兴农技师采于浙江省丽水市柳叶蜡梅 GAP 种植基地，经丽水市食品药品检验所李建良副主任中药师鉴定为柳叶蜡梅的干燥叶。

1.5.1.2　提取分离流程

柳叶蜡梅非挥发性成分的提取分离过程实验流程图见图 1-7。

1.5.1.3　化合物的结构鉴定

1) 化合物 **1**(9-*epi*-blumenol C)的结构鉴定

化合物 **1** 为无色油状物；$[\alpha]_D^{20}$ +73°(c 0.06, $CHCl_3$)；ESI-MS m/z 211 $[M+H]^+$。^{1}H-NMR($CDCl_3$, 表 1-3)显示含 4 个甲基质子 δ 2.02、1.24、1.10、1.04(化学位移单位为 ppm，下同，为简便起见，此后略去单位)和 1 个烯质子 δ 5.85(1H, s)。^{13}C-NMR($CDCl_3$, 表 1-3)显示含 13 个碳原子，包括 1 个羰基碳原子(δ 198.0)、2 个烯碳原子(δ 164.1, 123.7)，HSQC(氢的异核单量子相干谱)显示还存在 1 个季碳原子、2 个叔碳原子，其中 1 个与氧相连的碳原子(δ 66.6)，以及 3 个仲碳原子，结合 MS 图谱，推得 **1** 的分子式为 $C_{13}H_{22}O_2$，

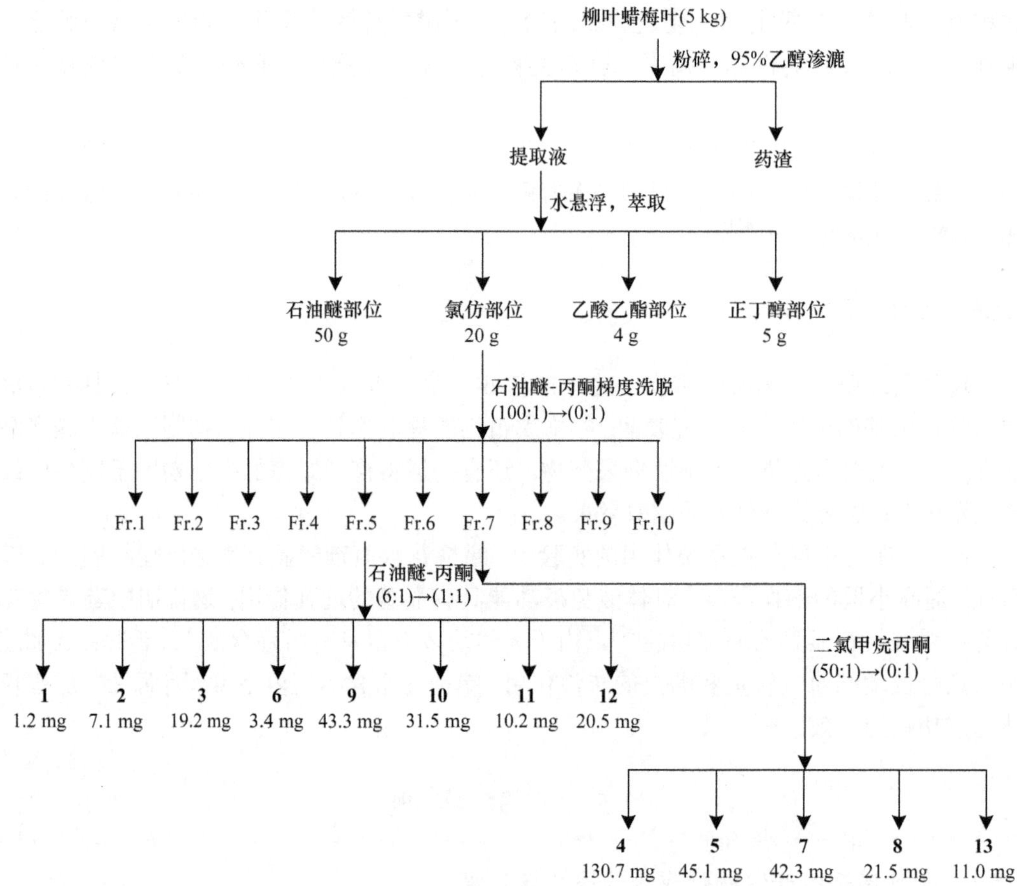

图 1-7　柳叶蜡梅非挥发性成分分离纯化实验流程图

表 1-3　9-*epi*-blumenol C(1)的 ^{1}H-NMR(400 MHz)和 ^{13}C-NMR(100 MHz)数据

序号	^{1}H-NMR(δ) **1**	^{1}H-NMR(δ) Ref [43]	^{13}C-NMR(δ) **1**	^{13}C-NMR(δ) Ref [43]
C(1)			34.8	37.4
C(2)	2.42(1H, d, 17.0 Hz, H_a-2)	2.44(1H, d, 17 Hz, H_{-eq})	45.6	48.3
	2.06(1H, d, 17.0 Hz, H_b-2)	2.00(1H, d, 17 Hz, H_{-ax})		
C(3)			198.0	202.2
C(4)	5.85(1H, s)	5.81(1H, s)	123.7	125.6
C(5)			164.1	169.7
C(6)	1.90(1H, m)	1.99(1H, m)	49.5	52.6
C(7)	1.92(1H, m)	1.76(1H, m)	24.8	27.5
	1.45(1H, m)	1.61(1H, m)		
C(8)	1.55(2H, m)	1.51～1.56(2H, m)	37.2	39.9
C(9)	3.79(1H, m)	3.69(1H, m)	66.6	68.9
C(10)	1.24(3H, d, 6.1 Hz)	1.16(3H, d, 6 Hz)	22.3	23.5
C(11)	1.04(3H, s)	1.02(3H, s)	27.3	29.1
C(12)	1.10(3H, s)	1.09(3H, s)	25.8	27.4
C(13)	2.02(3H, d, 1.2 Hz)	2.04(3H, d, 1 Hz)	23.2	24.9

包含 3 个不饱和度。HMBC(氢的异核多量子相干谱)显示羰基碳(δ 198.0)分别与 δ 1.10、1.04 的甲基质子和 δ 2.42(1H, d, J = 17.0 Hz)、2.06(1H, d, J = 17.0 Hz)的亚甲基质子相关,且仲碳(δ 45.6)与烯质子(δ 5.85)相关,叔碳(δ 49.5)与 δ 2.02(3H, d, J = 1.2 Hz)的双键取代甲基质子和 δ 2.42、2.06 的亚甲基质子相关,由此推测该化合物为一个具有 α, β-不饱和羰基的六元环。^{1}H-^{1}H COSY(同核化学位移相关谱)显示 C-6 位(δ 1.90)与仲碳的 δ 1.92、1.45 质子相关,结合末端氢 1.24(3H, d, J = 6.1 Hz)可推测出与末端氢相连的是被羟基取代的次甲基,HMBC 还显示该次甲基(δ 66.6)与 δ 1.55(2H, m)和 δ 1.92(1H, m)、1.45(1H, m)质子相关,可推测出该化合物 6 位取代边链为 3-羟基丁烷。经理化数据及波谱数据比对[43],鉴定为 byzantionoside B 的水解产物 9-*epi*-blumenol C,为一新的天然产物。

2) 化合物 **2**(blumenol C)的结构鉴定

化合物 **2** 为无色油状物; $[\alpha]_D^{20}$ +34°(c 0.35, $CHCl_3$), ESI-MS m/z 211 $[M+H]^+$。化合物 **2** 与化合物 **1** 具有相同的分子量,二者的 ^{1}H-NMR($CDCl_3$, 表 1-4)和 ^{13}C-NMR($CDCl_3$, 表 1-4)的数据相似,考虑为化合物 **1** 的同分异构体。^{1}H-NMR 显示含 4 个甲基质子 δ 2.00(3H, d, J = 1.2 Hz), 1.20(3H, d, J = 6.1 Hz), 1.06(3H, s), 1.01(3H, s)和 1 个烯质子 δ 5.82(1H, s)。^{13}C-NMR 显示含 13 个碳原子,包括 1 个羰基碳原子(δ 199.5), 2 个烯碳原子(δ 165.6, 125.1), 1 个与氧相连的碳原子(δ 68.1)。与已知化合物对照[44],波谱数据基本一致,鉴定为 blumenol C。

表 1-4 blumenol C(2)的 ^{1}H-NMR(400 MHz)和 ^{13}C-NMR(100 MHz)数据

序号	^{1}H-NMR(δ) **2**	^{1}H-NMR(δ) Ref [44]	^{13}C-NMR(δ) **2**	^{13}C-NMR(δ) Ref [44]
C(1)			36.3	36.2
C(2)	2.38(1H, d, 16.0 Hz, H_a-2)	2.39(1H, d, 16.9 Hz, H_{-eq})	47.1	47.1
	2.02(1H, d, 16.0 Hz, H_b-2)	2.04(1H, d, 16.9 Hz, H_{-ax})		
C(3)			199.5	199.6
C(4)	5.82(1H, s)	5.84(1H, s)	125.1	125.1
C(5)			165.6	165.8
C(6)	1.90(1H, m)	overlapped	51.0	51.1
C(7)	1.90(1H, m)	overlapped	26.2	26.2
	1.45(1H, m)			
C(8)	1.52(2H, m)	overlapped	38.6	38.6
C(9)	3.75(1H, m)	3.78(1H, m)	68.1	68.0
C(10)	1.20(3H, d, 6.1 Hz)	1.21(3H, d, 6.3 Hz)	24.7	24.6
C(11)	1.06(3H, s)	1.07(3H, s)	27.2	27.2
C(12)	1.01(3H, s)	1.02(3H, s)	28.8	28.8
C(13)	2.00(3H, d, 1.2 Hz)	2.00(3H, d, 1.2 Hz)	23.8	23.7

3) 化合物 **3**[(+)-去氢催吐萝芙叶醇]的结构鉴定

化合物 **3** 为无色油状物; $[\alpha]_D^{20}$ +178°(c 0.96, $CHCl_3$); ESI-MS m/z 223 $[M+H]^+$。

^{1}H-NMR($CDCl_3$, 表 1-5)谱显示含 δ 2.30(3H, s)、1.88(3H, d, J = 1.4 Hz)、1.09(3H, s)和 1.01(3H, s)4 个甲基质子, δ 6.83(1H, d, J = 16.0 Hz)、6.46(1H, d, J = 16.0 Hz)为一对双键上的 E 式烯质子; δ 2.37(1H, d, J = 16.0 Hz)、2.49(1H, d, J = 16.0 Hz)提示为一个亚甲基。^{13}C-NMR($CDCl_3$, 表 1-5)显示化合物 **3** 含 13 个碳原子, 与化合物 **1** 相比, 多了 1 个羰基和 2 个烯碳信号, 相应高场区少了 3 个碳信号。进一步与化合物 **1** 的 HSQC 谱比较, 发现化合物 **3** 缺少叔碳原子, 多了 1 个季碳原子。^{1}H-^{1}H COSY 显示烯质子 δ 5.94(1H, s)与 δ 1.88(3H, d, J = 1.4 Hz)和 2.37(1H, d, J = 16.0 Hz)相关, 推测存在 β 位被甲基取代的 α, β-不饱和羰基片段。与已知化合物对照[45], 波谱数据基本一致, 鉴定为(+)-去氢催吐萝芙叶醇[(+)-dehydrovomifoliol]。

表 1-5　(+)-去氢催吐萝芙叶醇(3)的 ^{1}H-NMR(400 MHz)和 ^{13}C-NMR(100 MHz)数据

序号	^{1}H-NMR(δ) **3**	^{1}H-NMR(δ) Ref [45]	^{13}C-NMR(δ) **3**	^{13}C-NMR(δ) Ref [45]
C(1)			41.4	41.4
C(2)	2.49(1H, d, 16.0 Hz, H_a-2)	2.51(1H, d, 17.0 Hz, H-2β)	49.5	49.5
	2.37(1H, d, 16.0 Hz, H_b-2)	2.32(1H, d, 17.0 Hz, H-2α)		
C(3)			197.6	197.4
C(4)	5.94(1H, s)	5.96(1H, br s)	127.7	127.8
C(5)			160.7	160.3
C(6)			79.2	79.3
C(7)	6.83(1H, d, 16.0 Hz)	6.83(1H, d, 15.9 Hz)	145.2	144.9
C(8)	6.46(1H, d, 16.0 Hz)	6.47(1H, d, 15.9 Hz)	130.3	130.3
C(9)			197.2	197.0
C(10)	2.30(3H, s)	2.31(3H, s)	28.3	29.1
C(11)	1.09(3H, s)	1.11(3H, s)	22.9	22.9
C(12)	1.01(3H, s)	1.03(3H, s)	24.3	24.3
C(13)	1.88(3H, d, 1.4 Hz)	1.89(3H, d, 0.7 Hz)	18.7	18.7

4) 化合物 **4**[(+)-催吐萝芙叶醇]的结构鉴定

化合物 **4** 为无色半固体; $[\alpha]_{D}^{20}$ +160°(c 1.02, $CHCl_3$); ESI-MS m/z 225 $[M+H]^+$。^{13}C-NMR($CDCl_3$, 表 1-6)显示化合物 **4** 含 13 个碳原子, 与化合物 **3** 相比少了 1 个羰基, 多了 1 个与 O 相连的碳原子(δ 67.8), 分子量对应增加了 2 个质量数, 提示化合物 **4** 可能为化合物 **3** 的羰基还原产物。^{1}H-NMR($CDCl_3$, 表 1-6)显示含 4 个甲基质子 δ 1.82(3H, d, J = 1.1 Hz)、1.18(3H, d, J = 6.3 Hz)、0.97(3H, s)和 0.93(3H, s); 另 δ 5.67(1H, d, J = 16.0 Hz)、5.72(1H, dd, J = 16.0 Hz, 5.0 Hz)推测为 E 式双键的一对氢质子, 且 δ 5.72 烯质子的另一端连接一个次甲基; δ 2.35(1H, d, J = 17.0 Hz)、2.12(1H, d, J = 17.0 Hz)提示为一个亚甲基。与已知化合物对照[46], 波谱数据基本一致, 鉴定为(+)-催吐萝芙叶醇[(+)-vomifoliol]。

表 1-6 (+)-催吐萝芙叶醇(4)的 ^{1}H-NMR(400 MHz)和 ^{13}C-NMR(100 MHz)数据

序号	^{1}H-NMR(δ) 4	^{1}H-NMR(δ) Ref [46]	^{13}C-NMR(δ) 4	^{13}C-NMR(δ) Ref [46]
C(1)			41.2	41.0
C(2)	2.35(1H, d, 17.0 Hz, H_a-2)	2.96(1H, d, 12.0 Hz, H_a-2)	49.6	49.7
	2.12(1H, d, 17.0 Hz, H_b-2)	2.09(1H, d, 12.0 Hz, H_b-2)		
C(3)			199.2	197.8
C(4)	5.81(1H, s)	5.62(1H, s)	126.4	126.9
C(5)			164.8	162.5
C(6)			78.9	79.0
C(7)	5.67(1H, d, 16.0 Hz)	5.82(1H, d, 16.0 Hz)	128.9	129.0
C(8)	5.72(1H, dd, 16.0 Hz, 5.0 Hz)	5.75(1H, dd, 16.0 Hz, 5.0 Hz)	135.6	135.8
C(9)	4.29(1H, dd, 7.0 Hz, 5.0 Hz)	4.40(1H, dd, 7.0 Hz, 5.0 Hz)	67.8	68.0
C(10)	1.18(3H, d, 6.3 Hz)	1.30(3H, d, 7.0 Hz)	24.0	24.0
C(11)	0.97(3H, s)	0.95(3H, s)	22.9	22.8
C(12)	0.93(3H, s)	0.90(3H, s)	23.5	23.7
C(13)	1.82(3H, d, 1.1 Hz)	1.80(3H, s)	19.3	18.8

5) 化合物 **5**(robinlin)的结构鉴定

化合物 **5** 为无色半固体; $[\alpha]_D^{20}$ +77°(*c* 1.01, $CHCl_3$); ESI-MS *m/z* 199 $[M+H]^+$。^{1}H-NMR($CDCl_3$, 表 1-7)显示含 3 个甲基质子 δ 1.82(3H, s)、1.22(3H, s)和 1.16(3H, s)。^{13}C-NMR($CDCl_3$, 表 1-7)显示含 11 个碳原子, 包括 1 个羰基碳原子(δ 200.1), 2 个烯碳原子(δ 161.6, 129.4), 2 个与 O 相连的碳原子(δ 69.2, 60.7), ^{1}H-NMR 未见烯质子信号, 可推测化合物含有两个被完全取代的烯碳原子。^{1}H-^{1}H COSY 谱显示 δ 4.25(1H, dd, J = 14.0 Hz, 6.0 Hz)、1.70(1H, t, J = 14.0 Hz)、2.08(1H, dd, J = 14.0 Hz, 6.0 Hz)相互关联; δ 1.22(3H, br s)、1.16(3H, br s)相关, 推测为连接于季碳上的两个甲基; δ 3.75(1H, m)、3.66(1H, m)、2.60(1H, m)和 2.49(1H, m)4 个质子也相互关联。与已知化合物对照[47], 波谱数据基本一致, 鉴定为 robinlin。

6) 化合物 **6**(黑麦交酯)的结构鉴定

化合物 **6** 为无色半固体; $[\alpha]_D^{20}$ −54°(*c* 0.17, $CHCl_3$); ESI-MS *m/z* 197 $[M+H]^+$。^{1}H-NMR($CDCl_3$, 表 1-8)谱显示含 3 个甲基质子 δ 1.78(3H, s)、1.47(3H, s)和 1.27(3H, s), 1 个烯质子 δ 5.69(1H, s)。^{13}C-NMR($CDCl_3$, 表 1-8)谱显示含 11 个碳原子, 包括一个酰基碳原子(δ 171.9), 2 个烯碳原子(δ 182.4, 112.9), 2 个与 O 相连的碳原子(δ 86.7, 66.9)。NOESY(核极化 Overhauser 效应光谱)显示 4 位 CH_2 中 2 个质子 δ 1.79、2.47 分别与 δ 4.33 的质子和 δ 1.78 的甲基质子相关, 判断 3 位羟基与 5 位角甲基为同侧, 结合旋光数据, 与已知化合物对照[48], 波谱数据基本一致, 鉴定为(–)-黑麦交酯[(–)-loliolide]。

表 1-7　Robinlin(5)的 ^{1}H-NMR(400 MHz)和 ^{13}C-NMR(100 MHz)数据

序号	^{1}H-NMR(δ) 5	^{1}H-NMR(δ) Ref [47]	^{13}C-NMR(δ) 5	^{13}C-NMR(δ) Ref [47]
C(1)			200.1	200.11
C(2)			129.4	129.52
C(3)			161.6	161.33
C(4)			37.3	37.31
C(5)	1.70(1H, t, 14.0 Hz, H_a-5)	1.751(1H, t, 14.0 Hz, Ha-5)	45.1	45.25
	2.08(1H, dd, 14.0 Hz, 6.0 Hz, H_b-5)	2.143(1H, dd, 6.0 Hz, 14.0 Hz, H_b-5)		
C(6)	4.25(1H, dd, 14.0 Hz, 6.0 Hz)	4.250(1H, dd, 6.0 Hz, 14.0 Hz)	69.2	69.21
C(7)	1.82(3H, s)	1.875(3H, s)	12.0	12.08
C(8)	2.49(1H, m, H_a-8)	2.525(1H, ddd, 6.5 Hz, 9.5 Hz, 13.0 Hz, H_a-8)	34.2	34.21
	2.60(1H, m, H_b-8)	2.649(1H, ddd, 6.5 Hz, 9.5 Hz, 13.0 Hz, H_b-8)		
C(9)	3.66(1H, m, H_a-9)	3.717(1H, ddd, 6.5 Hz, 9.5 Hz, 10.5 Hz, H_a-8)	60.7	60.97
	3.75(1H, m, H_b-9)	3.732(1H, ddd, 6.5 Hz, 9.5 Hz, 10.5 Hz, H_b-8)		
C(10)	1.22(3H, br s)	1.275(3H, s)	25.3	25.33
C(11)	1.16(3H, br s)	1.207(3H, s)	29.4	29.52

表 1-8　黑麦交酯(6)的 ^{1}H-NMR(600 MHz)和 ^{13}C-NMR(150 MHz)数据

序号	^{1}H-NMR(δ) 6	^{1}H-NMR(δ) Ref [48]	^{13}C-NMR(δ) 6	^{13}C-NMR(δ) Ref [48]
C(1)			35.9	36.6
C(2)	1.98(1H, ddd, 14.0 Hz, 3.4 Hz, 1.4 Hz)	1.99(1H, ddd, 13.5 Hz, 3.5 Hz, 2.0 Hz)	47.3	47.9
	1.53(1H, ddd, 14.0 Hz, 3.4 Hz, 1.4 Hz)	1.53(1H, dd, 13.5 Hz, 3.5 Hz)		
C(3)	4.33(1H, m)	4.28(1H, q, 3.5 Hz)	66.9	66.8
C(4)	2.47(1H, ddd, 14.0 Hz, 3.2 Hz, 1.3 Hz)	2.38(1H, ddd, 13.5 Hz, 3.5 Hz, 2.0 Hz)	45.6	46.4
	1.79(1H, ddd, 14.0 Hz, 3.2 Hz, 1.3 Hz)	1.70(1H, dd, 13.5 Hz, 2.0 Hz)		
C(5)			86.7	87.0
C(6)			182.4	183.4
C(7)	5.69(1H, s)	5.67(1H, s)	112.9	113.2
C(8)			171.9	171.6
C(9)	1.47(3H, s)	1.46(3H, s)	26.5	26.8
C(10)	1.27(3H, s)	1.25(3H, s)	27.0	27.5
C(11)	1.78(3H, s)	1.73(3H, s)	30.7	31.0

7) 化合物**7**(异嗪皮啶)的结构鉴定

化合物**7**为淡黄色针晶(CH_3OH); mp 145～146 ℃; EI-MS *m/z* 222 $[M]^+$。^{1}H-NMR图谱[$(CD_3)_2CO$, 表1-9]显示化学位移在δ 7.84(1H, d, J = 9.5 Hz)、6.20(1H, d, J = 9.5 Hz)的两个氢为一对顺式双键上的氢, δ 6.97(1H, s)为芳香质子, 另外还含 2 个甲氧基质子(δ 3.93, 3.95)。紫外365 nm下显示黄绿色荧光, 推测化合物**7**为香豆素。NOESY显示δ 3.93的甲氧基质子与δ 6.97的芳香质子相关联, 而与δ 3.95的甲氧基质子没有相关信号, 故推测2个甲氧基分别取代在6位和8位。与已知化合物对照[24], 波谱数据基本一致, 鉴定为异嗪皮啶(isofraxidin)。

8) 化合物**8**(东莨菪亭)的结构鉴定

化合物**8**为淡黄色针晶(CH_3OH); mp 210～211 ℃; EI-MS *m/z* 192 $[M]^+$; 紫外365 nm下显示黄绿色荧光。^{1}H-NMR[$(CD_3)_2CO$, 表1-9]显示δ 7.85(1H, d, J = 9.5 Hz)、6.18(1H, d, J = 9.5 Hz)为一对顺式双键质子, δ 6.80(1H, s)、7.20(1H, s)为2个孤立的芳香质子, δ 3.90为1个甲氧基质子, 推测化合物**8**为香豆素。与已知化合物对照[24], 波谱数据基本一致, 鉴定为东莨菪亭(scopoletin)。

9) 化合物**9**(6, 7-二甲氧基香豆素)的结构鉴定

化合物 **9** 为无色针晶(CH_3OH); mp 141～142 ℃; ESI-MS *m/z* 207 $[M+H]^+$, 紫外365 nm下显示蓝紫色荧光。^{1}H-NMR($CDCl_3$, 表1-9)谱显示δ 7.62(1H, d, J = 9.5 Hz)、6.28(1H, d, J = 9.5 Hz)为一对顺式双键质子, 另外还含2个甲氧基质子(δ 3.91, 3.94), δ 6.85(1H, s)、6.82(1H, s)为2个孤立的芳香质子, 推测化合物**9**为香豆素。与已知化合物对照[24], 波谱数据基本一致, 鉴定为6, 7-二甲氧基香豆素(6, 7-dimethoxycoumarin)。

10) 化合物**10**(6, 7, 8-三甲氧基香豆素)的结构鉴定

化合物 **10** 为无色针晶(CH_3OH); mp 83～84 ℃; ESI-MS *m/z* 237 $[M+H]^+$; 紫外365 nm下显示黄绿色荧光。^{1}H-NMR($CDCl_3$, 表1-9)显示δ 7.62(1H, d, J = 9.5 Hz)、6.36(1H, d, J = 9.5 Hz)为一对顺式双键质子, 推测化合物**10**为香豆素。δ 6.67(1H, s)为苯环上唯一质子信号, 另外还显示3个甲氧基质子(δ 3.90, 4.00, 4.04), 4位δ 7.62说明未受5位迫位效应(the *peri* effect)的影响, 提示5位未被取代。与已知化合物对照[24], 波谱数据基本一致, 鉴定为6, 7, 8-三甲氧基香豆素(6, 7, 8-trimethoxycoumarin)。

表1-9 化合物7～10的^{1}H-NMR(400 MHz)数据

序号	^{1}H-NMR(δ) **7**	^{1}H-NMR(δ) **8**	^{1}H-NMR(δ) **9**	^{1}H-NMR(δ) **10**
C(3)	6.20(1H, d, 9.5 Hz)	6.18(1H, d, 9.5 Hz)	6.28(1H, d, 9.5 Hz)	6.36(1H, d, 9.5 Hz)
C(4)	7.84(1H, d, 9.5 Hz)	7.85(1H, d, 9.5 Hz)	7.62(1H, d, 9.5 Hz)	7.62(1H, d, 9.5 Hz)
C(5)	6.97(1H, s)	7.20(1H, s)	6.85(1H, s)	6.67(1H, s)
C(6)	3.93(3H, s, —OMe)	3.90(3H, s, —OMe)	3.91(3H, s, —OMe)	3.90(3H, s, —OMe)
C(7)	overlapped	8.84(1H, s, —OH)	3.94(3H, s, —OMe)	4.00(3H, s, —OMe)
C(8)	3.95(3H, s, —OMe)	6.80(1H, s)	6.82(1H, s)	4.04(3H, s, —OMe)

11) 化合物**11**(β-谷甾酮)的结构鉴定

化合物 **11** 为无色针晶(CH_3OH); mp 84～85 ℃; $[\alpha]_D^{22}$ +66°(*c* 0.51, $CHCl_3$); ESI-MS *m/z*413 $[M+H]^+$。^{1}H-NMR($CDCl_3$, 600 MHz)显示含 6 个甲基质子 *δ* 1.18(3H, s)、0.92(3H, d, *J* = 8.0 Hz)、0.85(3H, s)、0.82(3H, s)、0.81(3H, s)、0.71(3H, s), 1 个烯质子 *δ* 5.72(1H, s)。^{13}C-NMR($CDCl_3$, 150 MHz)显示含 29 个碳原子, 包括 1 个羰基碳原子(*δ* 199.6), 2 个烯碳原子(*δ* 171.7, 123.8)。与已知化合物对照[49], 波谱数据基本一致, 鉴定为 β-谷甾酮(β-sitostenone)。

12) 化合物**12**(β-谷甾醇)的结构鉴定

化合物 **12** 为白色针晶(CH_3OH); mp 135～136 ℃; $[\alpha]_D^{23}$ −36°(*c* 0.52, $CHCl_3$); ESI-MS *m/z* 415 $[M+H]^+$。^{1}H-NMR($CDCl_3$, 400 MHz)显示含 6 个甲基质子 *δ* 1.01(3H, s)、0.92(3H, d, *J* = 6.5 Hz)、0.85(3H, t, *J* = 8.4 Hz)、0.84(3H, d, *J* = 7.6 Hz)、0.81(3H, d, *J* = 7.6 Hz)、0.68(3H, s), 1 个烯质子 *δ* 5.35(1H, br d, *J* = 5.2 Hz)。^{13}C-NMR($CDCl_3$, 100 MHz)显示含 29 个碳原子。与已知化合物对照[50], 波谱数据基本一致, 鉴定为 β-谷甾醇(β-sitosterol)。

13) 化合物**13**[2, 6, 2′, 6′-tetramethoxy-4, 4′-bis(2, 3-epoxy-1-hydroxylpropyl)biphenyl]的结构鉴定

化合物 **13** 为无色方晶(CH_3OH); mp 171～172 ℃; $[\alpha]_D^{22}$ −14°(*c* 0.55, $CHCl_3$); ESI-MS *m/z* 419 $[M+H]^+$。^{13}C-NMR($CDCl_3$, 表 1-10)显示 8 个碳原子信号, 包括 3 个与 O 原子相连的碳原子(*δ* 86.1, 71.8, 54.3), 结合 ESI-MS 给出的准分子离子峰为 419, 推测化合物 **13** 为轴对称型化合物。^{1}H-NMR($CDCl_3$, 表 1-10)显示 *δ* 6.57(4H, s)为两个对称取代苯环上的 4 个质子, *δ* 3.91(12H, s)为两个苯环上的 4 个甲氧基质子, *δ* 5.54(2H, s)为羟基上的活泼氢, *δ* 4.74(2H, d, *J* = 4.0 Hz)、4.26(2H, m)、3.91(2H, m)、3.10(2H, m)都是与 O 相连的碳原子上的质子信号。与已知化合物对照[51], 波谱数据基本一致, 故鉴定其平面结构为 2, 6, 2′, 6′-tetramethoxy-4, 4′-bis(2, 3-epoxy-1-hydroxylpropyl)biphenyl。由于其旋光为左旋, 与已知化合物的右旋不同, 所以该化合物的绝对构型有待进一步的实验确认。

1.5.2 柳叶蜡梅中生物碱成分的提取和分离

在蜡梅属其他不少植物中, 文献报道了蜡梅碱、山蜡梅碱等生物碱类化合物的发现。由于生物碱具有与其他非挥发性成分不同的性质, 它具有弱碱性、易被常规分离材料吸附, 故生物碱成分的分离采用特殊的分离材料和分离流程。

1.5.2.1 总生物碱的提取

总生物碱的提取常用方法有溶剂法、离子交换树脂法、大孔吸附树脂法、渗漉薄膜蒸发连续提取法和超临界流体萃取法。对于已报道的蜡梅属总生物碱部位的提取主要采用的是溶剂法。溶剂法主要包括水直接提取、酸水-有机溶剂提取、醇提取、碱化-有机溶剂提取以及以上相结合的方法。

1) 水直接提取

直接以水作为提取溶剂, 操作简单, 成本较低, 水提液经喷雾干燥得到总碱提取物。

表 1-10 化合物 13 的 ^{1}H-NMR(400 MHz)和 ^{13}C-NMR(100 MHz)数据

序号	^{1}H-NMR(δ) **13**	^{1}H-NMR(δ) Ref[51]	^{13}C-NMR(δ) **13**	^{13}C-NMR(δ) Ref[51]
C(1, 1′)			132.1	132.0
C(2, 2′, 6, 6′)			147.1	147.1
C(3, 3′, 5, 5′)	6.57(4H, s)	6.57(4H, s)	102.6	102.7
C(4, 4′)			134.2	134.3
C(7, 7′)	4.74(2H, d, 4.0 Hz)	4.78(2H, d, 7.0 Hz)	86.1	86.0
7, 7′-OH	5.54(2H, s)	5.54(2H, s)		
C(8, 8′)	3.10(2H, m)	3.09(2H, m)	54.3	54.3
C(9, 9′)	3.91(2H, m)	3.89(2H, m)	71.8	71.8
	4.26(2H, m)	4.26(2H, m)		
2, 2′, 6, 6′-OMe	3.91(12H, s)	3.90(12H, s)	56.4	56.3

但是该法在提取生物碱成分时，也会带入大量其他非生物碱的水溶性物质，为后面的生物碱的进一步分离纯化带来极大的困难。不适用于含大量淀粉和水溶性蛋白的植物。

2) 酸水-有机溶剂提取

具有碱性的生物碱在植物体中多以盐的形式存在，而弱碱性或呈中性的生物碱多以不稳定的盐以及游离碱的形式存在。故常用弱酸为溶剂将生物碱成分转化为盐的形式，采用酸水提取。

3) 醇提取

游离形式存在的生物碱或以盐形式存在的生物碱一般都能溶于醇溶液，因而采用醇提法提取生物碱成分较为普遍。

4) 碱化-有机溶剂提取

对于以盐的形式存在的生物碱，预先用碱水处理，可将其转化为游离的形式，再采用有机溶剂进行提取。

5) 酸水-碱化-亲脂性溶剂提取

该法在实验室中较为常用，使用于大多数生物碱成分的提取。经过酸水处理，将植物中的生物碱成分都转化为盐的形式，经酸水提出后，再进行碱化，将生物碱转化为游离的形式，最终采用亲脂性溶剂，将总碱部位提出。如蜡梅中生物碱的提取，先采用甲醇对药材浸提 4 次，获得的浸提物经 10%的乙酸溶液溶解，通过乙酸乙酯萃取多次，获得的水相部位经 Na_2CO_3 处理(pH=10)，再采用氯仿萃取方法，最终获得总碱成分[28]。

1.5.2.2 单体生物碱的分离和结构解析

总生物碱的进一步分离纯化，一直是天然产物化学中的一个难点。目前实验室中多采用色谱分离法，包括采用硅胶吸附剂、氧化铝分离材料、反相材料或葡聚糖凝胶等，半制备的 HPLC 也越来越普及，适用于碱性物质分离的色谱柱也被大量研制出来。

蜡梅属植物中富含生物碱类化学成分，目前已从其他蜡梅属植物中获得的生物碱单体化合物有(+)-calycanthine、(−)-calycanthidine、(−)-chimonanthine、(−)-chimonanthidine、(−)-folicanthine、(+)-calycanthidine、(+)-chimonanthine、(+)-folicanthine、chimonamidine、CPC-1、CPC-2、*meso*-chimonanthine、tryptamine、N_a, N_b-dimethyltryptamine、3-methylcarboxymethyl-indole-1-*N*-β-D-glucopyranoxide[52]。本项目组对柳叶蜡梅的生物碱类化学成分进行细致的研究，共发现 8 个生物碱单体化合物 salicifoxazine A、salicifoxazine B、(−)-chimonanthine、*meso*-chimonanthine、(−)-folicanthine、(+)-calycanthine、(−)-*iso*-calycanthine 和(3a*R*, 3′a*R*, 8-8a, 8′-8′a)-tetradehydroisocalycanthine，其中 salicifoxazine A 和 salicifoxazine B 是一类具有新颖的氮氧结构片段的全新生物碱(图 1-8)[31]。

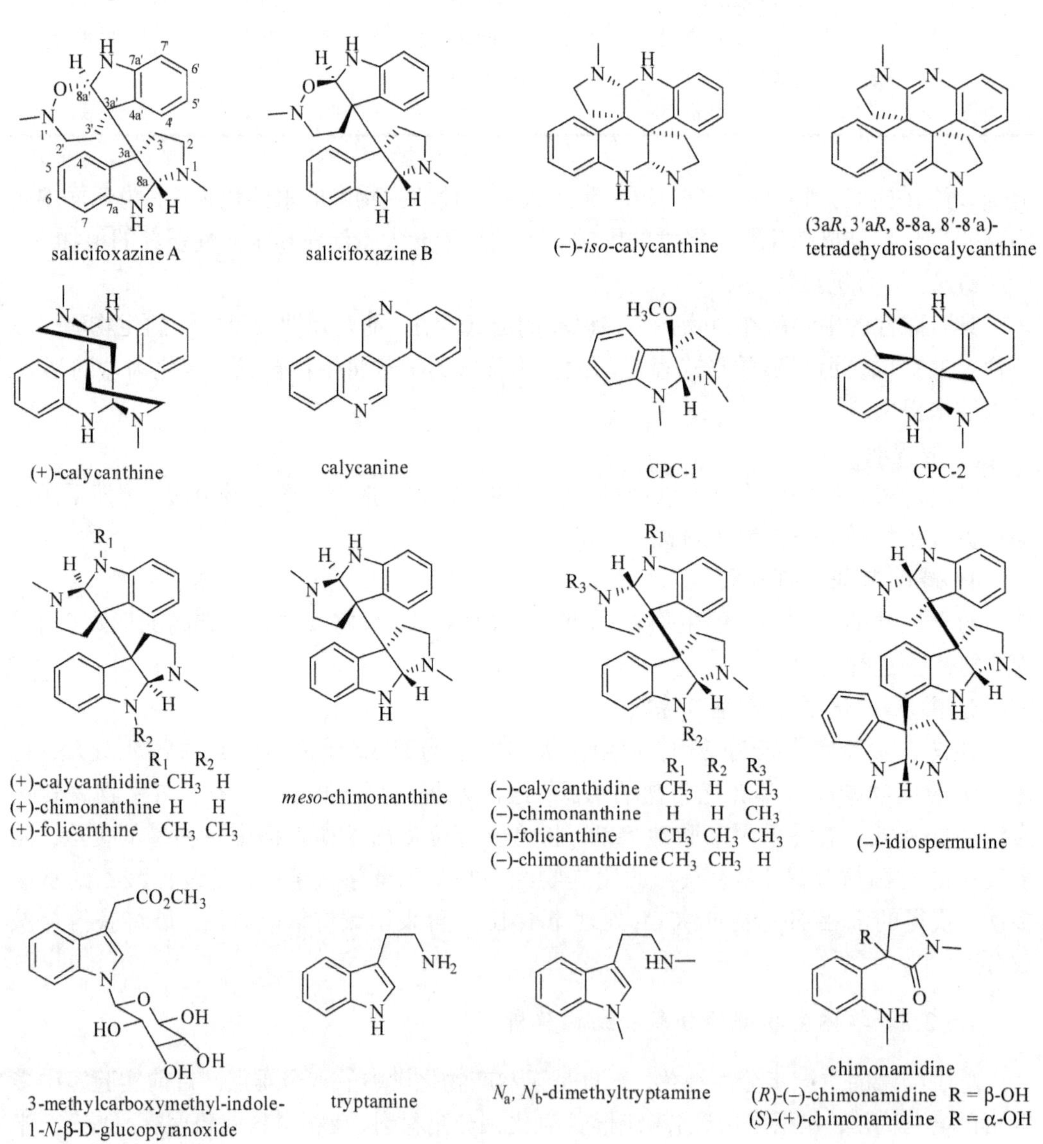

图 1-8 蜡梅属植物中生物碱类化学成分

1) 化合物(–)-chimonanthidine 的结构鉴定

(–)-chimonanthidine 具有二聚吡咯并吲哚结构，广泛分布于蜡梅属的植物中。(–)-chimonanthidine 的结构鉴定过程如下:

无定形粉末; $[\alpha]_{D}^{20}$ –285°(*c* 0.05, EtOH); HR-FABMS *m/z* 361.2392 $[M+H]^+$，确定分子式为 $C_{23}H_{28}N_4$，该分子式中包含 12 个不饱和度。^{1}H-NMR 图谱中, 3 个甲基质子 δ 2.36、2.84、2.98 分别连接于氮原子上，结合 ^{13}C-NMR 图谱信息，该生物碱与已知生物碱 chimonanthine、folicanthine、calycanthidine 等具有相同的二聚吡咯并吲哚型骨架。(–)-chimonanthidine 的结构进一步通过二维以及合成的方法确定。(–)-chimonanthidine 的绝对构型进一步通过与已知化合物(–)-folicanthine 的圆二色谱(CD)对比确定(图 1-9)。

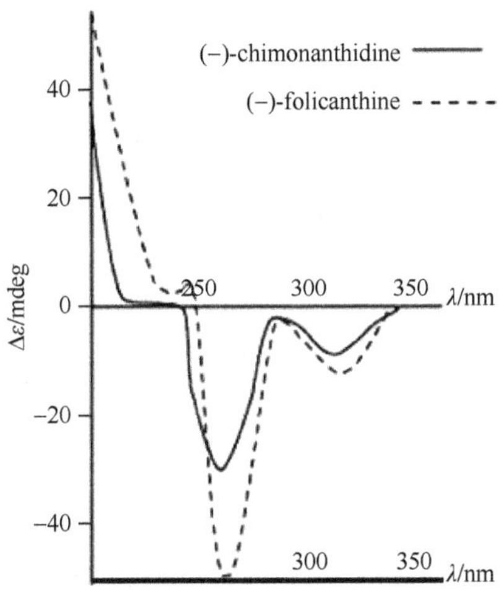

图 1-9 化合物(–)-chimonanthidine 与(–)-folicanthine 的 CD 图谱

(–)-chimonanthidine ^{1}H-NMR($CDCl_3$, 600 MHz): 2.03～2.07(2H, m, H-3, 3′), 2.24～2.31(1H, m, H-3′), 2.36(3H, s, N_1-CH_3), 2.44～2.51(3H, m, H-2, 3, 2′), 2.61～2.64(1H, m, H-2), 2.84(3H, s, N_8'-CH_3), 2.94～2.97(1H, m, H-2′), 2.98(3H, s, N_8-CH_3), 4.18(1H, br-s, H-8a), 4.58(1H, br-s, H-8′a), 6.24(1H, d, *J*= 8.1 Hz, H-7′), 6.34(1H, d, *J*= 7.8 Hz, H-7), 6.52(1H, dd, *J* = 7.4 Hz, 7.4 Hz, H-5′), 6.56(1H, dd, *J*= 7.6 Hz, 7.6 Hz, H-5), 7.00～7.06(4H, m, H-4, 6, 4′, 6′); ^{13}C-NMR($CDCl_3$, 150 MHz): 31.1(N_8'-CH_3), 35.0(C-3), 35.3(N_8-CH_3), 38.2(C-3′), 38.3(N_1-CH_3), 45.6(C-2′), 53.0(C-2), 62.4(C-3a, 3′a), 87.2(C-8′a), 92.5(C-8a), 104.7(C-7′), 106.2(C-7), 116.2(C-5′), 116.9(C-5), 124.3(C-4′), 124.4(C-4), 128.4(C-6, 6′), 131.8(C-3′b), 132.6(C-3b), 152.5(C-7′a), 152.8(C-7a)。

2) 化合物 salicifoxazine A 和 salicifoxazine B 的结构鉴定

Salicifoxazine A 为淡黄色油状物, HR-ESI MS *m/z* 363.2176 $[M+H]^+$，确定分子式为 $C_{22}H_{26}N_4O$。^{1}H-NMR 和 ^{13}C-NMR 谱中(表 1-11)包含了两套相似的信号，意味着该生物碱可能为二聚化合物。在 ^{1}H-NMR 谱中显示以下官能团的信号: 两个单峰连氮甲基质子(δ 2.27, 2.41; N_1-Me, $N_{1'}$-Me); 四个亚甲基质子(δ 2.44, m, H_2-2; δ 2.63, ddd, H_a-3; δ 1.71, dt, *J* = 11.8 Hz, 4.9 Hz, H_b-3; δ2.66, ddd, overlapped, H_a-2′; δ2.33, td, *J* = 11.3 Hz, 3.5 Hz,

H_b-2′; δ2.45, m, H_a-3′; δ2.02, ddd, J = 13.3 Hz, 3.5 Hz, 2.2 Hz, H_b-3′); 两个连着杂原子的次甲基质子(δ 4.47, br s, H-8a; δ 5.11, br s, H-8a′); 两对 AA′BB′系统的芳香氢原子信号

表 1-11 Salicifoxazine A 和 salicifoxazine B 的 ^{1}H-NMR(400 MHz)和 ^{13}C-NMR(100 MHz)数据

序号	^{1}H-NMR salicifoxazine A	^{13}C-NMR salicifoxazine A	^{1}H -NMR salicifoxazine B	^{13}C-NMR salicifoxazine B
2	2.44(m)	52.9	2.67(m) 2.43(m)	52.7
3	2.63(ddd, overlapped) 1.71(dt, 11.8, 4.9)	34.3	2.53(ddd, 11.8, 8.3, 6.5) 1.84(m)	35.0
4	7.16(dd, 7.5, 1.0)	125.7	6.51(br d, overlapped)	124.9
5	6.74(td, 7.5, 1.0)	118.6	6.47(br t, 7.5)	118.2
6	7.07(td, 7.5, 1.0)	128.3	6.97(br t, 7.5)	127.9
7	6.61(dd, 7.5, 1.0)	109.2	6.47(br d, 7.5)	108.8
3a		64.1		64.3
4a		132.3		132.3
7a		151.1		150.9
8a	4.47(br s)	85.2	4.83(br s)	83.6
2′	2.66(ddd, overlapped) 2.33(td, 11.3, 3.5)	53.8	2.83(ddd, 10.2, 5.3, 3.8) 2.46(m)	53.9
3′	2.45(m) 2.02(ddd, 13.3, 3.5, 2.2)	27.3	2.46(m) 2.38(m)	28.4
4′	7.21(dd, 7.5, 1.0)	125.1	6.61(br d, overlapped)	123.8
5′	6.86(td, 7.5, 1.0)	118.8	6.75(br t, 7.5)	118.9
6′	7.17(td, 7.5, 1.0)	128.5	7.12(br t, 7.5)	128.4
7′	6.71(dd, 7.5, 1.0)	109.5	6.55(br d, 7.5)	109.7
3a′		50.9		50.8
4a′		129.4		130.4
7a′		151.1		150.7
8a′	5.11(br s)	93.2	5.26(br s)	92.3
N_1		ND		56.0
N_1-Me	2.27(s)	37.2		36.4
N_8		ND		73.4
N_8-H	ND		ND	
N_1′		ND		144.0
N_1′-Me	2.41(s)	46.3		46.4
N_8′		ND		86.4
N_8′-H	4.46(br s)		ND	

注: ND 表示未检测到信号。

(δ7.16, dd, J = 7.5 Hz, 1.0 Hz, H-4; δ6.74, td, J = 7.5 Hz, 1.0 Hz, H-5; δ7.07, td, J = 7.5 Hz, 1.0 Hz, H-6; δ6.61, dd, J = 7.5 Hz, 1.0 Hz, H-7 和δ7.21, dd, J = 7.5 Hz, 1.0 Hz, H-4′; δ6.86, td, J = 7.5 Hz, 1.0 Hz, H-5′; δ7.17, td, J = 7.5 Hz, 1.0 Hz, H-6′; δ6.71, dd, J = 7.5 Hz, 1.0 Hz, H-7′)。与之相对应的碳谱显示了 22 个碳信号：两个连氮甲基(δ37.2 和 46.3); 四个亚甲基(δ52.9 和 34.3; δ53.8 和 27.3); 两个季碳信号(δ64.1 和 50.9); 链各个连接杂原子的次甲基(δ 85.2 和 93.2); 两对邻位取代的苯环(δ 125.7, 118.6, 128.3, 109.2, 151.1, 132.3; δ125.1, 118.8, 128.5, 109.5, 151.1, 129.4)。此外，紫外吸收光谱中 241 nm 和 298 nm 处的吸收波长表明 PhNCN 发射官能团的存在。

上述 NMR 数据与已知化合物(–)-chimonanthine 有着高度相似，说明 salicifoxazine A 也是一个二聚色胺生物碱。与(–)-chimonanthine 不同的是，(–)-chimonanthine 中 N_1-Me 的化学位移在δ_C 37.4，而 salicifoxazine A 的在δ_C 46.3, (–)-chimonanthine 中 C-8a′在δ_C 85.6，而 salicifoxazine A 的在δ_C 93.2。这两个向低场迁移的信号，说明 N_1 和 C-8a′之间插入了一个氧原子，从而形成具有独特的噁嗪六元环的结构。由此可以推断出 salicifoxazine A 的平面结构。

此外，salicifoxazine A 的旋光值为$[\alpha]_D^{20}$ −243.9°(c 0.37, MeOH)，该值与已知化合物(–)-chimonanthine$[\alpha]_D^{20}$ −310°(c 0.80, EtOH)和(–)-chimonanthidine$[\alpha]_D^{20}$ −285°(c 0.05, EtOH)相近。进一步测定 salicifoxazine A 的 CD 图谱(图 1-10)，其 CD 图谱与已知化合物(–)-chimonanthidine(图 1-9)相似。由此可以推断出 salicifoxazine A 的结构如图 1-8 所示。

Salicifoxazine B 的 HR-ESI MS m/z 385.1995 $[M+Na]^+$，确定分子式为 $C_{22}H_{26}N_4O$，且其 NMR 图谱与 salicifoxazine A 的高度相似，可知 salicifoxazine B 的平面结构与 salicifoxazine A 相同。与 salicifoxazine A 不同的是，salicifoxazine B 的旋光值为$[\alpha]_D^{20}$ −2.2°，该值与 *meso*-chimonanthine 的$[\alpha]_D^{20}$相近。此外，salicifoxazine B 的 CD 图谱并未见明显的 Cotton 效应，且手性柱分析该化合物为手性纯化合物，说明 salicifoxazine B 为内消旋化合物，其结构如图 1-8 所示。

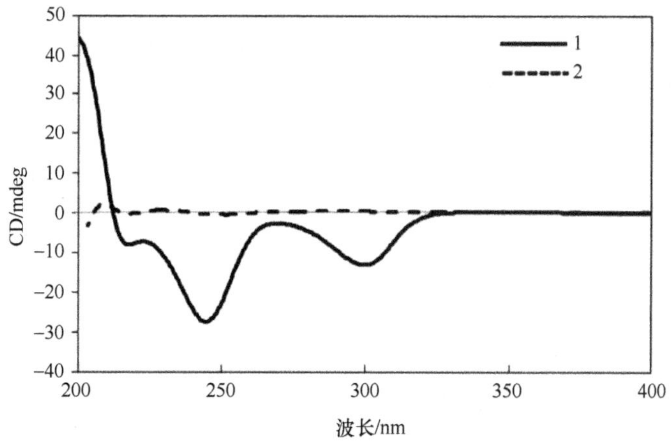

图 1-10 salicifoxazine A(曲线 1)和 salicifoxazine B(曲线 2)的 CD 图谱

1.6　炮制和质量标准

1.6.1　食凉茶的炮制

取原药，除去杂质，抢水洗，切段，阴干或低温干燥。

1.6.2　食凉茶的质量标准

经研究表明, 可通过鉴别(横切面显微特征、薄层色谱)、检查(水分、灰分)、含量测定对食凉茶的质量进行全面的控制。

1.6.2.1　食凉茶的检查

1) 食凉茶的水分

水分按《中国药典》水分测定法中的甲苯法检查。根据测定结果(表 1-12), 将水分限度定为不得过 12.0%。

2) 食凉茶的总灰分

总灰分按《中国药典》灰分测定法中的总灰分测定法检查。根据测定结果(表 1-12), 将总灰分限度定为不得过 11.0%。

1.6.2.2　食凉茶的含量测定

a. 挥发油的含量测定

2015 年版《浙江省中药炮制规范》中以挥发油含量作为含量测定的唯一限定指标，规定按照《中国药典》挥发油测定法甲法测定，挥发油含量不得少于 2.0%(mL/g)。

b. 黄酮类成分的含量测定

采用高效液相色谱法测定食凉茶中黄酮类成分。

1) 仪器与试药

仪器: Agilent 1260 高效液相色谱仪(美国安捷伦科技有限公司); DAD 检测器; Agilent Zorbax SB-C_{18}(4.6 mm×250 mm, 5 μm)(美国安捷伦科技有限公司); 电子天平(XS105DU, 瑞士梅特勒公司); 智能超声波清洗器(DL-360D, 上海之信仪器有限公司)。

芦丁(批号: 100080-200707, 含量 90.5%)、槲皮素(批号: 100081-200406, 含量 97.3%)、山柰酚(批号: 110861-201310, 含量: 93.2%), 均购自中国食品药品检定研究所。

甲醇、乙腈为色谱纯(Merck), 磷酸为色谱纯(科密欧), 水为娃哈哈纯净水。

2) 测定波长的选择

经由 DAD 检测器全波段扫描, 发现 360 nm 波长处 3 个成分的吸收峰的峰形、吸收度值均较优, 故选择 360 nm 为检测波长。

3) 色谱条件

流动相为乙腈-0.1%磷酸溶液, 梯度洗脱(0～10 min, 乙腈 18%～30%; 10～24 min, 乙腈 30%～45%), 流速为 1.0 mL/min; 柱温 30 ℃; 检测波长为 360 nm; 进样量为 10 μL。

表 1-12 水分、总灰分检查结果表

编号	水分/%	总灰分/%
1	7.4	9.0
2	9.5	9.6
3	9.3	9.2
4	8.3	7.8
5	7.9	11.8
6	9.0	7.1
7	8.7	11.7
8	9.9	5.0
9	9.8	7.9
10	10.2	7.0
11	10.5	5.6
12	10.5	7.1
13	10.9	7.9
14	9.3	7.0
15	8.5	7.6
16	8.9	7.1
17	10.1	10.8
18	8.2	10.8
19	8.6	11.0
20	7.9	8.3
21	8.0	9.8
22	8.0	10.7

三种组分的理论板数均在 30 000 以上，与其他相邻组分之间的分离度较高。如图 1-11 所示。

4) 提取条件的选择

分别考察了提取溶剂甲醇的浓度(50%甲醇、70%甲醇、纯甲醇)、用量(15 mL、25 mL、40 mL)、不同提取方法(回流、超声)对测定结果的影响，通过比较最终确定以 25 mL 70%甲醇超声处理 60 min 为样品的提取方法。

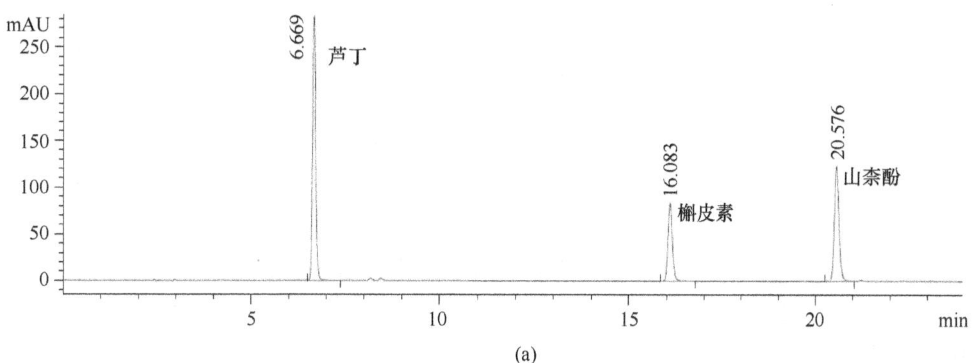

(a)

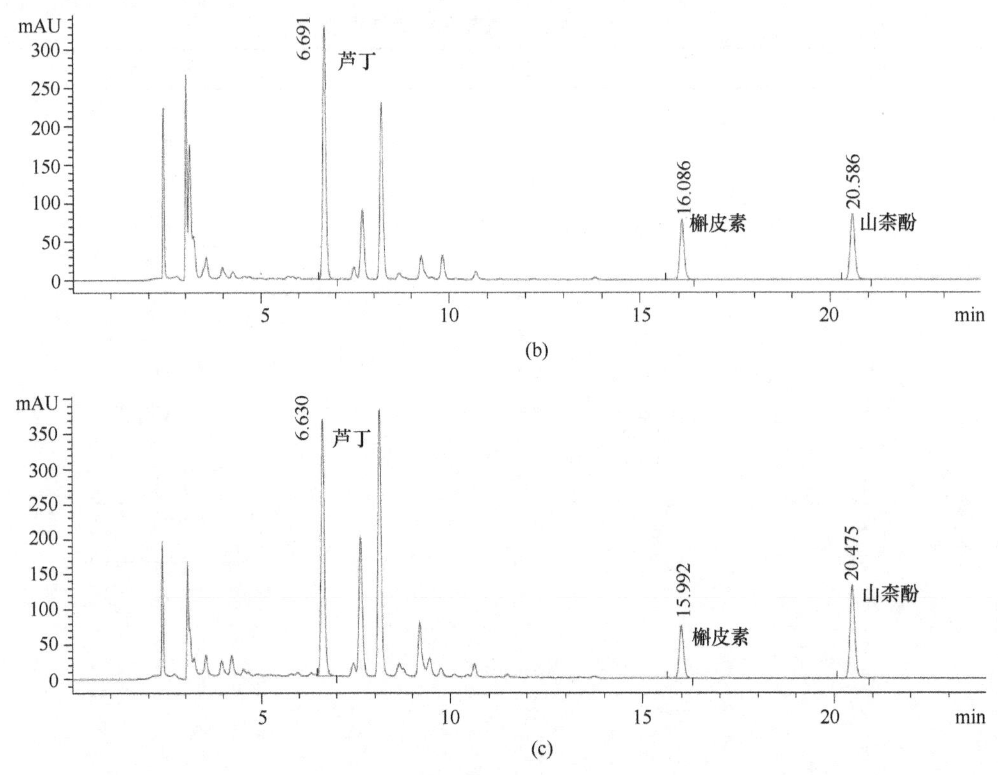

图 1-11　高效液相色谱图: (a)对照品; (b)柳叶蜡梅; (c)浙江蜡梅

1.7　临床使用与产品开发

1.7.1　食凉茶茶产品的加工

食凉茶茶产品指使用柳叶蜡梅和浙江蜡梅新鲜优质嫩叶依照绿茶制作工艺制成的茶产品。其加工工序主要包含摊放、杀青、揉捻、初烘、复捻、滚干做形、拣剔、足干等 8 道工序[53]。其加工流程图如下:

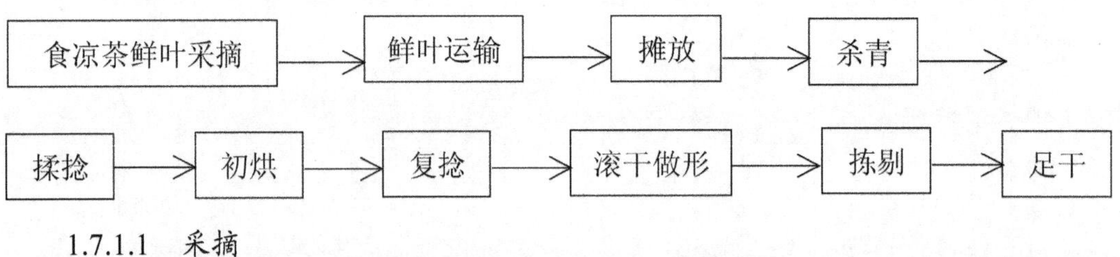

1.7.1.1　采摘

柳叶蜡梅和浙江蜡梅的叶对生, 节间较疏, 要求采摘一芽、二叶, 长度控制在 6 cm 以内。要求芽叶均匀, 注意无老叶、茎梗、杂质, 盛装工具以透气性好的竹篓、筐为宜, 不紧压, 采后及时送到加工厂。

1.7.1.2　鲜叶运输

要求盛装食凉茶鲜叶的竹篓、筐用干净的汽车运输，保持车厢整洁、通风、干燥，应配置防雨设施。整个运输过程应控制在 1 h 以内，中途停车翻动 1～2 次，以防发热。

1.7.1.3　加工设备

根据其鲜叶特点，宜选用大型的杀青和干燥设备。如: 80 型滚筒杀青机、55 型揉捻机、CR-6 型烘干机等。

1.7.1.4　加工工序

1) 摊放

运回厂的食凉茶鲜叶应立即薄摊于干净的竹匾上，厚度3～5 cm, 3～4 kg/m^2，不宜超过 8 cm。时间视气温、空气湿度灵活掌握，一般 3～6 h，如采后遇低温阴雨天气也可能需摊放 6～18 h。摊放中需经常翻动，以免局部发热而导致变质。以目测鲜叶呈萎蔫状，叶面失去光泽，叶色转为暗绿清香散发时即以失水 15%～20%为宜。

2) 杀青

用 80 型滚筒杀青机，温度 280～330 ℃，时间 5 min 左右，杀青程度以老杀为宜，要求杀青叶有爆点，叶子感觉易碎，茎梗柔软不易折断，出叶经鼓风机吹凉后及时薄摊于干净竹垫上，充分回潮后以手捏柔软茎梗不断时揉捻。

3) 揉捻

用 55 型揉捻机，投叶 25～30 kg，以装叶至比桶口浅 3～5 cm 处为宜，不可过满。揉捻时掌握轻重轻的原则，时间 25～30 min，以成条率 80%左右，无茶汁挤出无明显成团为宜。

4) 初烘

用 CR-6 连续烘干机，采用高温、快速、薄摊的方法。温度 110～120 ℃，速度烘干时间 3～4 min，出叶程度掌握手握略有触手，不会成团，色泽变深绿时，薄摊于干净竹垫上回潮。

5) 复捻

回潮后继续上机揉捻，投叶量 30～35 kg，以轻揉为主，时间 15～20 min。

6) 滚干做形

用 80 型滚筒杀青机，滚干温度 70～80 ℃，投叶量约 100 kg/h，复揉叶在滚筒内连续滚干，视产量多少连续滚至 7～8 成干时出叶并摊凉，此时制品已形成卷曲的外形，色泽深绿油润，清香散发。

7) 拣剔

出锅摊凉后进行拣剔作业，剔除老叶、黄片、老梗、杂质，筛去粉末。

8) 足干

置烘干机上 120 ℃烘干，时间 25～30 min，手捏成粉时下机摊凉后装箱。

1.7.2　脾胃舒

食凉茶具有治疗因感受风寒而引起的肚痛、肚胀、腹泻，或因饮食不当引起的消化不良、腹部胀痛和小儿疳积等症的功效。食凉茶处方已在丽水市中医院等临床使用多年，在因肝胃不和、寒湿困脾和消化功能紊乱而引起的肠胃不适、腹部胀痛和泄泻等消化系统疾病治疗方面显示了良好的疗效。

1.7.3　山蜡梅叶颗粒剂(国药准字 Z20027113)

山蜡梅叶颗粒剂是由江西佑美制药有限公司生产，原料主要为山蜡梅叶。本品为棕黄色至棕褐色颗粒，气香，味甜，微苦。用于防治感冒、流行性感冒、咽痛、恶寒、抗菌、抗病毒、解热、镇痛、镇咳、祛痰、增加免疫力。

1.7.4　蜡梅止咳露

蜡梅止咳露是采用蜡梅花、甘草、鲜竹沥、陈皮、冰糖等原料调制而成。首先采用水蒸气蒸馏方法制备蜡梅花和陈皮的挥发油成分，然后将参与药材与甘草一起水煎3次，把滤液浓缩并加入竹沥、冰糖、防腐剂及制备好的蜡梅花和陈皮的挥发油成分，加入蒸馏水充分摇匀过滤，即得蜡梅止咳露。药理实验表明，本品可以明显延长浓氨水所致的小鼠咳嗽潜伏期，抑制咳嗽的发生，还可以明显促进蟾蜍口腔黏膜的纤毛运动，具有化痰功效。在临床实验中，本品对外感风热型、久咳、咳痰不爽及慢性支气管炎等症具有显著疗效。该临床实验由江苏吴县市第一人民医院完成[54]。

1.7.5　山蜡梅叶滴丸

2005 年，江西省专利《抗感冒药山蜡梅叶滴丸及其制备工艺》发明公开了一种抗感冒药山蜡梅叶滴丸及其制备工艺。山蜡梅叶滴丸由以下成分按质量配比制得：山蜡梅叶中提取的 1,8-桉叶素 1～10 份及黄酮苷元 1～10 份、水性或油性基质 7～150 份、赋形剂 0.01～10 份。其制备工艺：将分散的山蜡梅叶提取的 1, 8-桉叶素及黄酮苷元固体或液体药物与水性或油性基质及赋形剂混合均匀，通过滴嘴逐滴进入冷却剂中，滴制成丸、洗涤、干燥、定剂量分装，即得。

1.8　总结与展望

食凉茶是最广泛使用的畲药之一，2005 年版《浙江省中药炮制规范》已将其作为常用畲药收载。2005 年开始，丽水市农业科学研究院等单位的科技人员，重点开展了食凉茶柳叶蜡梅的标准化栽培研究并取得成功，一举解决了药材资源难题。2014 年，国家卫生和计划生育委员会批准柳叶蜡梅为新食品原料。

食凉茶特别是柳叶蜡梅，在中药饮片、食品、生物农药等方面都具有良好的开发潜力，在深入开展相关资源、化学、药理工作的基础上，合理科学规范地开发附加值高、携带使用方便、针对人群面广且具有良好运用前景的深加工产品，将成为食凉茶产品开发的首选方向。以食凉茶为代表的常用畲药的研究与开发，正有力扩大畲药在我国民族药中的影响力，也有望成为本地农业和生物医药行业发展的一大亮点。

参 考 文 献

[1] 浙江省食品药品监督管理局. 浙江省中药炮制规范[M]. 北京: 中国医药科技出版社, 2015: 280-281.
[2] 明军, 明刘斌. 蜡梅科植物种质资源研究进展[J]. 北京林业大学学报, 2004, 26(S): 128-135.
[3] 陈志秀, 丁宝章. 河南蜡梅属植物的研究[J]. 河南农业大学学报, 1987, 21(4): 413-426.
[4] 刘茂春. 中国传统名花蜡梅属的整理[J]. 浙江林学院学报, 1991, 8(2): 153-158.
[5] 刘茂春. 蜡梅属研究的进展及其方法论[J]. 北京林业大学学报, 1992, 14(4): 132-134.
[6] 陈龙清. 蜡梅科植物研究进展[J]. 风景园林植物, 2012, 28(8): 49-53.
[7] 王凌云, 张志斌, 邹峥嵘, 等. 蜡梅属植物化学成分和药理活性研究进展[J]. 时珍国医国药, 2012, 23(12): 3103-3106.
[8] 张若蕙, 张金谈. 蜡梅科的花粉形态及其系统位置的探讨[J]. 浙江林学院学报, 1989, 6(1): 1-8.
[9] 陈树国, 杨秋生. 蜡梅花芽分化的研究[J]. 河南农业大学学报, 1992, 26(3): 239-244.
[10] 吴昌陆, 胡南珍. 蜡梅花部形态和开花习性的研究[J]. 园艺学报, 1995, 22(3): 277-282.
[11] 张若蕙, 刘洪谔. 蜡梅科叶表皮的特征及其分类意义[J]. 浙江林学院学报, 1993, 10(4): 368-377.
[12] 赵建伟, 黄燕文. 蜡梅大孢子发生和雌配子体形成的研究[J]. 华中农业大学学报, 1994, 13(2): 204-206.
[13] 黄坚钦, 张若蕙. 蜡梅科 9 种叶的解剖[J]. 浙江林学院学报, 1995, 12(3): 237-241.
[14] 张若蕙, 刘洪谔. 蜡梅科树种的同工酶种间和种内变异[J]. 北京林业大学学报, 1995, 17(增 1): 96-102.
[15] 赵天榜. 中国蜡梅[M]. 郑州: 河南科学技术出版社, 1993: 193-194.
[16] 肖炳坤, 刘耀明. 蜡梅属植物分类、化学成分和药理作用研究进展[J]. 现代中药研究与实践, 2003, 17(2): 59-61.
[17] 李阳春, 孙静芸, 盛春, 等. 柳叶蜡梅挥发油 GC 指纹图谱研究[J]. 中成药, 2008, 30(8): 1190-1192.
[18] 李莎莎, 舒任庚. 山蜡梅化学成分及药理作用的研究进展[J]. 华西药学杂志, 2009, 24(2): 198-200.
[19] 史小娟, 潘心禾, 张新凤, 等. 柳叶蜡梅叶挥发性成分的提取及 GC-MS 分析[J]. 中国实验方剂学杂志, 2011, 17(9): 129.
[20] 刘志雄, 刘祝祥. 超临界 CO_2 萃取腊梅籽化学成分研究[J]. 中药材, 2008, 31(7): 992-995.
[21] 赵莹, 张媛, 王喆之. 蜡梅花挥发油成分分析及生物活性初探[J]. 时珍国医国药, 2010, 21(3): 622-625.
[22] 江婷, 苑金鹏, 程传格, 等. 蜡梅花挥发油化学成分分析[J]. 光谱实验室, 2005, 22(6): 1329-1332.
[23] 刘祝祥, 贺建武, 彭德娇, 等. 腊梅叶挥发性成分及其抑菌活性研究[J]. 湖南农业科学, 2011, 1: 75-77.
[24] 孙丽仁, 何明珍, 冯育林, 等. 山蜡梅叶的化学成分研究[J]. 中草药, 2009, 40(8): 1214-1216.
[25] 潘心禾, 史小娟, 张新凤, 等. 柳叶蜡梅化学成分及其抗氧化活性研究[J]. 中国实验方剂学杂志, 2012, 18(1): 99-102.
[26] Toshio Morikawa, Yusuke Nakanishi, Kiyofumi Ninomiya, et al. Dimeric pyrrolidinoindoline-type alkaloids with melanogenesis inhibitory activity in flower buds of *Chimonanthus praecox*[J]. J Nat Med, 2014, 68: 539-549.
[27] 章瑶, 华金渭, 王秀艳, 等. 柳叶蜡梅叶氯仿部位化学成分的研究[J]. 中国中药杂志, 2013, 38(16): 2661-2664.
[28] Li Q-J, Wang M-L, Yang X-S, et al. Two new coumarin glycosides from *Chimonanthus nitens*[J]. J Asian Nat Prod Res, 2013, 15(3): 270-275.
[29] Wang K-W, Li D, WU B, et al. New cytotoxic dimeric and trimeric coumarins from *Chimonanthus*

salicifolius[J]. Phytochem Lett, 2016, 16: 115-120.
[30] Li D, Jiang Y-Y, Jin Z-M, et al. Isolation and absolute configurations of diastereomers of 8α-hydroxy-T-muurolol and(1α, 6β, 7β)-cadinane-4-en-8α, 10α-diol from *Chimonanthus salicifolius*[J]. Phytochemistry, 2016, 122: 294-300.
[31] Ma G-L, Yang G-X, Xiong J, et al. Salicifoxazines A and B, new cytotoxic tetrahydro-1, 2-oxazine-containing tryptamine-derived alkaloids from the leaves of *Chimonanthus salicifolius*[J]. Tetrahedron Lett, 2015, 56: 4071-4075.
[32] Hiromitsu Takayama, Yohei Matsuda, Kyohei Masubuchi, et al. Isolation, structure elucidation, and total synthesis of two new *Chimonanthus* alkaloids, chimonamidine and chimonanthidine[J]. Tetrahedron, 2004, 60: 893-900.
[33] Wang W-X, Cao L, Xiong J, et al. Constituents from *Chimonanthus praecox*[J]. Phytochem Lett, 2011, 4: 271-274.
[34] Mariko Kitajima, Ikue Mori, Kazumichi Arai, et al. Two new tryptamine-derived alkaloids from *Chimonanthus praecox* f. concolor[J]. Tetrahedron Lett, 2006, 47: 3199-3202.
[35] 贺建云, 王斌, 杨天鸣. 食凉茶中挥发油成分分析[J]. 化学与生物工程, 2010, 27(4): 85-88.
[36] 欧阳婷, 麦曦. 浙江蜡梅叶挥发油化学成分 GC-MS 分析[J]. 中药材, 2010, 33(3): 385-387.
[37] 巴东娇. 柳叶蜡梅灌肠剂对慢性盆腔炎模型鼠免疫调节影响研究[J]. 实用中医药杂志, 2012, 28(3): 174-175.
[38] 温慧萍, 雷伟敏, 吴宇锋, 等. 柳叶蜡梅茎叶水提物的“消导止泻”研究[J]. 中国现代中药, 2013, 15(11): 943-946.
[39] 国家医药管理局中草药情报中心站. 植物药有效成分手册[M]. 北京: 人民卫生出版社, 1986: 164.
[40] 陈鹭颖, 刘锡钧. 山蜡梅对小鼠的减肥作用[J]. 海峡药学, 2002, 14(5): 30-33.
[41] 陈斐. 柳叶蜡梅提取物抑制 HeLa 细胞生长及诱导细胞凋亡的研究[D]. 杭州: 浙江大学硕士学位论文, 2010.
[42] 刘丽, 蒋志宏, 褚婕. 中药腊梅花对正常小鼠免疫系统作用的研究[J]. 天津药学, 2000, 12(2): 29-33.
[43] Matsunami K, Otsuka H, Takeda Y. Structural revisions of blumenol C glucoside and byzantionoside B[J]. Chem Pharm Bull, 2010, 58(3): 438-441.
[44] D'Abrosca B, DellaGreca M, Fiorentino A, et al. Structure elucidation and phytotoxicity of C13 nor-isoprenoids from *Cestrum parqui*[J]. Phytochemistry, 2004, 65: 497-505.
[45] 杨念云, 段金廒, 李萍, 等. 连钱草的化学成分研究[J]. 药学学报, 2006, 41(5): 431-434.
[46] Siddiqui B S, Kardar M N, Ali S T, et al. Two new and a known compound from *Lawsonia inermis*[J]. Helv Chim Acta, 2003, 86: 2164-2169.
[47] Tian F, Chang C-J, Grutzner J B, et al. Robinlin: A novel bioactivehomo-monoterpene from *Robinia pseudoacacia* L.(Fabaceae)[J]. Bioorg Med Chem Lett, 2001, 11(19): 2603-2606.
[48] 樊晓娜, 林生, 朱承根, 等. 小花异裂菊中的萜类成分及其活性[J]. 中国中药杂志, 2010, 35(3): 315-322.
[49] Lee J, Kim N H, Nam J W, et al. Scopoletin from the flower buds of *Magnolia fargesii* inhibits protein glycation, aldose reductase, and cataractogenesis *Ex Vivo*[J]. Arch Pharm Res, 2010, 33(9): 1317-1323.
[50] 尹伟, 吴培云, 梁益敏, 等. 炮弹果果肉的化学成分研究[J]. 中成药, 2012, 34(8): 1523-1528.
[51] Day S-H, Wang J-P, Won S-J, et al. Bioactive constituents of the roots of *Cynanchum atratum*[J]. J Nat Prod, 2001, 64: 608-611.
[52] Xu J-B, Cheng K-J. Studies on the alkaloids of Calycanthaceae and their syntheses[R]. Molecules, 2015, 20: 6715-6738.
[53] 刘南祥, 程文亮, 李建良, 等. 畲药食凉茶标准化种植及加工技术[J]. 现代中药研究与实践, 2009, 23(4): 8-9.
[54] 徐文跃, 姜平, 翁伟俭. 腊梅止咳露的研制及临床应用[J]. 苏州医学院学报, 2000, 20(2): 122-123.

第2章 嘎 狗 噜

2.1 植 物 资 源

嘎狗噜，即野牡丹科(Melastonmataceae)野牡丹属植物地稔(*Melastoma dodecandrum* Lour.)的带根全草，以畲族习用药材名义收载于2015 年版《浙江省中药炮制规范》[1]。地稔又名牛屎板、崩迪、屎桶板、地螺丝草、铺地锦、地茄、地葡萄、地红花和地石榴等。

2.1.1 地稔植物概述

地稔(或地苳)为野牡丹科野牡丹属(*Melastoma* Linn.)植物。野牡丹属植物全世界共有100 多种，主要分布于亚洲南部至大洋洲北部以及太平洋诸岛。我国有 9 个种及 1 个变种，分别为地稔、野牡丹、多花野牡丹、展毛野牡丹、紫毛野牡丹、细叶野牡丹、枝毛野牡丹、大野牡丹、毛稔(原变种)、宽萼毛稔(变种)。该属植物多供药用，部分植物的果实可食用[2]。

地稔主要产自贵州、湖南、广西、广东、江西、浙江、福建等地[2]。地稔为多年生小灌木，其叶片浓密，贴伏地表，多为披散状或匍匐状，能形成平整、致密的地被层，覆盖效果好，是良好的地被植物，并且叶、花、果终年都呈现出不同的颜色，叶片可在同一时间内呈现绿、粉红、紫红等色，甚至可在同一片叶上出现，圆球形的浆果从结实至成熟也呈现绿-红-紫-黑的色彩变化，且地稔几乎长年开花，没有明显的无花阶段，因而具有极佳的观赏价值。地稔的果实可食，营养丰富、天然醇香、酸甜适中、颜色诱人、果期长，可作为新一代水果使用，亦可用作酿酒食用。地稔果实中的色素色价高达 190，有浓郁的果香味，在酸性条件下颜色鲜艳，性质较稳定，无毒副作用，可用于饮料、冷饮、果酒、糖果和点心的着色，其色素用水或乙醇提取，工艺简单，成本低，是一种优良的天然食用色素[3]。

地稔全株可供药用，其味甘、涩、性凉，具有涩肠止痢，舒筋活血，补血安胎，清热燥湿等作用；捣碎外敷可治疮、痈、疽、疖；根可解木薯中毒[1]。临床用于治疗高热、肿痛、咽喉肿痛、牙痛、赤白血痢疾、黄疸、水肿、痛经、崩漏、带下、产后腹痛、痈肿、疔疮、痔疮、毒蛇咬伤等病症[4]。现代临床研究报道，可将地稔制成制剂，治疗消化道出血，其止血功效显著[5]。地稔还具有抗肿瘤、抗衰老、降血糖、降血脂等作用，且对正常细胞没有毒副作用[6]。

地稔除其药用和使用价值外，还具有园林美化价值。由于地稔具有耐干旱、耐贫瘠等特点，且其花、叶、果终年呈现出变化不定的颜色，花期长，终年不枯，有一定的耐阴性，目前地稔逐渐被开发成屋顶绿化、边坡绿化、室内绿化等观花地被的景观植物。

2.1.2　嘎狗噜基原植物形态、鉴别与资源分布

2.1.2.1　基原植物形态

地稔为小灌木，长 10～30 cm；茎匍匐上升，逐节生根，分枝多，披散，幼时被糙伏毛，以后无毛。叶片坚纸质，卵形或椭圆形，顶端急尖，基部广楔形，长 1～4 cm，宽 0.8～2(或 3)cm，全缘或具密浅细锯齿，3～5 基出脉，叶面通常仅边缘被糙伏毛，有时基出脉行间被 1～2 行疏糙伏毛，背面仅沿基部脉上被极疏糙伏毛，侧脉互相平行；叶柄长 2～6 mm，有时长达 15 mm，被糙伏毛。聚伞花序，顶生，有花 1～3 朵，基部有叶状总苞 2，通常较叶小；花梗长 2～10 mm，被糙伏毛，上部具苞片 2；苞片卵形，长 2～3 mm，宽约 1.5 mm，具缘毛，背面被糙伏毛；花萼管长约 5 mm，被糙伏毛，毛基部膨大呈圆锥状，有时 2～3 簇生，裂片披针形，长 2～3 mm，被疏糙伏毛，边缘具刺毛状缘毛，裂片间具 1 小裂片，较裂片小且短；花瓣淡紫红色至紫红色，菱状倒卵形，上部略偏斜，长 1.2～2 cm，宽 1～1.5 cm，顶端有 1 束刺毛，被疏缘毛；雄蕊长者药隔基部延伸，弯曲，末端具 2 小瘤，花丝较伸延的药隔略短，短者药隔不伸延，药隔基部具 2 小瘤；子房下位，顶端具刺毛。果坛状球状，平截，近顶端略缢缩，肉质，不开裂，长 7～9 mm，直径约 7 mm；宿存萼被疏糙伏毛。花期 5～7 月，果期 7～9 月[2]。

2.1.2.2　鉴别

1) 嘎狗噜的粉末显微特征

本品粉末黄棕色。木栓细胞黄棕色，薄壁细胞无色或淡黄色，卵圆形或不规则形。以网纹导管为主。草酸钙簇晶多，散在或数个排列成行。石细胞淡黄色，梭形或类方形。嘎狗噜的粉末显微特征如图 2-1 所示。

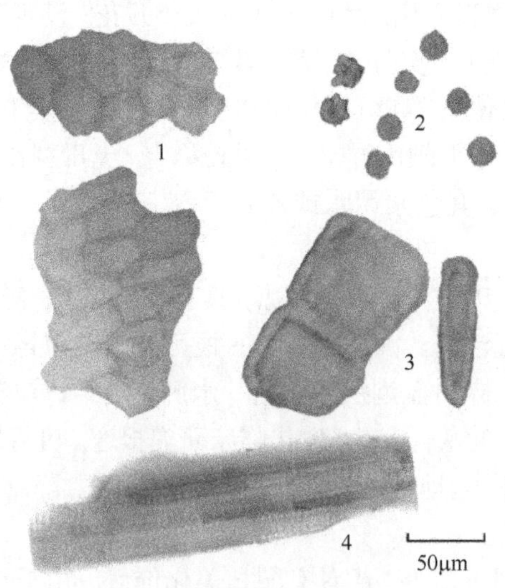

图 2-1　嘎狗噜的粉末显微特征

1. 木栓细胞; 2. 簇晶; 3. 石细胞; 4. 导管

2)嘎狗噜的薄层色谱

对嘎狗噜所含没食子酸及与对照药材的薄层色谱鉴别，参考《中国药典》。选取适合同时鉴别地稔对照药材、没食子酸的薄层色谱系统，在同一色谱系统中用对照药材、对照品双重指标对地稔的真伪进行鉴别。分别用甲醇、乙醇作为提取溶剂，考察超声提取、加热回流两种方法对地稔药材的提取能力，结果发现用甲醇或乙醇超声 1 h 所得供试品斑点较淡，用乙醇加热回流提取 30 min 所得供试品斑点明显。

实验时考察了氯仿-乙酸乙酯-甲酸(6∶4∶1)、甲苯-乙酸乙酯-丙酮-甲酸(7∶3∶1∶1)作为展开剂，氯仿-乙酸乙酯-甲酸(6∶4∶1)系统中，对照品斑点处有极性相近的成分，与对照品无法完全分离(图 2-2)；使用甲苯-乙酸乙酯-丙酮-甲酸(7∶3∶1∶1)系统，供试品、对照品、对照药材三者斑点均分离完全且分布较均匀(图 2-3)。

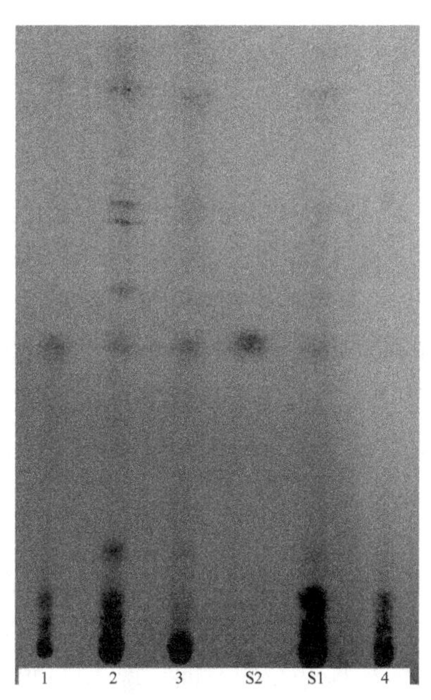

图 2-2　嘎狗噜薄层色谱图：氯仿-乙酸乙酯-甲酸(6∶4∶1)系统

1. 16 号样品；2. 14 号样品；3. 19 号样品；4. 3 号样品；S1. 地稔对照药材；S2. 没食子酸对照品

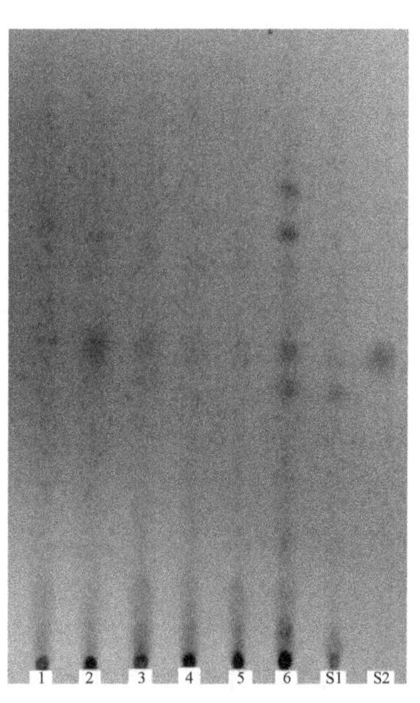

图 2-3　嘎狗噜薄层色谱图：甲苯-乙酸乙酯-丙酮-甲酸(7∶3∶1∶1)系统

1. 16 号样品；2. 14 号样品；3. 19 号样品；4. 3 号样品；5. 4 号样品；6. 5 号样品；S1. 地稔对照药材；S2. 没食子酸对照品

2.1.2.3　资源分布

地稔主要产于中国南方，除海南外，广东、广西、福建、湖南、江西、浙江、贵州、云南等地都有分布。地稔生长于海拔 1300 m 以下的山坡上和疏林下，喜生长在酸性土壤上，生活力极强，具有耐寒、耐旱、耐瘠、生长迅速等特点，多见于山林阴面坡地、田埂，甚至在石缝中亦能很好地生长开花，具有良好的固土防沙功能，同时也是红壤土地上良好的先锋植物[7]。

2.1.3　地稔的繁殖与栽培

地稔的植株通常不超过 10 cm，一般条件下无需修剪。叶片浓密，贴伏地表，能形成平整、致密的地被层，覆盖效果好。此外，它的观赏价值也很高，叶、花、果终年都呈现出不同的颜色。叶片可在同一时间内呈现绿、粉红、紫红等色，甚至可在一片叶上出现，又如它浑圆的果从结实到成熟也呈现绿-红-紫-黑的色彩变化。它花期极长，几乎长年开花，没有明显的无花阶段，而南方地区大多数草坪与地被植物在冬季都呈现不同程度的枯黄现象。因此，地稔的绿化价值越在冬季越突显。此外，地稔还十分耐阴、耐受一定程度的干旱与践踏。

2.1.3.1　地稔的繁殖

浙江地区野生地稔的资源分布极其丰富。自然状态下，地稔主要靠播种繁殖；人工繁殖亦可采用播种繁殖，或采用分株、扦插，以及组培育苗的方式进行[8]。

1) 播种繁殖

地稔的一个蓢果能产生成百上千个种子，种子仅 0.4～0.8 mm 大小，在自然条件下，种子发芽成活率低，在人工控制管理条件下，可大大提高出苗率。邹清成等[9]用 0.01 mg/L 表油菜素内酯在 4 ℃低温下浸泡地稔种子 48 h 发芽率达 55.1%，而未处理对照的发芽率为 16.9%。刘洪见等[10]报道适当浓度的赤霉素和水杨酸溶液能促进地稔种子萌发。虽然从种子萌发到植株开花往往需要 2～4 年的时间，但由于地稔的种子数量大，在园林应用推广中，有性繁殖仍不失为一个理想的繁殖途径。

2) 人工繁殖

a. 分株或扦插繁殖

地稔的人工繁殖主要采用分株或扦插的方式进行。在早春雨季到来后，采用直接分株或移栽野生苗进行地稔的繁殖，此法成活率高，而在夏季高温或秋冬旱季，该法的成活率会大大下降。此外，地稔的扦插繁殖可大大缩短植株开花的时间。取 10～20 cm 茎段，具有 2～3 个节，最下面节上有根的插穗最佳。将插穗浸于生根剂中 20 s 左右，插于基质中，放置荫棚下管理，生根时间约为 2 周，再进行栽种，此法的成活率可达到 60%左右。对于生根剂的选择和剂量对地稔扦插繁殖影响的研究，朱玲等[11]通过不同的处理方法发现使用吲哚丁酸(IBA)8000 mg/L 处理效果最好，生根率达到 100%、生根数为 23.8 根/插穗、总根长 237.1 mm，其次为萘乙酸(NAA)1000 mg/L 处理 15 s 和 NAA 2500 mg/L 处理 30 s。随后，周伟等[12]研究表明，ATP 生根粉 50 mg/L 处理地稔插穗较为经济有效，栽培基质以 80%田土+10%细河沙+10%东北泥炭土最佳。

b. 组织培养繁殖

地稔亦可以采用组培育苗方式进行繁殖。马国华等[13]以野生植株的幼嫩茎尖或腋芽为外植体，清洗消毒后切取生长点部位。在适宜的培养条件下，将其接种于 MS 培养基上，嫩芽在繁殖培养基上培养，1 周内即长出黄绿色的愈伤组织。然后其表面不断分化出大量丛芽，在生根培养基上长出根系，一个月后，试管苗可移栽入盆，幼苗成活率达

90%以上。张朝阳等[14]用地稔的腋芽作外植体进行组培和快繁研究，筛选出较为理想的诱导愈伤组织培养基、丛生芽分化增殖培养基和生根培养基，繁殖系数为 5 左右，筛选出较好的炼苗移栽基质。戴小英等[15]用幼嫩茎段作外植体进行组培研究，筛选出较优诱导愈伤组织培养基、丛生芽分化增殖培养基和生根培养基。蒋道松等[16]对地稔叶片进行离体培养，筛选了诱导愈伤组织培养基、丛生芽分化增殖培养基和生根的最佳培养基，并筛选出盆栽最佳温度为 28～32 ℃，最佳基质为泥炭土+蛭石(2∶1)和腐殖土+蛭石(2∶1)，坪栽最佳肥料配比为 N∶P∶K= 1.4∶1.2∶1，最佳土壤为腐殖土。胡松梅等[17]建立了四倍体地稔的离体培养快繁体系，指出四倍体地稔的增殖能力、生根能力均强于二倍体。

2.1.3.2　地稔的栽培管理

地稔耐旱、耐瘠，移栽成活后无需太多管理，一般做到以下方面，可达到地稔的规模化人工种植。

(1) 耕地。耕深一般为 20～30 cm，耕地时去除杂草，有条件的可用化学除草剂除尽地中的杂草。

(2) 平地做畦。种植地稔的地块要求平整，排水方便，沟道深为 20～30 cm、宽 20 cm 以上，畦的宽度为 1.2～1.5 m，以防涝渍。

(3) 移栽。地稔大田移栽苗是生根成活的母苗。移栽株行距为 20 cm×20 cm，每亩种植数量为 16 000 株。移栽后要浇足定根水，栽植地稔最好选择阴天、雨天和早、晚阳光不强的时候。栽植季节在湖南省一年四季均可，春、秋季最佳。待苗成活后，可减少浇水。发现死苗要及时补栽，以防缺苗。

(4) 施肥。地稔喜弱酸、耐贫瘠。幼苗期根据土壤条件在中耕除草后施少量复合肥和硫酸亚铁，施肥后要注意清除杂草，一旦地稔覆盖地表后，杂草就极难侵入进来。地稔生长较慢，春季如按 20 cm×20 cm 规格种植，8～12 个月后可形成整齐致密的地被层。

2.2　典籍记载与应用

2.2.1　畲医药典籍记载

【药材性状】全草皱缩成团或板片状。主根圆柱形，红白色至粉红色。茎四棱形，多分枝，长 5～25 cm，直径约 1.5 mm；表面灰绿色至棕褐色，扭曲，有纵条纹，节处有须根。叶多皱缩，对生，表面深绿色，完整者展平后呈椭圆形或卵形，花棕褐色，萼筒 5 裂，花瓣 5。

【性味】全草：味甘、涩，性凉；果实：味甘，性温；根：味苦、微甘，性平。

【归经】叶：入脾、胃、肝三经；根：入肝、胃、心三经。

【功效】全草：清热解毒，活血止血；果实：补肾养血，止血安胎；根：活血，止血，利湿，解毒。

【主治】全草：高热，肺痈，咽肿，牙痛，赤白痢疾，黄疸，水肿，痛经，崩漏，带下，产后腹痛，瘰疬，痈肿，疔疮，痔疮，毒蛇咬伤；果实：肾虚精亏，腰膝酸软，血虚萎黄，气虚乏力，经多，崩漏，胎动不安，阴挺，脱肛；根：痛经，难产，产后腹痛，胞衣不下，崩漏，白带，咳嗽，吐血，痢疾，黄疸，淋痛，久疟，风湿痛，牙痛，瘰疬，疝气，跌打损伤，毒蛇咬伤。

【用法用量】全草内服煎汤，15～30 g，鲜品加倍；外用适量，捣敷或煎水洗。果实内服煎汤，10～30 g 或浸酒。根内服煎汤，9～15 g，鲜品加倍或捣汁；外用适量，捣敷或煎水洗。

【注意事项】全草：孕妇慎服；根：孕妇禁服。

2.2.2 其他医药典籍记载和民间应用

2.2.2.1 其他医药典籍记载

地稔根最早见于《岭南采药录》，又称地茄根(《浙江民间常用草药》)、地稔根(《南方主要有毒植物》)。《闽东本草》称其性平，味微甘酸，入肝、肾、脾、肺经，具有活血、止血、利湿、解毒功用，主治痛经、产后腹痛、崩漏、白带、痢疾、瘰疬、牙痛等病；《岭南草药志》记载，地稔根可“解久热不退”；《广西中药志》称地稔根可“治伤寒，热入血室”，其叶可“治小泻，红白痢，外用治外伤出血，乳痈”；《生草药性备要》记载其根可“治心痛”，其叶可“止痛，散热毒，止血，拔脓、生肌”；《本草求原》记载地稔叶可“止血，止痢，生肌。治疳积，消疮，洗疳痔、热毒、兹疥、烂脚、蝇蛇伤”。

2.2.2.2 民间验方

(1) 地稔、鬼点灯治疗痔疮：洗净晾干地稔和鬼点灯叶或根，地稔七成，鬼点灯三成，将其混合，再加上少许米饭或红糖捣烂，洗澡后，将捣好后的药敷在肛门处固定即可。每晚换一次药，症状轻者 3～5 次，重者 10～12 剂即可治愈[18]。

(2) 地稔根治疗虚火牙痛：取鲜地稔根 30 g(洗净去粗皮)，鸡蛋 3～5 个(或瘦肉四两)，入器皿内加水 500 mL 同煮 1 h，煮至 20 min 时将整个蛋壳轻轻捣烂，以充分吸收药效，去药渣，食蛋喝汤，每日两次，连服 2～3 天。该方配伍机理：地稔根，性味甘平微涩，能入心、脾、肾经，有滋阴补肾，清热解毒，活血止血之功，配甘平之鸡蛋或瘦肉能补脏腑之虚损而固根本，相互配合，使肾阴充足，水火相济而济上炎之虚火自平，牙痛自止[19]。

(3) 地稔治疗带状疱疹：将新鲜地稔(250 g)捣碎，放置盆装干净泉水(500 g)中搅拌，去其渣，然后把常见小爆竹 10 只对中折断，并点燃其硝，使其火星往地稔水中窜，最后将药水频擦患处。该方配伍机理：带状疱疹在古籍《外科启玄卷七》中又称“蜘蛛疮”，本病多由肝火或脾经湿热蕴结，循经外溢所致，当全身或局部抵抗力降低时也可诱发。地稔性平，味酸微甘，具有解毒消肿、祛瘀利湿的功效；爆竹硝具有杀死病毒的作用。两药合用，并借泉水清热解毒、清洗患处，可达到消除此症的功效[20]。

2.3 化学成分研究

在已有的文献中，关于地稔化学成分的研究主要集中于黄酮、三萜、甾体、鞣质等化合物上，见表 2-1。

表 2-1 地稔中的化学成分

化合物类型	化合物名称
黄酮	山柰酚、槲皮素、芹菜素、广寄生苷、木犀草素、木犀草素-7-*O*-β-D-葡萄糖苷、木犀草素-7-*O*-β-D-半乳糖苷、槲皮素-3-*O*-β-D-葡萄糖苷、槲皮素-3-*O*-β-D-半乳糖苷、芦丁、扁蓄苷、3, 5, 7-三甲氧基槲皮素、3, 7, 4′-三甲氧基槲皮素、4-*O*-β-D-吡喃葡萄糖基-3, 3′, 4′-三甲氧基鞣花酸、槲皮素-3-*O*-β-D-刺槐二糖苷、8-*C*-吡喃葡萄糖基-5, 7, 3′, 4′-四羟基黄酮、3-*O*-β-D-吡喃葡萄糖基-5, 7, 4′-三羟基黄酮、6-*C*-吡喃葡萄糖基-5, 7, 4′-三羟基黄酮、牡荆素、异牡荆素、山柰酚-3-葡萄糖苷、木犀草素-6-*C*-β-葡萄糖苷、槲皮素-3-*O*-葡萄糖苷、槲皮素-3-*O*-洋槐糖苷、山柰酚-3-*O*-洋槐糖苷、山柰酚-3-*O*-β-D-葡萄糖苷、山柰酚-3-*O*-β-D-刺槐二糖苷
三萜	齐墩果酸、3-hydroxy-22(29)-hopen-23-oic acid、2, 3-dihydroxy-9(11)-femen- 23-oic acid、熊果酸、白桦酸、积雪草酸、terminolic acid
甾体	豆甾醇、豆甾醇-3-*O*-β-D-吡喃葡萄糖苷、β-谷甾醇、β-胡萝卜苷、3β-sitosterollaminaribioside、daucosterol 6′-*O*-eicosanoate、cellobiosylsterol
鞣质	4-*O*-β-D-吡喃葡萄糖基-3, 3′, 4′-三甲氧基鞣花酸、casuarinin、casuarictin、pedunculagin、nobotannon B、gallic acid 3-*O*-β-D-(6′-*O*-galloyl)-glucopyranoside、methylgallate、4-hydroxy-3-methoxyphenyl-1-*O*-(6′-*O*-galloyl)-β-D-glucopyranoside、槲皮素-3-*O*-β-D-(6″-没食子酰)吡喃葡萄糖苷
其他	阿魏酸、正十六酸、苍术内酯酮、二十八烷醇、二十四烷酸、三十四烷、dracontioside B

2.3.1 黄酮类化合物

黄酮类化合物是地稔中分离得到最多的一类化合物。主要是山柰酚、槲皮素、芹菜素、木犀草素等类型的黄酮及其苷(图 2-4)。

张超等[21-23]从地稔中分离得到山柰酚、槲皮素、广寄生苷、木犀草素、木犀草素-7-*O*-β-D-葡萄糖苷、木犀草素-7-*O*-β-D-半乳糖苷、槲皮素-3-*O*-β-D-葡萄糖苷、槲皮素-3-*O*-β-D-半乳糖苷。唐迈等[24]也从地稔全草中分离得到众多黄酮类化合物，包括山柰酚、木犀草素、芦丁、槲皮素-3-*O*-β-D-葡萄糖苷、槲皮素。林绥等[25]从地稔中得到扁蓄苷、3, 5, 7-三甲氧基槲皮素、3, 7, 4′-三甲氧基槲皮素。杨丹等[26]从地稔中分离得到 4-*O*-β-D-吡喃葡萄糖基-3, 3′, 4′-三甲氧基鞣花酸、槲皮素-3-*O*-β-D-刺槐二糖苷、8-*C*-吡喃葡萄糖基-5, 7, 3′, 4′-四羟基黄酮、3-*O*-β-D-吡喃葡萄糖基-5, 7, 4′-三羟基黄酮、6-*C*-吡喃葡萄糖基-5, 7, 4′-三羟基黄酮。2014 年，胡金锋等[27]也报道了从地稔中分离得到的众多化合物，其中的黄酮类化合物有牡荆素、异牡荆素、山柰酚-3-葡萄糖苷、木犀草素-6-*C*-β-葡萄糖苷、槲皮素-3-*O*-葡萄糖苷、槲皮素-3-*O*-洋槐糖苷、山柰酚-3-*O*-洋槐糖苷。

	R_1	R_2	R_3	R_4
芹菜素	H	H	H	H
槲皮素	H	H	OH	OH
山柰酚	H	H	H	OH
牡荆素	*O*-glc	H	H	H
扁蓄苷	H	H	OH	*O*-ara
木犀草素	H	H	OH	H
芦丁	H	H	OH	*O*-glc-(1→6)-rha
山柰酚-3-*O*-β-D-葡萄糖苷	H	H	H	*O*-glc
异牡荆素	H	*O*-glc	H	H
槲皮素-3-*O*-β-D-葡萄糖苷	H	H	OH	*O*-glc
木犀草素-7-*O*-β-D-葡萄糖苷	H	*O*-glc	OH	H
槲皮素-3-*O*-β-D-刺槐二糖苷	H	H	OH	*O*-rha-(1→6)-gal
山柰酚-3-*O*-β-D-刺槐二糖苷	H	H	H	*O*-rha-(1→6)-gal

图 2-4　地稔中的主要黄酮类化合物

2.3.2　三萜类化合物

至今，从地稔中分离报道的三萜类化合物有齐墩果酸[21, 25]、3-hydroxy-22(29)-hopen-23-oic acid、2, 3-dihydroxy-9(11)-femen-23-oic acid[26]、熊果酸、白桦酸、积雪草酸、terminolic acid[27](图 2-5)。

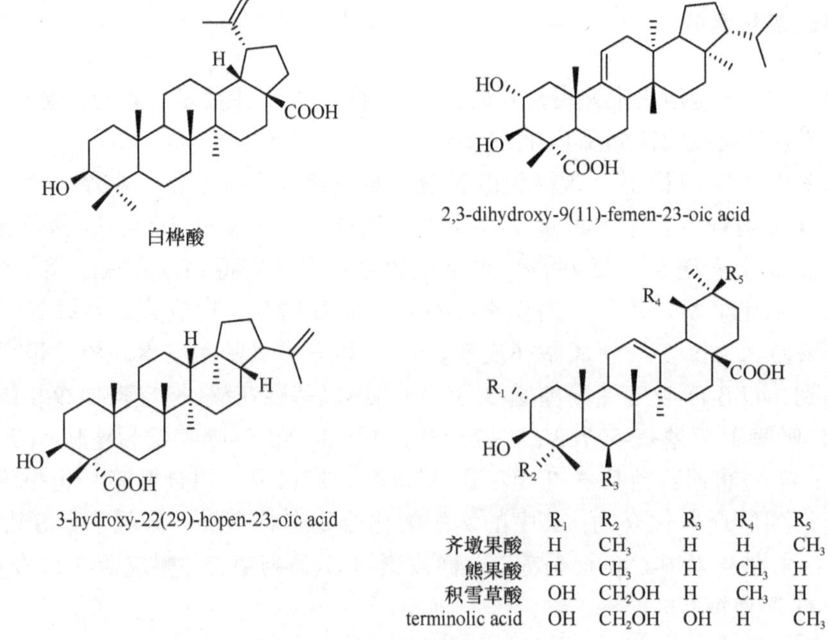

	R_1	R_2	R_3	R_4	R_5
齐墩果酸	H	CH_3	H	H	CH_3
熊果酸	H	CH_3	H	CH_3	H
积雪草酸	OH	CH_2OH	H	CH_3	H
terminolic acid	OH	CH_2OH	OH	H	CH_3

图 2-5　地稔中主要三萜类化合物

2.3.3　甾体类化合物

甾体类化合物有豆甾醇、豆甾醇-3-*O*-β-D-吡喃葡萄糖苷、β-谷甾醇、β-胡萝卜苷[21, 25]、3β-sitosterollaminaribioside[26]、daucosterol 6′-*O*-eicosanoate、cellobiosylsterol[27](图 2-6)。

	R_1	R_2
β-胡萝卜苷	OH	OH
daucosterol 6'-*O*-eicosanoate	OH	$C_{19}H_{39}COO$
cellobiosylsterol	*O*-glc	OH

	R
豆甾醇	H
豆甾醇-3-*O*-β-D-吡喃葡萄糖苷	glc

图 2-6　地稔中主要甾体类化合物

2.3.4　鞣质类化合物

目前从地稔中分离得到的鞣质类化合物有 4-*O*-β-D-吡喃葡萄糖基-3, 3′, 4′-三甲氧基鞣花酸[26]、casuarinin、casuarictin、pedunculagin、nobotannon B、gallic acid 3-*O*-β-D-(6′-*O*-galloyl)-glucopyranoside、methylgallate[28]、4-hydroxy-3-methoxyphenyl-1-*O*-(6′-*O*-galloyl)-β-D-glucopyranoside 和槲皮素-3-*O*-β-D-(6″-没食子酰)吡喃葡萄糖苷[29](图 2-7)。

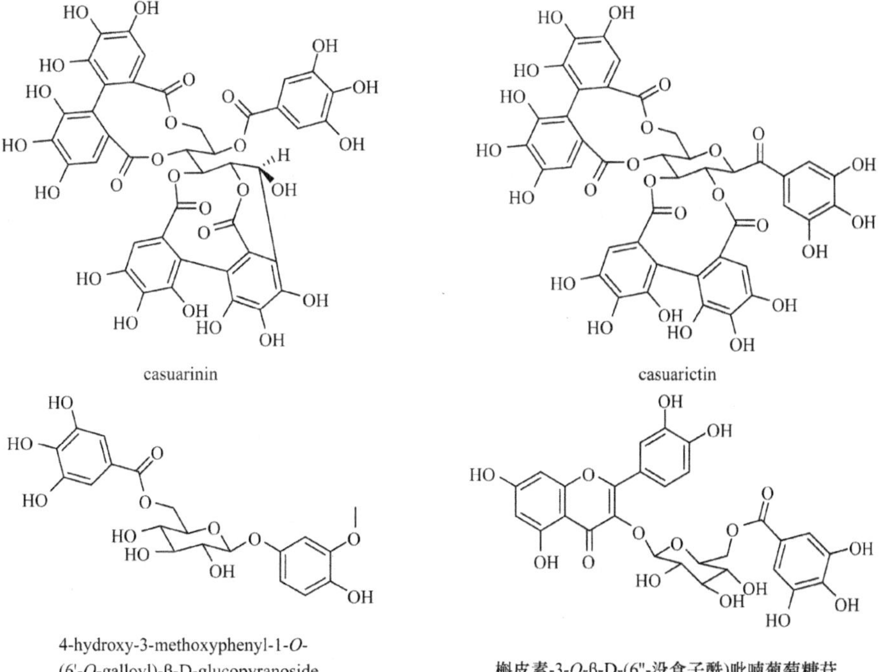

图 2-7　地稔中主要鞣质类化合物

2.3.5 其他类化合物

地稔中除了包含黄酮、三萜、甾体等大量化合物外，还含有其他类化合物，包括阿魏酸、正十六酸、苍术内酯酮、二十八烷醇、二十四烷酸和三十四烷[21, 23, 25, 26]。此外，一个脑苷脂类化合物 dracontioside B 也从地稔中报道发现[29](图 2-8)。

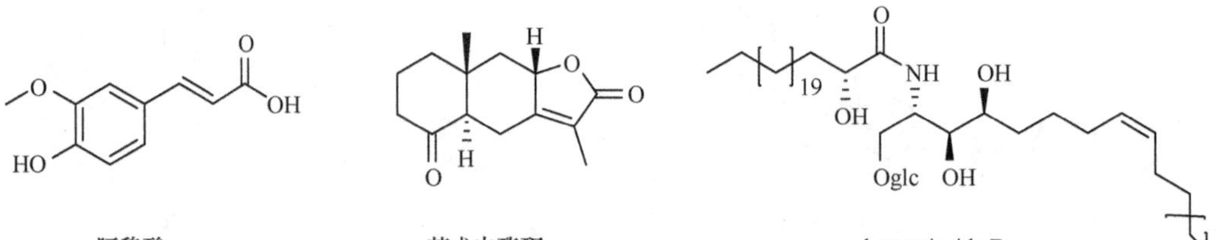

阿魏酸　苍术内酯酮　dracontioside B

图 2-8 地稔中主要其他类化合物

2.4 药理活性研究

地稔的药理活性研究主要集中在抗氧化、抗炎镇痛、止血、降脂降糖等活性上。

2.4.1 抗氧化活性

地稔中富含黄酮类化合物，在对其抗氧化活性的测定中，张超等[29, 30]发现地稔总黄酮具有明显地抑制黄嘌呤-黄嘌呤氧化酶系统 O_2^-的产生，地稔总黄酮对 NADPH-Vit C 和 Fe^{2+}-Cys 系统诱发肝线粒体的脂质过氧化均有抑制作用，地稔黄酮对由超氧自由基($\cdot O_2$)和羟基自由基(·OH)引起的线粒体膨胀具有明显的抑制作用。此外，李丽等[31]研究发现地稔水提物也可以对四氧嘧啶诱导的糖尿病小鼠具有明显的降血糖作用。其降血糖作用机制可能是地稔中的多糖、黄酮类化合物可清除自由基，抑制脂质过氧化反应，因而能够对抗四氧嘧啶所致的胰岛 β 细胞损伤，促进 β 细胞修复和再生。

2.4.2 抗炎镇痛活性

周芳等[32]运用小鼠热板法镇痛实验发现地稔水煎液可以提高小鼠痛阈值，而且在扭体法实验中发现，地稔水煎液具有显著的镇痛作用；二甲苯致耳郭肿胀实验表明，地稔可以显著地抑制二甲苯引起的小鼠耳郭肿胀。这些实验说明地稔的水煎液具有抗炎镇痛的作用。雷后兴等[33]的实验也证实：地稔水煎液对乙酸和高温所致的小鼠疼痛有显著的抑制作用，表明地稔具有镇痛作用。地稔水煎液大中剂量组对小鼠二甲苯致耳郭肿胀有显著抑制作用，能缓解由急性炎症引起的毛细管通透性增加。对甲醛致大鼠足肿胀后 48 h、72 h 有消肿作用，在大鼠纸片肉芽肿实验中地稔组肉芽重量比对照组明显减轻，表明地稔对慢性炎症和结缔组织增生性炎症也有作用，而对大鼠胸腺、脾脏、肾上腺重量均无影响。Ishii 等[28]发现地稔的酚性成分对干扰素-γ 和脂多糖诱导 RAW264.7 细胞产生一氧化氮过程具有抑制作用。他们进一步推测地稔水解鞣质在产生一氧化氮的炎症调控和免疫应答过程中扮演着重要角色。

2.4.3 止血活性

人们很早就发现地稔具有止血的功效，现在也有很多医院用地稔治疗胃、十二指肠溃疡合并上消化道出血。地稔中含有鞣酸、酚、糖类及氨基酸等成分，其止血效果可能与鞣酸及酚类等有关，据临床实验观察，地稔具有较好的止血效果[34]。周添浓[35]将地稔制成注射液，将其应用于家兔身上后发现，地稔注射液能显著增加家兔血小板含量，减少凝血酶原时间，对出血时间和凝血时间都有明显的缩短作用，而对血红蛋白、纤维蛋白含量以及对红细胞、白细胞的计数无明显影响。周添浓认为这是地稔中酚类成分的作用。陈丙銮等[36]通过剪尾法、玻片法和毛细管法发现，地稔 50%醇提液、正丁醇部位可显著地缩短出血时间，具有明显的止血作用。

2.4.4 降脂降糖活性

李丽等[37]以高脂肪乳剂建立实验性高脂血症小鼠模型，研究地稔提取物对血脂的影响，并发现地稔提取物能有效降低高脂血症小鼠中总胆固醇(TC)、甘油三酯(TG)、低密度脂蛋白-胆固醇(LDL-C)的含量，对调节脂类代谢，预防动脉粥样硬化具有积极作用。同时，地稔提取物可促进高密度脂蛋白-胆固醇(HDL-C)将血中胆固醇运到肝脏，促进转化和排泄，从而使血中胆固醇降低，减少冠心病和动脉粥样硬化发生的危险。此外，在研究地稔提取物对实验性高血糖小鼠血糖的影响中发现，地稔对正常小鼠血糖无影响，对葡萄糖致高血糖小鼠有显著降糖作用，对肾上腺素致小鼠急性高血糖有显著拮抗作用。地稔提取物高中剂量对链脲佐菌素(STZ)致高血糖小鼠有显著降糖作用，提示其可能对胰岛素 β 细胞有一定的保护作用，可改善胰岛素分泌缺陷，促进 β 细胞分泌胰岛素[38]。

2.4.5 其他活性

地稔还具有治疗溃疡、治疗带状疱疹等作用[20]，并且具有抗艾滋病病毒活性[39]。

2.5 研 究 实 例

本研究组曾对地稔乙醇提取部位开展化学成分以及抗炎活性的研究。我们共发现了 18 个化合物(图 2-9)，包括 4 个三萜类化合物(**1**～**3**, **6**)，3 个甾体类化合物(**4**, **5**, **14**)，7 个黄酮类化合物(**7**～**9**, **12**, **13**, **15**, **16**)，3 个单宁类化合物(**10**, **11**, **17**)和 1 个脑苷脂类化合物(**18**)，并对它们的抗炎活性进行了测试。在此，本节将阐述地稔植物中化学成分的分离纯化、结构鉴定，以及药理活性测试方面的内容。

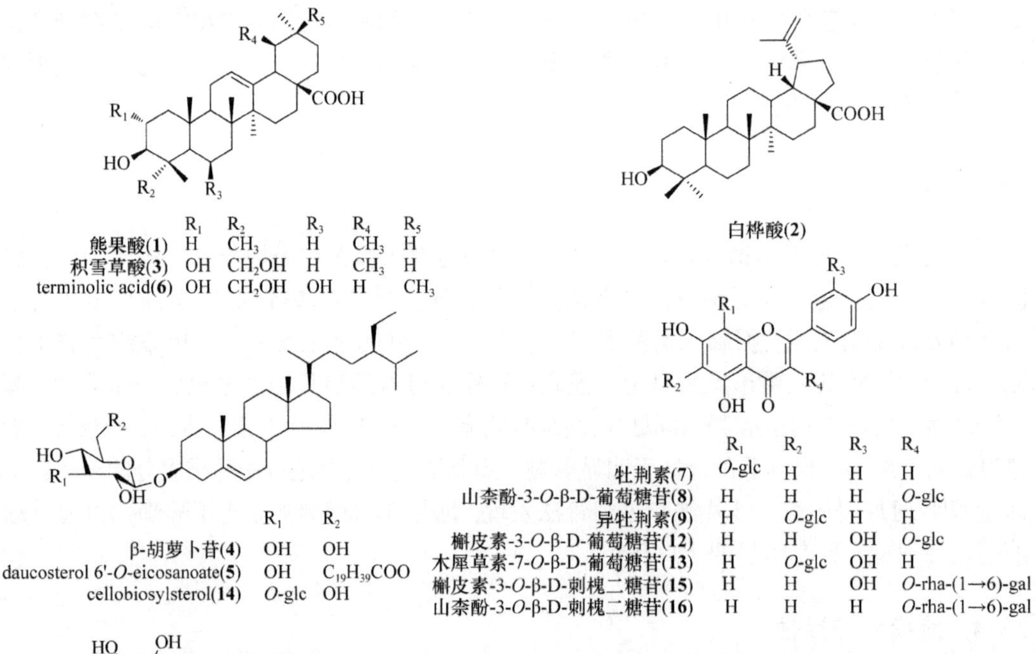

	R_1	R_2	R_3	R_4	R_5
熊果酸(**1**)	H	CH_3	H	CH_3	H
积雪草酸(**3**)	OH	CH_2OH	H	CH_3	H
terminolic acid(**6**)	OH	CH_2OH	OH	H	CH_3

白桦酸(**2**)

	R_1	R_2
β-胡萝卜苷(**4**)	OH	OH
daucosterol 6'-*O*-eicosanoate(**5**)	OH	$C_{19}H_{39}COO$
cellobiosylsterol(**14**)	*O*-glc	OH

	R_1	R_2	R_3	R_4
牡荆素(**7**)	*O*-glc	H	H	H
山柰酚-3-*O*-β-D-葡萄糖苷(**8**)	H	H	H	*O*-glc
异牡荆素(**9**)	H	*O*-glc	H	H
槲皮素-3-*O*-β-D-葡萄糖苷(**12**)	H	H	OH	*O*-glc
木犀草素-7-*O*-β-D-葡萄糖苷(**13**)	H	*O*-glc	OH	H
槲皮素-3-*O*-β-D-刺槐二糖苷(**15**)	H	H	OH	*O*-rha-(1→6)-gal
山柰酚-3-*O*-β-D-刺槐二糖苷(**16**)	H	H	H	*O*-rha-(1→6)-gal

casuarinin(**17**)

dracontioside B(**18**)

4-hydroxy-3-methoxyphenyl-1-*O*-(6'-*O*-galloyl)-β-D-glucopyranoside(**10**)

槲皮素-3-*O*-β-D-(6''-没食子酰)吡喃葡萄糖苷(**11**)

图 2-9　本研究组分离得到的地稔中的化学成分

2.5.1　地稔中化学成分的提取与分离

2.5.1.1　植物来源

地稔于 2010 年采于浙江省丽水市，经第二军医大学黄宝康副教授鉴定为地稔的干燥全草，标本保存于复旦大学药学院天然药物化学教研室。

2.5.1.2 提取分离流程

地稔非挥发性成分的提取分离过程实验流程图，见图 2-10。

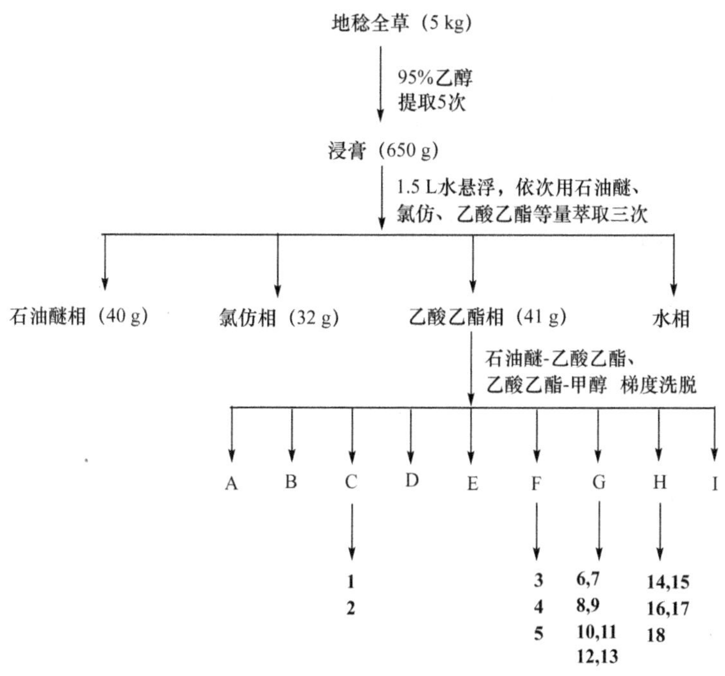

图 2-10 地稔中化学成分的分离纯化流程图

2.5.2 地稔中特征化合物的结构鉴定

2.5.2.1 化合物 **2** 的结构鉴定

化合物**2**(白桦酸)为白色粉末。^{13}C-NMR 谱(图 2-12)数据给出了 30 个碳原子的信号。因此推测其可能是个三萜。化学位移为 79.4 的仲碳提示这个化合物可能含有一个羟基。化学位移为 180.1 的碳信号提示此化合物含有 1 个羧基。^{1}H-NMR 谱(图 2-11)上可以看出有 6 个单峰甲基，其中一个甲基化学位移为 1.80，因此怀疑这个甲基是烯丙位的甲基。低场区域显示出两个单峰的烯氢的信号，其化学位移为 4.78、4.96，显示其中包含了一个末端双键。因此进一步怀疑其可能为羽扇豆烷型三萜。DEPT(无畸变极化转移增强)谱显示其中包含 6 个甲基，11 个亚甲基，6 个次甲基和 7 个季碳。再结合质谱上出现 455.1 的 $[M-H]^-$峰，911.4 的$[2M-H]^-$峰，推测其分子量为 456，分子式为 $C_{30}H_{48}O_3$。根据以上的推测再与文献[40]对照得出结论，化合物 **2** 为白桦酸。数据对照参见表 2-2 和表 2-3。

2.5.2.2 化合物 **5** 的结构鉴定

化合物**5**(daucosterol 6′-*O*-eicosanoate)为白色粉末。^{1}H-NMR 谱(图 2-13)上 0.68 和 1.01 的单峰甲基以及化学位移在两者之间的四个甲基的复杂裂分显示出甾体母核的存在。化学位移为 5.28 的宽峰信号以及 ^{13}C-NMR 谱上的 140.4、122.3 的两个信号显示出该化合物存在环内双键。^{13}C-NMR 谱(图 2-14)上化学位移为 79.7、101.3、73.7、76.1、70.2、74.1、63.3 以及氢谱上化学位移为 4.38，耦合常数为 8.0 Hz 的一组信号显示出该化合物包含有一个 β-D-吡喃葡萄糖基团，还有 1 个信号是甾体母核上 3 位碳的信号。同时 ^{13}C-NMR 谱上多出的 14.3、22.7、34.4、174.9 的一组信号显示出长链脂肪酸的存在。根据其与 β-sitosterol-3-*O*-glycoside 在 5′, 6′位碳的化学位移的差异，以及与参考文献[41, 42]的比较(表 2-4 和表 2-5)，我们确定了脂肪链是连在 6′位的。根据质谱的信号 869.7([M−H]$^-$)，我们最终确定该化合物为 daucosterol 6′-*O*-eicosanoate。

表 2-2　白桦酸(2)^{13}C-NMR 谱数据与文献数据对比

位置	^{13}C-NMR (C_5D_5N) 化合物 **2**	^{13}C-NMR (C_5D_5N) Ref	位置	^{13}C-NMR (C_5D_5N) 化合物 **2**	^{13}C-NMR (C_5D_5N) Ref
1	39.9	38.5	16	34.1	32.8
2	29.6	28.2	17	57.9	56.6
3	79.4	78.1	18	51.0	49.7
4	40.8	39.4	19	49.0	47.7
5	57.2	55.9	20	152.6	151.4
6	20.0	18.7	21	32.5	31.1
7	36.1	34.7	22	38.8	37.4
8	42.4	41.0	23	29.9	28.5
9	52.2	50.9	24	17.6	16.2
10	38.9	37.5	25	17.7	16.3
11	22.5	21.1	26	17.7	16.2
12	27.4	26.0	27	16.1	14.8
13	40.5	39.2	28	180.1	179.0
14	44.1	42.8	29	111.2	110.0
15	31.5	30.2	30	20.7	19.4

表 2-3　白桦酸(2)^{1}H-NMR 谱数据与文献数据对比

位置	^{1}H-NMR(C_5D_5N) 化合物 **2**	^{1}H-NMR(C_5D_5N) Ref
3	3.47(1H, dd, *J*= 8.2 Hz, 7.1 Hz)	3.45(1H, dd, *J*= 8.3Hz, 7.5 Hz)
13	2.74(1H, br t, *J*= 11.4 Hz)	2.71(1H, ddd, *J*= 12.4 Hz, 12.4 Hz, 3.7 Hz)
16	2.64(1H, br d, *J*= 13.0 Hz)	2.63(1H, dd, *J*= 12.6 Hz, 2.7 Hz)
19	3.55(1H, m)	3.51(1H, m)
23	1.23(3H, s)	1.20(3H, s)
24	0.98(3H, s)	0.98(3H, s)
25	0.84(3H, s)	0.79(3H, s)
26	1.06(3H, s)	1.03(3H, s)
27	1.07(3H, s)	1.04(3H, s)
29	4.78(1H, br s), 4.96(1H, br s)	4.74(1H, d, *J*= 1.9 Hz), 4.92(1H, d, *J*= 1.9 Hz)
30	1.80(3H, s)	1.76(3H, s)

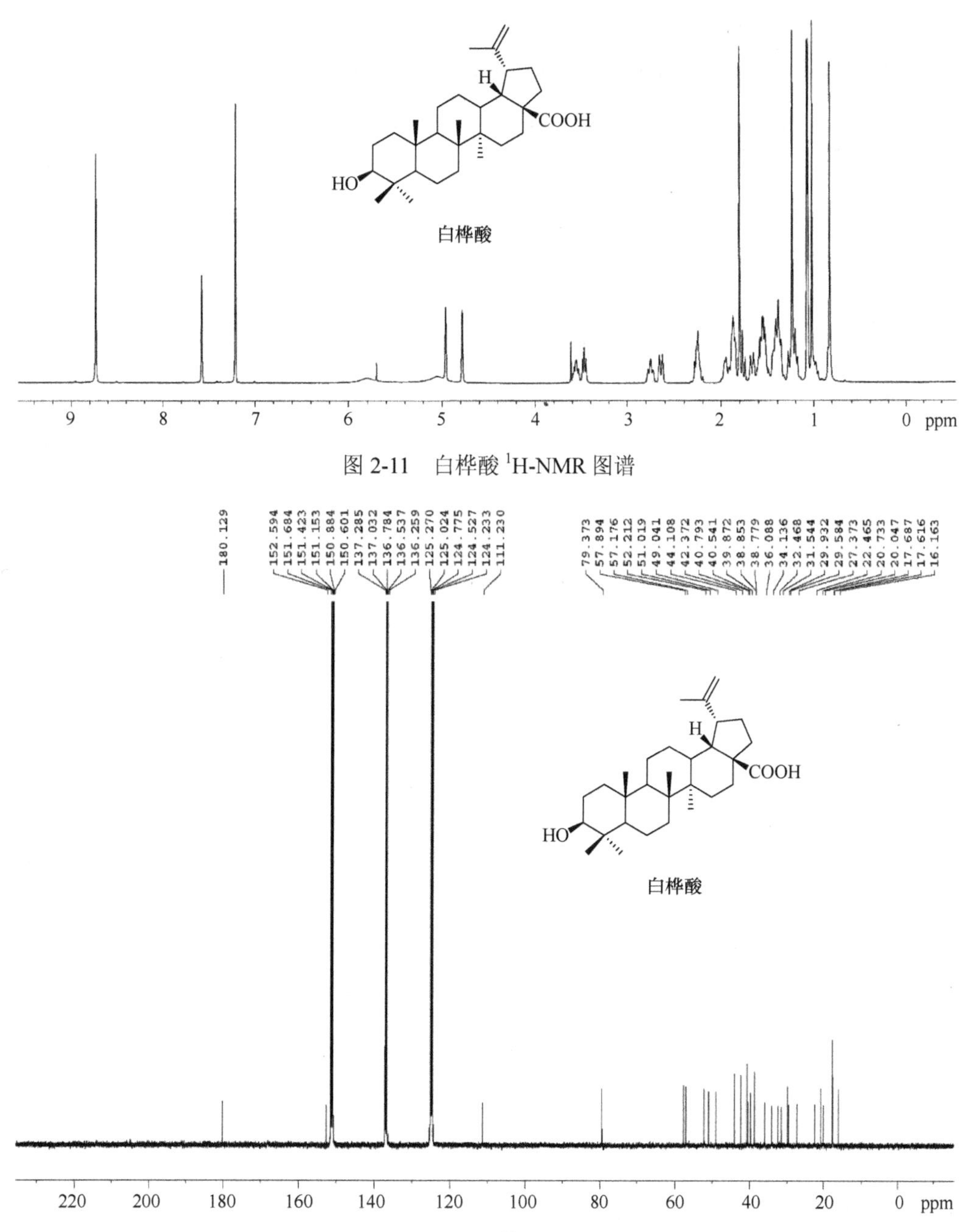

图 2-11 白桦酸 ^{1}H-NMR 图谱

图 2-12 白桦酸 ^{13}C-NMR 图谱

2.5.2.3 化合物 11 的结构鉴定

化合物 **11**[槲皮素-3-*O*-β-D-(6″-没食子酰)吡喃葡萄糖苷]为黄色粉末。^{1}H-NMR 谱(图 2-15)上化学位移为 7.55、7.41、6.68 的三个氢构成 ABX 自旋体系。结合 6.35、6.14 两个化学化移信号，我们推测有槲皮素母核的存在。^{1}H-NMR 谱上 5.41 以及 ^{13}C-NMR(图 2-16)上 101.9、74.5、76.7、69.9、74.7、63.5 这几个信号提示我们 β-D-吡喃葡萄糖基团的存在。^{1}H-NMR 谱上 6.86 的两氢单峰以及 ^{13}C-NMR 谱上 119.5、109.0、139.1、145.9、

166.2 这几个信号表明有没食子酰基的存在。与已知文献[43]对比，最终确定化合物 **11** 为槲皮素-3-*O*-β-D-(6″-没食子酰)吡喃葡萄糖苷。与已知文献对照参见表 2-6 和表 2-7。

表 2-4　daucosterol 6′-*O*-eicosanoate(5) ^{13}C-NMR 谱数据与文献数据对比

位置		^{13}C-NMR ($CDCl_3$) 化合物 **5**	^{13}C-NMR ($CDCl_3$) Ref	位置		^{13}C-NMR ($CDCl_3$) 化合物 **5**	^{13}C-NMR ($CDCl_3$) Ref
1	CH_2	37.4	37.3	22	CH_2	34.1	34.0
2	CH_2	32.6	31.9	23	CH_2	26.2	26.1
3	CH	79.7	79.6	24	CH	46.0	45.8
4	CH_2	39.9	39.8	25	CH	29.3	29.2
5	C	140.4	140.3	26	CH_3	19.2	19.0
6	CH	122.3	122.1	27	CH_3	20.0	19.8
7	CH_2	32.1	31.9	28	CH_2	23.2	23.1
8	CH	31.7	31.9	29	CH_3	12.1	12.0
9	CH	50.3	50.2	1′	CH	101.3	101.1
10	C	36.9	36.7	2′	CH	73.7	73.5
11	CH_2	21.2	21.1	3′	CH	76.1	76.0
12	CH_2	39.0	38.9	4′	CH	70.2	70.1
13	C	42.5	42.3	5′	CH	74.1	73.9
14	CH	56.9	56.8	6′	CH_2	63.3	63.2
15	CH_2	24.4	24.4	1″	C	174.9	174.6
16	CH_2	28.4	28.2	2″	CH_2	34.4	34.2
17	CH	56.2	56.1	3″	CH_2	25.1	25.0
18	CH_3	12.0	11.9	4″～18″	CH_2	29.3～29.9	29.2～29.7
19	CH_3	19.4	19.3	19″	CH_2	22.7	22.7
20	CH	36.3	36.1	20″	CH_3	14.3	14.1
21	CH_3	18.9	18.8				

表 2-5　daucosterol 6′-*O*-eicosanoate(5)的部分 ^{1}H-NMR 谱数据与文献数据对比

位置	^{1}H-NMR($CDCl_3$) 化合物 **5**	^{1}H-NMR($CDCl_3$) Ref
6	5.28(1H, br d, *J*= 5.2 Hz)	5.36(1H, br d, *J*= 5.0 Hz)
18	0.68(3H, s)	0.68(3H, s)
19	1.01(3H, s)	1.01(3H, s)
1′	4.38(1H, d, *J*= 8.0 Hz)	4.39(1H, d, *J*= 8.0 Hz)
6′	4.25(1H, br d, *J*= 12.0 Hz) 4.48(1H, dd, *J*= 12.4 Hz, 4.8 Hz)	4.25(1H, dd, *J*= 12.0 Hz, 2.5 Hz) 4.52(1H, dd, *J*= 12.0 Hz, 4.0 Hz)

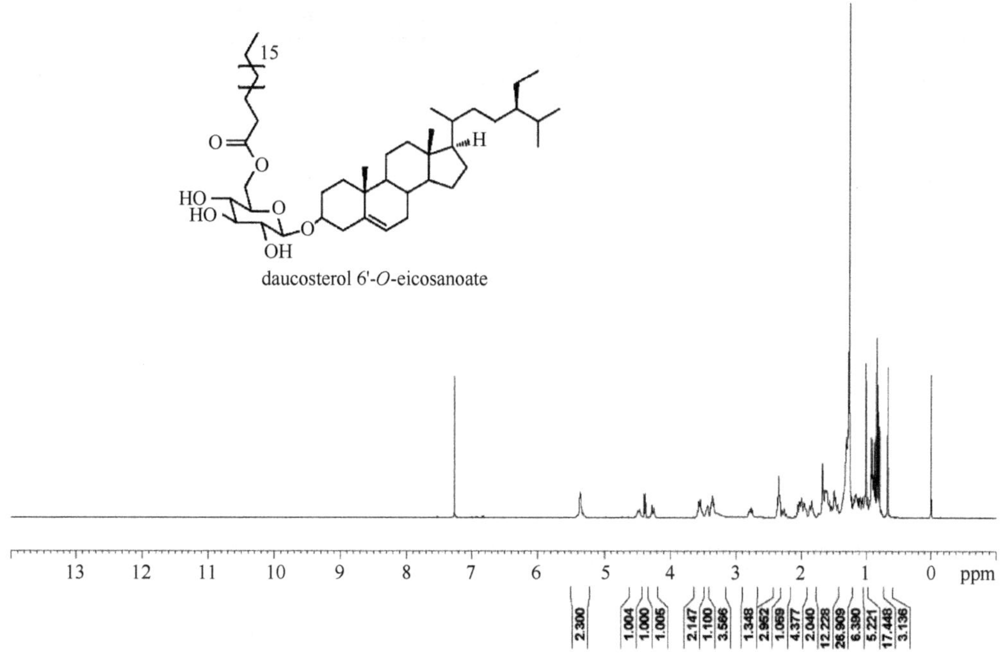

图 2-13 daucosterol 6′-O-eicosanoate 的 ^{1}H-NMR 图谱

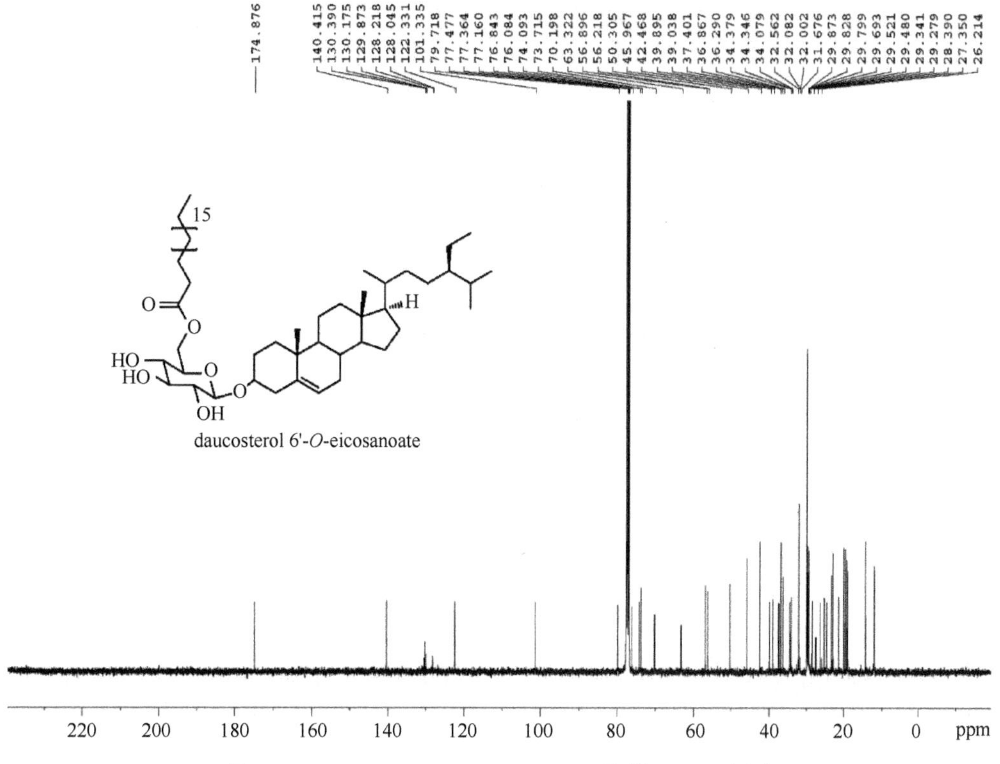

图 2-14 daucosterol 6′-O-eicosanoate 的 ^{13}C-NMR 图谱

表 2-6　槲皮素-3-*O*-β-D-(6″-没食子酰)吡喃葡萄糖苷(11)^{13}C-NMR 谱数据与文献数据对比

位置		^{13}C-NMR (DMSO-d_6) 化合物 **11**	^{13}C-NMR (DMSO-d_6) Ref	位置		^{13}C-NMR (DMSO-d_6) 化合物 **11**	^{13}C-NMR (DMSO-d_6) Ref
2	C	156.8	156.4	6′	CH	122.3	122.0
3	C	133.7	133.4	1″	CH	101.9	101.4
4	C	177.6	177.4	2″	CH	74.5	74.1
5	C	161.6	161.3	3″	CH	76.7	76.4
6	CH	99.3	98.8	4″	CH	69.9	69.6
7	C	165.2	164.3	5″	CH	74.7	74.2
8	CH	94.1	93.7	6″	CH_2	63.5	63.2
9	C	156.8	156.5	1‴	C	119.5	119.4
10	C	104.1	104.0	2‴	CH	109.0	108.7
1′	C	121.2	121.1	3‴	C	145.9	145.5
2′	CH	115.7	115.4	4‴	C	139.1	138.5
3′	C	145.5	144.9	5‴	C	145.9	145.5
4′	C	149.3	148.5	6‴	CH	109.0	108.7
5′	CH	116.1	115.8	7‴	C	166.2	165.8

表 2-7　槲皮素-3-*O*-β-D-(6″-没食子酰)吡喃葡萄糖苷(11)^{1}H-NMR 谱数据与文献数据对比

位置	^{1}H-NMR(DMSO-d_6) 化合物 **11**	^{1}H-NMR(DMSO-d_6) Ref
5-OH	12.54(1H, br s)	
6	6.14(1H, br s)	6.17(1H, d, J= 1.8 Hz)
8	6.35(1H, br s)	6.36(1H, d, J= 1.8 Hz)
2′	7.41(1H, d, J= 2.0 Hz)	7.42(1H, d, J= 2.0 Hz)
5′	6.68(1H, d, J= 8.2 Hz)	6.71(1H, d, J= 8.0 Hz)
6′	7.55(1H, d, J= 8.2 Hz)	7.57(1H, dd, J= 8.0 Hz, 2.0 Hz)
1″	5.41(1H, d, J= 6.8 Hz)	5.41(1H, d, J= 7.8 Hz)
2‴, 6‴	6.86(2H, s)	6.89(2H, s)

2.5.3　地稔中化合物抗炎活性的测定

2.5.3.1　实验方法

体外炎症模型(IL-1β 刺激 HT-29 的炎症模型)的建立: 96 孔板每孔加入 100 μL HT-29 细胞液(含血清的 McCoy's 5A 培养液), 控制细胞数 3.5×10^4 个/孔, 置于 CO_2 培养箱。1 天后, 吸掉培养液, 然后每孔加入 200 μL PBS 洗涤, 振荡, 吸掉洗涤液。分别加入 100 μL 不含血清的 McCoy's 5A 培养液并重新置入 CO_2 培养箱, 过夜。待细胞饥饿 24 h 后, 加入待测样品并同时以白细胞介素-1β(IL-1β)(10 ng/mL)进行刺激, CO_2 培养箱过夜后以 ELISA 试剂盒检测炎症因子白细胞介素-8(IL-8)的生成情况。每个样品做 3 个复孔, 取平均值。

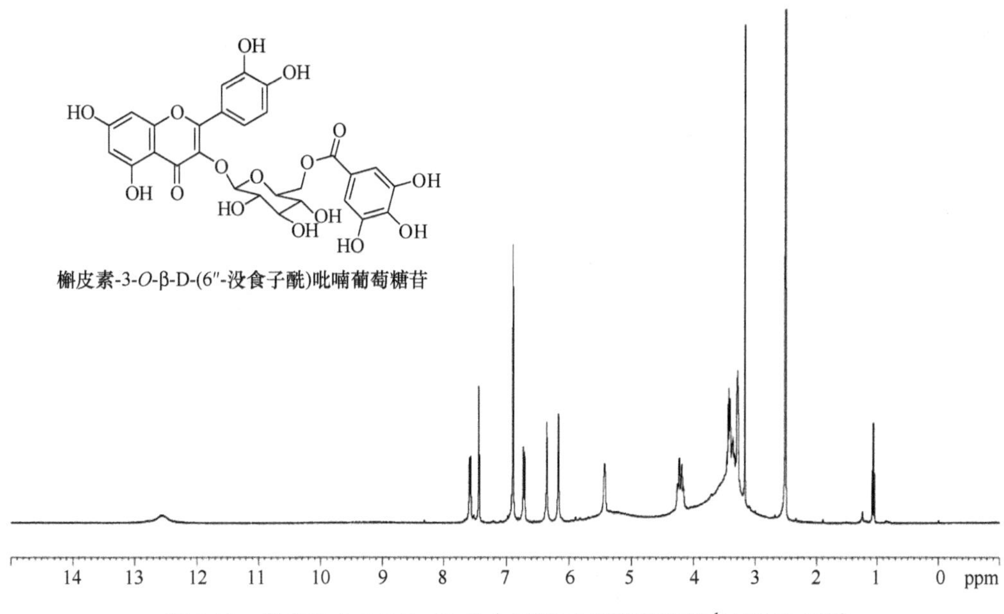

图 2-15 槲皮素-3-*O*-β-D-(6″-没食子酰)吡喃葡萄糖苷 ^{1}H-NMR 图谱

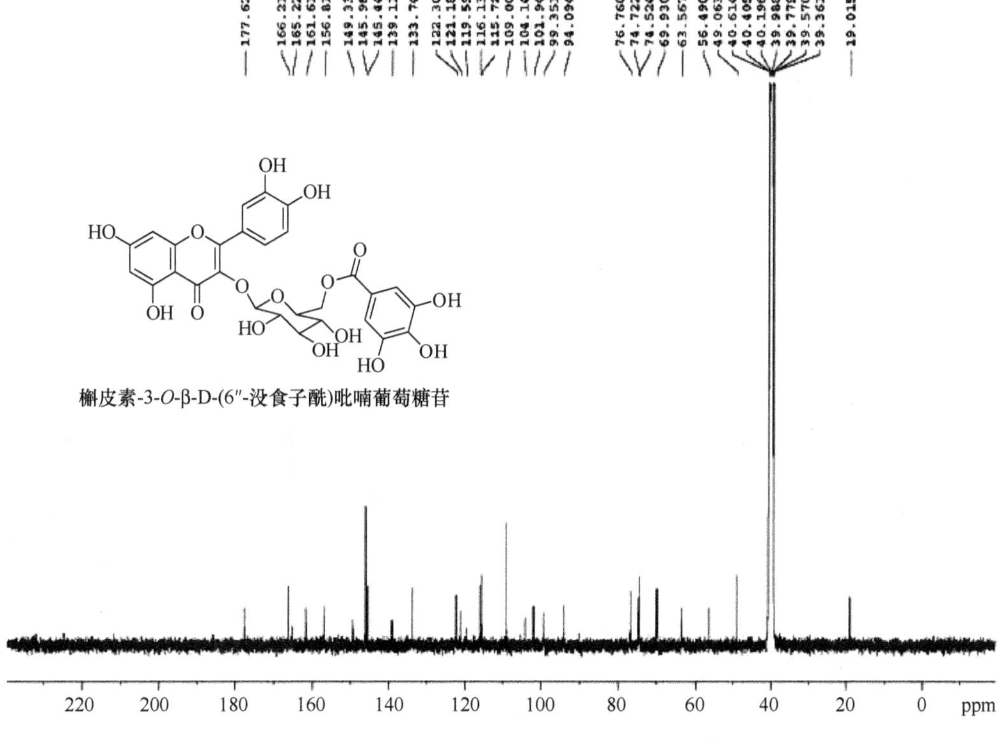

图 2-16 槲皮素-3-*O*-β-D-(6″-没食子酰)吡喃葡萄糖苷 ^{13}C-NMR 图谱

2.5.3.2 实验结果

初步筛选发现，地稔乙醇提取物在体外能抑制 IL-8 的生成。石油醚相、氯仿相、乙酸乙酯相均具有一定活性，如图 2-17 所示。

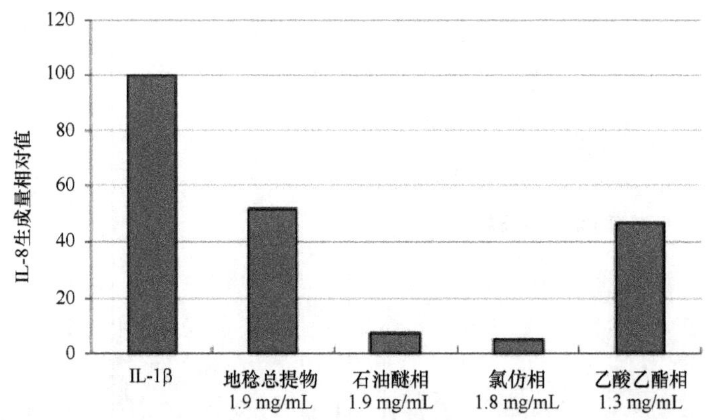

图 2-17　地稔提取物对 IL-8 生成的抑制作用。HT-29 细胞在无血清的 McCoy's 5A 培养液培养 24 h，然后加入地稔提取物(不加药物的作为空白对照)，同时以 IL-1β(10 ng/mL)进行刺激，12 h 后以 ELISA 法测定培养上清液中 IL-8 的浓度

我们选择了乙酸乙酯相进行分离，并最终得到了 18 个化合物。初步实验显示，化合物 **1**(hhw1)、**10**(hhw7)、**11**(hhw8)在 HT-29 细胞模型中对 IL-1β 诱导的 IL-8 的生成具有明显抑制作用，如图 2-18 所示。

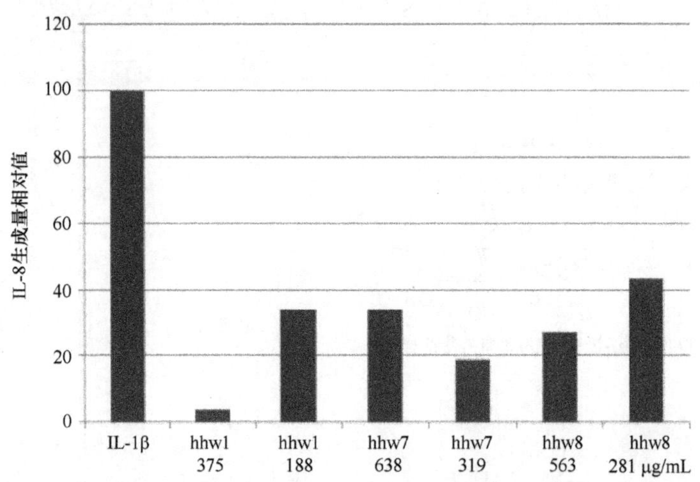

图 2-18　地稔化学成分对 IL-8 生成的抑制作用。HT-29 细胞在无血清的 McCoy's 5A 培养液培养 24 h，然后加入地稔提取物(不加药物的作为空白对照)，同时以 IL-1β(10 ng/mL)进行刺激，12 h 后以 ELISA 法测定培养上清液中 IL-8 的浓度

2.5.4　实验讨论与总结

初步筛选地稔乙醇提取物的各有机相在体外对 IL-8 的活性，发现地稔乙酸乙酯相具有较好的 IL-8 的抑制活性。进一步对该部位进行纯化分离，共获得 18 个单体化合物，包括 4 个三萜类化合物(**1**～**3**, **6**)，3 个甾体类化合物(**4**, **5**, **14**)，7 个黄酮类化合物(**7**～**9**, **12**, **13**,

15, 16), 3个单宁类化合物(**10, 11, 17**)和1个脑苷脂类化合物(**18**), 并分别对它们的抗炎活性进行了测试。药理活性数据表明, 化合物**1**、**10**和**11**在HT-29细胞模型中对IL-1β诱导的IL-8的生成具有明显抑制作用。

2.6 炮制和质量标准

2.6.1 嘎狗噜的炮制

取原药, 除去杂质, 洗净, 切段, 干燥。

2.6.2 嘎狗噜的质量标准

经研究表明, 可通过鉴别(粉末显微特征、薄层色谱)、检查(水分、酸不溶性灰分)、浸出物、含量测定对嘎狗噜的质量进行全面的控制。

2.6.2.1 嘎狗噜的检查

1) 嘎狗噜的水分

水分按《中国药典》水分测定法中的烘干法检查。根据测定结果(表2-8), 将水分限度定为不得过15.0%。

表2-8 水分、酸不溶性灰分、浸出物测定结果

样品编号	水分/%	酸不溶性灰分/%	浸出物/%
1	11.4	4.5	40.8
2	9.8	2.0	27.3
3	12.0	2.1	26.6
4	11.9	3.4	26.8
5	11.8	2.0	22.6
6	13.9	2.3	20.0
7	13.0	1.7	20.9
8	11.0	1.2	21.9
9	12.3	4.3	21.1
10	11.6	3.7	19.2
11	10.8	2.9	19.5
12	12.1	6.2	18.0
13	11.1	1.1	32.1
14	11.5	4.3	28.2
15	10.8	2.9	30.3
16	11.1	5.8	25.3
17	11.4	2.5	25.5
18	10.7	5.3	20.3
19	10.3	5.5	23.8
20	10.6	1.1	32.6

2) 嘎狗噜的酸不溶性灰分

酸不溶性灰分按《中国药典》灰分测定法中的酸不溶性灰分测定法检查。根据测定结果(表 2-8), 将酸不溶性灰分限度定为不得过 6.0%。

3) 嘎狗噜的浸出物

浸出物按《中国药典》醇溶性浸出物测定法项下的热浸法检查。根据测定结果(表 2-8), 用 50%乙醇作溶剂, 将浸出物的限度定为不得少于 18.0%。

2.6.2.2 嘎狗噜的含量测定

嘎狗噜叶、茎、根中都含有没食子酸, 没食子酸具有抗菌、抗病毒等作用。因此, 以此成分控制其药材、饮片、提取物及其制剂的质量有较大的意义[44, 45]。

1) 仪器与试药

Agilent 1260 系列高效液相色谱(含 DAD 检测器), 色谱柱为 Waters XBridge-C_{18} (4.6 mm × 250 mm, 5 μm)(指定)。

没食子酸对照品(110831-201204, 含量为 89.9%)购自中国食品药品检定研究所。甲醇为色谱纯, 磷酸为色谱纯, 四氢呋喃为色谱纯, 水为娃哈哈纯净水。

2) 检测波长的选择

取没食子酸对照品(按线性方法制备), 经 Agilent 1260 系列高效液相色谱(含 DAD 检测器)扫描, 结果显示, 没食子酸在 216 nm 波长处有最大吸收, 见图 2-19, 故选择 216 nm 为测定波长。

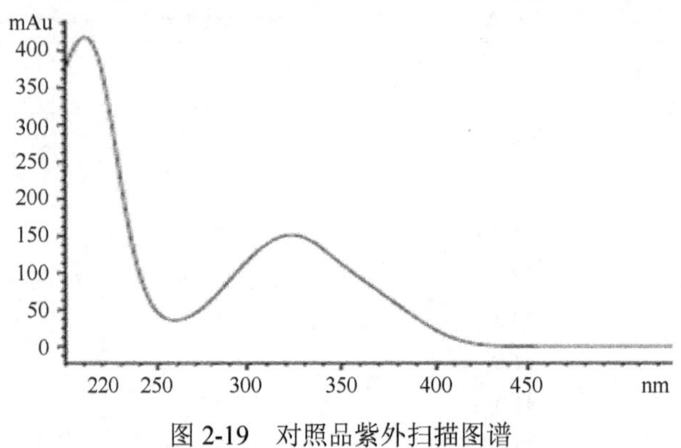

图 2-19　对照品紫外扫描图谱

3) 色谱条件

流动相为甲醇(A)-0.3%磷酸和 0.06%四氢呋喃的混合溶液(B), 梯度洗脱: 0～12 min, 1%A; 12～13 min, 1%～55%A; 体积流量为 1.0 mL/min, 柱温 30 ℃, 检测波长为 216 nm, 色谱柱为 Waters XBridge-C_{18}(4.6 mm × 250 mm, 5 μm), 在此条件下(比较了安捷伦、岛津、Waters 的色谱柱, 结果发现以 Waters 公司所产色谱柱的分离效果最好), 没食子酸峰与杂质峰能得到较好的分离, 见图 2-20、图 2-21。

4) 提取条件的考察

用最高含量样品 0.2 g(过 3 号筛)为样品, 以盐酸浓度(2%、5%、10%)、提取溶剂用量(25 mL、50 mL、100 mL)、提取时间(2 h、3 h、4 h)为因素水平, 以没食子酸含量为指标，进行正交实验，结果显示以 10%盐酸浓度、100 mL 提取溶剂用量、4 h 提取时间效果为最好，且盐酸浓度具有显著性意义。

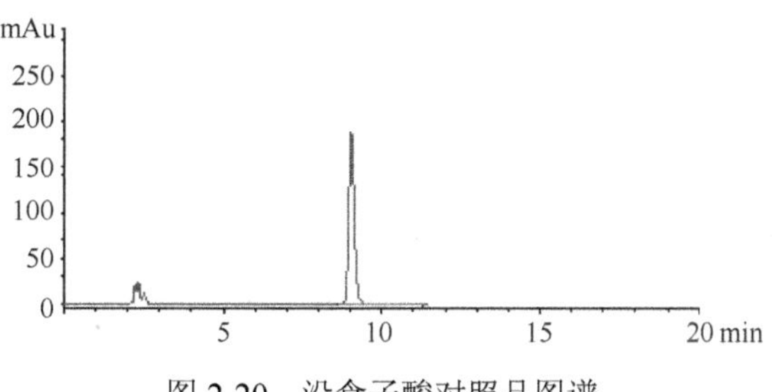

图 2-20　没食子酸对照品图谱

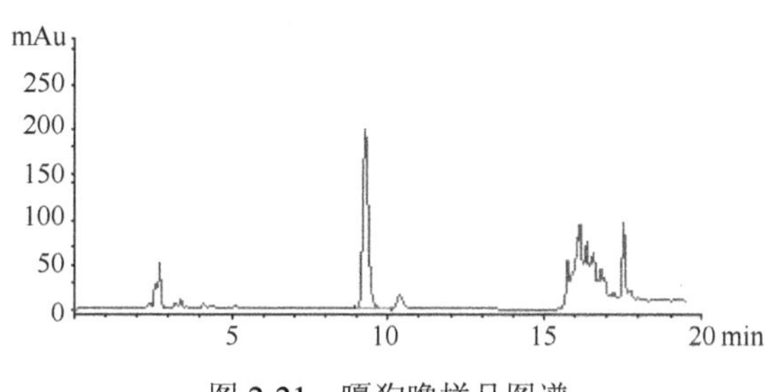

图 2-21　嘎狗噜样品图谱

2.7　总结与展望

地稔适应性强，生长速度快，由于耐旱、耐贫瘠、耐阴及耐践踏，可粗放管理，适宜作先锋种植材料，尤其是自然生长于坡地、石崖，特别适宜边坡绿化，也可布置林缘、路缘，配置岩石园等。种植在现代城市道路、边坡绿地中，能充分体现乡土气息与自然韵味。地稔既具有作为地被植物的优越条件，又有较高的观赏价值。作为一种乡土植物，应用成本较国外引进的多年生宿根花卉要低很多，因此具有很好的应用推广价值。除作园林观赏地被植物外，地稔的果可食，亦可酿酒，其果实内含有丰富的营养物质，天然醇香，酸甜适中，颜色诱人。因此，可考虑将其果实作为新一代水果开发利用。

参 考 文 献

[1] 浙江省食品药品监督管理局. 浙江省中药炮制规范[M]. 北京：中国科技医药出版社, 2015: 244-245.
[2] 中国科学院中国植物志编辑委员会. 中国植物志[M]. 第 53 卷. 第 1 册. 北京：科学出版社, 1984: 152.
[3] Li A H. The primary study on the red pigment from the fruits of *Melastoma dodecandrum*[J]. J Food Industry, 1995, (3): 20-21.
[4] 国家中医药管理局《中华本草》编委会. 中华本草(5)[M]. 上海：上海科学技术出版社, 1999.
[5] 江苏新医学院. 中药大辞典(上册)[M]. 上海：上海人民出版社, 1977.
[6] 程剑华, 李以镇. 抗癌植物药及其验方[M]. 南昌：江西科学技术出版社, 1998.
[7] 马国华, 林有润. 华南野牡丹科野生花卉种质资源的收集和繁殖[J]. 中国野生植物资源, 2002, (6): 72-73.
[8] 何桂芳, 夏宜平. 优良野生观花地被植物——地稔[J]. 北方园艺, 2005, (3): 39.

[9] 邹清成, 骆霞红, 金关荣, 等. 表油菜素内酯和赤霉素浸种对地稔种子发芽影响的试验初报[J]. 浙江农业科学, 2008, (6): 667-678.
[10] 刘洪见, 黄建, 张旭乐, 等. 赤霉素等 4 种化学物质对几种植物种子萌发的影响[J]. 浙江农业科学, 2010, (6): 1244-1246.
[11] 朱玲, 张东林, 金晓玲, 等. 不同处理对地稔茎段扦插繁殖的影响[J]. 贵州科学, 2008, 26(3): 24-27.
[12] 周伟, 冯成果. 地稔的育苗与园林应用技术研究[J]. 湖南林业科技, 2009, 36(4): 40-42.
[13] 马国华, 林有润. 野牡丹和地稔的组织培养及植株再生[J]. 植物生理通讯, 2000, 3: 233-234.
[14] 张朝阳, 许桂芳. 铺地锦的组织培养和快速繁殖[J]. 西北林学院学报, 2004, 19(2): 75-76.
[15] 戴小英, 温强, 周莉荫, 等. 铺地锦组培快速繁殖研究[J]. 江西林业科技, 2004, (4): 22-23.
[16] 蒋道松, 李玲, 熊碧罗, 等. 地稔离体培养植株再生及其栽培试验[J]. 园艺学报, 2007, 34(3): 787-790.
[17] 胡松梅, 蒋道松, 刘作梅. 四倍体地稔快速繁殖的研究[J]. 安徽农学通报, 2008, 14(1): 130.
[18] 傅双明. 地稔鬼点灯痔疮饶你行[J]. 植物杂志, 2002, 5: 14.
[19] 匡德兴. 地稔根治疗虚火牙痛[J]. 新中医, 1983, 11: 32.
[20] 彭万祥. 地稔外用治疗带状疱疹 35 例[J]. 中医外治杂志, 2012, 11(1): 50-51.
[21] 张超, 方岩雄. 地稔化学成分的研究[J]. 中草药, 2003, 34(12): 1078-1079.
[22] 张超, 方岩雄. 中药地稔的化学成分研究[J]. 中国中药杂志, 2003, 28(5): 429-431.
[23] 张超, 方岩雄. 中药地稔黄酮类成分的分离与鉴定[J]. 中国药学杂志, 2003, 38(4): 256-258.
[24] 唐迈, 廖宝珍, 林绥, 等. 地稔的化学成分研究[J]. 中草药, 2008, 39(8): 1149-1151.
[25] 林绥, 李援朝, 郭玉瑜, 等. 地稔的化学成分研究(II)[J]. 中草药, 2009, 40(8): 1192-1195.
[26] 杨丹, 马青云, 刘玉清, 等. 地稔的化学成分[J]. 天然产物研究与开发, 2010, 22: 940-944.
[27] Yang G X, Zhang R Z, Lou B, et al. Chemical constituents from *Melastoma dodecandrum* and their inhibitory activity on interleukin-8 production in HT-29 cells[J]. Nat Prod Res, 2014, 28(17): 1383-1387.
[28] Ishii R, Saito K, Horie M, et al. Inhibitory effects of hydrolyzable tannins from *Melastoma dodecandrum* Lour. on nitric oxide production by a murine macrophage-like cell line, RAW264.7, activated with lipopolysaccharide and interferon-gamma[J]. Biol Pharm Bull, 1999, 22(6): 647-653.
[29] 张超, 张婷, 姚慧珍, 等. 地稔总黄酮体外抗小鼠肝线粒体脂质过氧化作用的研究[J]. 中医药学刊, 2005, 23(9): 1680-1682.
[30] 张超, 姚惠珍, 徐兰琴. 地稔多糖 MD_1 清除活性氧自由基及对人红细胞膜脂质过氧化作用影响的研究[J]. 广州医学院学报, 2002, 30(4): 18-20.
[31] 李丽, 周芳, 罗文礼. 地稔水提物对四氧嘧啶致糖尿病小鼠的降糖作用[J]. 海峡药学, 2008, 20(12): 22-23.
[32] 周芳, 张兴燊, 张旖箫, 等. 地稔水煎液镇痛抗炎药效学的实验研究[J]. 时珍国医国药, 2007, 18(10): 2370-2371.
[33] 雷后兴, 鄢连和, 李水福, 等. 畲药地稔水煎液的镇痛抗炎作用研究[J]. 中国民族医药杂志, 2008, 3(3): 45-47.
[34] 广东省吴川县卫生局中草药研究小组. 地稔止血水治疗消化道出血 70 例[J]. 新医学, 1973, 4(1): 27.
[35] 周添浓. 地稔注射液对家兔血液的影响[J]. 广州中医学院学报, 1995, 12(1): 40.
[36] 陈丙銮, 陈宝儿, 谷金灿. 地稔的止血活性初探[J]. 现代中药研究与实践, 2012, 26(3): 40-41.
[37] 李丽, 罗泽萍, 周焕第, 等. 地稔提取物降血脂作用的实验研究[J]. 时珍国医国药, 2012, 23(11): 2783-2784.
[38] 李丽, 周芳. 地稔提取物对高血糖模型小鼠血糖的影响[J]. 中国实验方剂学杂志, 2011, 17(20): 187-189.
[39] 杨国勋, 胡金锋, 周金涛, 等. 地菍提取物及其在制备治疗艾滋病药物中的用途: 中国,

201210019196.X[P]. 2014-12-03.

[40] Macías F A, Simonet A M, Esteban M D. Potential allelopathic lupane triterpenes from bioactive fractions of *Melilotus messanensis*[J]. Phytochemistry, 1994, 36(6): 1369-1379.

[41] 张庆英, 吴刚, 刘寿养, 等. 生藤中新甾体皂苷衍生物的结构鉴定[J]. 中草药, 2002, 1: 6-8.

[42] Voutquenne L, Lavaud C, Massiot G, et al. Cytotoxic polyisoprenes and glycosides of long-chain fatty alcohols from *Dimocarpus fumatus*[J]. Phytochemistry, 1999, 50(1): 63-69.

[43] Braca A, Politi M, Sanogo R, et al. Chemical composition and antioxidant activity of phenolic compounds from wild and cultivated *Sclerocarya birrea(*Anacardiaceae)leaves [J]. J Agri Food Chem, 2003, 51(23): 6689-6695.

[44] 刘敏, 李水福, 程科军. HPLC 法测定畲药地稔药材中没食子酸和槲皮素[J]. 中草药, 2012, 43(4): 721-723.

[45] 何迅, 李勇军, 刘丽娜, 等. RP-HPLC 测定地稔药材中没食子酸的含量[J]. 中国中药杂志, 2005, 30(3): 180-181.

第 3 章　搁 公 扭 根

3.1　植 物 资 源

搁公扭根，即蔷薇科(Rosaceae)悬钩子属植物掌叶覆盆子(*Rubus chingii* Hu)的干燥根及残茎，以畲族习用药材名义收载于 2015 年版《浙江省中药炮制规范》[1]。掌叶覆盆子又名华东覆盆子、覆盆子、上树搁公扭、山狗公、搁工、搁公扭、公公扭等。

3.1.1　蔷薇科悬钩子属植物概述

悬钩子属(*Rubus* L.)是蔷薇科中的一个大属，全世界已知 750 余种，集中分布在北美和东亚。我国已发现 210 种，98 变种，主要以长江以南及西北地区多见，主产于华东地区。本属植物有些种类的果实多浆，味甜酸，可供食用，在欧美已长期栽培作重要水果；有些种类的果实、种子、根及叶可入药；茎皮、根皮可提制栲胶；少数种类庭园栽培供观赏。本属植物种类繁多，变异性大，类型复杂，而且存在无融合生殖类型，常出现多倍体，仅据外部形态分类比较困难。

悬钩子属植物为落叶稀常绿灌木、半灌木或多年生匍匐草本；茎直立、攀援、平铺、拱曲或匍匐，具皮刺、针刺或刺毛及腺毛，稀无刺。叶互生，单叶、掌状复叶或羽状复叶，边缘常具锯齿或裂片，有叶柄；托叶与叶柄合生，常较狭窄，线形，钻形或披针形，不分裂，宿存，或着生于叶柄基部及茎上，离生，较宽大，常分裂，宿存或脱落。花两性，稀单性而雌雄异株，组成聚伞状圆锥花序、总状花序、伞房花序或数朵簇生及单生；花萼 5 裂，稀 3～7 裂；萼片直立或反折，果时宿存；花瓣 5，稀缺，直立或开展，白色或红色；雄蕊多数，直立或开展，着生在花萼上部；心皮多数，有时仅数枚，分离，着生于球形或圆锥形的花托上，花柱近顶生，子房 1 室，每室 2 胚珠。果实为由小核果集生于花托上而成聚合果，或与花托连合成一体而实心，或与花托分离而空心，多浆或干燥，红色、黄色或黑色，无毛或被毛；种子下垂，种皮膜质，子叶平凸。染色体基数 x=7。

3.1.2　搁公扭根基原植物形态、鉴别与资源分布

3.1.2.1　基原植物形态

掌叶覆盆子为落叶灌木，喜阴凉，不耐热。掌叶覆盆子根系分布不深，地上部为 1 年生枝和 2 年生枝组成。每年春天 2 年生枝(越冬前的 1 年生枝)的混合芽萌发，长到 10～20 cm 时开花结果，聚合核果成熟后整个 2 年生枝连同结果枝枯死，而茎基部芽萌发长成的 1 年生枝，越冬后即为翌年的 2 年生枝(结果母枝)，以此往复。新枝略带蔓性，

紫褐色，幼枝绿色，被白粉，有少数倒刺。叶互生，近圆形，掌状5裂，偶有7裂，基部心形，中裂片菱状卵形，边缘具不整齐锯齿，主脉5条，两面脉上被白色短柔毛；叶柄散生细刺，基部有2枚条状针形托叶。花两性，单生于枝端叶腋；萼片5，卵形或长椭圆形，被灰白色柔毛；花瓣5，近圆形，白色；雄蕊多数；雌蕊多数，生于凸起的花托上；自花授粉。果实为小核果，密被淡黄白色短柔毛，聚合于花托上形成聚合浆果，红色，下垂，近球形，直径1.5～2.0 cm。花期3～4月，果期5～6月。植株定植后的第1年即可开花结果，3～4年进入盛果期，经济寿命可达20年左右。

掌叶覆盆子常与同属植物相混淆，其相混淆的种主要有蓬蘽、山莓、插田泡、硬枝黑琐莓、粉枝莓、茅莓等。有文献专门对掌叶覆盆子及其混淆品在性状、组织构造、粉末特征等的区别上进行了研究[2-4]。①性状：掌叶覆盆子的聚合果呈卵球形，长4～14 mm，直径7～13 mm，顶端钝圆，基部中心略凹入，密被灰白色柔毛，具残存花丝；混淆品多为类球形、圆锥形或椭圆形，基部平，长3～9 mm，有稀疏柔毛。掌叶覆盆子的宿萼棕褐色，密被白色柔毛，5裂，裂片卵形或长椭圆形，两面均被灰白色毛茸；混淆品的宿萼多为三角形或卵状披针形。掌叶覆盆子的小核果为长月牙形，长2～2.5 mm，直径0.7～1.3 mm，有光泽，背面密被灰白色毛茸，两侧有明显的网纹，腹部有突起棱线，体轻，质硬，味微酸涩；混淆品多数近无毛，无或略具光泽。②组织构造：因均属悬钩子属，基本构造一致。③粉末特征：掌叶覆盆子的非腺毛较平直，壁木化具单或双螺状裂纹；混淆品的非腺毛有的细长弯曲。掌叶覆盆子及其混淆品的果皮表皮细胞都呈念珠状增厚，并且都有草酸钙簇晶，但掌叶覆盆子无石细胞，其混淆品中有的具有石细胞。

3.1.2.2 鉴别

搁公扭根的粉末显微特征：本品粉末黄白至黄棕色。淀粉粒甚多，单粒类球形、三角状卵形或不规则形，直径3～18 μm，脐点点状、裂缝状或人字状；复粒2～8分粒组成。石细胞单个或成群散在，类方形、类圆形或长椭圆形。具缘纹孔导管散在。纤维较多，有的含黑色分泌物。木栓细胞长方形，壁呈连珠状增厚，如图3-1所示。

3.1.2.3 资源分布

掌叶覆盆子主要分布于江苏、安徽、浙江、江西、福建、广西等省(或自治区)，在日本也有分布。多生长于低海拔至中海拔的林缘、山坡、灌丛、路边和沟边等土壤较湿润地段。喜阳光但怕暴晒，耐寒、耐旱，忌积水，积水易造成根部腐烂。对土壤要求不严，但以富含腐殖质的酸性土壤为好。其环境条件的要求主要包括①土壤：根系分布浅，适应性强，对土壤要求不严格，但以肥沃、保水及排水良好的微酸性至中性沙壤、红壤及紫色土较好。②温度：喜温，但不耐炎热，长于向阳山坡的植株花期较早；遇寒流，易落花，造成减产。③光照：喜光而忌强光暴晒。④水分：适宜土壤含水量为40%～60%的湿润条件。

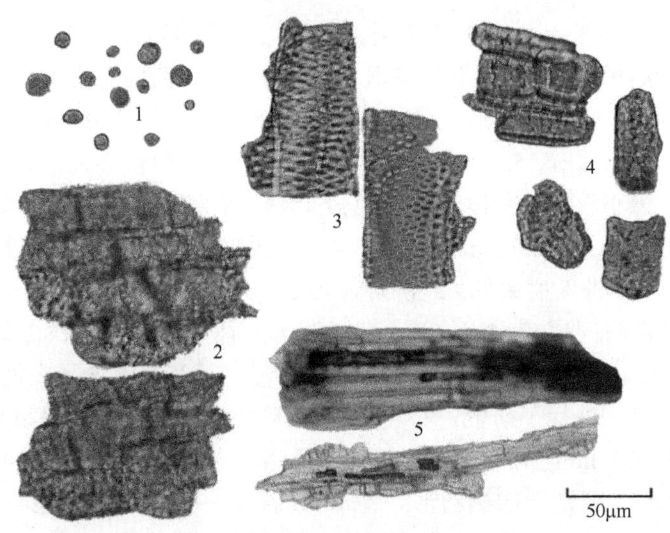

图 3-1 搁公扭根的粉末显微特征

1. 淀粉粒; 2. 木栓细胞; 3. 具缘纹孔导管; 4. 石细胞; 5. 纤维

3.1.3 掌叶覆盆子的繁殖与栽培

3.1.3.1 繁殖技术

掌叶覆盆子为多年生灌木，茎直立，新抽枝条具蔓生性。掌叶覆盆子栽培管理技术容易掌握，易于推广。目前，掌叶覆盆子的人工繁殖技术主要采用有性繁殖(种子繁殖)和无性繁殖 2 种。

1) 有性繁殖

立夏前后，采摘成熟 85%的微红果实，其聚果颗粒尖上有毛，且未糖化者为佳。不得在有病虫害的产区采种。采回后置 0.3%高锰酸钾或甲基托布津溶液中浸软后，再置水中洗去果糖、果胶，将果粒搓揉在清水中，漂洗至不粘手后，过滤，在早晨或黄昏的弱太阳下晒干。不宜暴晒或高于 20 ℃的炉中烘焙。晒干后包装保存或置于清沙中贮藏。播种前，将种子先用磷酸二氢钾浸种 24 h，捞出滤干，拌磷肥，直撒床面，盖薄土，覆草帘。1 周后掀开草帘，喷洒 50.5%的人尿。待苗长至 20 cm 时移栽[5]。

2) 无性繁殖

可以采用根蘖繁殖法、根条繁殖法、压条繁殖法和扦插繁殖法[6]。

(1) 根蘖繁殖法：掌叶覆盆子地下茎段每年都萌发一定数量的根孽苗，几年以后即由一株变为一丛。秋季至早春萌芽前挖根，用铁锹把老株连根挖起，剪除顶端部分枝条，分成单株(每株都带一定数量的根)，就地假植或定植。

(2) 根条繁殖法：在挖根为苗的同时，将水平侧根挖出或秋季单独挖取距母株较远的粗 0.6 cm 左右的根段，覆土浇水，当年即可生根发芽、长成幼苗。

(3) 压条繁殖法：在 8 月份将枝条剪断、埋入土中或直接将枝条压倒埋入土中。当年就可从叶腋处发出新梢和不定根，切断与母株的联系，即形成独立的幼苗。

(4) 扦插繁殖法：秋季剪掌叶覆盆子枝条，沙藏越冬后于翌春剪成 20～30 cm 长的茎段，进行扦插，插条亦可随取随插，插时最好能用激素[如萘乙酸(NAA)等]处理。苗床要覆膜，并保持一定的湿度。

3.1.3.2 定植

掌叶覆盆子适应性较强，一般土壤均可栽种，但以排水良好的酸性黄壤土较好。可利用边角隙地或荒坡栽种。栽植方式有带状法和单株法。带状法是行距 2～2.5 m，株距 0.5 m，每坑栽 2～3 株，使之逐渐形成宽 30～60 cm 的带。单株法是行距 1.5～2.0 m，株距 0.5 m，每坑栽 1 株。栽时在整好的地上，挖深度和宽度为 30～40 cm 的坑，每穴以不同栽植方式栽苗 1～3 株，根系要铺平，填土压实，浇水。栽前把幼苗剪成 15～20 cm 长的短桩，以减少蒸发面，并刺激剪口下发出健壮新梢。掌叶覆盆子春、夏、秋均可栽植，但以在落叶前种植效果好、成活率高[7]。

3.1.3.3 田间管理

1) 搭架引缚

掌叶覆盆子枝条柔软，常因果实的重压而下垂到地面，弄脏果实，影响质量和产量。下垂枝条彼此遮蔽，还会造成通风透光不良，管理不便，因此应设立支架，把枝条绑缚在支柱或架面上，引缚时间在 4 月中下旬，方法有以下几种。

(1) 支柱引缚法：在靠近株丛的地方设一支柱，把枝条直接引缚到柱子上。

(2) 扇形引缚法：在株丛之间竖立两根支柱，把相邻两株丛的各一半枝条绑在两根支柱上，呈扇形。这种引缚法枝条受光良好，便于管理，产量也高。

(3) 篱架引缚法：适于带状配置的园子，花费代价较大。在带内隔 5 m 埋一支柱，在其上牵引 3 道铁丝，把枝条均匀地绑在铁丝上。为了省材也可牵 1 道铁丝，铁丝高 1 m，枝条靠缚在铁丝上而不至于下垂。

2) 整形修剪

春剪，结合引缚枝条，将其顶部干枯、细弱部分剪去，促其下部发出强壮结果枝，与此同时，注意从基部疏去断枝、过密枝、病虫害枝、保留 7～9 个健壮枝条。夏剪，当萌发的基生枝长到 30 cm 时，每株保留 12～15 个分布均匀的健壮生长枝，其余从基部疏除，对保留下来的基生枝要进行摘心。秋剪，果实采收后，结果枝开始逐渐干枯死亡，株丛中基生枝密集，通风透光不良，必须及时将结果枝及过密基生枝疏去，同时也将病虫为害的枝条疏去，使留下来的枝条受光良好，充分成熟。

3) 施肥

掌叶覆盆子当年定植，第 2 年开花结果，第 3 年可达到高产。在不同生育期进行氮素处理可以显著提高单株花数、果数和成果率。定株调查结果表明：在各氮肥处理中，以 65 g/株尿素处理的效果最好，其次为 50 g/株尿素处理，且 65 g/株尿素处理在各个生育时期均能显著提高单株花数。对不同生育时期氮素处理进行比较，在初花期进行氮素追肥处理的单株花数显著高于盛花期和终花期。同时，氮素处理显著提高了单个果重、果长和果径。结果表明，在初花期氮素处理的单个果长和果径，显著高于盛花期和终花期处理，而盛花期氮素处理的单个果长和果径又显著高于终花期处理[8]。

4) 中耕除草

栽后1～2年内，每年中耕除草3～5次，深度6～10 cm，使土壤疏松无杂草，利于植株生长和结果。后期枝条郁闭时，要及时疏花及拔除杂草。每当灌水和雨后都要松土，到夏末秋初时停止耕作，促进枝条老熟，增加越冬抗寒力。

3.2　典籍记载与应用

3.2.1　畲医药典籍记载

【药材性状】根圆柱形，稍弯曲，长短不一，直径0.5～3 cm。表面棕褐色或灰褐色，具圆形棕色皮孔，有纵皱，根断裂处的皮部黏液质干后呈黑色。质坚硬，难折断，断面强纤维性，黄白色或灰白色。气微，气淡，微涩。果实为聚合果，由多数小核果聚合而成，呈圆锥形或扁圆锥形，高0.6～1.3 cm，直径0.5～1.2 cm。表面黄绿色或淡棕色，顶端钝圆，基部中心凹入。

【性味】果实(覆盆子)：味甘、酸，性微温；叶：味酸、咸，性平；根(搁公扭根)：味苦，性平。

【功效】果实(覆盆子)：补肝益肾，固精缩尿，明目；叶：清热解毒，明目，敛疮；根(搁公扭根)：祛风止痛，明目退翳，和胃止呕，结核性瘘管，结核病所致脊柱压迫症。

【主治】果实(覆盆子)：阳痿早泄，遗精滑精，宫冷不孕，带下清稀，尿频遗溺，目视昏暗，须发早白；叶：眼睑赤烂，目赤肿痛，青盲，牙痛，臁疮，疖肿；根(搁公扭根)：牙痛，风湿痹痛，目翳，呕逆。

【用法用量】果实内服煎汤，6～12 g。叶外用适量，捣汁点睛或研末外敷。根内服煎汤，15～30 g。

【注意事项】果实：阴虚火旺，小便短赤者禁服。

3.2.2　其他医药典籍记载

从本草文献看，掌叶覆盆子品种较复杂。不同时期、不同地区使用的掌叶覆盆子品种不尽相同。掌叶覆盆子(覆盆子)最早见于《神农本草经》，作为蓬蘽的别名列于其条下。《名医别录》始把覆盆子单列："覆盆子味甘平，无毒，主益气轻身，令发不白，五月采"。《本草纲目》记载"覆盆、蓬蘽，功用大抵相近，虽是二物，其实一类而二种也。一早熟，一晚熟，兼用无妨，其补益与桑葚同功"。并附方"阳事不起覆盆子，酒浸培研为末，每旦酒服三钱"，"牙疼点眼用覆盆子嫩叶捣汁，点目眦三四次，有虫随眵泪出成块也"。

3.2.3 掌叶覆盆子根(搁公扭根)及其他部位的临床应用及方剂

(1) 男性不育症。王氏采用八仙种玉汤，由枸杞子、菟丝子、女贞子、覆盆子、五味子、车前子、熟地黄、黄精 8 味组成，随症加减治疗。120 例患者随机分成 2 组，治疗组用本方，对照组应用三鞭振雄丹，有效率分别为 93.33%、78.33%, $P < 0.05$, 提示治疗组效果较好[9]。吕氏采用补肾益精汤加减治疗 68 例，基本方为熟地黄、黄芪、仙灵脾、菟丝子各 15 g，枸杞子 12 g，山茱萸、巴戟天、云茯苓、覆盆子、当归各 10 g，五味子、车前子各 6 g。痊愈 42 例，好转 22 例，无效 4 例，总有效率 94.1%[10]。李氏采用中西医结合治疗 400 例，基本方：菟丝子、枸杞子各 18 g，杜仲、淫羊藿、覆盆子、车前子各 12 g，党参 30 g，黄芪、当归、白术、茯苓各 10 g，五味子、甘草各 6 g，随症加减，每日 1 剂；西药克罗米芬 25 mg，每日 1 次，连服 25 天。结果治愈 248 例，显效 84 例，有效 52 例，无效 16 例，总有效率 96%[11]。

(2) 遗尿症。何氏采用鸡蛋覆盆子散治疗遗尿症 22 例，方法为：将覆盆子酒拌，蒸熟为末，鸡蛋 1 个，取口 1～2 处，装药 6～9 g，每日 1 次，睡前温开水冲服，5 天为 1 个疗程，结果有效率 95%[12]。郭氏采用三子止遗汤(韭菜子、覆盆子、菟丝子)，随症加减，治疗遗尿症，疗效满意[13]。

(3) 痤疮。高氏等采用黄连、金银花、黄芩、覆盆子、板蓝根等药物，制成外用水剂，每日 4～6 次，涂于患处，连用 30 天，结果治愈 27 例，显效 15 例，治愈率、显效率分别为 64.3%和 35.7%[14]。

(4) 妇女白带。秦氏妇炎消糖浆以党参 20 g、苡仁 10 g、覆盆子 20 g、白芍 15 g、白术 15 g、车前仁 15 g、柴胡 6 g、陈皮 8 g、甘草 3 g 制成糖浆剂。临床观察 188 例，显效 108 例，有效 75 例，无效 5 例[15]。

(5) 结核性瘘管。搁公扭根 10～20 g，华山矾根 20 g，阴石蕨根茎 6 g，广东石豆兰 10 g，星宿菜根 15 g，水煎服。

(6) 结核病所致脊柱压迫症。搁公扭根 20 g，广东石豆兰 10 g，华山矾根 20 g，阴石蕨根茎 6 g，夏枯草 10 g，石吊兰 20 g，棘茎楤木 10 g，水煎服。

3.3 化学成分研究

3.3.1 掌叶覆盆子的化学成分研究

悬钩子属植物作为药用植物在国内外均有很长的历史，且应用广泛。对其化学成分的系统研究始于 20 世纪 70 年代末 80 年代初，迄今为止，国内外化学工作者已对 20 余种本属植物化学成分进行了研究，从中分出 50 多个新化合物，多为二萜(苷)类及三萜(苷)类化合物。二萜(苷)类及三萜(苷)类化合物是悬钩子属中的特征性成分，其中尤以三萜类成分居多。掌叶覆盆子的叶子中含有二萜类成分，果实中不含二萜类成分，却含有三萜类成分(表 3-1)[16]。

表 3-1　掌叶覆盆子果实和叶子中的主要化学成分

化合物类别	化合物名称	植物来源	文献
甾醇类	β-谷甾醇(β-sitosterol)	果实	[17-20]
	胡萝卜苷(daucosterol)	果实	[20, 21]
	豆甾-4-烯-3β, 6α-二醇(stigmast-4- ene-3β, 6α-diol)	果实	[22]
	豆甾-5-烯-3-醇油酸酯(stigmast-5-en-3-ol, oleate)	果实	[23]
黄酮类	山柰酚(kaempferol)	果实	[20]
	槲皮素(quercetin)	果实	[22]
	山柰酚-3-*O*-β-D-吡喃葡萄糖苷 (kaempferol-3-*O*-β-D-glucopyranoside)	果实	[22]
	山柰酚-3-*O*-β-D-吡喃葡萄糖醛酸甲酯 (kaempferol-3-*O*-β-D- glucuronic acid methyl ester)	果实	[22]
	山柰酚-7-*O*-α-L-鼠李糖苷 (kaempferol-7-*O*-α-L-rhamnoside)	果实	[20]
	山柰酚-3-*O*-β-D-芸香糖苷	果实	[24]
	异槲皮苷(isoquercitrin)	果实	[22]
	椴树苷(tiliroside)	果实	[20, 21, 23]
	金丝桃苷(hyperin)	果实	[20]
	2″-*O*-没食子酰基金丝桃苷(2″-*O*-galloylhyperin)	果实	[20]
	香橙素(aromadendrin)	果实	[21]
	槲皮苷(quercitrin)	果实	[21]
	顺式椴树苷(*cis*-tiliroside)	果实	[21]
	槲皮素-3-*O*-β-D-葡萄糖苷	果实	[25]
	紫云英苷	果实	[26]
	黄芪苷(astragalin)	果实	[23]
	烟花苷(nicotiflorin)	果实	[24]
	根皮苷(phlorizin)	果实	[26]
萜类	覆盆子苷 F1(goshonoside F1)	叶	[27, 28]
	覆盆子苷 F2(goshonoside F2)	叶	[27, 28]
	覆盆子苷 F3(goshonoside F3)	叶	[27, 28]
	覆盆子苷 F4(goshonoside F4)	叶	[27, 28]
	覆盆子苷 F5(goshonoside F5)	果实、叶	[27, 28]
	覆盆子苷 F6(goshonoside F6)	叶	[28, 29]
	覆盆子苷 F7(goshonoside F7)	叶	[28, 29]
	熊果酸(ursolic acid)	果实	[21]
	齐墩果酸(oleanolic acid)	果实	[21]
	2α-羟基熊果酸(2α-hydroxy ursolic acid)	果实	[21]
	2α-羟基齐墩果酸 (2α-hydroxy oleanolic acid)	果实	[21]
	阿江榄仁酸(arjunic acid)	果实	[21]

续表

化合物类别	化合物名称	植物来源	文献
萜类	2α, 3α, 19α-trihydroxyolean-12-ene-28-oic acid	果实	[22]
	2α, 3β, 19α, 24-tetrahydroxyolean-12-ene-28-oic acid	果实	[22]
	蔷薇酸(euscaphic acid)	果实	[22]
	hyptatic acid B	果实	[22]
	覆盆子酸(fupenzic acid)	果实	[19]
	11α-羟基蔷薇酸(11α-hydroxy euscaphic acid)	根	[25]
	2α, 19α-dihydroxy-3-oxo-12-ursen-28-oci acid	果实	[26]
	nigaichioside F1	果实	[26]
	山楂酸(maslinic acid)		[21]
	sericic acid		[22]
	tormentic acid		[22]
香豆素类	七叶内酯(esculetin)	果实	[20]
	七叶内酯苷(esculin)	果实	[20]
	欧前胡内酯(imperatorin)	果实	[20]
	香豆酸二十六醇酯(hexacosyl *p*-coumarate)	果实	[21]
有机酸及酯类	香草酸(vanillic acid)	果实	[20, 30]
	对羟基苯甲酸(*p*-hydroxybenzoic acid)	果实	[20, 30]
	水杨酸(salicylic acid)	果实	[20]
	阿魏酸(ferulic acid)	果实	[20]
	莽草酸(shikimic acid)	果实	[20]
	没食子酸(gallic acid)	果实	[30]
	鞣花酸(ellagic acid)	果实	[30]
	没食子酸乙酯(ethyl gallate)	果实	[31]
	丁二酸	果实	[31]
	3-羟基丙酸	果实	[31]
	邻苯二甲酸	果实	[31]
	十四碳酸	果实	[31]
	邻苯二甲酸十一酯	果实	[31]
	十六碳酸(棕榈酸)	果实	[31]
	十八碳酸	果实	[31]
	6-十八碳烯酸	果实	[31]
	对羟基间甲氧基苯甲酸	果实	[30]
	棕榈油酸	果实	[32]

续表

化合物类别	化合物名称	植物来源	文献
有机酸及酯类	β-谷甾醇棕榈油酸酯	果实	[32]
	草酸	果实	[31]
	酒石酸	果实	[31]
	抗坏血酸	果实	[31]
	苹果酸	果实	[31]
	枸橼酸	果实	[31]
	邻苯二甲酸二(2-乙基己基)酯[di(2-ethylhexyl)phthalate]	果实	[31]
	辛酸	果实	[33]
	己酸	果实	[33]
其他类	4-hydroxy-2-oxo-1, 2, 3, 4-tetrahydroquinoline-4-carboxylic acid	果实	[23]
	methyl 1-oxo-1, 2-dihydroisoquinoline-4-carboxylate	果实	[23]
	1-oxo-1, 2-dihydroisoquinoline-4-carboxylic acid	果实	[23]
	2-羟基喹啉-4-羧酸	果实	[23]
	rubusine	果实	[23]
	methyl(3-hydroxy-3-oxo-2, 3-dihydroindol-3-yl)-acetate	果实	[23]
	methyldioxindole-3-acetate	果实	[23]
	鸟苷	果实	[23]
	腺苷	果实	[23]
	尿苷	果实	[23]
	二十六烷醇	果实	[30]
	4-羟基-3-甲氧基苯甲醛	果实	[30]
	对羟基苯甲醛	果实	[30]
	1H-2-indenone, 2, 4, 5, 6, 7, 7a-hexahydro-3-(1-methylethyl)-7a-methyl	果实	[30]
	4-羟基-3-甲氧基苯甲酸	果实	[30]
	liballinol	果实	[30]
	3, 7-二羟基-1, 5-二氮环辛烷	果实	[34]

国内学者[35-37]曾对掌叶覆盆子果实和叶中的挥发油成分进行了研究，报道了百余种化学成分。此外，经成分分析发现，掌叶覆盆子果实和叶中含 17 种氨基酸，其中包括 7 种人体必需氨基酸(表 3-2 和表 3-3)。

3.3.2 本项目组的研究工作

本项目组曾开展掌叶覆盆子果实和根的化学成分和药理活性的研究。经生物活性筛

表 3-2 掌叶覆盆子果实和叶片的营养成分(单位: g/kg)

营养成分	相对含量		营养成分	相对含量	
	果实	叶片		果实	叶片
氨基酸	54.43*	140.02	VE	14.79	—
糖	96.30	—	VPP	4.27	—
有机酸	14.72	—	Ca	524.00	4.70
蛋白质	22.32	58.60	Fe	30.30	68.80
粗纤维	—	31.80	K	1284.00	37.00
VA	0.11	—	Mg	166.00	0.10
VB_1	0.24	—	P	276.00	809.20
VB_2	0.46	—	Se	38.80	26.90
VC	337.90	1085.49	Zn	3.50	11.50

*干基。

表 3-3 掌叶覆盆子果实和叶片的氨基酸种类及含量(单位: g/kg, 干基)

种类	相对含量		种类	相对含量	
	果实	叶片		果实	叶片
天冬氨酸	6.54	14.62	异亮氨酸*	2.70	7.42
苏氨酸*	2.42	7.43	亮氨酸*	4.04	13.83
丝氨酸	2.77	6.97	酪氨酸	1.08	3.90
谷氨酸	9.55	17.13	苯丙氨酸*	2.46	8.36
甘氨酸	3.00	7.86	赖氨酸*	3.78	10.66
丙氨酸	2.95	9.88	组氨酸	2.09	4.25
胱氨酸	0.99	1.35	精氨酸	3.58	7.81
缬氨酸*	2.85	8.91	脯氨酸	3.05	7.92
蛋氨酸*	0.58	1.30			

*人体必需氨基酸。

选，我们发现掌叶覆盆子的乙酸乙酯部位具有较强的植物雌激素作用，氯仿部位具有较强的抑制 NF-κB 激活作用。本项目组在这两种药理活性的指导下，对掌叶覆盆子活性部位的化学成分进行了系统分离。从果实和根的活性部位中共分离得到 22 个化合物。根据理化性质及波谱分析，对其中 20 个化合物鉴定如下：对羟基苯甲酸(**1**)，鞣花酸(**2**)；三个有机酸酯类化合物：邻苯二甲酸二丁酯(**3**)、邻苯二甲酸二(2-乙基己基)酯(**4**)和没食子酸乙酯(**5**)；八个黄酮类化合物：香橙素(**6**)、山柰酚(**7**)、槲皮素(**8**)、槲皮苷(**9**)、异槲皮苷(**10**)、金丝桃苷(**11**)、椴树苷(**12**)和顺式椴树苷(**13**)；2-羟基喹啉-4-羧酸(**14**)，β-谷甾醇(**15**)，胡萝卜苷(**16**)，熊果酸(**17**)，齐墩果酸(**18**)，蔷薇酸(**19**)，11α-羟基蔷薇酸(**20**)，如图 3-2 所示。其中，化合物 **3**～**6**、**9**、**13**、**14** 和 **20** 是首次从该植物中分离得到。

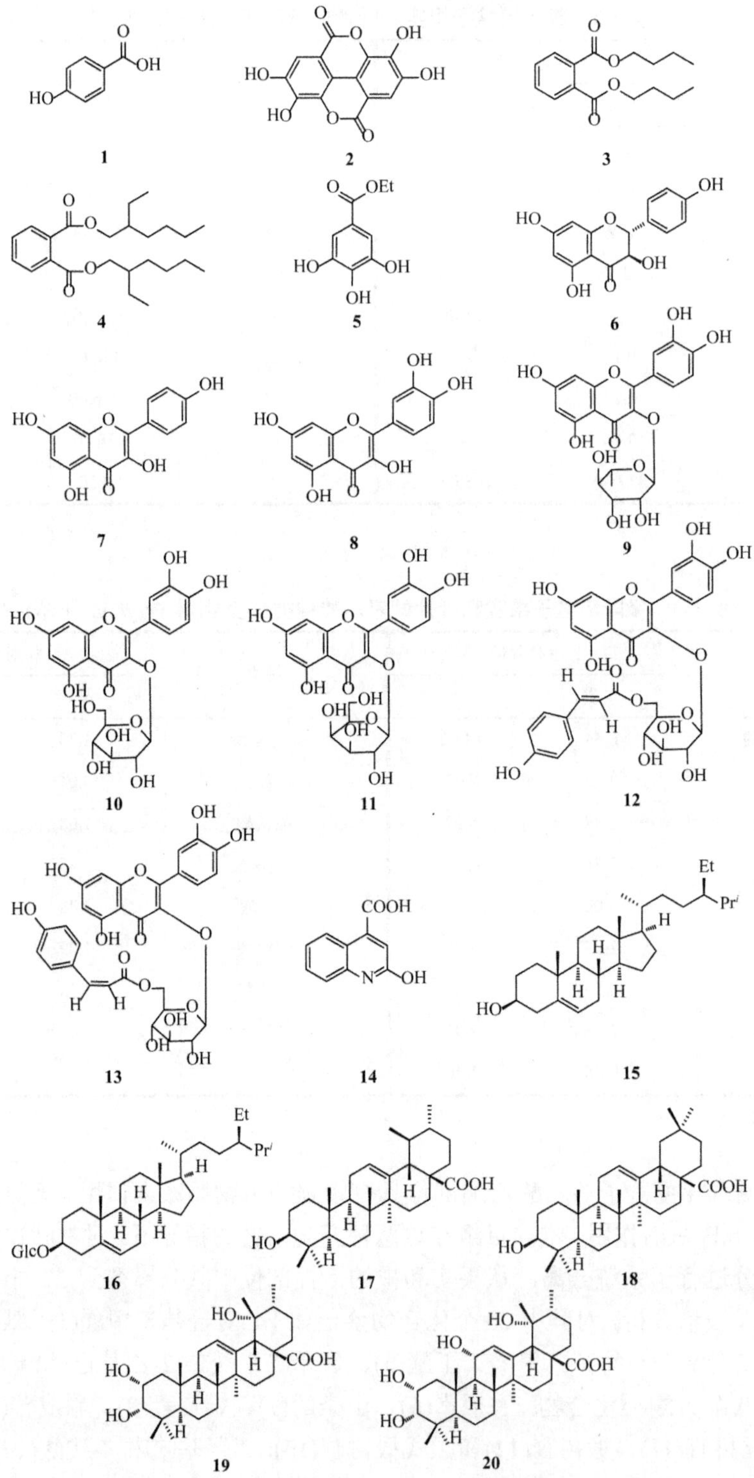

图 3-2　本项目组从掌叶覆盆子中分离得到的化合物

掌叶覆盆子根的化学成分研究未见文献报道，本项目组的初步研究发现其富含三萜类化合物。从中分离得到7个化合物，鉴定了其中的5个：β-谷甾醇(**15**)，胡萝卜苷(**16**)，熊果酸(**17**)，蔷薇酸(**19**)，11α-羟基蔷薇酸(**20**)。

3.4 药理活性研究

掌叶覆盆子为常用温肾助阳中药，有补肾固精、助阳缩尿之功效。中医传统理论认为掌叶覆盆子补肾助阳、轻身健体、主益精气。近年来，国内学者采用现代药理方法对掌叶覆盆子的药理活性做了一些研究，主要有温肾助阳、补肾涩精、延缓衰老、抗诱变、促进淋巴细胞增殖、增强免疫等作用。

3.4.1 温肾助阳作用

分别采用切除成年大鼠双侧睾丸造成肾虚证动物模型，观察掌叶覆盆子提取物对模型动物阴茎勃起潜伏期的影响，采用大剂量氢化可的松造成小鼠肾阳虚模型，观察掌叶覆盆子提取物对模型动物的作用，结果显示：掌叶覆盆子提取物能够提高去势大鼠阴茎对外部刺激的兴奋性，增强模型动物的耐寒、耐疲劳能力，自主活动次数增加，证明掌叶覆盆子提取物具有一定的温肾助阳作用，与传统的中医功效吻合[38]。

3.4.2 对下丘脑-垂体-性腺功能的作用

掌叶覆盆子水提液可降低实验大鼠下丘脑人工合成黄体生成素释放激素(LHRH)、垂体黄体生成素(LH)、分泌卵泡刺激素(FSH)及性腺 E_2 含量，而提高胸腺LHRH和血液T水平。提示掌叶覆盆子水提液对性腺轴的调控作用可能是其“补肾涩精”的药理基础[39]。

3.4.3 抗衰老活性

采用小鼠 D-半乳糖衰老模型，观察了掌叶覆盆子对学习记忆能力和脑单胺氧化酶B(MAO-B)的影响，结果表明掌叶覆盆子可明显缩短衰老型小鼠的游泳潜伏期，降低脑MAO-B活性，具有改善学习能力，延缓衰老作用[40]。

3.4.4 抗诱变活性

采用Ames实验，小鼠骨髓细胞微核实验，SOS显色反应，掌叶覆盆子水溶性提取物在上述3项实验中均无诱变性。在抗诱变实验中发现，Ames实验与SOS反应中，掌叶覆盆子对阳性诱变物具有很强的诱导抑制作用，但对环磷酰胺(CP)诱导小鼠微核率(MNR)的抑制作用不明显。实验结果揭示掌叶覆盆子水溶性提取物具有一定抗诱变作用，为掌叶覆盆子开发成保健食品提供了一定科学依据[41]。钟承民等[42]研究新疆22种食用野生植物诱变与抗诱变作用，结果表明掌叶覆盆子等野生植物抗诱变作用最强。

3.4.5 促进淋巴细胞增殖作用

赵武述等[43]报道，掌叶覆盆子粗多糖具有促进淋巴细胞转化作用。陈坤华等[44]采用3H-TdR 掺入法，以淋巴细胞增殖实验为指标，研究了掌叶覆盆子的四种提取组分在体外对脾脏淋巴细胞 DNA 合成的影响，并从环核苷酸角度探讨其机理。掌叶覆盆子的水提取液、醇提取液，粗多糖和正丁醇组分均有明显促进淋巴细胞增殖的作用，在有或无丝裂原刀豆蛋白 A(ConA)辅助的作用下，掌叶覆盆子均具有明显激活淋巴细胞的作用。从掌叶覆盆子中提取的粗多糖和正丁醇组分对体外培养的淋巴细胞在激活早期有升高细胞内环腺苷酸(cAMP)作用，而不影响环鸟苷酸(cGMP)水平。

3.4.6 对睾丸素的分泌与血液中胆固醇的影响

王殷成[45]研究中药作为补阳药剂的药物是否是男性荷尔蒙的原料，并且是否能减少动脉硬化症的诱发因子——胆固醇，通过实验观察，在掌叶覆盆子增加投药后男性荷尔蒙立即显示出增加，第 2 h 增加至 195%，4 h 后减少到 135%，血清胆固醇也随时间减少，第 3 h 减至 84.31%，4 h 后增至 94.2%。这显示男性荷尔蒙的增加与血清胆固醇减少相互关联。

3.4.7 抗肿瘤活性

郭启雷[22]等对掌叶覆盆子中的三萜类化合物进行了体外抗肿瘤活性的筛选，结果显示：化合物 2α-羟基齐墩果酸对 HepG2(人肝癌细胞株)，NCI H460(非小细胞肺癌细胞株)，MCF-7(人乳腺癌细胞株)和 bet-7402(人肝癌细胞株)均具有较好的抑制作用。将掌叶覆盆子水提取物干燥，用肿瘤细胞培养液(DMEM)溶解，得到不同浓度的掌叶覆盆子浆。采用 3-(4, 5-二甲基噻唑-2)-2, 5-二苯基四氮唑溴盐(MTT)比色法、形态学检测掌叶覆盆子浆对人原发性肝癌增殖的抑制作用，结果表明，各个浓度的掌叶覆盆子浆对人原发性肝癌细胞的增殖均有抑制作用，呈现出与药物浓度、作用时间的依赖性。掌叶覆盆子水提取物对基质金属蛋白酶(MM-13)也具有抑制作用，其抑制作用与浓度呈明显正比关系，其 IC_{50} 为 0.036 μg/mL。提示在掌叶覆盆子中可能含有对 MM-13 有抑制作用的先导化合物[23]。

3.4.8 其他活性

赵伟康等[46]研究固真方(含掌叶覆盆子)可能通过抑制大鼠胸腺细胞 GCR 由胞浆到核的转位活化能力，从而减弱糖皮质激素对胸腺的抑制作用，提高机体胸腺依赖性免疫能力。梁文波等[47]研究中药复方(含掌叶覆盆子)水提液可不同程度纠正雷公藤多苷所致的大鼠动情异常，子宫重量减轻，子宫肌层变薄；光镜下各实验组卵巢均无明显改变；小剂量中药复方水提液对小鼠急性、慢性炎症及大鼠急性和免疫炎症有明显的抑制作用，且该作用优于等剂量的雷公藤多苷[48]。

3.5 研究实例

笔者所在的研究组曾对掌叶覆盆子的果实和根进行化学成分和药理活性的研究。初步研究发现掌叶覆盆子中富含三萜类化合物，通过进一步系统的化学成分分离，从活性部位共分离得到 22 个化合物。根据理化性质及波谱分析，鉴定出其中 20 个化合物(图 3-2)：对羟基苯甲酸(**1**)，鞣花酸(**2**)；三个有机酸酯类化合物：邻苯二甲酸二丁酯(**3**)、邻苯二甲酸二(2-乙基己基)酯(**4**)和没食子酸乙酯(**5**)；八个黄酮类化合物：香橙素(**6**)、山柰酚(**7**)、槲皮素(**8**)、槲皮苷(**9**)、异槲皮苷(**10**)、金丝桃苷(**11**)、椴树苷(**12**)和顺式椴树苷(**13**)；2-羟基喹啉-4-羧酸(**14**)，β-谷甾醇(**15**)，胡萝卜苷(**16**)，熊果酸(**17**)，齐墩果酸(**18**)，蔷薇酸(**19**)，11α-羟基蔷薇酸(**20**)。

3.5.1 掌叶覆盆子中化学成分的提取分离流程

根据生物活性跟踪实验，掌叶覆盆子果实的氯仿部位具有较强的抑制NF-κB激活作用，从中分离、鉴定了 3 个化合物，乙酸乙酯部位具有较强的植物雌激素样作用，从中分离、鉴定了 17 个化合物。从掌叶覆盆子根中分离、鉴定了 5 个化合物。掌叶覆盆子果实(图 3-3)和掌叶覆盆子根(图 3-4)的提取分离过程见实验流程图。

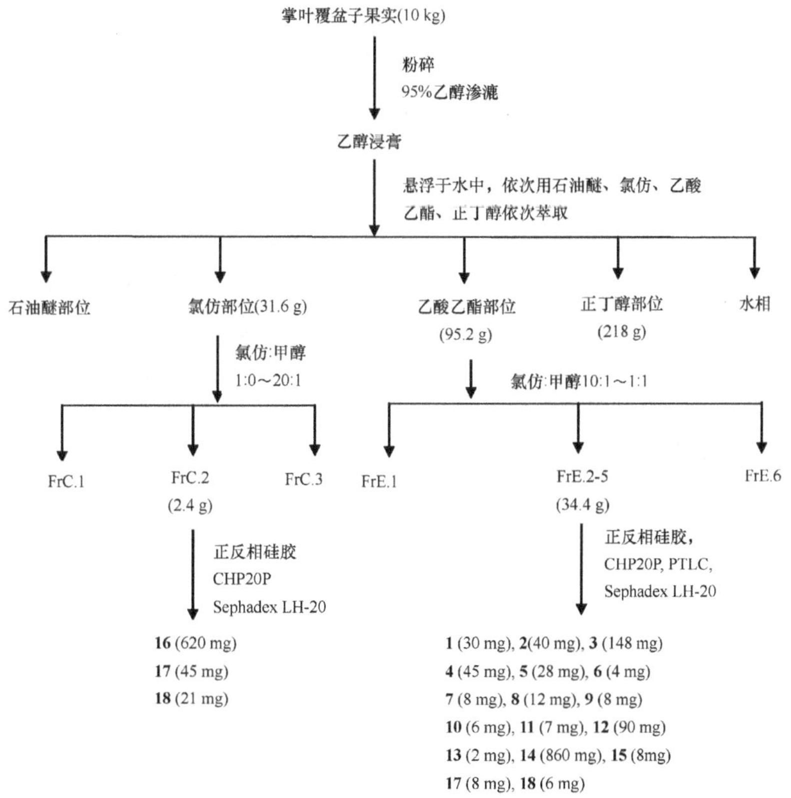

图 3-3 掌叶覆盆子果实的提取分离流程图

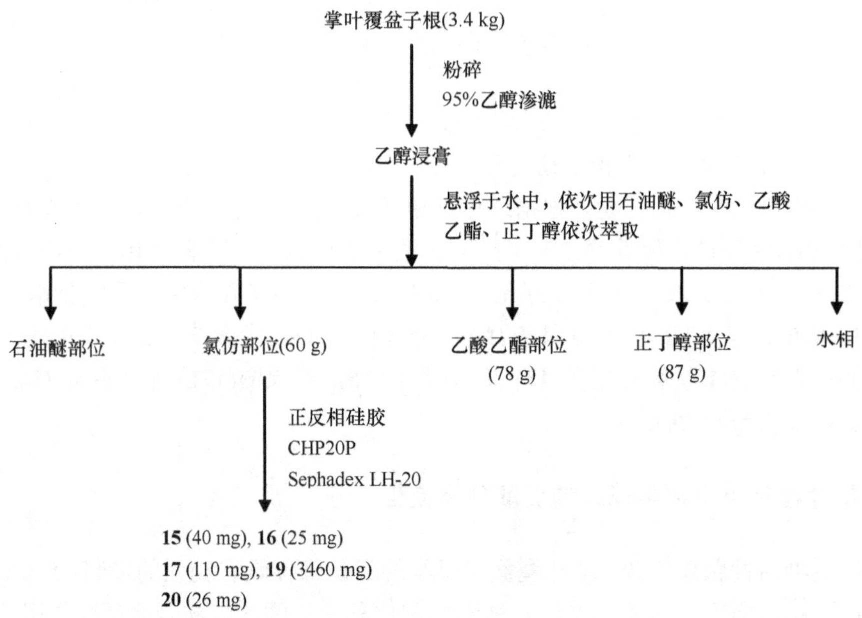

图 3-4　掌叶覆盆子根的提取分离流程图

3.5.2　化合物的结构鉴定

3.5.2.1　化合物 1 的结构鉴定及理化数据

白色针状晶体(甲醇), mp 214～216 ℃, 不溶于氯仿, 易溶于甲醇。在预制硅胶板上点样展开，当展开剂为氯仿-甲醇(8∶1)和石油醚-乙酸乙酯(3∶2)时的 R_f值分别为 0.26 和 0.30。该化合物的 ESI-MS 与质谱数据库中的对羟基苯甲酸完全重叠, IR、^{1}H-NMR 及 ^{13}C-NMR 数据也与对羟基苯甲酸相符[49], 故推定其为对羟基苯甲酸(*p*-hydroxybenzonic acid)。其 ^{1}H-NMR 及 ^{13}C-NMR 数据见表 3-4。

IR ν_{max}^{KBr}(cm^{-1}): 3385, 3200～2300(宽、强), 1674, 1610, 1594, 1510, 1420, 1242, 1168, 854, 769。ESI-MS *m/z*(丰度值, %): 138(74.6), 121(100), 93(27.6), 65(18.8)。

表 3-4　化合物 1 的 ^{1}H-NMR(400 MHz)及 ^{13}C-NMR(100 MHz)数据(氘代丙酮)

位置	δ_H	δ_C
1		122.69
2, 6	7.94(d, *J*=8.60 Hz)	132.71
3, 5	6.93(d, *J*=8.60 Hz)	115.86
4	9.60(brs)	162.46
7		168.25

3.5.2.2 化合物 2 的结构鉴定及理化数据

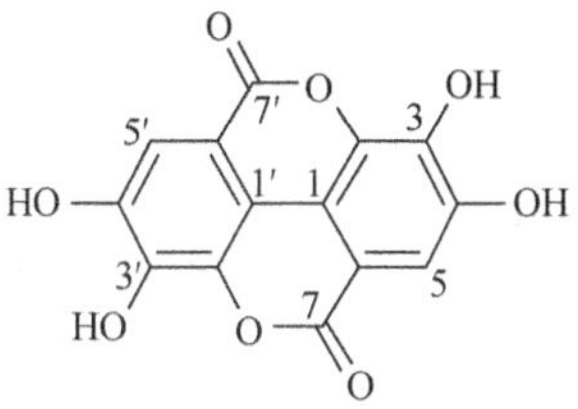

淡黄色针状结晶(吡啶), NaOH 试液反应显黄色, 三氯化铁反应显绿色, Molish 反应阴性, 茴香醛-浓硫酸反应显橙红色, 不溶于水和常用的有机溶剂, 可溶于吡啶。红外光谱和核磁数据与文献相符[28, 35], 故推定其为鞣花酸(ellagic acid)。其 ^{1}H-NMR 及 ^{13}C-NMR 数据见表 3-5。

2

IR ν_{max}^{KBr} (cm^{-1}): 3092, 1714, 1621, 1582, 1509, 1441, 1336, 1186, 1102, 1055, 1015, 983, 919, 757。

表 3-5 化合物 2 的 ^{1}H-NMR(400 MHz)及 ^{13}C-NMR(100 MHz)数据(氘代二甲基亚砜)

位置	δ_H	δ_C
1, 1′		112.28
2, 2′		136.39
3, 3′		139.59
4, 4′		148.11
5, 5′	7.45(s)	110.28
6, 6′		107.71
7, 7′		159.15

3.5.2.3 化合物 3 的结构鉴定

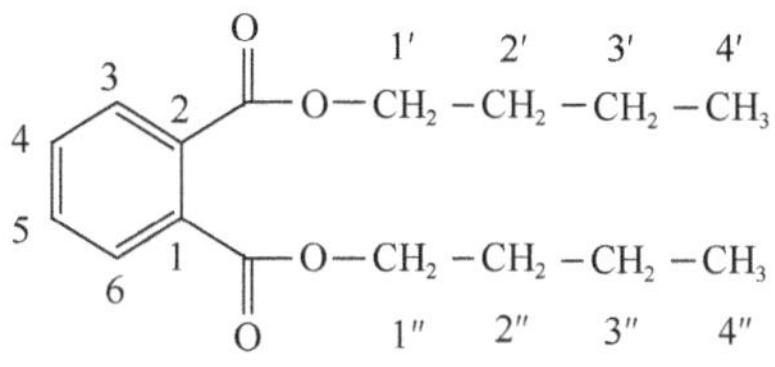

3

油状无色液体, 不溶于水, 溶于甲醇、氯仿。在预制硅胶板上点样展开, 展开剂为环己烷-乙酸乙酯(8∶1)时的 R_f 值为 0.75。其 ^{1}H-NMR、^{13}C-NMR 数据与文献[50]和 SDBS 数据库中化合物的数据相符, 故推定其为邻苯二甲酸二丁酯(dibutyl phthalate)。其 ^{1}H-NMR 及 ^{13}C-NMR 数据见表 3-6。

表 3-6 化合物 3 的 ^{1}H-NMR(400 MHz)及 ^{13}C-NMR(100 MHz)数据(氘代氯仿)

位置	δ_H	δ_C
1, 2		132.24
3, 6	7.71(m)	128.78
4, 5	7.52(m)	130.88
1′, 1″	4.30(t, J=6.85 Hz)	65.52
2′, 2″	1.71(m)	30.51
3′, 3″	1.43(m)	19.13
4′, 4″	0.95(t, J=7.44 Hz)	13.69
2×—C=O		167.68

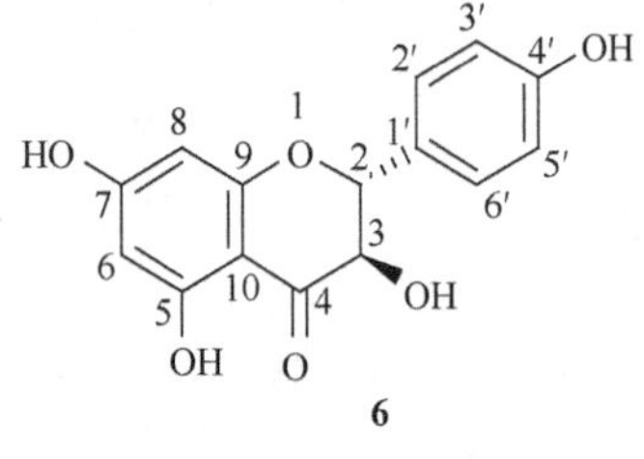

6

3.5.2.4　化合物 6 的结构鉴定

浅黄色无定形粉末(甲醇)，溶于丙酮、甲醇。盐酸-镁粉反应阳性。其 ^{1}H-NMR、^{13}C-NMR 数据基本与文献[51]相符，根据二维谱对文献中 6、8 位碳的核磁数据归属进行了修正。推定该化合物为香橙素(aromadendrin)。其 ^{1}H-NMR 及 ^{13}C-NMR 数据见表 3-7。

表 3-7　化合物 6 的 ^{1}H-NMR(400 MHz)及 ^{13}C-NMR(100 MHz)数据(氘代甲醇)

位置	δ_H	δ_C	位置	δ_H	δ_C
2	4.96(d, *J*=11.74 Hz)	84.93	1′		129.35
3	4.53(d, *J*=11.74 Hz)	73.61	2′, 6′	7.35(d, *J*=8.61 Hz)	130.37
4		198.21	3′, 5′	6.82(d, *J*=8.61 Hz)	116.12
5		169.72	4′		159.20
6	5.85(d, *J*=1.96 Hz)	97.57	9		164.51
7		165.30	10		101.57
8	5.89(d, *J*=1.96 Hz)	96.57			

3.5.2.5　化合物 9 的结构鉴定

黄色颗粒结晶(甲醇)，mp 181～183 ℃，盐酸-镁粉反应阳性，Molish 反应呈阳性，酸水解产物经薄层检查，糖为鼠李糖，苷元为槲皮素。核磁数据与文献[52]报道槲皮苷一致，多种溶剂系统中薄层色谱(TLC)的 R_f 值和斑点呈色与槲皮苷标准品一致，故推定该化合物为槲皮苷(quercitrin)。其 ^{1}H-NMR 及 ^{13}C-NMR 数据见表 3-8。

表 3-8　化合物 9 的 ^{1}H-NMR(400 MHz)及 ^{13}C-NMR(100 MHz)数据(氘代二甲基亚砜)

位置	δ_H	δ_C	位置	δ_H	δ_C
2		156.17	3′	9.34(s, OH)	144.93
3		134.00	4′	9.70(s, OH)	148.16
4		177.48	5′	6.86(d, *J*=8.40 Hz)	115.40
5	12.65(s, OH)	161.03	6′	7.26(dd, *J*=8.40 Hz, 2.20 Hz)	120.48
6	6.20(d, *J*=1.80 Hz)	98.43	1″		101.57
7	10.87(s, OH)	163.91	2″		70.09
8	6.39(d, *J*=1.80 Hz)	93.36	3″	2.50～5.25 (8H, m, H/OH-Rha-)	70.31
9		157.04	4″		70.91
10		103.83	5″		69.79
1′		120.84	6″	0.81(d, *J*=5.90 Hz)	17.22
2′	7.30(d, *J*=2.20 Hz)	115.20			

3.5.2.6 化合物 12 的结构鉴定

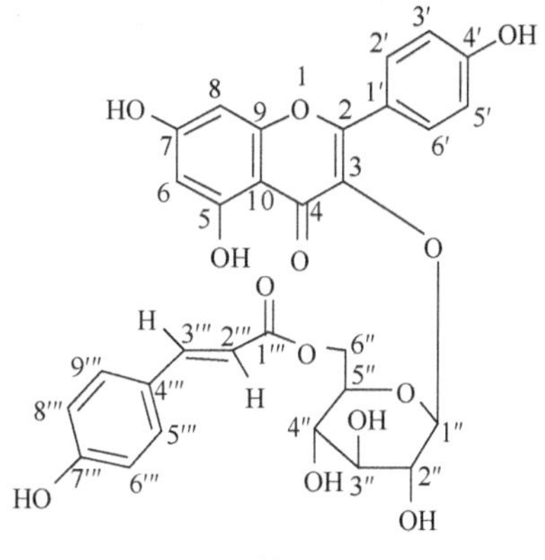

黄色针状结晶(甲醇), mp 268～270 ℃, 盐酸-镁粉反应阳性, Molish 反应呈阳性, 显示为羟基取代黄酮类化合物。^{1}H-NMR 图谱中的 δ 6.11(1H, brs), δ 6.28(1H, brs)是 5, 7 二羟基取代黄酮 A 环 6, 8 位的质子信号(未显示为 d 峰), δ 7.97(2H, d, J = 8.6 Hz)和 δ 6.80(2H, d, J = 8.6 Hz)是黄酮 B 环 2′, 6′, 3′, 5′位质子的特征信号; δ 6.08(1H, d, J = 16.0 Hz)和 δ 7.41(1H, d, J = 16.0 Hz)为反式烯键质子, 结合 ^{13}C-NMR 化学位移 δ 115.6 和 147.4 推测分子中可能含有 α, β-不饱和羰基的双键; δ 7.30(2H, d, J = 8.6 Hz)和 δ 6.79(2H, d, J = 8.6 Hz)显示分子中还有一个对位取代的苯环; 在低场区没有其他信号说明黄酮 3 位被取代, 推测该化合物为 3, 5, 7, 4′-四取代黄酮。δ 5.22(1H, d, J = 7.1 Hz)为 β-D-糖端基氢信号。^{13}C-NMR 中共 26 个吸收信号, 其中 δ 133.0、132.0、117.6、116.8 均为 2 个双键碳的信号, 从而分子共有 30 个碳; δ 160.1、136.0、180.1 为黄酮 2, 3, 4 位的特征信号。与山柰酚碳谱数据相比, 化合物 **12**(表 3-9)3 位碳向高场移动, 2 位碳和 4 位碳向低场移动, 推测糖可能接在 3 位; δ 169.6 为 α, β-不饱和酯羰基的碳信号; δ 104.9、78.8、76.6、76.5、72.5、65.1 为 β-D-葡萄糖的碳信号, 6 位碳移向低场说明葡萄糖的 6 位可能成酯。由此, 分子可推出山柰酚-3-*O*-β-D-吡喃葡萄糖片段和肉桂酰基片段。该化合物的 ^{1}H-NMR、^{13}C-NMR 数据与文献[53]中的 kaempferol-3-*O*-β-D-(6-*O*-*trans*-*p*-coumaroyl)glucopyranoside 一致, 故推定该化合物是椴树苷(tiliroside)。

12

3.5.2.7 化合物 13 的结构鉴定

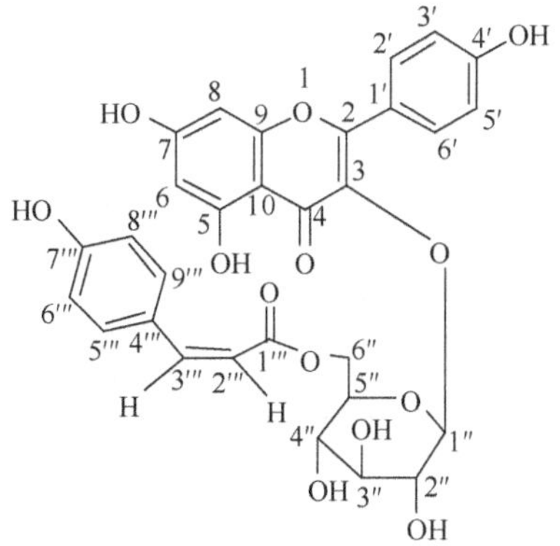

黄色针状结晶(甲醇), 盐酸-镁粉反应阳性, Molish 反应呈阳性, 显示为羟基取代黄酮类化合物。该化合物原本与化合物 **12** 相混, 后使用 Sephadex LH-20 和制备 TLC 等各种手段反复纯化得以成功分离。^{1}H-NMR 图谱的差异之处主要在肉桂酰基的 α, β-不饱和双键上, δ 5.52(1H, d, J = 12.9 Hz)和 δ 6.71(1H-NMR, d, J = 12.9 Hz)显示其为顺式双键。^{1}H-NMR 图谱上其他数据以及 ^{13}C-NMR 数据均与化合物 **12** 接近(表 3-9), 推测其为 kaempferol-3-*O*-β-D-(6-*O*-*cis*-*p*-coumaroyl)glucopyranoside。该化合物的 ^{1}H-NMR、^{13}C-NMR 数据与文献[53]一致, 推定其为顺式椴树苷(*cis*-tiliroside)。

13

3.5.2.8 化合物 19 的结构鉴定及理化数据

白色无定形粉末(甲醇), mp 268～270 ℃。可溶于氯仿-甲醇、吡啶。在预制硅胶

表 3-9　化合物 12 和 13 的 ^{1}H-NMR(400 MHz)及 ^{13}C-NMR(100 MHz)数据(氘代甲醇)

位置	12		13	
	δ_H	δ_C	δ_H	δ_C
2		160.1		159.9
3		136.0		135.9
4		180.1		179.9
5		163.7		163.7
6	6.11(brs)	101.1	6.16(d, J=2.2 Hz)	101.7
7		167.6		166.3
8	6.28(brs)	95.8	6.26(d, J=2.2 Hz)	96.3
9		159.3		159.5
10		106.2		105.1
1′		123.6		123.6
2′, 6′	7.97(d, J=8.6 Hz)	133.0	7.95(d, J=8.6 Hz)	133.0
3′, 5′	6.80(d, J=8.6 Hz)	116.8	6.80(d, J=8.6 Hz)	116.8
4′		162.3		162.3
1″	5.22(d, J=7.1 Hz)	104.9	5.14(d, J=7. 1 Hz)	105.1
2″	3.45(m)	78.8	3.41(dd, J=9.9 Hz, 7.1 Hz)	78.9
3″	3.44(m)	76.5	3.44(m)	76.5
4″	3.31(m)	72.5	3.27(t, J=9.9 Hz)	72.4
5″	3.45(m)	76.6	3.39(m)	76.4
6″	4.18(dd, J=11.6 Hz, 6.6 Hz)	65.1	4.15(dd, J=12.5 Hz, 6.0 Hz)	64.9
	4.29(dd, J=11.6 Hz, 2.2 Hz)		4.19(dd, J=12.5 Hz, 2.2 Hz)	
1‴		169.6		168.6
2‴	6.08(d, J=16.0 Hz)	115.6	5.52(d, J=12.9 Hz)	117.0
3‴	7.41(d, J=16.0 Hz)	147.4	6.71(d, J=12.9 Hz)	146.2
4‴		127.9		128.4
5‴, 9‴	7.30(d, J=8.6 Hz)	132.0	7.51(d, J=8.6 Hz)	134.5
6‴, 8‴	6.79(d, J=8.6 Hz)	117.6	6.67(d, J=8.6 Hz)	116.5
7‴		162.0		160.9

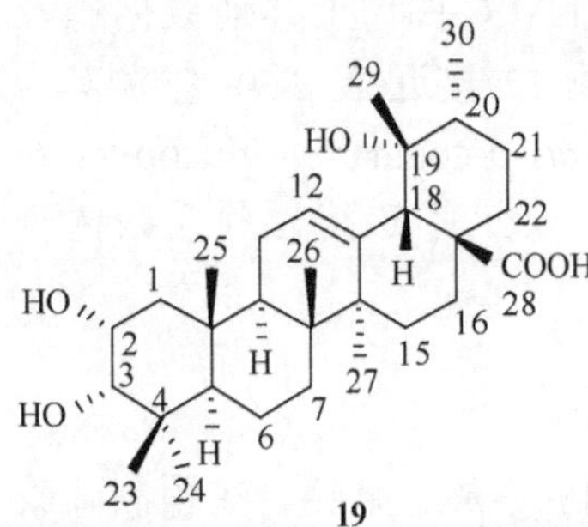

19

板上点样展开，30%硫酸加热后显红色。^{1}H-NMR、^{13}C-NMR 数据与文献[54] 相符，故推定为 2α, 3α, 19α-trihydroxy-urs-12-en-28-oic acid，即蔷薇酸(euscaphic acid)。其 ^{1}H-NMR 及 ^{13}C-NMR 数据见表 3-10。

ESI-MS(m/z): 511([M+Na]$^{+}$), 409, 345, 305, 278; 488([M]$^{-}$), 487([M–H]$^{-}$), 280, 255。

表 3-10 化合物 19 和 euscaphic acid 的 ^{1}H-NMR(400MHz)及 ^{13}C-NMR(100MHz)数据(氘代吡啶)

位置	19		euscaphic acid	
	δ_H	δ_C	δ_H	δ_C
1	1.77(t, *J*=12.1 Hz) 1.91(dd, *J*=12.1 Hz, 4.3 Hz)	41.75	1.75(t, *J*=11.8 Hz) 1.89(dd, *J*=12.0 Hz, 4.8 Hz)	41.4
2	4.32(ddd, *J*=11.0 Hz)(β)	65.49	4.30(ddd, *J*=10.3 Hz, 4.1 Hz, 3.0 Hz)(β)	65.2
3	3.78(d, *J*=2.4 Hz)(β)	78.74	3.76(d, *J*=2.5 Hz)(β)	78.3
4		38.18		37.8
5		48.15		47.7
6		17.99		17.7
7		32.91		32.5
8		39.98		39.6
9		47.02		46.6
10		38.06		37.7
11		23.47		23.1
12	5.60(s)	127.39	5.58(s)	127.0
13		139.34		138.9
14		42.27		41.8
15	2.35(dt, *J*=13.7 Hz, 4.3 Hz)(β)	28.63	2.33(dt, *J*=13.5 Hz, 4.8 Hz)(β)	28.2
16	3.14(dt, *J*=13.1 Hz, 4.3 Hz)(α)	25.77	3.10(dt, *J*=13.1 Hz, 4.4 Hz)(α)	25.4
17		47.66		47.3
18	3.06(s)	53.98	3.04(s)	53.6
19		72.08		71.8
20		41.57		41.2
21		26.33		26.0
22		37.88		37.5
23	1.28(s, 3H)	28.83	1.26(s, 3H)	28.4
24	0.91(s, 3H)	21.66	0.90(s, 3H)	21.4
25	0.99(s, 3H)	16.16	0.98(s, 3H)	15.8
26	1.12(s, 3H)	16.66	1.11(s, 3H)	16.3
27	1.66(s, 3H)	24.02	1.64(s, 3H)	23.7
28		180.04		179.7
29	1.43(s, 3H)	26.47	1.42(s, 3H)	26.2
30	1.13(d, *J*=6.5 Hz, 3H)	16.02	1.11(d, *J*=6.5 Hz, 3H)	15.7

3.5.3 实验结果与讨论

我们在植物雌激素样作用和抑制NF-κB激活作用两种药理活性的指导下，从掌叶覆盆子果实乙醇浸膏的乙酸乙酯部位和氯仿部位共分离得到 20 个化合物，鉴定了其中的 18 个化合物。

从已分离得到的化合物的类别上看，主要包括有机酸、有机酸酯、黄酮、生物碱、甾醇、三萜类化合物。其中 3 个有机酸酯类化合物邻苯二甲酸二丁酯(**3**)、邻苯二甲酸二(2-乙基已基)酯(**4**)和没食子酸乙酯(**5**)，3 个黄酮类化合物香橙素(**6**)、槲皮苷(**9**)和顺式椴树苷(**13**)，以及一个生物碱 2-羟基喹啉-4-羧酸(**14**)都是首次从该植物中分离得到。

从化学成分分离的结果上看，我们的研究结果与先前的文献报道存在较大的差异。这一差异的产生，一方面可能是由于药材来源和获得总浸膏方法上的差异引起：我们的药材产于浙江，渗漉提取，文献报道的药材分别产于江西、浙江、安徽，均是回流提取；另一方面还可能是由于我们的分离过程是在药理活性指导下进行的，并未对各部位化学成分进行全面分离。

日本学者曾报道从掌叶覆盆子中分离得到覆盆子酸和覆盆子苷 F5，并认为是掌叶覆盆子中较特征的成分，但至今尚未在我国所产的掌叶覆盆子中发现，这一差异可能是由于植物的产地不同引起的。

文献报道掌叶覆盆子果实中含有异槲皮苷 isoquercitrin[25]。经检索，isoquercitrin 是槲皮素-3-*O*-β-D-呋喃葡萄糖苷的别称。此外，本实验也分离得到了该化合物，其正确别称应是陆地棉苷(hirsutrin)。

2-羟基喹啉-4-羧酸(**14**)是一个报道较少的生物碱成分，1945 年首次在罂粟中分离得到[55]，这是首次从蔷薇科植物中分离得到该化合物。

掌叶覆盆子根中富含三萜类化合物，已分离得到并鉴定清楚结构的三萜类化合物包括熊果酸(**17**)、蔷薇酸(**19**)和 11α-羟基蔷薇酸(**20**)，其中蔷薇酸的含量很高，氯仿部位分离得到的蔷薇酸的含量高达 0.1%。

3.6 炮制和质量标准

3.6.1 搁公扭根的炮制

取原药，除去杂质，洗净，润透，切厚片或段，干燥。

3.6.2 搁公扭根的质量标准

掌叶覆盆子生长地域、环境、条件、年份不同，会造成其品质差异。此外，掌叶覆盆子所含化学成分复杂，迄今已报道掌叶覆盆子果实和叶中的化学成分包括酚酸类、黄酮类、生物碱类、甾醇类、萜类、香豆素类、长链脂肪族类、有机酸等。

郭卿等[56]采用掌叶覆盆子中的山柰酚-3-*O*-芸香糖苷作为其质量控制化合物，建立了掌叶覆盆子药材中山柰酚-3-*O*-芸香糖苷的 HPLC 含量测定方法，并对其进行了 TLC 定性鉴别及水分、总灰分、酸不溶性灰分、浸出物检测，该方法操作简便、结果可靠、重复性好。

柴伟等[57]建立 HPLC 测定掌叶覆盆子中椴树苷含量的方法，该法使用的色谱条件为:

Diamonsil C_{18}色谱柱(4.6 mm×250 mm, 5 μm); 流动相为甲醇- 1%冰醋酸(55∶45), 流速 1 mL/min; 检测波长 315 nm; 柱温 30 ℃。在此色谱条件下, 椴树苷色谱峰能与其他非被测物质色谱峰达到基线分离, 结果见图 3-5。该分析方法简便、准确、灵敏, 可为掌叶覆盆子的质量控制提供参考。

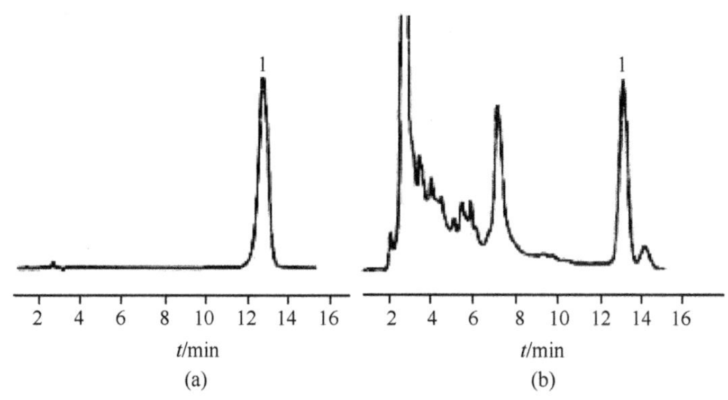

图 3-5 椴树苷对照品(a)和掌叶覆盆子样品(b)的 HPLC 图

陈林霖等[58]利用反相 HPLC 法测定浙江、四川、福建等 7 个产地掌叶覆盆子药材指纹图谱, 色谱条件为: All-tech C_{18}柱(250 mm×4.6 mm, 5 μm), 流动相为乙腈(A)-水(B), 采用梯度洗脱, B 相 0～45 min(94%～85%), 45～70 min(85%～75%), 70～90 min(75%～60%), 90 min(停止), 以 1.0 mL/min 流速于 211 nm 波长处进行检测, 进样量 20 μL, 柱温 40 ℃。结果共检出 15 个分离度良好的共有峰(图 3-6 和图 3-7), 该方法可作为控制掌叶覆盆子药材质量的定性标准。苗菊茹等[59]也比较了 20 个不同来源的掌叶覆盆子药材甲醇提取物的 HPLC 图谱, 结果共检出 10 个分离度良好的共有峰。

此外, HPLC 法测定掌叶覆盆子中的鞣花酸、异槲皮苷、山柰酚-3-*O*-β-D-吡喃葡萄糖苷、山柰酚、覆盆子苷-F5、没食子酸等成分, 也可用于掌叶覆盆子药材的质量控制[60-62]。

本项目组的研究表明, 可通过鉴别(粉末显微特征)、检查(水分、灰分)、浸出物、含量测定(高效液相色谱)对搁公扭根的质量进行全面的控制。

3.6.2.1 搁公扭根的检查

1) 搁公扭根的水分

水分按《中国药典》水分测定法中的烘干法检查。根据测定结果(表3-11), 将水分限度定为不得过12.0%。

2) 搁公扭根的总灰分

总灰分按《中国药典》灰分测定法中的总灰分测定法检查。根据测定结果(表 3-11), 将总灰分限度定为不得过 4.0%。

3) 搁公扭根的浸出物

浸出物按《中国药典》醇溶性浸出物测定法项下的热浸法检查。根据测定结果(表 3-11), 将浸出物的限度定为应不得少于 15.0%。

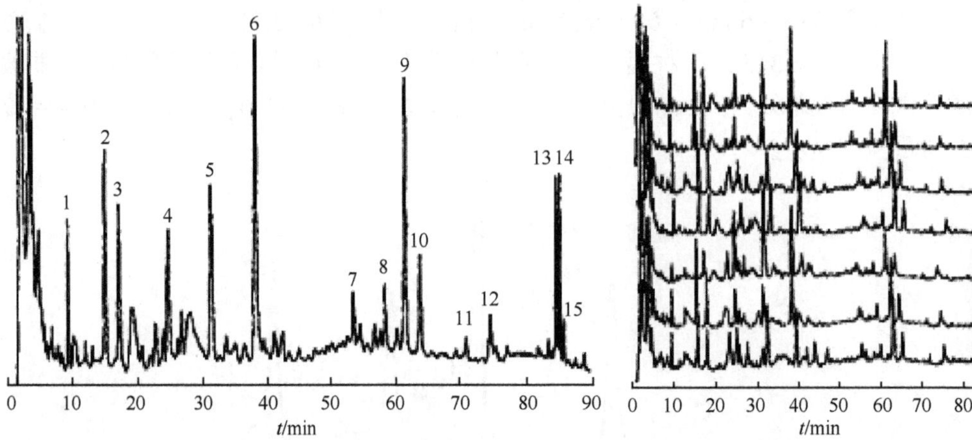

图 3-6　掌叶覆盆子样品 HPLC 指纹图谱

图 3-7　不同产地掌叶覆盆子 HPLC 指纹图谱

A. 浙江; B. 四川; C. 福建; D. 陕西; E. 安徽; F. 江西; G. 贵州

表 3-11　水分、总灰分、浸出物结果

编号	水分/%	总灰分/%	浸出物/%
GGNG-1	7.3	2.1	26.5
GGNG-2	6.8	2.9	38.2
GGNG-3	7.1	2.2	40.0
GGNG-4	8.3	1.4	17.2
GGNG-5	7.1	2.8	30.9
GGNG-6	10.2	3.6	35.3
GGNG-7	6.9	3.0	41.6
GGNG-8	5.0	1.9	39.7
GGNG-9	5.8	2.8	38.8
GGNG-10	9.4	2.3	29.6
GGNG-11	7.0	2.7	41.8
GGNG-12	4.2	2.5	20.6
GGNG-13	4.1	2.2	20.0
GGNG-14	6.7	2.8	14.4

3.6.2.2　搁公扭根的含量测定

掌叶覆盆子所含化学成分较为复杂，现已报道的掌叶覆盆子果实和叶中的化学成分包括甾醇类、黄酮类、萜类、香豆素类、长链脂肪族类、有机酸等。搁公扭根中的化合物类型类似，主要含有黄酮类、有机酸及萜类。经研究发现掌叶覆盆子根中含有大量的没食子酸，现代药理研究表明，没食子酸具有抗菌、清除自由基、促进血小板凝集、诱导细胞凋亡等功能，因此以没食子酸作为含量测定指标成分。

本节采用超声和加热回流两种提取方法，考察了 50%乙醇、70%乙醇、乙醇和 4.2%盐酸溶液的提取效果，结果显示以 4.2%盐酸溶液加热回流提取效果最好。在此基础上，考察了盐酸浓度(2.1%、4.2%、6.4%)、提取时间(2 h、3 h、4 h)、溶剂容量(25 mL、50 mL、75 mL)的提取效果。根据测定结果，拟定 0.3 g 药材加 4.2%盐酸溶液 50 mL，加热回流 3 h 为没食子酸提取方法。

1) 仪器与试药

Agilent 1260 高效液相色谱仪(美国安捷伦科技有限公司); G4212B 二极管阵列检测器(美国安捷伦科技有限公司); XS104 电子天平(XS105DU, 瑞士梅特勒公司), 水浴锅(上海梅香仪器公司)。

液相所用乙腈和磷酸均为色谱纯, 水为纯化水, 盐酸(36%～38%)为分析纯。没食子酸对照品(批号: 110831-200803, 含量 90.1%, 使用前无需处理)购自中国药品生物制品检定所。

2) 对照品溶液的制备

精密称取没食子酸对照品适量, 加甲醇制成没食子酸浓度为 38.81 μg/mL 的溶液, 作为对照品储备液。

3) 供试品溶液的制备

称取搁公扭根干燥药材粉末(过 2 号筛)0.3 g, 精密称定, 加入 4.2%盐酸溶液 50 mL, 加热回流提取 3 h, 取出放冷, 以 4.2%盐酸溶液补足减失的重量, 滤过, 精密量取续滤液 2 mL 置 10 mL 容量瓶中, 加甲醇稀释至刻度, 摇匀, 用 0.45 μm 微孔滤膜滤过, 取续滤液即得。

4) 系统适用性实验

色谱柱: Agilent Zorbax SB-C_{18} 色谱柱(4.6 mm×250 mm, 5 μm), 柱温: 30 ℃; 流动相: 甲醇-0.4%磷酸水溶液(5∶95); 流速: 1.0 mL/min; 检测波长: 273 nm; 进样量: 5 μL。分别精密吸取对照品溶液和供试品溶液进样, 记录色谱图, 见图 3-8。可见在该色谱条件下, 没食子酸与其他成分可达到基线分离, 保留时间约为 9.2 min, 理论塔板数在 5000 以上, 分离效能较好。

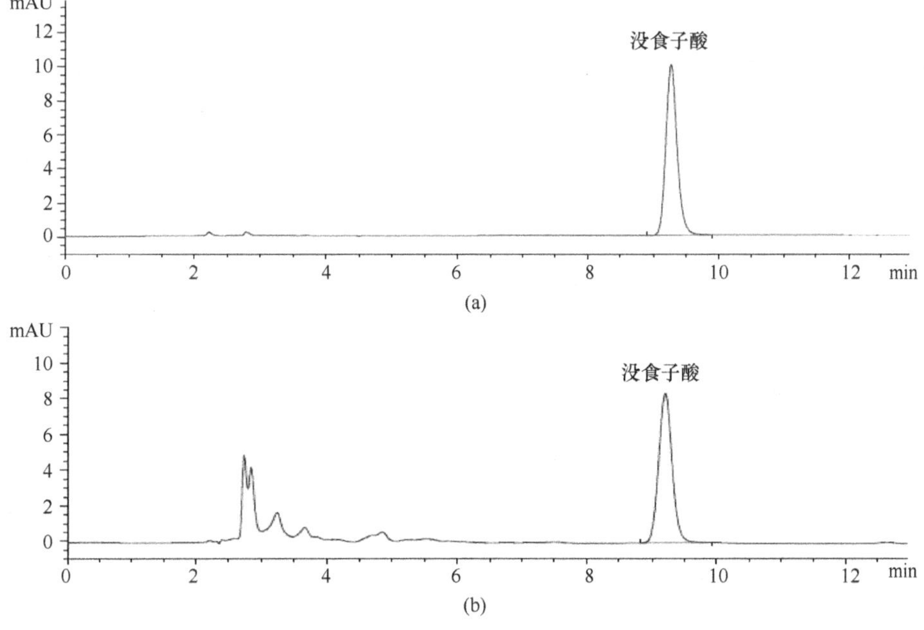

图 3-8 高效液相色谱图: (a)对照品; (b)供试品

3.7 产品开发

目前市场上以掌叶覆盆子根为原料开发的产品并不多，但以掌叶覆盆子果实和叶开发成的产品较多，主要以保健酒、果汁、果酱、发酵茶为主。

3.7.1 掌叶覆盆子保健啤酒

将掌叶覆盆子浸于啤酒中，浸提时间10 h，浸提温度80 ℃，果胶酶添加量0.90 mg/g，适宜pH 4.0。根据吸光度值确定掌叶覆盆子0.3%添加量在啤酒中最为适宜。经检测，所研制的掌叶覆盆子啤酒三种主要功能性成分粗多糖、粗三萜、黄酮含量显著。掌叶覆盆子保健啤酒具有抗衰老、调节生殖系统、促进细胞免疫机能、减肥的功效，是一种新型的营养、保健、天然的现代理想保健饮品。

3.7.2 掌叶覆盆子保健乳酸菌饮料

掌叶覆盆子保健乳酸菌饮料保持了乳酸饮料发酵香味和掌叶覆盆子特有滋味，营养丰富，并且有一定的保健功能。其制作工艺首先选取颜色鲜红、无病虫害、无霉变腐烂的掌叶覆盆子鲜果清洗干净，放入榨汁机中榨汁。用140目纱网过滤掌叶覆盆子汁，除去粗纤维及残渣。按脱脂奶粉∶水 =1∶7 的比例于水温 40 ℃溶解奶粉，保证奶粉溶解完全，复原乳质地均匀。待奶粉完全溶解后，将复原乳按一定比例加入掌叶覆盆子汁中。隔水加热，搅拌，使果汁和复原乳充分融合。巴氏杀菌，保持温度60～65 ℃，30 min。其目的是杀灭乳液中的大部分微生物，防止乳清析出。使乳液快速冷却至45 ℃，选用保加利亚乳杆菌和嗜热链球菌(1∶1)为混合发酵剂。先活化菌种，再逐级进行扩大培养以获得生产发酵剂。在无菌条件下，按适当比例将活力旺盛的发酵剂加入冷却后的混合液中，充分混匀。置于恒温培养箱中发酵，待产品达到一定酸度，终止发酵。向乳酸发酵液添加适量的乳化稳定剂、甜味剂、酸味剂等辅料进行调配。其加工流程图如下:

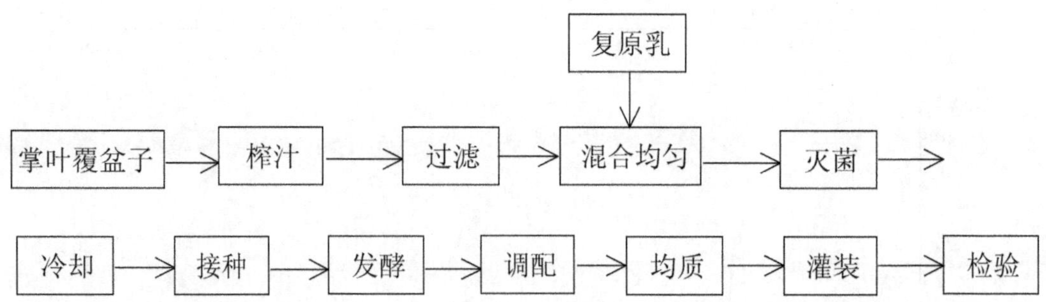

3.7.3 掌叶覆盆子果酱

其加工流程图如下:

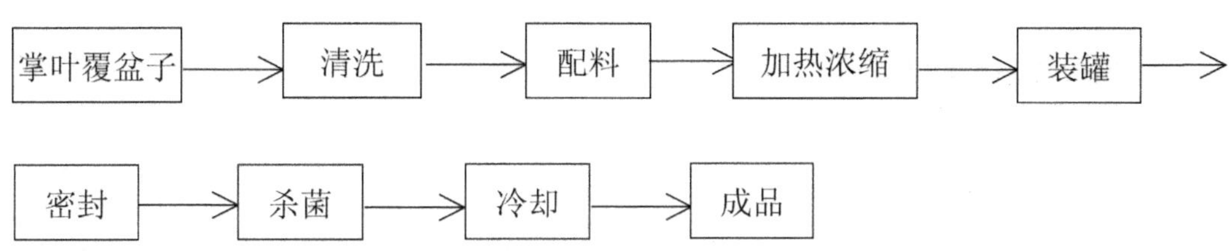

3.7.4 掌叶覆盆子果粉

其加工流程图如下:

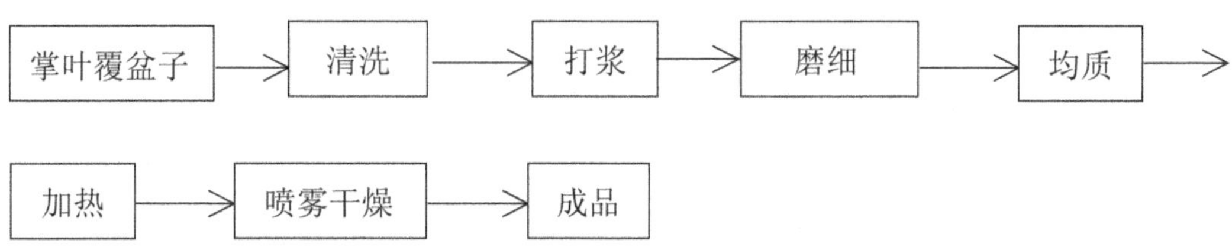

3.7.5 掌叶覆盆子果汁

其加工流程图如下:

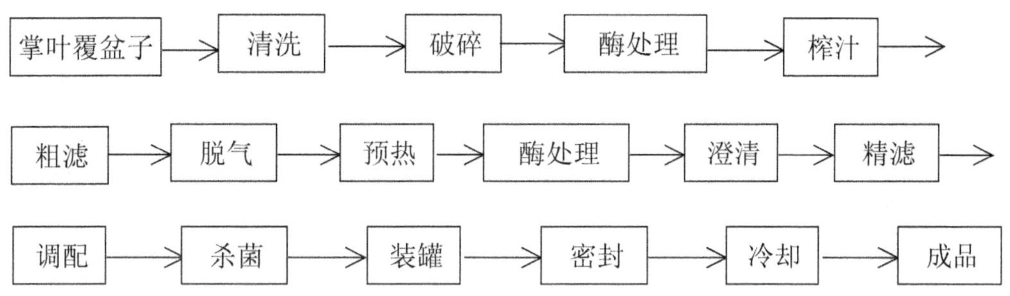

3.7.6 掌叶覆盆子复合保健饮料

以掌叶覆盆子为基料, 以何首乌、银杏、黄精为营养辅料, 浸提温度 65 ℃, 固液比 1∶30, 加酶量 0.7 g/100 mL, 浸提时间 60 min。保健饮料较佳的配伍条件为: 掌叶覆盆子原汁用量 40 mL, 蔗糖用量 3.00 g/100 mL, 枸橼酸用量 0.10 g/100 mL。

3.7.7 掌叶覆盆子枸杞生态保健酒

以掌叶覆盆子为主要原料, 辅以枸杞, 经酒精发酵生产掌叶覆盆子枸杞生态保健酒, 运用正交实验确定发酵的工艺条件为: 酵母菌接种量为 2%, 枸杞添加量为 20%, 发酵温度 25 ℃, 发酵时间为 7 天。成品经主发酵后, 经过避光陈酿可以使其在香气、口味、风格方面比刚酿好时风味更好。

3.7.8　掌叶覆盆子叶发酵茶

采收新鲜掌叶覆盆子叶，经杀青、凋萎、揉捻、解块、发酵、造型、干燥等工艺制成茶品。掌叶覆盆子叶发酵茶的最佳工艺条件是：发酵温度 40 ℃，装罐质量 160 g，漂烫时间 5 min；对于高血脂模型小鼠，掌叶覆盆子叶发酵茶可降低血清总胆固醇、甘油三酯并升高高密度脂蛋白胆固醇。以掌叶覆盆子叶发酵制成的掌叶覆盆子叶发酵茶加工工艺简单，茶香浓郁，且具有降血脂的功效，可作为保健类茶饮，市场前景良好。

3.8　总结与展望

搁公扭根是以掌叶覆盆子的干燥根为药用部位的一味畲药，而掌叶覆盆子作为药食两用的一味传统中药，广泛运用于中成药、保健食品和化妆品行业。近年来选用掌叶覆盆子作为保健品、化妆品成分的专利文献大量涌现，显示其重要性正日益为人们所认识。目前对掌叶覆盆子植物的研究和利用，多局限于掌叶覆盆子果实，对根、叶等其他部位的研究和利用很少，有必要对其化学成分和药理作用进行深入研究，探明各个部位间化学成分和药理作用的差异。

我国掌叶覆盆子资源分布较广，但多数尚处于野生状态，品种选育工作力度不够，人工栽培面积少，产量低，质量参差不齐，后续资源贫乏，将大大阻碍其开发利用。有必要拟定选优标准，选育优良品种，进行人工栽培。与此同时，明确化学对照品，制定质量标准，避免与其他同属植物混淆，使中药材及中药制剂质量得以控制，从而与国际市场接轨。加大对掌叶覆盆子果实、根、茎、叶和皮等器官的营养成分、活性成分及药理作用的研究和分析，这对进一步开发利用掌叶覆盆子，提高掌叶覆盆子在国内外的市场地位和经济效益都有着深远的意义。

参 考 文 献

[1] 浙江省食品药品监督管理局.浙江省中药炮制规范[M]. 北京：中国科技医药出版社, 2015: 94.
[2] 顾利红. 中药覆盆子类的生药学研究 I[J]. 中国药科大学学报, 1994, 25(4): 193-198.
[3] 赵建邦. 覆盆子及其 4 种混淆品的性状鉴别[J]. 中药材, 1995, 18(10): 508.
[4] 赵建邦. 覆盆子及其 4 种混淆品的显微鉴别[J]. 中药材, 1996, 19(9): 449-450.
[5] 胡时银. 覆盆子生产栽培技术[J]. 现代园艺, 2010, 1: 26-27.
[6] 施忠辉. 华东覆盆子栽培技术[J]. 中国土特产, 2000, 1: 19-20.
[7] 李维林. 覆盆子人工栽培技术[J]. 中药材, 1991, 14(5): 10-11.
[8] 潘彬荣, 张永鑫, 岳高红, 等. 氮肥对掌叶覆盆子植株性状和产量的影响[J]. 江西农业学报, 2010, 22(12): 69-71.
[9] 王勇. 八仙种玉汤加减治疗男性不育症临床疗效观察[J]. 山西职工医学院学报, 1999, 9(2): 28-29.
[10] 吕继华. 补肾益精汤加减治疗男性不育症 68 例[J]. 湖北中医杂志, 1994, 16(6): 31.
[11] 李天升, 李秀云, 蒋协矩. 中西医结合治疗不育症 400 例临床观察[J]. 实用中医药杂志, 1994, 10(5): 25.
[12] 何少增. 鸡蛋覆盆子散治疗遗尿[J]. 山西中医, 1995, 11(4): 36.
[13] 郭奇裕. 三子止遗汤治疗遗尿症[J]. 新中医, 2002, 34(2): 16.

[14] 高平义, 华满堂, 吕鸿彬, 等. 纯中药擦剂治疗痤疮42例[J]. 西北国防医学杂志, 1997, 18(l): 59.
[15] 秦正光, 贺叔梅. 妇炎消糖浆临床188例疗效观察[J]. 中成药, 1994, 16(3): 30.
[16] 苗菊茹, 谢一辉, 刘红宁. 覆盆子的研究进展[J]. 江西中医药, 2004, 35(253): 54-55.
[17] 皮慧芳, 吴继洲. 覆盆子的化学成分与药理作用研究述要[J]. 中华中医药学刊, 2003, 21(12): 2169-2174.
[18] 徐振文, 赵娟娟. 覆盆子的化学成分[J]. 中草药, 1981, 12(6): 19.
[19] Hattori M, Kuo K-P, Shu Y- Z, et al. A triterpene from the fruits of *Rubus chingii*[J]. Phytochemistry, 1988, 27(12): 3975-3976.
[20] 刘杰. 覆盆子果实化学成分及对肾阳虚小白鼠药理作用的研究[D]. 沈阳: 沈阳药科大学硕士学位论文, 2005.
[21] 郭启雷, 杨峻山. 掌叶覆盆子的化学成分研究[J]. 中国中药杂志, 2005, 30(3): 198-200.
[22] 郭启雷. 掌叶覆盆子及羊耳菊的化学成分研究[D]. 北京: 中国协和医科大学博士学位论文, 2005.
[23] 程丹, 李杰, 周斌, 等. 覆盆子化学成分与药理作用研究进展[J]. 中药材, 2012, 35(11): 1873-1876.
[24] 刘劲松, 王刚, 王国凯. 覆盆子化学成分研究[J]. 中国中医药科技, 2008, 15(3): 197-199.
[25] 郭启雷, 杨峻山, 刘建勋. 掌叶覆盆子的化学成分研究[J]. 中国药学杂志, 2007, 42(15): 1141-1143.
[26] 肖洪明, 祖灵博, 李石平, 等. 掌叶覆盆子化学成分的研究[J]. 中国药物化学杂志, 2011, 21(3): 220-225.
[27] Wen H-C, Toshihiko O, Fujiko K, et al. Diterpene glycoside from leaves of *Rubus chingii* & fruits of *R. suavissinaus*, and identification of the source plant of the Chinese folk medicine “Fu-pen–zi” [J]. Chem Pharm Bull, 1987, 35(7): 3021-3024.
[28] Ohtani K, Yang C-R, Miyajima C, et al. Labdane-type diterpene glycosides from fruits of *Rubus foliolosus*[J]. Chem Pharm Bull, 1991, 39(9): 2443-2445.
[29] Ohtani K, Miyajima C, Takahashi T, et al. Chemical studies on Fuku-bon-shi: A dimer of glucosyl esters of 19α-hydroxyursolic acid derivatives from *Rubus coreanus* and its significance for identification of the source plants[J]. Pharmacobio-Dyn, 1990, 13 : s-45.
[30] 游孟涛, 李亚葵, 郭美丽. 覆盆子二氯甲烷萃取物中的化学成分[J]. 第二军医大学学报, 2009, 30(10): 1199-1202.
[31] 谢一辉, 苗菊茹, 刘文琴. 覆盆子化学成分的研究[J]. 中药材, 2005, 28(2): 99-100.
[32] 刘文琴, 龚嘉华, 于燕霞, 等. 覆盆子活性部位化学成分的分离与鉴定[J]. 中国现代中药, 2014, 16(5): 372-373.
[33] 孙金旭, 朱会霞, 肖冬光. 覆盆子中有机酸含量的测定[J]. 现代食品科技, 2013, 29(6): 1374-1377.
[34] 谢一辉, 周立姣, 罗金龙, 等. 覆盆子化学成分的分离与鉴定[J]. 时珍国医国药, 2013, 24(4): 786-787.
[35] 典灵辉, 龚先玲. 覆盆子挥发油成分的GC-MS分析[J]. 天津药学, 2005, 17(4): 9-10.
[36] 韩卓, 陈晓燕, 李延红, 等. 顶空-气质联用法对覆盆子叶中挥发性成分的分析[J]. 食品与机械, 2013, 29(4): 11-13.
[37] 杨再波, 钟才宁, 孙成斌, 等. 固相微萃取法分析黔产覆盆子挥发油[J]. 河南大学学报(医学版), 2009, 2(1): 49-52.
[38] 向德军. 掌叶覆盆子提取物的温肾助阳作用研究[J]. 广东药学院学报, 2002, 18(3): 217-218.
[39] 陈坤华, 方军, 匡光伟, 等. 覆盆子水提液对大鼠下丘脑-垂体-性腺轴功能的作用[J]. 中国中药杂志, 1996, 2l(9): 560-562.
[40] 朱树森, 张炳烈, 李文彬, 等. 覆盆子对衰老模型小鼠脑功能的影响[J]. 中医药学报, 1998, 26(4): 42-43.
[41] 付德润, 钟承民, 郭伟, 等. 覆盆子抗诱变作用的实验[J]. 中国全科医学杂志, 1998, l(l): 35-37.
[42] 钟承民, 付德润, 马尤, 等. 新疆22种食用野生植物抗诱变研究[J]. 新疆医学院学报, 1997, 20(2): 88-91.
[43] 赵武述, 张玉琴. 植物多糖提取物致有丝分裂反应的分析[J]. 中华微生物学和免疫学杂志, 1991,

11(6): 381-385.
[44] 陈坤华, 方军, 宫斌, 等. 覆盆子提取成分促进淋巴细胞增殖作用及与环核苷酸的关系[J]. 上海免疫学杂志, 1995, 15(5): 502-504.
[45] 王殷成. 中药制剂中补阳药对睾丸素的分泌与血液中胆固醇的影响[J]. 天津中医, 2002, 19(2): 59-63.
[46] 赵伟康, 金国琴. 固真方对老年大鼠胸腺细胞糖皮质激素受体作用的研究[J]. 中国中西医结合杂志, 1995, 15(2): 92-94.
[47] 梁文波, 黄彩云, 张学梅, 等. 中药复方对抗雷公藤多试毒性的研究(Ⅱ)[J]. 中草药, 1999, 30(8): 607-608.
[48] 梁文波, 张学梅, 黄彩云, 等. 中药复方对抗雷公藤多试毒性的研究(III)[J]. 中草药, 1999, 30(12): 916-919.
[49] 程科军. Ⅰ. 覆盆子活性成分研究 Ⅱ. 金雀根中二苯乙烯类成分的稳定性研究[D]. 上海: 复旦大学博士学位论文, 2008.
[50] 杜国顺, 蔡样海, 尚建华, 等. 灯台叶中的非碱性成分[J]. 中国天然药物, 2007, 5(4): 259-262.
[51] Shen Z-B, Theander O. Flavonoid glycosides from needles of *Pinus massoniana*[J]. Phytochemistry, 1985, 24(1): 155-158.
[52] 李勇军, 骆宏丰, 王永林, 等. 头花蓼黄酮类化学成分的研究[J]. 中国药学杂志, 2000, 35(5): 300-302.
[53] Sachiko T, Kyoko T, Maki A, et al. Isolation of cytochrome P450 inhibitors from strawberry fruit, *Fragaria ananassa*[J]. J Nat Prod, 2004, 67(11): 1839-1841.
[54] Liang G Y, Gray A I, Waterman P G. Pentacyclic triterpenes from the fruits of *Rosa sterilis*[J]. J Nat Prod, 1989, 52(1): 162-166.
[55] Schmid H, Karrer P. Water-soluble extractives of *Papaver somniferum* L.[J]. Helv Chim Acta, 1945, 28(1): 722-740.
[56] 郭卿, 付辉政, 周国平, 等. 覆盆子药材质量标准研究[J]. 江西中医药大学学报, 2014, 26(3): 51-54.
[57] 柴伟, 王祝举, 唐力英, 等. HPLC 测定覆盆子中椴树苷的含量[J]. 中国中药杂质, 2009, 34(19): 2534-2535.
[58] 陈林霖, 潘娟. 覆盆子药材 HPLC 指纹图谱的研究[J]. 中成药, 2006, 28(7): 937-940.
[59] 苗菊茹, 谢一辉. 覆盆子药材的 HPLC 特征指纹图谱研究[J]. 江西中医学院学报, 2007, 19(4): 47-49.
[60] 钟瑞建, 郭卿, 周国平, 等. RP-HPLC 法同时测定覆盆子药材中 2 个主要黄酮苷成分的含量[J]. 药物分析杂质, 2014, 34(6): 971- 974.
[61] 李天傲, 谭喜莹. HPLC 测定覆盆子中没食子酸含量[J]. 中国现代应用药学杂志, 2008, 25(3): 235-237.
[62] 何建明, 孙楠, 吴文丹, 等. HPLC 测定覆盆子中鞣花酸、黄酮和覆盆子苷-F5 的含量[J]. 中国中药杂志, 2013, 38(24): 4351-4356.

第4章　小　香　勾

4.1　植物资源

小香勾，即桑科(Moraceae)榕属植物条叶榕(*Ficus pandurata* Hance var. *anguatiflia* Cheng)或全叶榕(*Ficus pandurata* Hance var.*holophylla* Migo)的干燥根及茎，以畲族习用药材名义收载于2015年版《浙江省中药炮制规范》[1]。

4.1.1　桑科榕属植物概述

榕属是桑科最大的一个属。全球桑科约有53属、1400种，榕属占有约1000种，占整个桑科的71%；我国桑科有10属，149种，榕属约100种，占整个桑科的67%，主要分布在西南部至东部和南部，其余地区较稀少。《中国植物志》记载榕属形态特征如下：榕属植物为乔木或灌木，有时为攀援状，或为附生，具乳液。叶互生，稀对生，全缘或具锯齿或分裂，无毛或被毛，有或无钟乳体；托叶合生，包围顶芽，早落，遗留环状瘢痕。花雌雄同株或异株，生于肉质壶形花序托内壁；雌雄同株的花序托内，有雄花、瘿花和雌花；雌雄异株的花序托内则雄花、瘿花同生于一花序托内壁，而雌花或不育花则生于另一植株花序托内壁(具有雄花、瘿花或雌花的花序托为隐花果)；雄花，花被片2～6，雄蕊1～3，稀更多，花在花芽时直立，退化雌蕊缺；雌花，花被片与雄花同数或不完全或缺，子房直生或偏斜，花柱顶生或侧生；瘿花，相似于雌花，为膜翅目(Hymenoptera)榕黄蜂科(Agaonidae)昆虫所栖息。榕果腋生或生于老茎，口部苞片覆瓦状排列，基生苞片3，早落或宿存，有时苞片侧生，有或无总梗[2]。榕属最显著的特征是具有特殊的“隐头花序”，外形似果实而不见花，常被误认为有果无花。榕属植物资源丰富，药用植物有20种和3变种[3]，大多具有清热解毒、祛风化湿、舒筋活络、通利乳汁的功效，根、枝、叶、果实等均可入药。其中小香勾不但是一种重要的畲族习用药，还因其香气浓郁，在浙江西南一带常被作为调味品，用于烹饪，尤其在烹饪鸡、猪脚等荤菜时将条叶榕(或全叶榕)根茎叶放入锅中一同煎熬，可去除油腻，使菜肴清香四溢[4]，为浙江南部山区一味重要的药食两用植物。研究表明榕属植物含有丰富的多酚类化合物，特别是黄酮和异黄酮类化合物，且它们均具有很强的抗氧化活性，可用于氧化应激的预防[5]。榕属植物生长适应性强，同时富有观赏性，还兼具食用、药用、工业原料等经济价值，是一类极具开发潜力的植物资源。

4.1.2　小香勾基原植物形态、鉴别与资源分布

4.1.2.1　基原植物形态

小香勾的基原植物条叶榕或全叶榕均为琴叶榕(*F. pandurata* Hance)的变种，琴叶榕

为原变种。其中条叶榕形态特征如下：落叶小灌木，高 0.5～1.5 m，小枝，叶柄幼时被白短柔毛，后期变为无毛。叶片厚纸质，狭披针形或线状披针形，长 3～13 cm，宽 1～2.2 cm，先端渐尖，基部圆形或楔形，上面无毛，下面仅脉上有疏毛，有小乳突，叶柄长 3～5 mm，疏被糙毛；托叶披针形，无毛，迟落。隐头花序单生叶腋，隐花果椭圆形或球形，直径 5～10 mm，成熟时红色。花期 5～7 月，果期 9～11 月。全叶榕与条叶榕区别在于叶片倒卵形、狭倒卵形或倒披针形，长 3～7.5 cm，宽 1.5～2.8 cm，叶纸质。隐花果近球形，花果期 5～12 月。

4.1.2.2　鉴别

1) 小香勾的粉末显微特征

本品粉末黄白色至棕色。淀粉粒甚多，单粒类球形、三角状卵形或椭圆形，直径 4～20 μm，脐点点状、裂缝状或人字状；复粒 2～6 分粒组成。具缘纹孔导管和网纹导管散在。晶纤维较多，草酸钙方晶直径 3～15 μm。木栓细胞多角形，棕色(图 4-1)。

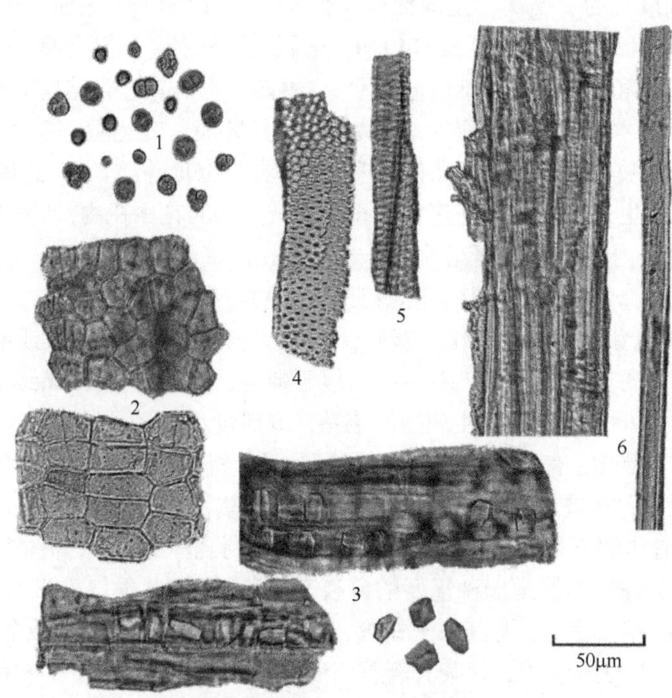

图 4-1　小香勾的粉末显微特征

1. 淀粉粒; 2. 木栓细胞; 3. 草酸钙方晶; 4. 具缘纹孔导管; 5. 网纹导管; 6. 纤维

2) 小香勾的薄层色谱

笔者参考小香勾近缘植物五指毛桃(桑科榕属粗叶榕的干燥根)的化学成分分布情况(主要为黄酮及香豆素类)，选定补骨脂素为其指标成分。现代研究表明补骨脂素具有抗菌、抗病毒、抗凝血、抑制肿瘤、免疫调节等作用。实验操作具体参照《中国药典》补骨脂项下薄层色谱法进行。结果见图 4-2。

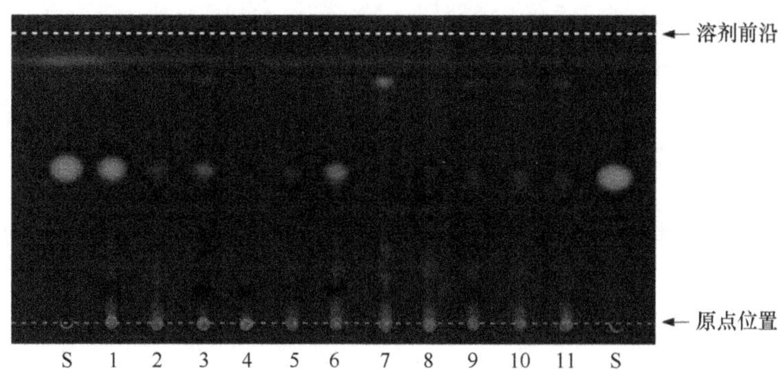

图 4-2 薄层色谱图(S 为补骨脂素对照品, 1～11 为供试品)

4.1.2.3 资源分布

条叶榕生于山坡、路旁、旷野间, 分布于浙江、江西、福建、安徽、湖北、湖南、广东、广西、四川、贵州、河南等地。全叶榕的分布范围基本与条叶榕一致。

4.1.3 繁殖与栽培

榕属植物以扦插繁殖为主, 也可采用压条法, 甚至能得到成熟种子的还可以播种繁殖, 花叶橡皮树最适宜压条法。温室繁殖不受季节影响, 但扦插最适宜的季节为春季, 可选用一年生的顶枝或侧枝, 一般带2～3片叶, 为防止白浆流出, 插穗剪下后要蘸草木灰, 或涂上油漆, 插于沙、蛭石或珍珠岩中, 也可水插, 温度保持 25～30 ℃, 3 周左右生根。压条法先剥去茎干部的一圈树皮, 然后用水苔藓或草炭土包被, 保持湿润, 3～4 周生根后切离母本, 单独栽植。盆栽用土以草炭土、园土、河沙三者 1∶1∶1 混合即可, 施以饼肥等作为基肥。生长季节水肥要充足, 保持盆土湿润, 夏季除基质湿润外, 还应向叶面和地面喷水, 每 1 月浇施一次稀薄的肥水, 以氮肥为主。夏季适当遮阴, 避免强光直射。越冬温度须保持 10 ℃以上, 长期低温会引起根部腐烂。

条叶榕以野生为主, 人工栽培极少, 随着开发利用的深入, 现有野生资源储量无法满足生产需求, 目前条叶榕人工繁殖技术研究方面也获得了一些进展。研究表明在春季截取条叶榕 10 cm 左右含 2 个以上腋芽的多年生或二年生枝条进行扦插, 成活率可分别达到 84%和 82%[6], 扦插对满足条叶榕种苗市场, 提供优质种苗具有重要意义。另外, 条叶榕也可借助组织培养方式进行快速繁殖。以含腋芽茎段为外植体, MS(Murashige-Skoog)为基本培养基。腋芽诱导培养基为 MS+6-BA(6-苄氨基嘌呤)5 mg/L+IBA(吲哚丁酸)5 mg/L 或 MS+6-BA 1.0 mg/L+IBA 0.5 mg/L, 增殖壮苗培养基为 MS+6-BA 1.0 mg/L+IBA 1.0 mg/L 或 MS+6-BA 1.0 mg/L+IBA 0.5 mg/L, 生根培养基为 1/2MS+IBA 0.5 mg/L。以上培养基均含 30 g/L 蔗糖和 5.8 g/L 琼脂, pH 5.8。培养温度为 (25±2) ℃; 光照强度约为 30 mmol/(m^2·s), 光照时间为 16 h/d, 分化出的小苗经炼苗后移植至室外, 成活率可达 95%[7]。

4.2 典籍记载与应用

4.2.1 畲医药典籍记载[8]

【药材性状】条叶榕根长圆柱形，有分枝并具须状细根。表面绿黄色至褐色，具纵皱。质坚，稍韧，折断后断面皮部浅黄棕色，木部黄白色。具特异香气，味淡。茎表面灰棕色至棕褐色，有的具灰白色地衣斑，气孔红紫色，圆点状。气微，味淡。

【性味】全叶榕根：味辛，性温。

【功效】条叶榕根及茎：祛风除湿，健脾开胃。全叶榕根：祛风湿，解毒消肿。

【主治】条叶榕根及茎：畲医用于治疗前列腺炎，风湿痹通，食欲不振。全叶榕根：风湿痹痛，风寒感冒，血淋，带下，乳少，乳痈初起，痈疽溃烂，跌打损伤，毒蛇咬伤。

【用法用量】条叶榕根及茎：内服煎汤，10～30 g，鲜品 30～60 g。全叶榕根：内服煎汤，15～30 g，鲜品 30～60 g；外用适量，捣敷。

4.2.2 其他医药典籍记载

《新华本草纲要》：全叶榕功效基本与琴叶榕相同，根与叶：味甘、微辛，性温。有祛风理湿、化淤通乳的功能。用于黄疸、疟疾、痛经、乳痈、腰背酸痛、跌打损伤。除此之外还能治蛇伤。

4.3 化学成分研究

4.3.1 榕属植物的化学成分研究

榕属植物所含化学成分极其丰富，国内外均有不少的报道，目前从本属植物中分离得到了约 150 个化合物，这些化合物大致可分为萜类、黄酮、香豆素、甾醇、木脂素和生物碱六大类。其中，萜类是榕属植物中含量最多、种类最丰富的一大类化合物。萜类化合物的分离也是榕属植物相关研究的重点和热点，目前榕属植物共分离鉴定了近 100 个萜类化合物。除此之外，近几年还得到了苯酚类、内酯类、维生素 E 类等化合物。这些化合物具有降血糖、抗癌、抗菌、抗疟、提高机体免疫力等作用[9]。具体化合物种类见表 4-1～表 4-6。

表 4-1 榕属植物中分离出来的三萜化合物

化合物名称	植物来源	参考文献
20-taraxastene-3β, 22α-diol	小叶榕(*F.microcarpa*)气生根	[10]
3β-acetoxy-20-taraxasten-22α-ol		
3β-acetoxy-22α-methoxy-20-taraxastene		

续表

化合物名称	植物来源	参考文献
3β-acetoxy-20α, 21α-epoxytaraxastan-22α-ol 3β-acetoxy-19α-methoxy-20-taraxastene 3β-acetoxy-19α-hydroperoxy-20-taraxastene 3β-acetoxy-20α, 22α- epoxytaraxastane	小叶榕气生根	[10]
22-oxo-20-taraxasten-3β-ol 20(30)-taraxastene-3β, 21α-diol 20α, 21α-epoxytaraxastan-3β-ol 20-taraxastene-3β, 22β-diol 3β-acetoxy-20-taraxasten-22-one 20-taraxasten-3β-ol ptiloepoxide	小叶榕气生根	[11]
taraxerol	小叶榕叶 少脉爬藤榕(*F. sarmentosa* var. *thunbergii*)茎叶 薜荔(*F.pumila*)果实	[12] [13] [14]
11α, 12α-oxidotaraxeryl acetate	哈氏榕(*F.fistulosa*)树皮	[15]
(23 *Z*)-3β-acetoxyeuphan-7, 23-dien- 25-ol	薜荔果实	[14]
glutinol	小叶榕叶 少脉爬藤榕茎叶	[12] [13]
rhoiptelenol	少脉爬藤榕茎叶	[13]
α-amyrin	少脉爬藤榕茎叶 薜荔果实	[13] [14]
3β-acetylurs-14(15)-en-16-one ursa-9(11), 12-dien-3β-ol acetate	哈氏榕树皮	[15]
α-amyrin acetate	少脉爬藤榕茎叶 棱果榕(*F.septica*)叶 聚果榕(*F.racemosa*)	[13] [16] [17]
ursolic acid	少脉爬藤榕茎叶 薜荔叶	[13] [18]
2α, 3-dihydroxyurs-12-en-28-oic acid 3β, 28-dihydroxyurs-12-en	薜荔叶	[18]
3β-acetoyl-12β, 13β-epoxy-11α- hydroperoxyursane 3β-acetoyl-11α-hydroperoxy-13α*H*-ursan-12-one 3β-acetoyl-1β, 11α-epidioxy-12-ursene	小叶榕气生根	[19]
3β-acetoxy-15α-hydroxy 13, 27-cyclours-11-ene 3β-acetoxy-12α-formyloxy-13, 27-cycloursan-11α-ol	小叶榕气生根	[20]
13, 27-cycloursan-3β-yl acetate	棱果榕茎	[21]
(23*Z*)-cloart-23-en-3β, 25-diol (24*RS*)-cycloart-25-en-3β, 24-diol (23*Z*)-3β-acetoxycycloart-23-en-25-ol	薜荔果实	[14]

续表

化合物名称	植物来源	参考文献
(24*RS*)-3β-acetoxycycloart-25-en-24-ol	薜荔果实	[14]
24-methylenecycloartanol	哈氏榕树皮	[15]
27-nor-3β-hydroxy-25-oxocycloartane (23*E*)-27-nor-3β-hydrocycloart-23-en-25-one (22*E*)-25, 26, 27-trinor-3β-hydrocycloartane-22-en-24-al	小叶榕气生根	[20]
betullic	小叶榕叶 薜荔叶	[12] [18]
3β, 28-dihydrolean-12-en	薜荔叶	[18]
3β-acetoxy-18α-hydroperoxy-12-oleanen-11-one	小叶榕气生根	[19]
β-amyrin acetate	少脉爬藤榕茎叶 棱果榕叶 薜荔叶	[13] [16] [18]
β-amyrin	少脉爬藤榕茎叶 薜荔果实 薜荔叶 对叶榕(*F.hispida*) 大叶榕(*F.lcacor*)叶	[13] [14] [18] [22] [23]
11α-hydroxy-β-amyrin	薜荔茎叶	[24]
oleanolic acid	小叶榕叶 无花果(*F. carica*)	[12] [25]
3β-acetoxy-12(13)-ene-11α-ol-oleanan	哈氏榕 小叶榕气生根	[26]
3β-acetoxy-11α-hydroxy-11(12→13)-abeooleanan-12-al	小叶榕气生根	[26]
epifriedelinol friedelin	小叶榕叶	[12]
3β, 28-dihydrolup-20(29)-ene	薜荔叶	[18]
20(*S*)-3β-acetoxylupan-29-oic acid 20(*S*)-3β-acetoxy-20-hydroperoxy-30- norlupane	小叶榕气生根	[19]
3β-hydroxy-20-oxo-29(20→19)-abeolupane 29, 30-dinor-3β-acetoxy-18, 19-dioxo-18, 19-secolupane 3β-hydroxy-19α-isopropylene-(20 →19) abeolupane 3β-acetoxy-19α-isopropylene-(20 →19) abeolupane	小叶榕气生根	[26]
lupeol	少脉爬藤榕茎叶 聚果榕 薜荔果实 薜荔叶 对叶榕	[13] [17] [14] [18] [22]
lupeyl acetate	小叶榕叶 少脉爬藤榕茎叶 聚果榕 薜荔果实 薜荔叶	[12] [13] [17] [14] [18]

续表

化合物名称	植物来源	参考文献
lupeyl acetate	无花果	[25]
	F. glomerate	[27]
	天仙果(*F.erecta* var. *beecheyana*)	[28]
lanosterol-11-one	哈氏榕树皮	[15]
13α, 14β, 17(*H*), 20α(*H*)-lanosto-8, 22-diene-3β-ol	少脉爬藤榕茎叶	[13]
	F. glomerate	[29]
sorghumol	哈氏榕树皮	[15]
moretenolactone	*F.insipida* 叶	[30]
3α-hydroxyisohop-22(29)-en-24-oic acid	少脉爬藤榕茎叶	[13]
	薜荔叶	[18]
	哈氏榕叶及茎皮	[31]
3β, 29-dihydroxy-17-α-methylhop- 13(18)-en	薜荔叶	[32]
baurenol	无花果叶	[33]
3β-acetyl-22, 23, 24, 25, 26, 27- hexanordamaran-20-one	哈氏榕树皮	[15]
3β-acetoxy-22, 23, 24, 25, 26, 27- hexanordamaran-20-one 3β-acetoxy-20, 21, 22, 23, 24, 25, 26, 27-octanordamaran-17β-ol 3β-acetoxy-(20*R*, 22*E*, 24*RS*)-20, 24-dimethoxy-dammaran-22-ene-25-ol 3β-acetoxy-(20*S*, 22*E*, 24*RS*)-20, 24-dimethoxy-dammaran-22-ene-25-ol	薜荔果实	[34]

表 4-2 榕属植物中分离出来的黄酮类化合物

化合物名称	植物来源	参考文献
naringenin taxifolin apigenin chrysin luteolin tricetin	薜荔茎叶	[24]
genistein	薜荔茎叶	[24]
	小叶榕气生根	[26]
ficusin A ficusin B	大叶榕	[35]
catechin	鸡嗉子榕(*F. semicordata*)	[36]
	F. barteri 果实	[37]
3-hydroxy-3′-methoxyflavone	心叶榕(*F. rumphii*)树皮	[38]
5, 7, 3′, 4′, 5′-pentamethoxy flavone 5, 6, 7, 5′-tetramethoxy-3′, 4′- methoxydioxyflavone 5, 6, 7, 3, 4, 5′-hexamethoxy-flavone 5, 6, 7, 3, 5′-pentamethoxy-4′-penyloxyf lavone	*F. maxima* 叶	[39]
5-hydroxy-7, 5′-dimethoxy-3′, 4′-methylenedioxyflavone	*F. gomelleira* 叶	[40]

续表

化合物名称	植物来源	参考文献
5-hydroxy-7, 3′, 5′-trimethoxy-4′-(3, 3-dimethoxyallyloxy) flavone	*F. gomelleira* 叶	[40]
5, 6, 7, 3′, 4′, 5′-hexamethoxy-flavone		
5-hydroxy-8, 3′, 4′-trimethoxy-2″, 2″-dimethylpyrano (5″, 6″∶6, 7)-flavone		
5-hydroxy-8, 3′, 4′, 5′-tetra-methoxy-2″, 2″-dimethylpyrano (5″, 6″∶6, 7)-flavone		
demethyl-meliternin	高山榕(*F.altissima*)	[41]
scutellarein tetramethyther		
demethyl-melibentin		
kaempferol 3-*O*-β-D-glucopyranoside	薜荔叶	[18]
kaempferol-3-*O*-α-L-rhamnopyranosyl-(1→6)-β-D-galat copyranoside		
kaempferol 3-*O*-α-L-rhamnopyranosyl-(1→6)-β-D-glucopyranoside		
apigenin 6-*C*-α-L-rhamno-pyranosyl-(1→2)-β-D-glucopyranoside		
hesperitin	薜荔茎叶	[24]
rutin		
5, 7, 2′, 5′-tetrahydroxyflavone		
isorhamentin 3-glucoside		
7, 4′-dimethoxy-5-hydroxyisoflavone		
isoquercitrin	薜荔叶	[18]
	大叶榕	[35]
quercitrin	鸡嗉子榕	[36]
schaftoside	无花果叶	[42]
isoschaftoside		
infectoriin	*F.infectoria*	[43]
scutellarein-6-*O*-α-L-rhamno-pyranosyl-(1→2) β-D-glactopyranoside		[44]
scutellarein-6-*O*-β-glucoside	*F.infectoria* 叶	[45]
sorbifolin-6-*O*-α-L-arabinopyranosyl-(1→6)-β-glucopyranoside		
quercetin-3-*O*-β-D-rutinoside	*F.infectoria* 叶	[46]
6-hydroxykaempferol-7-*O*-β-D-glucoside		
leucocyanidin-3-*O*-β-D-glucopyranoside	聚果榕树皮	[47]
leucopelargonidin3-*O*-α-L-rhamnopyranoside	孟加拉榕(*F. bengalensis*)树皮	[48]
delphinidin-3-*O*-α-rhamnoside		
pelargonidin-3-*O*-α-L-rhamnoside		
leucocyanidin-3-*O*-β-D-galatosylcellobioside		
leucoanthocyanidin methyl ether		
5, 7-dimethylleucopelargonidin 3-*O*-α-L-rhamnoside	孟加拉榕树皮	[49]
5, 3′-dimethylleucocyanidin- 3-*O*-α-D-galactosycellobioside		
cyanidin-3-monoglucoside	无花果果实	[50]

表 4-3 榕属植物中的倍半萜

化合物名称	植物来源	参考文献
verrucarin lacetate	哈氏榕叶及茎皮	[31]
trans-caryophyllene hydroxycaryophyllene germacrene D	无花果果实	[51]
(1*S*, 4*S*, 5*R*, 6*R*, 7*S*, 10*S*)-1, 4, 6-trihydroxyeudesmane-6-*O*-β-D-glucopyranoside (1*S*, 4*S*, 5*S*, 6*R*, 7*R*, 10*S*)-1, 4-dihydroxymaliane 1-*O*-β-D-glucopyranoside 10α, 11-dihydroxycadin-4-ene-11-*O*-β-D-glucopyranoside	薜荔果实	[52]

表 4-4 榕属植物中的香豆素

化合物名称	植物来源	参考文献
scopoletin	薜荔茎叶 *F.salicifolia* 果实	[24] [53]
umbelliferone	大叶榕叶 *F. pseudosycomrus*	[23] [54]
herniarin	大叶榕叶 *F. pseudosycomrus* 薜荔 *F.platyphylla* *F.spraguana* *F.roxburghii*	[23] [54] [55] [56] [56] [56]
angelicin	无花果果实	[51]
xanthotoxin imperatorin scoparone	*F. pseudosycomrus*	[54]
isopimpinellin	*F. platyphylla* *F. spraguana* *F. roxburghii*	[56]
xanthotoxol	*F. platyphylla* *F. spraguana* *F.roxburghii*	[56]
6-(2-methoxy-*Z*-vinyl)-7-methoxy-pyranocoumarin	无花果叶及果实	[57]
bergaptol	菩提树(*F. religiosa*) *F. infectoria*	[58]
bergenin	*F. glomerate*	[59]

表 4-5 榕属植物中的生物碱

化合物名称	植物来源	参考文献
indole-3-carboxaldehyde 3, 4-dihydro-6, 7-dimethoxyisocarbostyril	哈氏榕叶及茎皮	[31]
indole	无花果果实	[51]
hispidin phenananthrainindolizidine Ⅰ phenananthrainindolizidine Ⅱ	对叶榕	[60]
O-methyltylophorinidine	对叶榕嫩枝及叶	[61]
ficuseptine	对叶榕	[62, 63]
antofine	对叶榕	[62, 63]
(+)-tylophorine (+)-tylocrebrine (+)-isotylocrebrine	对叶榕	[63]
(−)-reticuline (+)-norreticuline	*F. pachyrhachis*	[64]

表 4-6 榕属植物中其他化合物

化合物名称	植物来源	参考文献
aurantiamide acetate	哈氏榕	[31]
3, 5, 4′-trihydroxy-stilbene 3, 5, 3′, 4′-tetrahydroxystilbene	鸡嗉子榕	[36]
ficustriol	对叶榕嫩枝及叶	[61]
ficusal ficusesquilignan A ficusesquilignan B ficusolide diacetate	小叶榕心材	[65]
ficusolide ficuspirolide ficusone	小叶榕心材	[66]
ficusic acid ficusol ficuglucoside	小叶榕心材	[67]
linalool linalool oxides	无花果果实	[51]
D-5, 22-cyclopentyloxy-22-diisopentyl-3β-hydroxyfurostanol dihydrofuryl-β-D-lactose	无花果果实	[68]
(24*S*)-stigmast-5-en-3β, 24-diol (24*S*)-24-hydrostigmast-4-en-3-one	薜荔果实	[14]
9, 19-环丙基-24, 25-环氧乙烷-5-烯-3β-螺甾醇	无花果果实	[69]
(24*S*)-ethylcholesta-5, 22, 25-trien-3β-ol	聚果榕	[70]
VE-FPF	薜荔叶	[18]
α-tocospiros A α-tocospiros B	小叶榕气生根	[71]

4.3.2 小香勾的化学成分研究

榕属植物化学成分有较多报道，但同属于榕属的小香勾两种基原植物(条叶榕和全叶榕)的相关研究报道很少。有报道指出条叶榕的总黄酮含量为：叶、茎、根的黄酮含量分别为 17.03 g/kg、10.76 g/kg、14.24 g/kg；全叶榕的总黄酮含量为：叶、茎、根的黄酮含量分别为 20.85 g/kg、7.44 g/kg、22.02 g/kg[4]。还有学者报道小香勾含有补骨脂素[72]。除此之外，笔者未检索到其他化学成分方面的相关研究报道。但是，对于其原变种琴叶榕的化学成分取得了相对较多的研究进展(具体内容见表 4-7)，可以作为参考。

表 4-7 小香勾基原植物原变种琴叶榕化学成分表

化合物名称	植物来源	参考文献
α-amyrin acetate β-amyrone 3β-acetoxy-20-taraxasten-22-one α-amyrin ceryl alcohol stigmasterol β-sitosterol 2α, 3α-dihydroxy-lup-20(29)-en-28-oate ursolic acid β-sitosterol-3-*O*-glucosoide protocatechuic acid betulinic acid 3-*O*-α-L-arabinopyranosyl-4-hydroxybenzoic acid quercetin quercetin-3-*O*-β-D-glucoside kampferol-3-*O*-β-neohesperidoside rutin	琴叶榕树皮和叶	[73]
chlorogenic acid 7-hydroxycoumarin rutin psoralen luteolin bergapten	琴叶榕地上部	[74]
caffeic acid-*O*-glc hydroxybenzoic acid-*O*-glc 3-methoxyhydroquinone-*O*-glc-pen 3, 5-dimethoxyhydroquinone-*O*-glc neochlorogenic acid 3, 5-dimethoxyhydroquinone-*O*-glc-pen	琴叶榕气生根	[31]

续表

化合物名称	植物来源	参考文献
esculin	琴叶榕气生根	[31]
protocatechuic acid-*O*-ara		
3, 4-dimethoxyhydroquinone-*O*-glc-pen		
tyrosol-*O*-glc-pen		
chlorogenic acid		
protocatechuic acid-*O*-ara-ara		
cryptochlorogenic acid		
vanillic acid-*O*-rha		
syringic acid-glc-rha		
1-caffeoylquinic acid		
syringic acid-rha		
vanillic acid-*O*-rha-rha		
vanillic acid-*O*-rha-rha-rha		
leeaoside derivative		
syringic acid-rha-rha-rha		
sinapinic alcohol-*O*-glc-pen		
phellodenol-H		
qquercetin-3-*O*-rutinoside-rha		
vanillic acid-*O*-rha-pen-penprotocatechuoyl		
syringicacid-*O*-rha-pen-penprotocatechuoyl		
vanillic acid-*O*-pen-penprotocatechuoyl		
vanillic acid-*O*-rha-open-isopropyl-glc		
syringic acid-*O*- rha-open-isopropyl-glc		
rutin		
leeaoside		
diosmetin-7-*O*-rutinoside		
kaempferol-3-*O*-rutinoside		
acacetin-7-*O*-glc-rha-glc		
acacetin-7-*O*-glc-rhaacetyl-glc		
acacetin-7-*O*-rutinoside		

4.4 药理活性研究

4.4.1 榕属植物药理活性研究

榕属植物种类繁多，该属药用植物含多种多样的化学成分，目前这些化学成分药理活性也得到了较多研究，主要包括抗肿瘤活性、抗菌活性、抗氧化活性、抗病毒活性、对心血管系统的活性以及对免疫系统的活性等方面的研究。

4.4.1.1 抗肿瘤活性

人们常见的无花果也属于榕属，其果实含有不少抗肿瘤成分。例如，从无花果中分离得到的香豆素成分 6-(2-methoxy-*Z*-vinyl)-7-methoxy-pyranocoumarin 对人表皮癌细胞 A431、胃癌细胞 BGC-823 和人结肠癌细胞 HCT 均具有明显的抑制活性，抑制率分别为 47.21%、41.39%和 28.24%[57]。另外，从无花果果实中得到的苷类化合物，其中呋喃烷甾体皂苷对人胃癌细胞 BGC-823 和人结肠癌细胞 HCT 具有一定的抑制活性，抑制率分别为 37.66%和 32.64%[68]。还有报道指出从无花果分离得到的 β-谷甾醇，对肿瘤细胞株 U937、95D 和 AGS 均有明显的抑制活性，其半最大效应浓度(concentration for 50% of maximal effect, EC_{50})值均小于 10 mg/L[75]。

其他榕属植物也含有不少抗肿瘤成分。如小叶榕中得到的三萜类化合物，对人鼻咽癌细胞 HONE-1、口腔癌细胞 KB 和结肠癌细胞 HT29 具有显著的细胞毒性，其半抑制浓度(half maximal inhibitory concentration, IC_{50}值)值范围为 4.0～9.4 μmol/L[76]。对叶榕叶的生物碱类化合物对人体肝癌细胞 Hep-2 和人心脏癌细胞株 RD 具有显著的细胞毒活性，其 IC_{50} 分别为 0.0012 μg/mL 和 0.0023 μg/mL[77]。榕树(*F. retusa*)的乙酸乙酯提取物对人肝癌细胞 Hep-G2 和人结肠癌细胞 HCT-116 具有中等抑制活性，IC_{50} 值分别为 68.64 μg/mL 和>100 μg/mL[78]。*F. glumosa* 树皮中的糖苷类化合物对人前列腺癌细胞 PC-3 和人纤维肉瘤癌细胞 HT1080 的生长具有明显抑制作用，IC_{50} 值分别为 0.75 μmol/L 和 0.70 μmol/L[79]。*F. odorataz* 中得到的棕榈酸酯糖苷类化合物对人体胃癌细胞 AGS 的生长具有显著的抑制作用，抑制率达 60.28%[80]。

4.4.1.2 抗菌活性

榕属植物中多种植物的提取物都具有一定的抗菌能力。例如，*F. asperifolia* 茎皮的水提物对革兰氏阳性菌黄色微球菌 *Micrococcus flavus*(NCTC7743)具有一定的抑菌效果，最小抑菌浓度为 32 μg/mL [81]。*F. chlamydocarpa* 中提取得到的黄酮类化合物 Laburnetin 对结核分枝杆菌 *Mycobacterium tuberculosis* H37Rv(ATCC27264)具有显著的抑菌活性，其最小抑菌值 MIC 为 4.88 μg/mL[82]；无花果的乙酸乙酯提取物对 *Enterococcus fecalis* (ATCC29212)、*Citobacter freundei*(临床分离)、*Pseudomonas aeruginosa*(ATCC27853)、*Echerchia coli*(ATCC25922)和 *Proteus mirabilis*(临床分离)五种细菌，均具有有效的抑菌活性[83]；金钱榕(*F. elastica*)气生根皮的 $CHCl_3$/MeOH(1∶1)的粗提物对 *Staphylococcus aureus* 和 *Staphylococcus epidermididis* 两种细菌具有很好的杀菌和抑菌活性。从中分离得到的化合物 ficus amide 和 elasticoside 对 *Escherichia coli* 和 *Klebsiella pneumoniae* 两种细菌具有很好的抗菌活性[84]。

4.4.1.3 抗氧化活性

除了抗肿瘤和抗菌活性，榕属植物还具有抗氧化活性。对无花果叶各提取物进行的抗氧化活性测试表明无花果叶提取物的石油醚、乙酸乙酯和正丁醇部位对 1, 1-二苯基-2-三硝基苯肼(DPPH)的 EC_{50} 值分别为 121.3 μg/mL、125.0 μg/mL 和 550.9 μg/mL；对羟基自由基(·OH)的 EC_{50} 值分别为 470.0 μg/mL、350.0 μg/mL 和 610.0 μg/mL；对 O_2^- 的 EC_{50} 分别为 140.0 μg/mL、210.0 μg/mL 和 150.0 μg/mL[85]。薜荔叶的芦丁类化合物具有很好的清除 DPPH 自由基的活性[86]。薜荔果实乙醇提取液也具有一定的抗氧化活性，且不同浓度的薜荔果实提取液具有不同抗氧化能力，乙醇体积分数对提取液的抗氧化活性影响较大[87]。聚果榕果实提取物具有很好的清除 DPPH 自由基的作用[88]。小叶榕的正己烷提取物具有很好的抗氧化和降血脂作用，能使致病小鼠恢复健康[89]。小叶榕叶的甲醇提取物中分离得到的 6 个黄酮化合物具有较强的抗氧化活性，在 2.0 μmol/L 时抗氧化活性相当于 6.6～9.5 μmol/L 的生育酚[90]。小叶榕的正己烷提取物具有很好的抗氧化及降血脂活性[89]。

4.4.1.4 抗病毒活性

无花果叶水提取物具有抗病毒作用，研究表明无花果叶水提取物在 Hep-2、BHK21 和 PRK 细胞上均有显著的抗单纯疱疹病毒 HSV-1 作用，对 HSV-1 的最小有效浓度为 0.5 mg/mL，最大无毒浓度为 15 mg/mL，并具有直接杀灭 HSV-1 的作用[43]。垂叶榕(*F. binmamina*)的乙醇提取物也具有体外抗病毒活性能力，并且其叶和果实提取物的抗病毒情况有所差别。垂叶榕叶的乙醇提取物对单纯性疱疹病毒 HSV-1、HSV-2 和水痘带状疱疹病毒均具有显著的抑制活性，而果实的乙醇提取物只对水痘带状疱疹病毒具有抑制作用[91]。对无花果各提取部位进行了体外细胞毒活性实验，结果显示正己烷部位和正己烷-乙酸乙酯混合部位对单纯性疱疹病毒 HSV-1、艾柯病毒 ECV-11 和腺病毒均具有非常好的抗病毒活性[92]。

4.4.1.5 其他活性

除了上述活性，榕属植物还具有其他活性。无花果叶总黄酮提取物具有降血糖并调节血脂的作用[93]。聚果榕叶的提取物具有抗炎活性，可以抑制葡聚糖诱发的老鼠足水肿，抑制率为 32.0%[94]。孟加拉榕茎皮乙醇提取物、乙酸乙酯萃取部位及水相对气喘症状均具有较好的抗压力和抗过敏活性[95]。大果榕(*F. auriculata* Lour)茎的乙醇提取物及石油醚、氯仿和乙酸乙酯萃取部位均具有很好的促进成骨细胞增殖活性，从中分离得到的部分单体化合物也具有很好的促进成骨细胞增殖作用[96]；大果榕根也具有和茎类似的功效，其 95%乙醇粗提物具有较好的抗骨质疏松活性，乙酸乙酯萃取部位具有很好的促进成骨细胞增殖活性，而且从中分离的部分甾体类、异黄酮类以及大环内酯类化合物单体具有很好的促进成骨细胞增殖活性[5]。

4.4.2 小香勾药理活性研究

相较于榕属其他植物而言，小香勾基原植物条叶榕和全叶榕的药理活性研究较少。已有的研究表明条叶榕具有抗炎镇痛的作用，并且同剂量的条叶榕醇提液的抗炎镇痛效果强于水提液。条叶榕可以降低二甲苯所致小鼠耳郭肿胀率，抑制角叉菜胶所致的小鼠足跖肿胀以及小鼠皮下棉球所致的肉芽肿增生，减少乙酸所致小鼠扭体次数，提高小鼠热板痛阈值[97]。另外，也有研究指出小香勾联合刺络拔罐治疗对急性痛风性关节炎疼痛疗效明显，与对照组施用西药双氯芬酸钾片相比疗效相似，但前者可避免西药引起的肠胃不适反应，副作用小。但小香勾治疗急性痛风性关节炎的机制尚未完全明确，有待于进一步研究探讨[98]。

小香勾基原植物的原变种植物琴叶榕的药理活性也得到了研究。报道指出琴叶榕具有一定的抗氧化和抗炎活性。琴叶榕地上部的乙醇粗提物具有消除DPPH和羟基自由基(·OH)的能力，其 IC_{50} 值分别为118.4 μg/mL和192.9 μg/mL。同时，该提取物具有抗炎活性，可以抑制尿酸钠结晶(MSU)致足肿胀大鼠的足肿胀症状，并抑制TNF-α和PGE2的生成。该粗提物的抗氧化和抗炎活性可能主要得益于粗提物中高含量的酚性化合物[74]。

4.5 炮制和质量标准

4.5.1 小香勾的炮制

取原药，除去杂质，洗净，润透，切厚片或段，干燥。

4.5.2 小香勾的质量标准

经研究表明，可通过鉴别(粉末显微特征、薄层色谱)、检查(水分、灰分)、浸出物对小香勾的质量进行控制。

1) 小香勾的水分

水分按《中国药典》水分测定法中的烘干法检查。根据测定结果(表4-8)，将水分限度定为不得过12.0%。

2) 小香勾的总灰分

总灰分按《中国药典》灰分测定法中的总灰分测定法检查。根据测定结果(表4-8)，将总灰分限度定为不得过6.0%。

3) 小香勾的浸出物

浸出物按《中国药典》醇溶性浸出物测定法项下的热浸法检查。根据测定结果(表4-8)，用50%乙醇作溶剂，将浸出物的限度定为应不得少于9.0%。

表4-8 水分、总灰分、浸出物检查结果

编号	水分/%	总灰分/%	浸出物/%
1	4.1	1.5	13.3
2	7.8	4.6	11.9
3	4.7	1.5	7.7
4	8.9	2.5	10.5
5	9.2	2.4	9.9
6	9.7	1.3	9.4
7	5.3	1.3	8.7
8	4.1	1.5	8.4
9	2.3	2.3	11.9
10	4.9	1.8	9.4
11	4.4	1.9	8.9

续表

编号	水分/%	总灰分/%	浸出物/%
12	4.8	2.1	12.9
13	3.9	2.0	9.0
14	6.4	2.9	11.7
15	8.8	2.8	10.3
16	7.8	2.8	10.5
17	8.6	3.8	13.6
18	7.5	2.7	11.0

4.6 总结与展望

榕属植物富含多种化学成分，不少成分具有抗肿瘤、抗菌等良好药理活性。小香勾是浙江西南部山区一味使用广泛的药食两用药材，在肉类烹饪时加入该药材作为佐料可使烹饪的肉汤鲜美并减少油腻感。目前，小香勾的化学和药理研究仍较少。深入开展小香勾营养成分的定性和定量分析、药用化学成分的提取、分离和含量测定研究，并在此基础上结合其在民间的传统使用习惯开展相关药理活性研究及药膳类产品开发，具有重要意义。

参 考 文 献

[1] 浙江省食品药品监督管理局. 浙江省中药炮制规范[M]. 北京: 中国科技医药出版社, 2015: 13-14.
[2] 中国科学院中国植物志编辑委员会. 中国植物志[M]. 第 23 卷. 第 1 册. 北京: 科学出版社, 1998: 66.
[3] 江苏省植物研究所等. 新华本草纲要(Ⅱ)[M]. 上海: 上海科学技术出版社, 1991: 8, 14, 16, 18-20.
[4] 应跃跃. 小香勾营养价值分析及黄酮研究[D]. 杭州: 浙江大学硕士学位论文, 2011.
[5] 祁翠翠. 大果榕根的化学成分及其抗骨质疏松活性研究[D]. 海口: 海南师范大学硕士学位论文, 2014.
[6] 华金渭, 吉庆勇, 朱波, 等. 条叶榕扦插繁殖试验研究[J]. 现代农业科技, 2015, 3: 155, 161.
[7] 刘传荷, 伦璇, 夏国华. 条叶榕的组织培养与快速繁殖[J]. 植物生理学通讯, 2011, 46(6): 601-602.
[8] 程文亮, 李建良, 何伯伟, 等. 浙江丽水药物志[M]. 北京: 中国农业科学技术出版社, 2014: 126.
[9] 李彦文. 小叶榕化学成分和质量标准研究[D]. 北京: 北京中医药大学博士学位论文, 2008.
[10] Chiang Y M, Kuo Y H. Taraxastane-type triterpenes from the aerial roots of *Ficus microcarpa*[J]. J Nat Prod, 2000, 63: 898-901.
[11] Kuo K H, Chiang Y M. Five new taraxastane-type triterpenes from the aerial roots of *Ficus microcarpa*[J]. Chem Pharm Bull, 1999, 47: 498-500.
[12] Higa M, Yogi S, Hokama K. Studies on the constituents of *Ficus microcarpa* L.f.I. triterpenoids from the leaves[J]. Bull Coll Sci, 1987, 44: 75-86.
[13] Kitajima J, Arai M, Tanaka Y. Triterpenoid constituents of *Ficus thunbergii*[J]. Chem Pharm Bull, 1994, 42: 608-610.
[14] Kitajima J, Kimizuka K, Tanaka Y. New sterols and triterpenoids of *Ficus pumila* fruit[J]. Chem Pharm Bull, 1998(a), 46: 1408-1411.
[15] Tuyen N V, Kim D S H L, Fong H S, et al. Structure elucidation of two triterpenoids from *Ficus*

fistulosa[J]. Phytochemistry, 1999, 50: 467-469.

[16] Tasi I L, Chen J H, Duh C Y, et al. Chemical constituents from the leaves of formosan *Ficus septic*[J]. J Chinese Pharmaceut Sci, 2000, 52(4): 195-201.

[17] Shrivastava P N, Mishra G S, Sukla Y N. Chemical constituents of *Ficus racemosa* L[J]. Proc Nalt Acad Sci India Sect A, 1997, 47(1): 1-3.

[18] Kitajima J, Kimizuka K, Arai M, et al. Constituents of *Ficus pumila* leaves[J]. Chem Pharm Bull, 1998(b), 46: 1647-1649.

[19] Chiang Y M, Kuo Y H. New peroxy triterpenes from the aerial root of *Ficus microcarpa*[J]. J Nat Prod, 2001 , 64: 436-439.

[20] Chiang Y M, Su J K , Liu Y H , et al. New cyclopropyl-triterpenoids from the aerial roots of *Ficus microcarpa*[J]. Chem Pharm Bull, 2001, 49: 581-583.

[21] Kuo P C, Chiu C C, Shi L S, et al. Non-alkaloidal constituents from the stem of *Ficus septic*[J]. J Chinese Chem Soc, 2002, 49: 113-116.

[22] El-Khrisy E A, Khattab A A, Abu-Mustsfa E A. Constituents of local plants[J]. Fitoterapia, 1980, 51: 269-272.

[23] Behari M, Gupta C, Itoh T, et al. Composition of wax from the leaves of *Ficus lacor*[J]. Indian J Chem Sect B, 1982, 21B2: 170-172.

[24] Pistelli L, Chiellini E E, Morelli I. Flavonoids from *Ficus pumila*[J]. Biochem Syst Ecol, 2000, 28(3): 287-289.

[25] Ahamad W, Ahamed Z, Malik A. Triterpenes from the leaves of *Ficus carica*[J]. Fitoterapia, 1990, 61: 373.

[26] Chiang Y M, Kuo Y H. Novel triterpenoids from the aerial roots of *Ficus microcarpa*[J]. J Org Chem, 2002, 67: 7656-7661.

[27] Merchant J R, Bakshi V M, Engineer A B. Chemical investigation of the fruits of *Ficus glomerate* Roxb[J]. Indian J Chem Sect B, 1979, 17B(1): 87-88.

[28] Chen C T, Chang Y. Studies in natural products. 17. Constituents of *Ficus beecheyana* Hook. et Arn [J]. Bull Inst Chem Acad Sci, 1977, 24: 47-49.

[29] Snghal R K, Aharia H S. Chemical examination of *Ficus glomerate* Roxb[J]. Herba Hung, 1980, 19(2): 17-20.

[30] Lopes D, Villela C T, Kaplan M A, et al. Moretenolactone, a β-lactone hopanoid from *Ficus insipida*[J]. Phytochemstry, 1993, 34: 279-280.

[31] Zhang H J, Tamez P, Aydogmus Z, et al. Antimalarial agents from plants.III. Trichothecenes from *Ficus fistulosa* and *Rhaphidophora decursiva*[J]. Plant Medica, 2002, 68: 1088-1091.

[32] Ragasa C Y, Juan E, Rideout J A. A triterpene from *Ficus pumila*[J]. J Asian Nat Prod Res, 1999, 1: 269-275.

[33] Ahamed W, Khan A Q, Malik A. Two triterpenes from the leaves of *Ficus carica*[J]. Planta Med, 1988, 54: 481.

[34] Kitajima J, Kimizuka K, Tanaka Y. New dammarane-type acetylated triterpenoids and their related compounds of *Ficus pumila* fruit[J]. Chem Pharm Bull, 1999, 47: 1138-1140.

[35] Aida M, Hano Y, Nomura T. Ficusins A and B, two new cyclic-monoterpene-substituted isoflavones from *Ficus septica* Barm. F [J]. Heterocycles, 1995, 41: 2761-2768.

[36] Nguyen V T, Tran V S, Nguyen M C, et al. Study on the chemical constituents of *Ficus semicordata*[J]. Tap Chi Hoa Hoc, 2002, 40(3): 69-71.

[37] Ogugbamila F O, Onawunmi G O, Ibewuike J C, et al. Antibacterial constituents of *Ficus barteri* fruits[J]. Pharmaceutical Biology, 1997, 35(3): 185-189.

[38] Baslas R K. Isolation and characterization of β-sitosterol and flavonal glycoside from the truck bark of *Ficus rumphii*[J]. Curr Sci, 1979, 48(3): 113.

[39] Diaz M G, Arruda A C, Arruda M S P, et al. Methoxy flavones from *Ficus maxima*[J]. Phytochemistry, 1997, 45: 1697-1699.

[40] Amaral D F, Arruda M S P, Arruda A C, et al. Flavones from the leaves of *Ficus gomelleira*[J]. J Braz

Chem Soc, 2001, 12: 538-541.
[41] Sharaf M, Abu-Gabal N S, El-Ansari M A. Exudate flavonoids from *Ficus altissima*[J]. Biochem Syst Ecol, 2000, 28(3): 291-293.
[42] Siewek F, Herrmann K, Grortjahn L, et al. Isomeric di-*C*-glycosyl flavones in fig(*Ficus carica* L.)[J]. Z Naturforsch C, 1985, 40(1-2): 8-12.
[43] Jain N, Ahmad M, Kamil M, et al. Isolation and characterization of luteolin 6-*O*-β-D-glucopyranoside 3-*O*-α-L-rhamnoside from *Ficus infectoria*[J]. J Chem Res, Synop, 1990, (12): 396-397.
[44] Jain N, Ahmad M, Kamil M, et al. A new flavone diglycoside from *Ficus infectiria*[J]. J Chem Res Synop, 1991, (8): 218-219.
[45] Jain N, Yadava R N. Flavonoids of the leaves of *Ficus infectoria*[J]. Fitoterapia, 1994, 65: 94.
[46] Backheet E Y, Ahaned A S, Sayed H M. Phytochemical study of the constituents of the leaves of *Ficus infectoria*(Roxb)[J]. Bull Pharm Sci, Assiut Univ, 2001, 24(1): 21-24.
[47] Agrawal S, Misra K. Leucoanthocyanins from *Ficus racemosabark*[J]. Chem Sci, 1977, 12(1): 37-39.
[48] Subramanian P M, Misra G S. Chemical constituents of *Ficus bengalensis*[J]. Indian J Chem, Sect B, 1977, 15: 762-763.
[49] Daniel R S, Mathew B C, Devi K S, et al. Antioxidant effect of two flavonoids from the bark of *Ficus bengalensis* Linn in hyperlipidemicrats[J]. Indian J Exp Biol, 1998, 36: 902-906.
[50] Duro F, Condorelli P. Research on the natural pigments in the fruits of *Ficus carica* var *nigra*[J]. Quad Merceol, 1977, 16(1): 37-45.
[51] Gibernau M, Buser H R, Frey J E, et al. Volatile compounds from extracts of figs of *Ficus carica*[J]. Phytochemistry, 1997, 46: 241-244.
[52] Kitajima J, Kaoru K, Tanaka Y. Three new sesquiterpenoids of *Ficus pumila* fruit[J]. Chem Pharm Bull, 2000, 48: 77-80.
[53] El-Gamal M A, El-Bay F K, El-Tawil B A H, et al. Constituents of local plants. Part 21. The coumarins of *Ficus salicifolia* L. fruits[J]. Egupt J Chem, 1978, 18: 767-772.
[54] Abd E W S M, El-Shabrawy A O, Islam W T, et al. Coumarin constituents and biological study of *Ficus pseudosycomrus* D[J]. Al-Azhr J Pharm Sci, 2000, 25: 101-115.
[55] Yarosh E A, Nikonov G K. *Ficus* genes coumarins[J]. Khimiya Prirodnykh Soedinenii, 1973, 2: 269-270.
[56] Khattab A A. Coumarin constituents of some Egyptian *Ficus* species[J]. Bull Fac Pharm(Cario Univ), 1993, 31(1): 19-20.
[57] 尹卫平, 陈宏明. 具有抗癌活性的一个新的香豆素化合物[J]. 中草药, 1997, 28(1): 3-4.
[58] Swami K D, Bisht N P S. Constituents of *Ficus religiosa* and *Ficus infectoria* and their biological activity [J]. J Indian Chem Soc, 1996, 73: 631.
[59] Hai M A, Sutradhar R K, Ahmad M U. Chemical constituents of *Ficus glomerata* Roxb(Moraceae)[J]. J Bangladesh Chem Soc, 1991, 4: 247-250.
[60] Venkatachalam S R, Mulchandani N B. Isolation of two alkaloids from *Ficus hispida*[J]. Naturwissenschafin, 1982, 69: 287-288.
[61] Peraza-Sanchez S R, Chal H B, Shin Y G, et al. Constituents of the leaves and twigs of *Ficus hispida*[J]. Planta Med, 2002, 68: 186-188.
[62] Baumgartner B, Erdelmeier C A J, Wright A D, et al. An antimicrobial alkaloid from *Ficus septica*[J]. Phytochemistry, 1990, 29: 3327-3330.
[63] Wu P L, Rao K V, Su C H, et al. Phenanthroindolizidine alkaloids and their cytotoxicity from the leaves of *Ficus septica*[J]. Heterocycles, 2002, 57: 2401-2408.
[64] Khan I A, Rali T, Sticher O. Alkaloids from *Ficus oachyrhachis*[J]. Planta Med, 1993, 59: 286.
[65] Li Y C, Kuo Y H. Four new compounds, ficusal, ficusequilignan A, B, and ficusolide diacetate from the heartwood of *Ficus microcarpa*[J]. Chem Pharm Bull, 2000, 48: 1862-1865.
[66] Kuo Y H, Li Y C. Three new compounds, ficusone, ficuspirolideand ficusolide from the heartwood of *Ficus microcarpa*[J]. Chem Pharm Bull, 1999, 47: 299-301.
[67] Li Y C, Kuo Y H. A monoterpenoid and two simple phenols from heartwood of *Ficus microcarpa*[J].

Phytochemistry, 1998, 49: 2417-2419.
[68] 尹卫平, 陈宏明, 王天欣, 等. 从无花果中提取新的皂苷和糖苷化合物及其活性研究[J]. 中草药, 1998, 29(8): 505-507.
[69] 尹卫平, 陈宏明, 王天欣, 等. 9, 19-环丙基-24, 25 环氧乙烷-5 烯-3β 螺甾醇的化学结构和抗癌活性[J]. 中国药物化学杂志, 1997, 7(1): 46-47.
[70] Joshi K C, Prakash L, Shah R. Chemical constituents of *Clerodendronin infortunatum* Linn.and *Ficus racemosa* Linn. [J]. J Indian Chem Soc, 1977, 54: 1104.
[71] Chiang Y M, Kuo Y H. Two novel tocopheroids from the aerial roots of *Ficus microcarpa*[J]. Tetrahedron Lett, 2003, 44: 5125-5128.
[72] 余华丽, 王伟影, 毛菊华, 等. 畲药小香勾中补骨脂素的定性鉴别与含量测定[J]. 中国药房, 2015, 26(6): 815-817.
[73] Ramadan M A, Ahmad A S, Nafady A M, et al. Chemical composition of the stem bark and leaves of *Ficus pandurata* Hance[J]. Nat Prod Res, 2009, 23(13): 1218-1230.
[74] Lv H, Zhang X, Chen X Z, et al. Phytochemical compositions and antioxidant and anti-inflammatory activities of crude extracts from *Ficus pandurata* H.(Moraceae)[J]. Evid Based Complement Alternat Med, 2013, (6): 568-579.
[75] 王振斌, 马海乐, 马晓珂, 等. 无花果渣脂溶性物质的化学成分和体外抗肿瘤的活性研究[J]. 林产化学与工业, 2010, (4): 48-52.
[76] Chiang Y M, Chang J Y, Kuo C C, et al. Phenanthroindolizidine alkaloids and their cytotoxicity from the leaves of *Ficus septica*[J]. Heterocycles, 2002, (12): 2401-2408.
[77] Van N H, Vu M T. Hispidin: A strong anticancer agent isolated from the leaves of *Ficus hispida* L.[J]. Tap Chi Hoc, 2006, (3): 345-349.
[78] Sarg T M, Abbas F A, Sayed Z I, et al. Two new polyphenolic compounds from *Ficus retusa* L. variegata and the biological activity of the different plant extracts [J]. J Pharm Phyto, 2011, (7): 89-100.
[79] Nana F, Sandjo L P, Keumedjio F, et al. Ceramides and cytotoxic constituents from *Ficus glumosa* Del.(Moraceae)[J]. J Bra Chem Soc, 2012, 23(3): 482-487.
[80] Tsai P W, De Castro-Cruz K A, Shen C C, et al. Chemical constituents of *Ficus odorata* [J]. J Pharm Chem, 2012, 46(4): 225-227.
[81] Annan K, Houghton P J. Antibacterial, antioxidant and fibroblast growth stimulation of aqueous extracts of *Ficus asperifolia* Miq. and *Gossypium arboreum* L., wound-healing plants of Ghana[J]. J Ethnopharm, 2008, (119): 141-144.
[82] Kuete V, Ngameni B, Simo C C F, et al. Antimicrobial activity of the crude extracts and compounds from *Ficus chlamydocarpa* and *Ficus cordata* (Moraceae)[J]. J Ethnopharm, 2008, (120): 17-24.
[83] Aref H L, Salah K B, Chaumont J P, et al. In vitro antimicrobial activity of four *Ficus carica* latex fractions against resistant human pathogens (antimicrobial activity of *Ficus carica* latex)[J]. Pak J Pharm Sci, 2010, (1): 53-58.
[84] Mbosso E J T, Nguedia J C A, Meyer F, et al. Ceramide, cerebroside and triterpenoid saponin from the bark of aerial roots of *Ficus elastica* (Moraceae)[J]. Phytochemistry, 2012, (83): 95-103.
[85] 房昱含, 魏玉西, 赵爱云, 等. 无花果叶提取物抗氧化活性的研究[J]. 中国生化药物, 2008, (29): 366-368.
[86] Leong C N A, Tako M, Hanashiro I, et al. Antioxidant flavonoid glycosides from the leaves of *Ficus pumila* L[J]. Food Chem, 2008, (109): 415-420.
[87] 王晶晶, 李均, 陈炳华, 等. 薜荔果实乙醇提取液抗氧化活性的初步分析[J]. 福建师范大学学报(自然科学版), 2009, (25): 110-114.
[88] Jahan I A, Nahar N, Mosihuzzaman M, et al. Hypoglycaemic and antioxidant activities of *Ficus racemosa* Linn. fruits[J]. Nat Prod Res, 2009, (23): 399-408.
[89] Awad N E, Seida A A, Hamed M A, et al. Hypolipidaemic and antioxidant activities of *Ficus microcarpa*(L.)in hypercholesterolemic rats[J]. Nat Prod Res, 2011, (25): 1202-1207.
[90] Van Kiem P, Cuong N X, Nhiem N X, et al. Antioxidant activity of a new *C*-glycosylflavone from the

leaves of *Ficus microcarpa*[J]. Bioorg Med Chem Lett, 2011, (21): 633-637.

[91] Yarmolinsky L, Zaccai M, Ben-Shabat S, et al. Antiviral activity of ethanol extracts of *Ficus binjamina* and *Lilium candidum* in vitro[J]. New Biotechnol, 2009, (26): 307-313.

[92] Lazreg H, Gaaliche B, Fekih A, et al. In vitro cytotoxic and antiviral activities of *Ficus carica* latex extracts[J]. Nat Prod Res, 2001, (25): 310-319.

[93] 张慧婧. 无花果叶中总黄酮的提取、精制及生理活性研究[D]. 济南: 山东大学硕士学位论文, 2012.

[94] Mandal S C, Maity T K, Das J, et al. Anti-inflammatory evaluation of *Ficus racemosa* Linn. leaf extract [J]. J Ethn, 2000, (72): 87-92.

[95] Taur D J, Nirmal S A, Patil R Y, et al. Antistress and antiallergic effects of *Ficus benghalensis* bark in asthma [J]. Nat Prod Res, 2007, (21): 1266-1270.

[96] 邵泰明. 大果榕茎的化学成分及抗骨质疏松活性研究[D]. 海口: 海南师范大学硕士学位论文, 2013.

[97] 王喜周, 应跃跃, 张昊, 等. 条叶榕抗炎镇痛作用研究[J]. 陕西中医, 2013, (5): 621-623.

[98] 叶一萍, 王法明, 李慧珍. 畲药小香勾合刺络拔罐治疗急性痛风性关节炎疗效观察[J]. 浙江中医杂志, 2013, (2): 108-109.

第 5 章　白山毛桃根

5.1　植 物 资 源

白山毛桃根，即猕猴桃科(Actinidiaceae)猕猴桃属植物毛花猕猴桃(*Actinidia eriantha* Benth.)的干燥根，以畲族习用药材名义收载于 2015 年版《浙江省中药炮制规范》[1]。毛花猕猴桃又名毛花杨桃、白藤梨、白毛桃、毛阳桃、毛冬瓜等。

5.1.1　猕猴桃属植物概述

猕猴桃属(*Actinidia* Lindl)植物是猕猴桃科一类落叶、半落叶至常绿藤本，共有 54 种以上，我国有 52 种以上[2]。其中，中华猕猴桃、美味猕猴桃、毛花猕猴桃和少量软枣猕猴桃具有较高的经济价值。该属植物自然分布较广，主要分布在亚热带地区，部分分布在温带，其中较多分布在中国、意大利、新西兰、智利、法国、希腊、日本、美国等国家。我国是该属植物的原产地和分布中心，除青海、新疆、内蒙古外，其余各省(尤其是长江流域和各省的山区阴湿地带)均有分布。

该属植物无毛或被毛，毛为简单的柔毛、茸毛、绒毛、绵毛、硬毛、刺毛或分枝的星状绒毛；髓实心或片层状。枝条通常有皮孔；冬芽隐藏于叶座之内或裸露于外。叶为单叶，互生，膜质、纸质或革质，多数具长柄，有锯齿，很少近全缘，叶脉羽状，多数侧脉间有明显的横脉，小脉网状；托叶缺或废退。花白色、红色、黄色或绿色，雌雄异株，单生或排成简单的或分歧的聚伞花序，腋生或生于短花枝下部，有苞片，小；萼片 5 片，间有 2～4 片的，分离或基部合生，覆瓦状排列，极少为镊合状排列，雄蕊多数，在雄花中的数目比雌性花的(不育雄蕊)为多，而且较长，花药黄色、褐色、紫色或黑色，丁字式着生，2 室，纵裂，基部通常叉开；花盘缺；子房上位，无毛或有毛，球状、柱状或瓶状，多室，有中轴胎座，胚珠多数，倒生，花柱与心皮向数，通常外弯压成放射状；在雄花中存在退化子房。果为浆果，秃净，少数被毛，球形、卵形至柱状长圆形，有斑点(皮孔显著)或无斑点(皮孔几乎不可见)；种子多数，细小，扁卵形，褐色，悬浸于果瓤之中；种皮尽成网状洼点；胚乳肉质，丰富；胚长约为种子一半，圆柱状，直，位于胚乳的中央；子叶短；胚根靠近种脐[1]。

该属植物果实可食；叶可饲猪；枝条浸出液含胶质可供造纸业作调浆剂，并可用于建筑方面与水泥、石灰、黄泥、沙子等混合使用，可起加固作用，用以铺筑路面、晒坪和涂封瓦檐屋脊；根部可作杀虫农药；花是很好的蜜源；许多种类的枝、叶、花、果都十分美观，又适宜栽植于绿化园地作观赏植物。

猕猴桃属植物原产于我国，有悠久的栽培利用历史。早在《诗经·桧风》中《隰有苌楚》便有诗句“隰有苌楚，猗傩其枝”，其中“苌楚”即为猕猴桃，记述河南密县一带有种植猕猴桃。《尔雅·释草》中将“长楚”释为“铫芅”，东晋著名学者郭璞将其注为“羊桃”，《医心方》中也作“羊桃”，现在湖北和四川东部一些地方的百姓仍称之为“羊桃”。唐代著名诗人岑参的诗作《太白东溪张老舍即事，寄舍弟侄等》，其中便有“中庭井阑上，一架猕猴桃”。表明当时便已经开始将猕猴桃作为观赏树种进行栽培。同时，猕猴桃也多次出现在各种医学典著中，如《食经》《食疗本草》《本草拾遗》《开宝本草》《得配本草》《湖南药物志》《闽东本草》《中华本草》《全国中草药汇编》等，具有解热、止渴、健胃、通淋等功效，主治烦热、肺热干咳、消化不良、湿热黄疸、石淋、痔疮，并附有多个配方。

5.1.2 白山毛桃根基原植物形态、鉴别与资源分布

5.1.2.1 基原植物形态

毛花猕猴桃是猕猴桃属一种珍奇的野生落叶藤本植物。幼枝及叶柄密生灰白色或灰褐色绒毛，老枝无毛。叶对生，厚纸质，矩圆形至圆形，基部圆截形至圆楔形，极少近心形，老时上面仅沿叶脉有疏毛，下面密生灰白色或灰褐色星状绒毛。花淡红色，2～3 朵成聚伞花序；萼片常为 2 片，连同花柄密生灰白色绒毛；花瓣 5～6 瓣，雄蕊多数；花柱丝状，多数。果实表面密生灰白色长绒毛，果肉细嫩多汁，酸甜适宜，维生素 C 含量高。

5.1.2.2 鉴别

1) 白山毛桃根的粉末显微特征

本品粉末黄褐色。草酸钙针晶较多，长 20～200 μm。石细胞较多，单个或数个存在，壁厚层纹明显，多呈类方形，少数呈不规则形。木栓细胞较多，多呈类长方形或多角形。导管较大，多破碎，为具缘纹孔导管。淀粉粒较多，单粒多呈圆球形，脐点点状直径 2～25 μm；复粒由 2～8 个分粒组成。结果见图 5-1。

2) 白山毛桃根的理化鉴别

白山毛桃根粉末的理化鉴别，参考藤梨根《上海市中药材标准》(1994 年版)，取粉末 0.2 g 于试管中，加 2%氢氧化钠溶液 5 mL，振摇，取滤液(或离心，取上清液)，溶液显棕红色至深红色，在此溶液中滴加 5%盐酸溶液，使溶液成酸性，溶液颜色变为黄色至橙色。

5.1.2.3 资源分布

该植物主产于浙江、福建、安徽、湖北、湖南、广东、广西、贵州等省区，生于海拔 250～1000 m 山地上的高草灌木丛或灌木丛林中。

5.1.3 毛花猕猴桃的繁育与栽培

毛花猕猴桃长势较强，抗逆性、抗病虫害性较强，适应性广，适合在年平均温 12～13 ℃，有效积温 4500～5200 ℃，无霜期 210～290 天的地区发展。毛花猕猴桃幼苗定植后留 4～5 个饱满芽定干，萌发后选 1～2 个让其向上生长，并搭架牵引，逐步形成“1

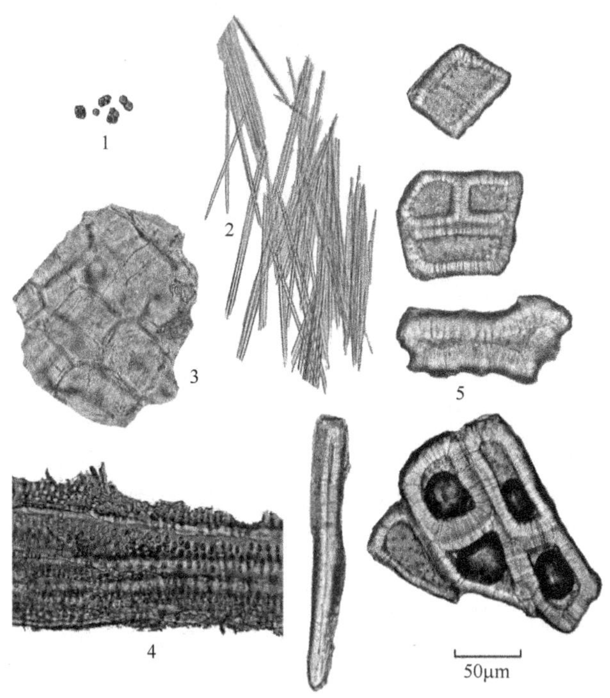

图 5-1　白山毛桃根的粉末显微特征
1. 淀粉粒; 2. 草酸钙针晶; 3. 木栓细胞; 4. 具缘纹孔导管; 5. 石细胞

主干 2 主蔓”基本树形。该树种栽后第二年挂果, 第三年投产。

苗木繁育: 毛花猕猴桃可通过种子播种、扦插(包括硬枝扦插、嫩枝扦插和根插)、压条和嫁接等方法进行繁育。在生产实践中, 应根据现有生产条件, 以及对技术的掌握程度, 因时因地采用适宜的繁育方式繁育高品质苗木[3]。

施肥管理: 毛花猕猴桃施肥管理遵循基肥和追肥相结合的原则。秋施基肥, 在树盘周围开环状施肥沟, 施入有机肥、化肥, 覆土, 浇水。春季萌芽前追施萌芽肥, 以速效肥为主; 果实膨大期追施壮果肥。

整形修剪: 休眠期修剪以培养幼树树形, 更新成年树结果枝组为主要目的, 通过短截、回缩等方式合理配置结果枝组, 一般 1 个主蔓上留 4 个侧枝。生长季修剪主要通过抹芽、疏枝、摘心等方式控制徒长枝, 疏除无用枝。

病虫害管理: 毛花猕猴桃抗病虫能力较强, 但随着人工栽培的不断规模化, 病虫害也相对较多, 常见的病虫害主要有: 根腐病、溃疡病、褐斑病、炭疽病、灰霉病、叶蝉、东方小薪甲、蛴象及叶螨等。病虫害防治应遵循“预防为主, 综合防治”的原则, 物理防治与化学防治相结合, 采用低毒低残留的农药, 并尽量减少施药次数。

5.2　典籍记载与应用

5.2.1　畲医药典籍记载

【药材性状】根圆柱形, 长短粗细不一。表面红棕色至紫褐色, 凸凹不平, 在弯曲处常有横向裂纹和浅陷横沟而略呈结节状。质坚韧，不易折断，断面柴性，皮部红棕色，可见白色结晶物，近皮部的木质部浅棕色，具较多白色结晶物，其他部位的木质部淡红色，导管孔明显，散生有白色结晶物。

【性味】根：味淡、微辛，性寒。叶：味微苦、微辛，性寒。

【功效】根：解毒消肿，清热利湿。叶：解毒消肿，祛瘀止痛，止血敛疮。

【主治】根：热毒痈肿，乳痈，肺热失音，湿热痢疾，淋浊，带下，风湿痹痛，胃癌，食道癌。根皮外用治跌打损伤。叶：痈疽肿毒，乳痈，跌打损伤，骨折，刀伤，冻疮溃破。

【附方】①治胃癌、肠癌：白山毛桃根 50 g，半枝莲 25 g，白花蛇舌草 25 g，三尖杉 10 g，铁丁角 30 g，七叶一枝花 25～30 g，花菇草(香菇)50 g，水煎服。②治子宫脱垂：白山毛桃根 250 g，老虎爪根 120 g，猪大肠头 1 节。炖 1 h，食大肠及汤。③治疔疮：白山毛桃根皮、泡桐叶等量。共研成细粉，与酒槽混匀；用茶叶包好，放入火中炙烤，外敷[4]。

5.2.2　其他医药典籍记载和民间应用

《浙江民间常用草药》记载，毛花猕猴桃可“清热解毒，舒筋活血。治全身疮疖，皮炎，无名肿毒，腹股沟淋巴结炎，跌打损伤”，并有附方如下。①治无名肿毒：鲜毛冬瓜根捣烂或加烧酒捣烂敷患处。②治腹股沟淋巴结炎：毛冬瓜根捣烂，拌酒糟煨热外敷患处，每日 1 次。③治疝气：毛冬瓜根 1 两，荔枝 2 两，鸡蛋 2 只，加烧酒 1 杯，水煎。食蛋和药汁。④治全身疖肿、皮炎：毛冬瓜根 4～5 两，加猪肉适量同煮食。⑤治跌打损伤：毛冬瓜根皮捣烂外敷，另取根 4～8 两水煎服。

《福建中草药》记载，毛花猕猴桃可“治肺热失音，大头瘟，湿热带下，石淋，白浊，乳痈，胃癌，鼻癌，乳癌”，并有附方如下。①治肺热失音：毛花杨桃鲜根 1 两。水煎，调冰糖服。②治湿热带下、石淋、白浊：毛花杨桃鲜根、野苎麻鲜根各 1～2 两。水煎服。③治大头瘟(颜面丹毒)：毛花杨桃鲜根，用第二次米泔水磨浓汁涂患处。④治乳痈：毛花杨桃鲜叶，加酒糟、红糖各少许，捣烂热敷患处。⑤治胃癌、鼻咽癌、乳癌：毛花杨桃鲜根 2 两 5 钱，水煎服，15～20 天为一疗程，休息几天后再服，连服 4 个疗程。

《全国中草药汇编》记载，毛花猕猴桃“果：调中理气，生津润燥，解热除烦，用于消化不良，食欲不振，呕吐，烧烫伤；根、根皮：清热解毒，活血消肿，祛风利湿，用于风湿性关节炎，跌打损伤，丝虫病，肝炎，痢疾，淋巴结结核，痈疖肿毒，癌症”。

此外，《湖南药物志》《闽东本草》《食疗本草》《开宝本草》，以及崔禹锡的《食经》等论著也对毛花猕猴桃有所记载，并有附方如下。①治食欲不振，消化不良：猕猴桃干果 2 两。水煎服(《湖南药物志》)。②治偏坠：猕猴桃 1 两，金柑根 3 钱。水煎去渣，冲入烧酒 2 两，分 2 次内服(《闽东本草》)。

5.3　化学成分研究

5.3.1　猕猴桃属的化学成分研究

猕猴桃属的化学成分研究较多，主要包括三萜类、黄酮类等成分。该化学成分的分布及植物来源参见表 5-1。

表 5-1　猕猴桃属化学成分表[5, 6]

化合物类型	化合物名称	植物来源	分布
三萜类	2α, 3α, 24-三羟基-12-烯-28-熊果酸	Ⅰ, Ⅱ, Ⅲ, Ⅳ, Ⅴ, Ⅵ, Ⅷ	根，果实胼胝组织
	24-乙酰氧基-2α, 3α-二羟基-12-烯-28-熊果酸(毛花猕猴桃酸 A)	Ⅵ	根
	2β, 3β, 23-三羟基-12-烯-28-熊果酸(毛花猕猴桃酸 B)	Ⅰ, Ⅲ, Ⅵ	根
	2α, 3β, 24-三羟基-12-烯-28-熊果酸	Ⅵ	根
	2β, 3β-二羟基-23-氧代-12-烯-28-熊果酸	Ⅵ	根
	2α, 3β, 23-三羟基-12-烯-28-熊果酸	Ⅵ	根
	2β, 3β-二羟基-12-烯-26-熊果酸	Ⅵ	根
	2α, 3β, 19α, 24-四羟基-12-烯-28-熊果酸	Ⅰ, Ⅲ	根，果皮
	3β-羟基-12-烯-28-熊果酸	Ⅰ, Ⅱ, Ⅳ, Ⅴ, Ⅵ, Ⅶ, Ⅷ, XⅢ	根，茎，叶，果实胼胝组织，地上部分
	2β, 3β, 24-三羟基-12-烯-28-熊果酸	Ⅲ, Ⅳ, Ⅴ, Ⅵ, Ⅷ, Ⅸ	根，果皮，果实胼胝组织，地上部分
	3β, 24-二羟基-12-烯-28-熊果酸	Ⅱ, Ⅴ	叶，果实胼胝组织
	2α, 3α, 23, 24-四羟基-12-烯-28-熊果酸	Ⅴ	果实胼胝组织
	2α, 3α-二羟基-12-烯-24-醛-28-熊果酸	Ⅴ	果实胼胝组织
	2α, 3α, 24 三羟基-12-烯-23, 28-熊果二酸	Ⅴ	果实胼胝组织
	3β-(反式-*p*-香豆酰)-2α, 23-二羟基-12-烯-28-熊果酸	Ⅴ, Ⅵ	果实胼胝组织，根
	3-*O*-乙酰熊果酸	Ⅴ	果实胼胝组织
	2α, 3α, 23-三羟基-12-烯-28-熊果酸	Ⅴ, Ⅲ, Ⅷ	果实胼胝组织
	2β, 3β-二羟基-12-烯-28-熊果酸	Ⅱ, Ⅴ, Ⅷ	果实胼胝组织，根
	2β, 3β, 23-三羟基-12-烯-28-熊果酸	Ⅱ, Ⅳ, Ⅴ, Ⅵ, Ⅶ, Ⅷ, Ⅸ, Ⅹ, Ⅺ, Ⅻ, XⅢ	果实胼胝组织，根
	3β-(反式-*p*-香豆酰)-2α, 24-二羟基-12-烯-28-熊果酸	Ⅴ, Ⅵ	果实胼胝组织，根
	2β, 3β-二羟基-23-一氧代-12-烯-28-熊果酸	Ⅳ	根
	2α, 2β, 23-三羟基-12, 20(30)-二烯-28-熊果酸	Ⅲ	果皮
	2α, 2α, 23-三羟基-12, 20(30)-二烯-28-熊果酸	Ⅲ, Ⅷ	果皮，根
	2α, 2β, 24-三羟基-12, 20(30)-二烯-28-熊果酸	Ⅲ, Ⅷ	果皮
	2α, 2β, 23-三羟基-12-烯-28-齐墩果酸	Ⅲ	果皮
	2α, 2α, 24-三羟基-12-烯-28-齐墩果酸	Ⅰ, Ⅲ, Ⅷ	果皮，根
	齐墩果酸	Ⅱ, Ⅷ	叶，根
	乙酰齐墩果酸	Ⅱ	叶

续表

化合物类型	化合物名称	植物来源	分布
三萜类	2α, 3α, 24-三羟基-11-烯-28-熊果酸-13β, 28-内酯	III	果皮
	2α, 3β, 19α, 23-四羟基-12-烯-28-熊果酸	III, VI, VIII	根
	2α, 3β, 19α, 23-四羟基-12-烯-28-齐墩果酸	III	根
	2β, 3α, 6α, 23, 30-五羟基-12-烯-28-熊果酸	VI	根
	2β, 3α, 20, 23, 24, 30-六羟基-12-烯-28-熊果酸-28-*O*-β-D-吡喃葡萄糖酯	VI	根
	2α, 3α, 24-三羟基-12-烯-齐墩果烷	VII	根
	2α, 3β-二羟基-12-烯-28-熊果酸-28, 30-内酯	VIII	根
	2α, 3β, 24-三羟基-12-烯-28-熊果酸-28, 30-内酯	VIII	根
	2α, 3α-二羟基-12-烯-28-熊果酸	VIII	根
	2β, 23-二羟基-12-烯-28-熊果酸	II, VIII	根
	2α, 3α, 19α, 24-四羟基-12-烯-28-熊果酸	VIII	根
	3β-羟基-12, 18-二烯-28-熊果酸	VIII	根
	2α, 3β, 19α, 23, 24-五羟基-12-烯-28-熊果酸	IX	根
	2β, 3α, 24-三羟基-12-烯-28-熊果酸	IX, X, XI, XII, XIII	根
	2β, 3α, 23-三羟基-12-烯-28-熊果酸	IX, X, XII	根
	2α, 3α, 19α-三羟基-12-烯-28-熊果酸	I	地上部分
	3β-(反式-*p*-香豆素)-2α, 23-二羟基-12, 20(30)-二烯-28-熊果酸[3β-(反式-*p*-香豆素)-猕猴桃酸]	II	根
	白桦脂酸	II	根
	24-乙酰氧基-2α, 3α-二羟基-12-烯-28-熊果酸	IV	根
	2β, 3α, 19α, 24-四羟基-12-烯-28-熊果酸	IX, XII	根
	3β-羟基-20-熊果烯	VIII, IX	根
	2α, 3β, 23-三羟基-12α-氯代-28-齐墩果酸-13β, 28-内酯	VIII	根
	2α, 3α, 19α, 23, 24-五羟基-12-烯-28-熊果酸	VIII	根
	2α, 3β-二羟基-12-烯-28-齐墩果酸	VIII	根
	2α, 3α, 19α, 24-四羟基-12-烯-28-熊果酸-28-*O*-β-D-吡喃葡萄糖酯	VIII	根
黄酮类	山柰酚-3-*O*-α-L-鼠李糖苷	VIII	根
	山柰酚-3-*O*-β-D-葡萄糖苷	VIII	根
	槲皮素-3-*O*-α-L-鼠李糖苷	VIII	根
	槲皮素-3-*O*-β-D-葡萄糖苷	VIII	根
	芦丁	VIII	根
	planchol A	VIII	根
	planchol B	VIII	根
	planchol C	VIII	根
	planchol D	VIII	根
	(−)-表儿茶素	VIII、II	根
	(+)-儿茶素	VIII	根
	(−)-表阿夫儿茶素	VIII	根
	(+)-表阿夫儿茶素	VIII	根
	(−)-表儿茶素(4β→8)(−)-表儿茶素	VIII	根

续表

化合物类型	化合物名称	植物来源	分布
黄酮类	(−)-表阿夫儿茶素(4β→8)(−)-表阿夫儿茶素	Ⅷ	根
	(+)-儿茶素(4α→8)(+)-儿茶素	Ⅷ	根
	(+)-表阿夫儿茶素(4α→8)(+)-表阿夫儿茶素	Ⅷ	根
	飞燕草甘元-3-*O*-β-D-(2-*O*-β-D-木糖)-半乳糖苷	XVI	果实
	飞燕草甘元-3-*O*-β-D-半乳糖苷	XVI	果实
	花青素-3-*O*-β-D-(2-*O*-β-D-木糖)-半乳糖苷	XVI	果实
	花青素-3-*O*-β-D-半乳糖苷	XVI	果实
	花青素-3-*O*-β-D-葡萄糖苷	XVI	果实
	4, 4′-二羟基-双氢查耳酮-2′-*O*-β-D-吡喃葡萄糖苷	Ⅷ	根
	异它乔糖苷	Ⅶ、Ⅷ	根
	δ-tocomonoenol	Ⅷ	果实
	它乔糖苷	Ⅷ	根
	5-羟基-6-甲氧基香豆素-7-*O*-β-D-葡萄糖苷	Ⅷ	根
	白蜡树苷	Ⅷ	根
	香草酸	Ⅷ	根
	1-*O*-(β-D-葡萄糖)-2-[(2-甲氧基-4-丙氧基)-苯氧基]-3-丙醇	Ⅷ	根
	(−)-儿茶素	Ⅱ	根
	槲皮素-3-*O*-β-D-(-2-*O*-β-D-木糖-6-*O*-α-L-鼠李糖)-葡萄糖苷	Ⅱ	根
	山柰甲黄素-7-鼠李糖苷	XIV	叶
	山柰甲黄素-3-芸香糖-7-鼠李糖苷	XIV	叶
其他类	β-谷甾醇	Ⅳ	根、叶
	胡萝卜苷	Ⅳ	根
	β-胡萝卜苷	Ⅳ	叶
	蒲公英醇	XV	果实
	Δ^7-豆烯甾醇	XIV	根
	狗枣三糖	XIV	根
	麦芽糖	XIV	叶
	中肌醇	XIV、Ⅱ、Ⅲ、Ⅷ、Ⅴ、Ⅳ	根、叶
	果糖	Ⅱ、Ⅲ、Ⅷ、Ⅴ、Ⅳ	根、叶
	葡萄糖	Ⅱ、Ⅲ、Ⅷ、Ⅴ、Ⅳ	根、叶
	蔗糖	Ⅱ、Ⅲ、Ⅷ、Ⅴ、Ⅳ	根、叶
	AEPA	Ⅳ	根
	AEPB	Ⅳ	根
	AEPC	Ⅳ	根
	AEPD	Ⅳ	根
	2, 6, 10-三甲基十二烷	Ⅱ	根
	十五烷酸甲酯	Ⅱ	根
	十四烷	Ⅱ	根
	4-甲氧基丁酸甲酯	XIV	叶
	十六酸	XIV	茎

续表

化合物类型	化合物名称	植物来源	分布
其他类	十六碳二烯酸甲酯	XIV	茎
	十二酸	XIV	茎
	乙酸戊酯	XIV	叶
	4-甲氧基丁酸甲酯	XIV	叶
	E-3-己烯	III	果实
	沉香醇	VII	叶
	十二烷	VIII	根
	辛烷	VIII	根
	正十一酸	III	根
	α-亚麻酸	V	果实
	(+)-松脂素	II	根
	(+)-皮树脂醇	II	根
	(−)-丁香脂素	II	根
	22, 23-二溴豆甾醇乙酯	VI	叶
	三环[4.1.1.0(2, 5)]辛烷	VI	叶
	正十六烷酸	VI	叶
	正丁基-*O*-β-D-吡喃果糖苷	VIII	根
	尿嘧啶	VIII	根
	腺嘌呤	VIII	根

注: I. 中越猕猴桃(*A.indochinensis*); II. 软枣猕猴桃[*A.arguta*(Sieb.et Zucc.Planch. ex Miquel)]; III. 美味猕猴桃(*A. deliciosa* cv Hayward); IV. 毛花猕猴桃(*A. eriantha* Benth.); V. 葛枣猕猴桃[*A. polygama*(Sieb. et Zucc.)Maxim]; VI. 镊合猕猴桃(*A. valvata*); VII. 大籽猕猴桃(*A. macrosperma* C. F. Liang); VIII. 中华猕猴桃(*A. Chinensis* Planch.); IX. 山梨猕猴桃(*A. rufaplands* ex miq); X. 卵圆叶猕猴桃(*A. indochinensis* Merr. var. *ovatifolia*); XI. 网脉猕猴桃(*A. cylindria* var. *reticulata*); XII. 安息香猕猴桃(*A. styracifolia*); XIII. 金花猕猴桃(*A. chrysantha*); XIV. 狗枣猕猴桃[*A. kolomikta*(Maxim. et Rupr.)Maxim.]; XV. 阔叶猕猴桃[*A. latifolia*(Gardn. et Champ.)Merr.]; XVI. 紫果猕猴桃(*A. arguta* var. *purpurea*)。其中, AEPA、AEPB、AEPC、AEPD为毛花猕猴桃根中分离的4个多糖成分, 均由半乳糖、阿拉伯糖和海藻糖构成, 但比例不同。

5.3.2 毛花猕猴桃的化学成分研究

毛花猕猴桃化学成分的研究最早见于1988年黄初升[7]的研究, 他以毛花猕猴桃根为材料, 分离提取出6种化学成分, 分别为β-谷甾醇、胡萝卜苷、熊果酸、2α, 3α, 24-三羟基-12-烯-28-熊果酸、毛花猕猴桃酸A(24-乙酰氧基-2α, 3α-二羟基-12-烯-28-熊果酸)、毛花猕猴桃酸 B(2β, 3β, 23-三羟基-12-烯-28-熊果酸), 其中后两种化合物为两种新的三萜类化合物。此后, 又从毛花猕猴桃根中分离出二十四碳酸、葡萄糖, 以及一个新三萜类化合物2α, 3β, 24-三羟基-12-烯-28-熊果酸[8]。1997年, 白素平[9]又从毛花猕猴桃根中分离得到3个三萜类化合物, 分别为2β, 3β-二羟基-23-氧代-12-烯-28-熊果酸(一种新的三萜类化合物)、2α, 3β, 23-三羟基-12-烯-28-熊果酸、2β, 3β-二羟基-12-烯-26-熊果酸。同时, 他还对毛花猕猴桃的地上部分进行研究[10], 并首次从其地上部分分离得到毛花猕猴桃酸B(2β, 3β, 23-三羟基-12-烯-28-熊果酸)、2α, 3β, 24-三羟基-12-烯-28-熊果酸、熊果酸、β-谷甾醇、β-胡萝卜苷。此外, 在糖类化合物的研究中, Boldingh[11]以毛花猕猴桃的叶、根为材料, 分离出半乳糖、葡萄糖和甘露聚糖, 且其比例为1∶2∶2; Xu[12]从毛花猕猴桃的根中分离出AEPA、AEPB、AEPC、AEPD 4种多糖成分, 它们均由半乳糖、阿拉伯糖和海藻糖构成，只是比例不同。

5.4　药理活性研究

白山毛桃根具有悠久的药用历史，并具有三萜类、糖类，以及类胡萝卜素、β-谷甾醇等多种化合物，其药理活性也被广泛研究。研究表明，白山毛桃根具有抗肿瘤、增强免疫、抗氧化等活性[13]。

5.4.1　抗肿瘤作用

王晓明等[14]使用系统溶剂法对毛花猕猴桃的根和叶的 80%甲醇微波提取物进行初步分离，应用MTT比色法测定其不同溶剂的提取部位对肝癌细胞株SMMC-7721的生长抑制作用，结果表明，氯仿提取物和乙酸乙酯提取物表现出显著的抑制作用，其 IC_{50} 分别为 221.82 μg/mL 和 563.64 μg/mL；郑燕枝[15]以人结肠癌细胞(RKO)、肝癌细胞(HepG2)和胃癌细胞(MGC-803、SGC-7901)四种人肿瘤细胞为实验模型，采用 MTT 法研究了其乙醇总提物及其四个不同极性部位的抗肿瘤活性，结果表明，其抗肿瘤活性部位为乙酸乙酯部位(EE-AER)，且其对胃癌细胞 SGC-7901 抑制活性最强；王水英等[16]研究白山毛桃根提取物对人红白血病 K562 细胞增殖的抑制作用及其可能的作用机制，结果表明，白山毛桃根提取物能抑制K562细胞增殖和诱导细胞凋亡；林水花等[17]用毛花猕猴桃根、茎、叶不同部位提取液对胃癌细胞 SGC-7901、乳腺癌细胞 MCF-7、鼻咽癌细胞 CNE2 开展研究，结果表明，毛花猕猴桃地上各部分提取物对三种肿瘤细胞无明显的抑制作用，但其根部提取液对胃癌细胞SGC-7901和鼻咽癌细胞CNE2具有明显的抑制作用，且其乙酸乙酯部位抗肿瘤活性最强；王水英等[18]研究毛花猕猴桃根对黑色素瘤 M21 细胞增殖的影响，结果表明，该提取物可以抑制 M21 细胞的增殖、侵袭迁移能力。

5.4.2　增强免疫作用

Xu 等[19]研究毛花猕猴桃水溶性总糖(AEP)及纯化后的四种多糖(AEPA、AEPB、AEPC、AEPD)的抗肿瘤和免疫调剂作用，结果表明，这些多糖不仅能显著抑制小鼠移植性肿瘤的生长，还能明显促进肿瘤小鼠脾细胞增殖，提高脾细胞中 IL-2 和 IFN-γ 的水平，增强自然杀伤细胞(NK)和细胞毒素 T 淋巴细胞(CTL)的活性。而且，他们还发现，从毛花猕猴桃根中提取的水溶性多糖具有很强的提高细胞免疫和体液免疫反应的能力，引起 Th1/Th2 应激反应的平衡。此外，林少琴等[20]研究发现，毛花猕猴桃根的粗提物可以增强小鼠巨噬细胞的吞噬功能，在药物毒性剂量下，粗提物的功效与其用量成正比。

5.4.3　抗氧化活性

Du 等[21]采用多种实验(DPPH、ABTS、ORAC、FRAP、SASR 和 MCC)对 8 种猕猴

桃属果实的抗氧化能力进行评价，结果表明，与栽培的中华猕猴桃和美味猕猴桃相比，野生的毛花猕猴桃和阔叶猕猴桃果实具有较强的抗氧化能力，且抗氧化能力与其所含多酚类化合物和维生素 C 的量呈正相关。

5.5 研究实例

当前，癌症是仅次于心血管疾病的世界第二大高发疾病，严重威胁人类的健康。人们对于开发相关抗肿瘤药物进行了大量研究，而毛花猕猴桃作为一种具有高效抗肿瘤作用的畲药也备受关注。郭辉辉[22]以毛花猕猴桃为材料，开展毛花猕猴桃氯仿层单体化合物的分离及其抗肿瘤活性机制研究。本节将基于其研究进行说明。

5.5.1 毛花猕猴桃根氯仿层单体化合物分离

1) 毛花猕猴桃根微波提取及氯仿层样品制备(流程见图 5-2)

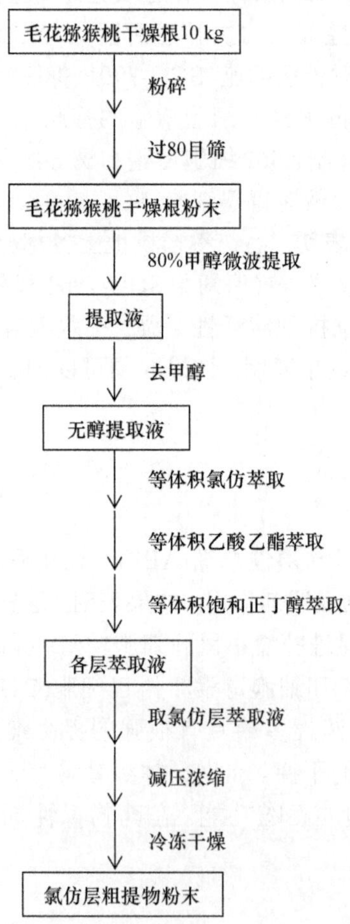

图 5-2 毛花猕猴桃根微波提取及氯仿层样品制备流程图

微波提取的提取条件为：温度 40 ℃，功率 140 W，料液比为 1∶7(g/mL)，每次提取 7 min，反复提取 3 次，且提取得率计算公式为：得率=$\frac{\text{氯仿粗提物粉末质量}}{\text{干燥根粉末总质量}}\times 100\%$。

2) 氯仿层化合物单体分离

(1) 用系统溶剂法对生物碱类化合物进行分离，如图 5-3 所示。

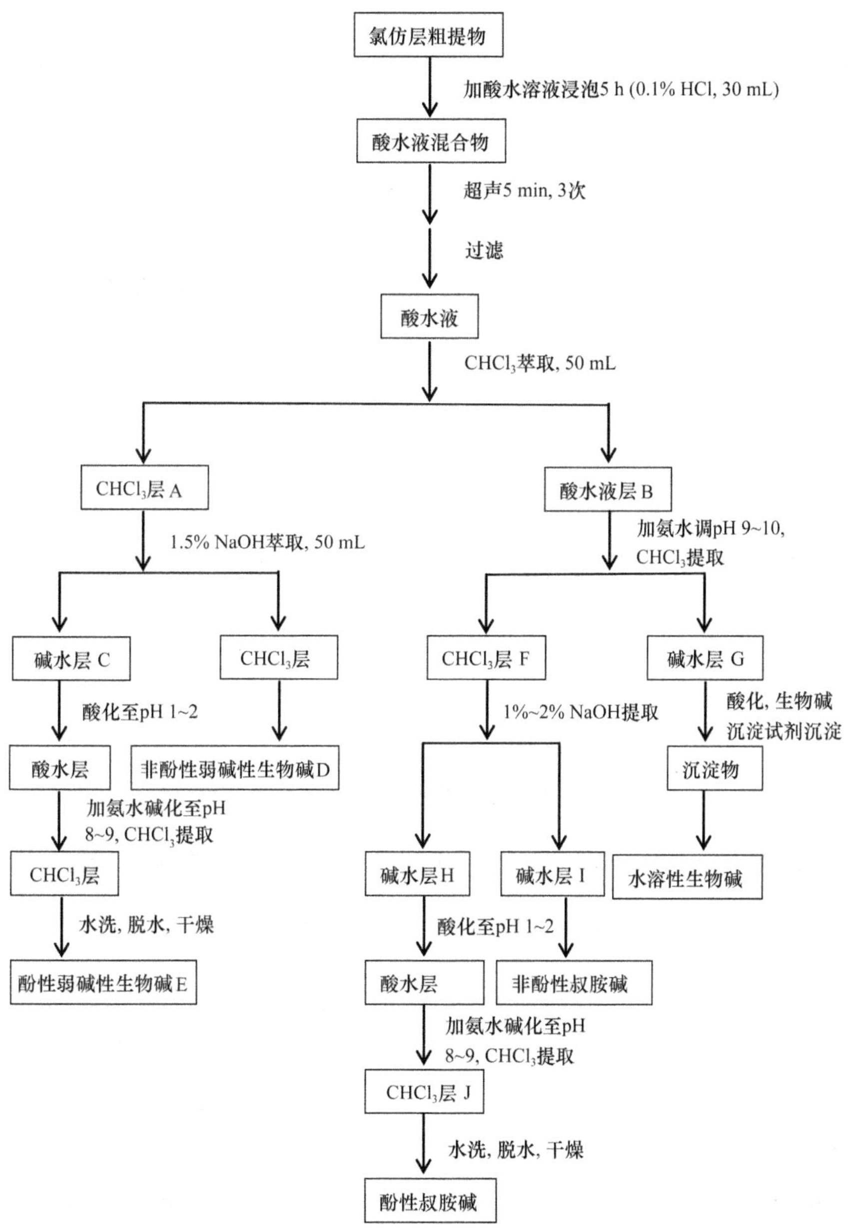

图 5-3　系统溶剂法生物碱类化合物分离流程图

(2) 用高效液相色谱法分离酸不溶部分，流程如图 5-4 所示。

高效液相色谱分离条件：Agilent Zorbax SB-C_{18} 色谱柱(5 μm, 9.4 mm×150 mm)。

洗脱条件：以水(A 相)和甲醇(B 相)为流动相进行洗脱。0～30 min, A 相: 25%, B 相: 75%; 30～35 min, A 相: 25%～10%, B 相: 75%～90%; 35～60 min, A 相: 10%, B 相: 90%。

流速: 1 mL/min；进样量: 20 μL；检测波长: 280 nm；柱温：常温。

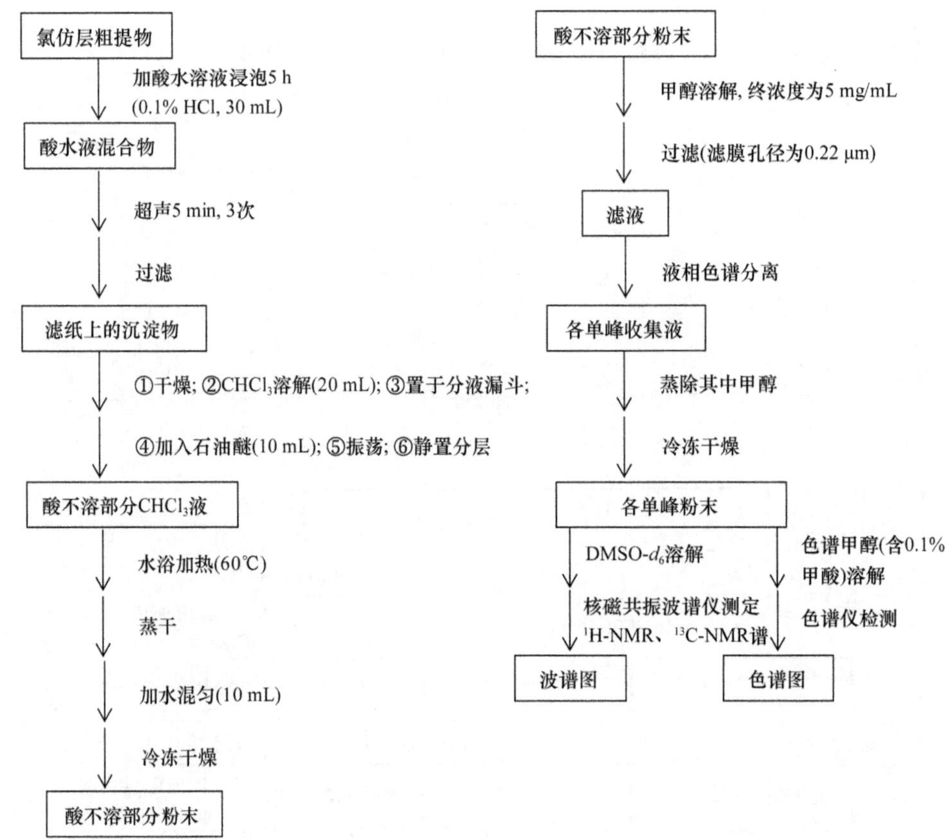

图 5-4　酸不溶部分的分离流程图

5.5.2　毛花猕猴桃根酸不溶部分 HPLC 图谱分析以及化合物的结构鉴定

5.5.2.1　毛花猕猴桃根酸不溶部分 HPLC 图谱分析

在设定洗脱条件下分离得到 7 个单峰，见图 5-5，按保留时间由小到大依次为化合物 **1**、**2**、**3**、**4**、**5**、**6**、**7**。这 7 个单峰的保留时间分别为 1 号: 42.067 min; 2 号: 43.483 min; 3 号: 44.467 min; 4 号: 45.233 min; 5 号: 46.717 min; 6 号: 51.354 min; 7 号: 58.350 min。

5.5.2.2　化合物的结构鉴定

经硅胶等色谱分离，获得三个化合物，经分析，与图 5-5 的 HPLC 图谱中化合物 **1**、**2**、**4** 一致。

1) 化合物 **1** 的结构鉴定

结合 ^{1}H-NMR 和 ^{13}C-NMR 图谱，^{1}H-NMR(400 MHz, DMSO-d_6)δ: 0.71(3H, s),

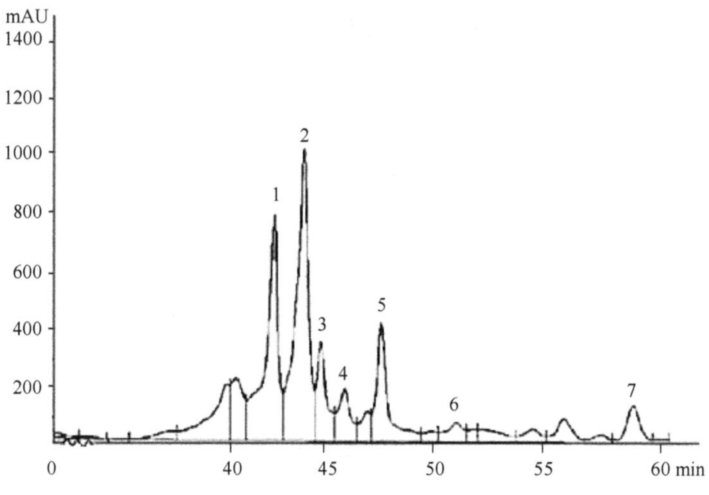

图 5-5　毛花猕猴桃根酸不溶部分 HPLC 分析图谱

0.82(3H, d, J = 6.3 Hz), 0.87(3H, s), 0.93(3H, d, J = 8.4 Hz), 0.94(3H, s), 1.04(3H, s), 有六个甲基; δ 2.11(1H, d, J = 12.3 Hz, 18-Hβ), 5.14(1H, brs, H-12); ^{13}C-NMR(100 MHz, DMSO-d_6)δ: 178.2(C-28), 138.2(C-13), 124.5(C-12), 72.5(C-3), 64.6(C-2), 63.7(C-23)。对照文献, 结合质谱结果, 推测化合物 **1** 可能为 2α, 3α, 24-三羟基-12-烯-28-熊果酸(结构式如图 5-6)。

2) 化合物 **2** 的结构鉴定

结合 ^{1}H-NMR 和 ^{13}C-NMR 图谱, ^{1}H-NMR(400 MHz, DMSO-d_6)δ: 0.71(3H, s), 0.82(3H, d, J = 6.3 Hz), 0.87(3H, s), 0.93(3H, d, J = 8.4 Hz), 0.94(3H, s), 1.04(3H, s), 有六个甲基; δ 2.11(1 H, d, J = 12.3 Hz, 18-Hβ), 5.14(1H, brs, H-12); ^{13}C-NMR(100 MHz, DMSO-d_6)δ: 178.2(C-28), 138.2(C-13), 124.5(C-12), 72.5(C-3), 64.6(C-2), 63.8(C-23)。对照文献[23], 结合质谱结果, 推测化合物 **2** 的结构为 2β, 3β-二羟基-23-氧代-12-烯-28-熊果酸(结构式如图 5-7)。

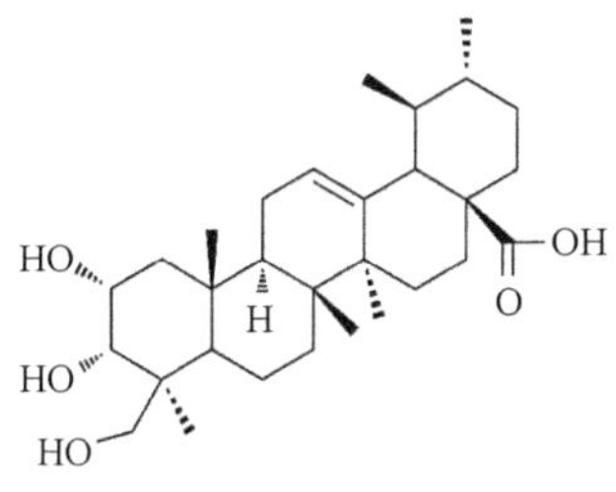

2α,3α,24-三羟基-12-烯-28-熊果酸

图 5-6　化合物 **1** 结构式

2β,3β-二羟基-23-氧代-12-烯-28-熊果酸

图 5-7　化合物 **2** 结构式

3) 化合物 **4** 的结构鉴定

结合 ^{1}H-NMR 和 ^{13}C-NMR 图谱, ^{1}H-NMR(400 MHz, DMSO-d_6)δ: 0.72(3H, s), 0.82(3H, d, J = 6.2 Hz), 0.89(3H, d, J = 8.4 Hz), 0.92(3H, s), 1.04(3H, s), 1.08(3H, s), 有六个甲基; δ 2.11(1H, d, J = 12.0 Hz, 18-Hβ); ^{13}C-NMR(100 MHz, DMSO-d_6)δ: 178.1(C-28), 138.1(C-13), 124.3(C-12), 83.7(C-3), 66.9(C-2), 63.8(C-23)。对照文献, 结合质谱结果, 推测化合物 **4** 的

结构为 2α, 3α-二羟基-23-甲氧基-12-烯-28-熊果酸(结构式如图 5-8 所示)。

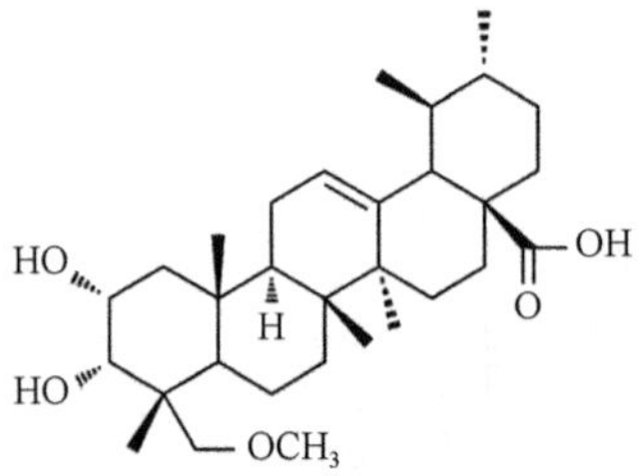

2α,3α-二羟基-23-甲氧基-12-烯-28-熊果酸

图 5-8　化合物 **4** 结构式

5.5.3　抗肿瘤活性研究

5.5.3.1　抗肿瘤活性体外研究

1) 细胞培养与样品溶液配制

a. 细胞培养

将肝癌细胞株 BEL-7404 培养于含 10%胎牛血清的 DMEM 培养基中，置于 37 ℃、5% CO_2 饱和湿度的细胞培养箱中培养，每隔 48 h 更换新鲜培养基。每隔 2～3 天使用含 EDTA 的 0.25%胰蛋白酶消化传代。实验中选取处于对数生长期的细胞用于实验。

b. 样品溶液配制

将毛花猕猴桃根氯仿层冻干粉末溶于 DMSO 配制成 40 mg/mL 的母液，12 000 r/min，10 min 离心，取上清液，过滤除菌后分装待用。

2) 毛花猕猴桃根氯仿层对肝癌细胞 BEL-7404 生长的影响

取对数生长期的 BEL-7404 接种于 96 孔板内，每孔加入 190 μL 细胞液，调整细胞密度，使每孔种入 3000 个细胞。接种后培养 8 h，待细胞贴壁后，使用培养基将药物配制成不同浓度，每孔加入 10 μL 药物，使其终质量浓度分别为 112.5 μg/mL，87.5 μg/mL，62.5 μg/mL，每组设置 3 个复孔，同时设置终浓度为 0.5% DMSO 溶剂对照组和终质量浓度分别为 3.325 μg/mL，0.3325 μg/mL，0.033 25 μg/mL 的紫杉醇阳性对照组。自加入化合物 0 h、24 h、48 h、72 h、120 h、144 h，使用胰蛋白酶消化，收集细胞，加入台盼蓝排除死细胞，对每组分别进行计数，所得数据绘制生长曲线(图 5-9、图 5-10)。

3) 毛花猕猴桃根氯仿层对肝癌细胞 BEL-7404 和正常细胞 LO2 增殖抑制作用

取对数生长期的 BEL-7404、LO2 细胞接种于 96 孔板内，每孔加入 190 μL 细胞液，调整细胞密度，使每孔种入 3000 个细胞。接种后培养 8 h，待细胞贴壁后，使用培养基将药物配制成不同浓度，每孔加入 10 μL 药物，使其终质量浓度分别为 200 μg/mL，175 μg/mL，150 μg/mL，137.5 μg/mL，125 μg/mL，112.5 μg/mL，100 μg/mL，87.5 μg/mL，每组设置 3 个复孔，同时设置终浓度为 0.5% DMSO 溶剂对照组和终质量浓度分别为 3.325 μg/mL，1.663 μg/mL，3.325×10^{-1} μg/mL，1.663×10^{-1} μg/mL，3.325×10^{-2} μg/mL，1.663×10^{-2} μg/mL 的紫杉醇阳性对照组。将加药后的 96 孔板放回培养箱中继续培养 72 h，取出培养板，每孔加入新鲜配制的 0.5 mg/mL MTT 10 μL，继续培养 4 h，取出培养板，离心 3000 r/min，

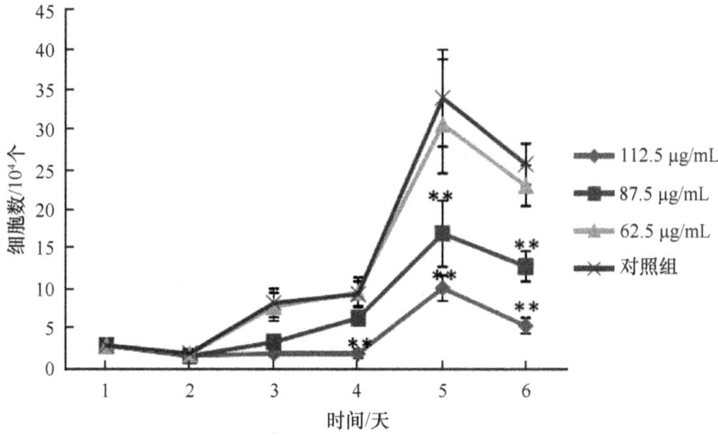

图 5-9　毛花猕猴桃根氯仿层作用肝癌细胞 BEL-7404 的生长曲线

* $p<0.05$, ** $p<0.01$

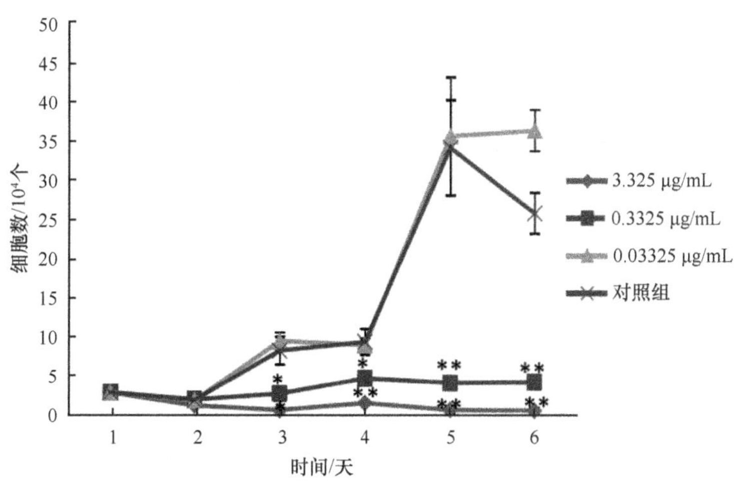

图 5-10　紫杉醇作用肝癌细胞 BEL-7404 的生长曲线

* $p<0.05$, ** $p<0.01$

10 min，吸弃上清液，每孔加入 150 μL DMSO，于摇床上摇动 10 min，充分溶解所形成的甲瓒，用酶标仪在 490 nm 处测定各孔吸光度(A)，计算样品对细胞生长的抑制率，并计算 IC_{50} 值。实验重复 3 次。使用下列公式计算抑制率：

$$抑制率\%=\frac{对照组吸光度A均值-实验组吸光度A均值}{对照组吸光度A均值-调零组吸光度A均值}\times 100\%$$

在所设定的 87.5～200 μg/mL 给药浓度范围内，毛花猕猴桃根氯仿层对肝癌细胞株 BEL-7404 有显著的增殖抑制作用，结果如表 5-2 所示，由表中数据可知，随着给药浓度的增高，氯仿层对 BEL-7404 的抑制率越高，可见氯仿层对 BEL-7404 的抑制作用呈剂量依赖性关系。在 200 μg/mL 给药浓度下作用 72 h 抑制率达到 85%以上，半抑制浓度 IC_{50} 约为 114.8 μg/mL。阳性对照药紫杉醇组呈现相似的抑制规律，其半抑制浓度 IC_{50} 约为 6.999×10^{-1} μg/mL。

结果如表 5-2 所示，在 112.5～200 μg/mL 浓度范围内，毛花猕猴桃根氯仿层对人正常肝细胞 LO2 有显著的增殖抑制作用，随着给药浓度的增高，氯仿层对 LO2 的抑制率越高；当浓度下降到 100 μg/mL 以下时，毛花猕猴桃根氯仿层对人正常肝细胞 LO2 的增殖抑制作用不再明显。同时，由表中数据可知，当给药浓度低于 150 μg/mL 时，毛花猕猴桃根氯仿层对人正常肝细胞 LO2 的增殖抑制作用要明显小于对肝癌细胞株 BEL-7404 的增殖抑制作用。计算所得毛花猕猴桃根氯仿层对人正常肝细胞 LO2 的半抑制浓度 IC_{50} 约为 132.2 μg/mL。紫杉醇组除最大浓度组外，其他各组对 LO2 的抑制作用不明显。

表 5-2　毛花猕猴桃根氯仿层作用于 BEL-7404、LO2 细胞株后的增殖抑制率($x±s$)

药物种类	剂量/(μg/mL)	抑制率/%	
		LO2	BEL-7404
氯仿层	200	86.07±0.0387**	85.31±0.0226**
	175	80.55±0.0439**	81.84±0.0732**
	150	68.70±0.1653**	77.30±0.1043**
	137.5	52.16±0.1325**	72.35±0.1932**
	125	27.01±0.1939*	44.61±0.2182*
	112.5	20.92±0.1852**	38.76±0.2419*
	100	10.57±0.3367**	32.91±0.1535**
	87.5	6.64±0.3367	12.00±0.0950*
紫杉淳	3.325	23.24±0.1400**	82.71±0.0576**
	1.6631	0.36±0.1297	79.22±0.0523**
	$3.325×10^{-1}$	—	57.76±0.1381**
	$1.663×10^{-1}$	—	7.09±0.1531
	$3.325×10^{-2}$	—	5.48±0.1822
	$1.663×10^{-2}$	—	8.98±0.2521

*p<0.05, **p<0.01，与对照组相比。

5.5.3.2　抗肿瘤活性体内研究

1) 实验方法

a. 样品溶液配制

称取适量的灭菌后的氯仿层粉末将其混悬于含 10%吐温-80 的生理盐水中，配制成均匀的混悬液。

b. H22 小鼠肝癌实体瘤模型的建立

抽取小鼠腹水：腹腔注射连续继代 3 代以上的 H22 细胞株，选择接种后 7～10 天，选取肿瘤腹水长势良好的 H22 肝癌小鼠，颈椎脱臼处死，固定，腹部用碘酒、酒精消毒后，用 5 mL 无菌注射器抽取小鼠腹水，计数，加入台盼蓝检测细胞存活状态，存活率应高于 95%。将腹水转移至无菌的离心管中，盖紧胶盖，平衡后离心(1000 r/min, 5 min)，弃上清液，加入适量无菌生理盐水，将细胞密度调整至 $1×10^7$ 个/mL，待用。

实体瘤接种：选取健康的 ICR 小鼠 60 只，逐个称重，随机选中 50 只，每只小鼠右腋下皮肤用碘酒、酒精消毒后，以 1 mL 无菌注射器，在无菌条件下，吸取上步制备的细胞悬液 0.2 mL，注射于小鼠右腋皮下。全程无菌操作，40 min 内完成接种。

c. 分组与给药

在小鼠接种瘤细胞 24 h 后，将 50 只小鼠随机分成 5 组，每组 10 只，分笼饲养，每天定时灌胃给药。另设正常健康的 ICR 小鼠 10 只为正常组，各组均自由摄食与饮水，分组灌胃情况如下：①模型对照组，溶剂灌胃，每日一次。②阳性对照组，每天为其进行 5-Fu 10 mg/kg 腹腔注射，每日一次。③正常组，健康 ICR 小鼠，溶剂灌胃，每日一次。④药物高剂量组，300 mg/kg，灌胃给药，每日一次。⑤药物中剂量组，150 mg/kg，灌胃给药，每日一次。⑥药物低剂量组，75 mg/kg，灌胃给药，每日一次。

除正常组外，各组均连续灌胃给药 10 天，停药次日，称取小鼠体重，处死小鼠，用镊子镊住小鼠右腋肿瘤生长部位皮肤，用手术剪剪开皮肤，暴露肿瘤，用镊子钝性剥离肿瘤，电子天平称量瘤重，同时测量肿瘤的长径和短径，逐一记录。

d. 指标检测

小鼠体重变化：比较各组小鼠在实验前和处死前体重变化情况，对其生长状况进行观测。

瘤体积：瘤体积的计算按照下列公式

$$瘤体积(V)=瘤长径(a)\times瘤短径(b)^2/2$$

计算各组抑瘤率：$抑瘤率\%=\dfrac{对照组平均瘤种-治疗组平均瘤种}{对照组平均瘤种}\times100\%$

2) 实验结果分析

a. 毛花猕猴桃根氯仿层对 H22 肝癌小鼠生长的影响

体重：小鼠接种肿瘤前的体重和处理小鼠时的体重以及给药后的存活率如表 5-3 所示。从表中数据可知，与正常组小鼠和模型对照组小鼠相比，氯仿层处理高、中、低剂量的小鼠体重未出现明显变化，阳性对照组小鼠体重明显下降。

存活率：如表 5-3 中数据所示，氯仿层处理高、中、低剂量组，均有小鼠死亡，而阳性对照组、模型组、正常组小鼠均未出现死亡现象。

表 5-3　毛花猕猴桃根氯仿层对 H22 肝癌小鼠生长的影响

组别	实验前平均体重/g	处理前平均体重/g	存活率/%
低剂量(75mg/mL)	21.23±0.9130	26.15±1.5147	80
中剂量(150mg/mL)	21.30±0.4342	26.30±2.3028	80
高剂量(300mg/mL)	21.55±0.9165	26.34±2.3305	80
阳性(5-Fu)	21.33±0.8327	22.20±2.2608	100
模型	21.34±0.9058	25.27±1.5699	100
正常	21.10±0.8551	24.20±1.0088	100

b. 毛花猕猴桃根氯仿层对 H22 肝癌小鼠肿瘤的抑制作用

毛花猕猴桃根氯仿层对 H22 肝癌小鼠肿瘤体积影响：毛花猕猴桃根氯仿层作用于 H22 肝癌小鼠后，对 H22 肝癌小鼠体内肿瘤体积的影响如表 5-4 所示。低剂量组对 H22 肝癌小鼠的肿瘤体积有着明显的抑制作用；高、中剂量组对肿瘤体积的抑制作用不明显；阳性对照组呈现明显的抑制作用。

表 5-4 毛花猕猴桃根氯仿层作用于 H22 肝癌小鼠肿瘤体积的变化表

组别	平均瘤体积/mm^2
低剂量(75mg/mL)	1114.84
中剂量(150mg/mL)	1599.43
高剂量(300mg/mL)	1266.11
阳性(5-Fu)	1007.87
模型	1523.22
正常	—

毛花猕猴桃根氯仿层对H22肝癌小鼠肿瘤抑瘤率影响: 毛花猕猴桃根氯仿层作用于H22肝癌小鼠后, 低剂量组对H22肝癌小鼠肿瘤有着明显的抑制作用, 抑瘤率为37.34%; 高、中剂量组对肿瘤的抑制作用不明显; 阳性对照组对 H22 肝癌小鼠肿瘤有着明显的抑制作用, 抑瘤率为 37.17%, 如表 5-5 所示。

表 5-5 毛花猕猴桃根氯仿层作用于 H22 肝癌小鼠的抑瘤率表

剂量/(mg/mL)	抑瘤率/%	标准差
75	37.34*	0.3839
150	2.91	0.5019
300	7.81	0.5288
阳性对照(5-Fu)	37.17*	0.4277

* p<0.05, 与对照组相比。

5.6 炮制和质量标准

5.6.1 白山毛桃根的炮制

取原药, 润软, 切厚片, 干燥。

5.6.2 白山毛桃根的质量标准

经研究表明, 可通过鉴别(粉末显微特征、化学反应)、检查(水分、灰分)、浸出物对白山毛桃根的质量进行全面的控制。

1) 白山毛桃根的水分

水分按《中国药典》水分测定法中的烘干法检查。根据测定结果(表 5-6), 将水分限度定为不得过 12.0%。

2) 白山毛桃根的总灰分

总灰分按《中国药典》灰分测定法中的总灰分测定法检查。根据测定结果(表 5-6), 将总灰分限度定为不得过 4.0%。

3) 白山毛桃根的浸出物

浸出物按《中国药典》醇溶性浸出物测定法项下的热浸法检查。根据测定结果(表 5-6), 用 70%乙醇作溶剂, 将浸出物的限度定为应不得少于 14.0%。

表 5-6　水分、总灰分、浸出物分检查结果

编号	水分/%	总灰分/%	浸出物/%
1	9.07	4.63	19.57
2	10.26	7.32	20.31
3	11.15	9.43	13.46
4	11.63	4.07	8.24
5	11.44	7.13	18.96
6	10.43	6.44	8.19
7	11.70	7.34	16.58
8	11.48	3.92	14.16
9	10.06	4.84	8.85
10	10.10	4.23	16.65

5.7　总结与展望

猕猴桃属植物在我国有很长的药用历史，其中，毛花猕猴桃是畲族民间常见用药之一。随着毛花猕猴桃相关研究的不断深入，其药理作用逐渐被广泛认识，人们的关注度也不断提高。白山毛桃根具有抗肿瘤、增强免疫力、抗氧化等药理作用，有望被开发为一种治疗肿瘤等疾病的天然药物。但当前相关的临床使用和产品仍不是很多，需要展开进一步的研究开发。

参 考 文 献

[1] 浙江省食品药品监督管理局. 浙江省中药炮制规范[M]. 北京：中国科技医药出版社, 2015: 28-29.

[2] 中国科学院中国植物志编辑委员会. 中国植物志[M]. 第 49 卷. 第 2 分册. 北京：科学出版社, 1984: 196.

[3] 蓝金珠. 毛花猕猴桃种苗繁育技术[J]. 现代农业科技, 2014, 6: 122-125.

[4] 程文亮, 李建良, 何伯伟, 等. 浙江丽水药物志[M]. 北京：中国农业科学技术出版社, 2014: 409.

[5] 杨艳杰. 猕猴桃属植物的研究进展[J]. 安徽农业科学, 2007, 35(35): 11454-11457, 11459.

[6] 徐一新. 猕猴桃属植物化学成分和生物活性研究进展[J]. 解放军药学学报, 2011, 27(2): 164-170.

[7] 黄初升. 毛花猕猴桃中的两个新三萜化合物[J]. 云南植物研究, 1988, 10(1): 93-100.

[8] 黄初升. 毛花猕猴桃根中的一个新三萜化合物[J]. 天然产物研究与开发, 1992, 4(3): 27-30.

[9] 白素平. 毛花猕猴桃三萜化学成分的研究[J]. 天然产物研究与开发, 1997, 9(1): 15-18.

[10] 白素平. 毛花猕猴桃地上部分化学成分的研究[J]. 中草药, 1997, 28(2): 69-72.

[11] Boldingh H. Seasonal concentrations of non-structural carbohydrates of five *Actinidia speciesin* fruit, leaf and fine root tissue[J]. Ann Bot, 2000, 85(4): 469-476.

[12] Xu H S. Chemical composition and antitumor activity of different polysaccharides from the roots of *Actinidia eriantha*[J]. Carbohydr Polym, 2009, 78(2): 316-322.

[13] 雷后兴. 畲药白山毛桃根的药理及应用研究[J]. 浙江中医杂志, 2014, 49(2): 146-148.

[14] 王晓明, 杨祖立, 施意, 等. 毛冬瓜对肝癌细胞株 SMMC-7721 的抑制作用[J]. 浙江理工大学学报, 2011, 28(4): 606-610.

[15] 郑燕枝. 毛花猕猴桃根化学组分提取工艺及抗胃癌活性研究[D]. 福建：福建中医药大学硕士学位论文, 2013.

[16]王水英, 程晓东. 白山毛桃根提取物对人红白血病K562细胞作用研究[J]. 疑难病杂志, 2013, 12(5): 368-370.

[17] 林水花, 吴建国, 谢通, 等. 毛花猕猴桃不同部位的抗肿瘤活性比较[J]. 福建中医药大学学报, 2013, 23(1): 46-47.

[18] 王水英, 孙宇, 金惠, 等. 白山毛桃根提取物抑制黑色素瘤M21细胞增殖作用及其机制研究[J]. 辽宁中医杂志, 2013, 40(10): 2101-2104.

[19] Xu H S, Yao L, Sun H X, et al. Chemical composition and antitumor activity of different polysaccharides from the roots of *Actinidia eriantha*[J]. Carbohydr Polym, 2009, 78: 316-322.

[20] 林少琴, 余萍, 朱苏闵, 等. 毛花猕猴桃根粗提物抗癌效应及对小鼠免疫功能影响的初步研究[J]. 福建师范大学学报(自然科学版), 1987, 3(2): 108-110.

[21] Du G R, Li M J, Ma F W, et al. Antioxidant capacity and the relationship with polyphenol and Vitamin C in *Actinidia* fruits[J]. Food Chem, 2009, 113(2): 557-562.

[22] 郭辉辉. 毛花猕猴桃氯仿层单体化合物分离及其抗肿瘤活性机制研究[D]. 杭州: 浙江理工大学硕士学位论文, 2013.

[23] 郭维, 范玉兰, 郑绿茵, 等. 毛冬瓜根挥发油化学成分分析[J]. 广西植物, 2009, 29(4): 564-566.

第6章　山 里 黄 根

6.1　植 物 资 源

山里黄根，即茜草科(Rubiaceae)栀子属植物栀子(*Gradenia jasminoides* Ellis)的干燥根及根茎，以畲族习用药材名义收载于2015年版《浙江省中药炮制规范》[1]。山里黄根又名栀子根、黄枝根、山枝根和三枝根等。

6.1.1　栀子属植物概述

根据《中国植物志》[2]，茜草科的属、种数无准确记载，Airy-Shaw的统计为500属6000种，而Robbrecht的统计为637属10 700种。广泛分布于全世界的热带和亚热带，少数分布至北温带。我国有18族、98属、约676种，其中有5属是自国外引种的经济植物或观赏植物。主要分布在东南部、南部和西南部，少数分布于西北部和东北部。本科植物的经济用途是多方面的，如饮料咖啡(*Coffea* 属)；药用奎宁(*Cinchona* 属)、吐根酊(*Psychotria* 属)、钩藤碱(*Uncaria* 属多种)；材用有团花(*Neolamarckia cadanba*)等；染料有茜草属(*Rubia*)的某些种。此外还有许多观赏植物。

栀子属(*Gardenia* Eills, nom. cons.)物种为无刺型灌木植物(少数是乔木)。少有3片轮生或与总花梗对生的1片不发育；托叶生于叶柄内，三角形，基部常合生。花大，腋生或顶生，单生、簇生或很少组成伞房状的聚伞花序；萼管常为卵形或倒圆锥形，萼檐管状或佛焰苞状，顶部常5～8裂，裂片宿存，稀脱落；花冠高脚碟状、漏斗状或钟状，裂片5～12，扩展或外弯，旋转排列；雄蕊与花冠裂片同数，着生于花冠喉部，花丝极短或缺，花药背着，内藏或伸出；花盘通常环状或圆锥形；子房下位，1室，或因胎座沿轴粘连而为假2室，花柱粗厚，有或无槽，柱头棒形或纺锤形，全缘或2裂，胚珠多数，2列，着生于2～6个侧膜胎座上。浆果常大，平滑或具纵棱，革质或肉质；种子多数，常与肉质的胎座胶结而成一球状体，扁平或肿胀，种皮革质或膜质，胚乳常角质；胚小或中等大，子叶阔，叶状。约有250种，分布于东半球的热带和亚热带地区。少数物种具有药用价值，可以当作庭院观赏植物。中国有5种，1变种，产于长江以南各省区。本属的模式种为栀子。

6.1.2　山里黄根基原植物形态、鉴别与资源分布

6.1.2.1　基原植物形态

栀子为灌木，高0.3～3 m；嫩枝常被短毛，枝圆柱形，灰色。叶对生，革质，稀为纸质，少为3枚轮生，叶形多样，通常为长圆状披针形、倒卵状长圆形、倒卵形或椭圆形，长3～25 cm，宽1.5～8 cm，顶端渐尖、骤然长渐尖或短尖而钝，基部楔形或短尖，两面常

无毛，上面亮绿，下面色较暗；侧脉 8～15 对，在下面凸起，在上面平；叶柄长 0.2～1 cm；托叶膜质。花芳香，通常单朵生于枝顶，花梗长 3～5 mm；萼管倒圆锥形或卵形，长 8～25 mm，有纵棱，萼檐管形，膨大，顶部 5～8 裂，通常 6 裂，裂片披针形或线状披针形，长 10～30 mm，宽 1～4 mm，结果时增长，宿存；花冠白色或乳黄色，高脚碟状，喉部有疏柔毛，冠管狭圆筒形，长 3～5 cm，宽 4～6 mm，顶部 5～8 裂，通常 6 裂，裂片广展，倒卵形或倒卵状长圆形，长 1.5～4 cm，宽 0.6～2.8 cm；花丝极短，花药线性，长 1.5～2.2 cm，伸出；花柱粗厚，长约 4.5 cm，柱头纺锤形，伸出，长 1～1.5 cm，宽 3～7 mm，子房直径约 3 mm，黄色，平滑。果卵形、近球形、椭圆形或长圆形，黄色或橙红色，长 1.5～7 cm，直径 1.2～2 cm，有翅状纵棱 5～9 条，顶部的宿存萼片长达 4 cm，宽达 6 mm；种子多数，扁，近圆形而稍有棱角，长约 3.5 mm，宽约 3 mm。花期 3～7 月，果期 5 月至翌年 2 月。

6.1.2.2　鉴别

1) 山里黄根的粉末显微特征

石细胞众多，类圆形、类方形、类椭圆形、类长方形或不规则形，常数个聚集，有些胞腔内含红棕色物，直径 30～50 μm。木纤维众多，常成束存在，周围的薄壁细胞内含草酸钙方晶，形成晶纤维。草酸钙簇晶常散在，直径 20～60 μm。木栓细胞链珠状。网纹导管直径 20～50 μm(图 6-1)。

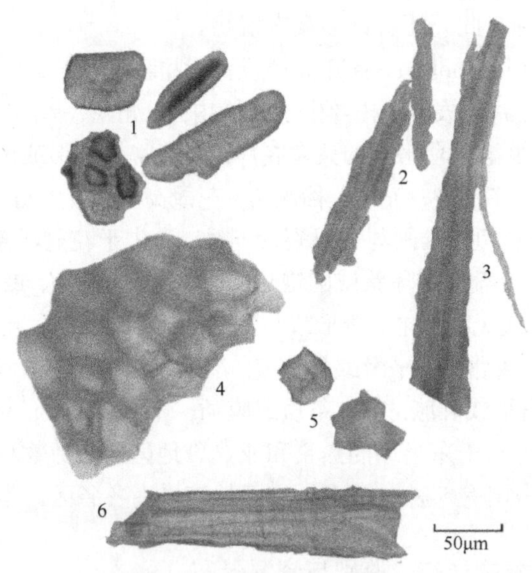

图 6-1　山里黄根的粉末显微特征

1. 石细胞; 2. 木纤维; 3. 晶纤维; 4. 木栓细胞; 5. 簇晶; 6. 导管

2) 山里黄根的薄层色谱

参考《湖南省中药材标准》(2009 年版)，选取以齐墩果酸为对照品，参考《中国药典》威灵仙项下薄层色谱(以齐墩果酸为对照品)的方法，对多种提取方法及展开系统进行实验，以酸性乙醇加热回流 1.5 h，滤液蒸干加水溶解后用乙酸乙酯萃取所得的供试品斑点明显；以甲苯-乙酸乙酯-冰醋酸(14∶5.0∶0.3)为展开剂，10%硫酸乙醇液为显色剂，得到的斑点最为清晰，分离度好，结果见图 6-2。

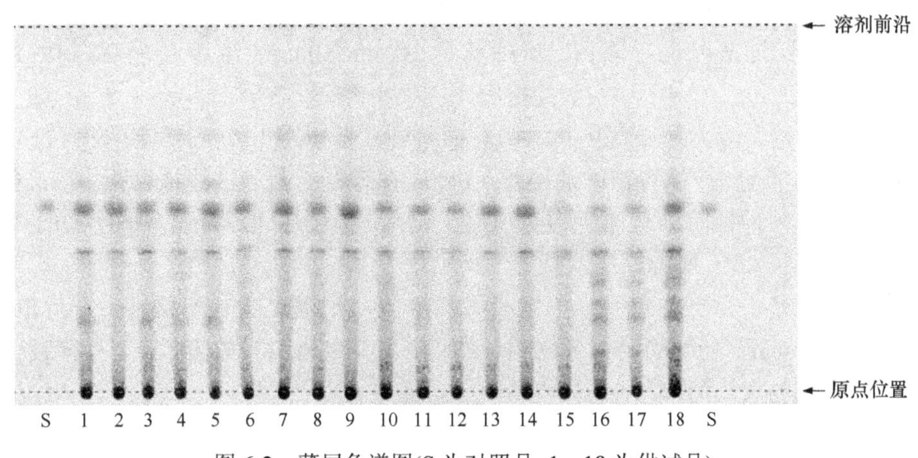

图 6-2 薄层色谱图(S 为对照品；1～18 为供试品)

6.1.2.3 资源分布

产于山东、江苏、安徽、浙江、江西、福建、台湾等地，河北、陕西和甘肃有栽培；生于海拔 10～1500 m 处的旷野、丘陵、山坡的灌丛或林中。国外分布于日本、朝鲜、越南和美洲北部等，野生或栽培。

本种分布较广，生长在不同的环境，使其习性、叶的形状及大小、果实的形状及大小等均发生一些变异。其变异主要可分为两个类型：一类通常称为“山栀子”，果卵形或近球形，较小；另一类通常称为“水栀子”，果椭圆形或长圆形，较大。据称前者适为药用，后者适为染料用。一些学者亦根据其叶、花、果实等的变异，定为若干变种或变型。

6.1.3 栀子的繁殖与栽培

栀子适宜生长于低山温暖湿润处，不耐寒，较耐阴，对土壤要求不严，在排水良好、疏松、肥沃的酸性土壤中生长较好，栽培宜选中性至微酸性沙质土壤。栀子的繁殖可用种子繁殖、扦插繁殖和分株繁殖等三种方法。

6.1.3.1 整地

野生栀子分布于山地丘陵，喜温暖气候，对土壤要求不严，耐旱，低洼积水地不宜种植。可利用山坡、田边、地角种植，也可在庭院结合绿化种植。在选好的土地上进行全垦。于丘陵地区种植时，为了提高土壤保水保肥能力，以修建梯田为好。梯田宽约 1 m，按株距 1 m 开穴，穴宽 45 cm，深 33 cm，适当施入有机肥料。

6.1.3.2 繁殖方法

(1) 种子繁殖。秋冬季种子成熟时采下果实，取出种子，去除果肉后晾干备用。

栀子可春播或秋播。播种前用 40～45 ℃温水浸种 1 天，去掉浮种和杂质，稍晾干后即可播种。苗床起 1.3 m 宽的高畦，按 0.2 m 行距开 1.5 cm 深的播种沟。先将种子与草木灰或细土混合后，均匀撒在沟里，覆土厚 2～3 cm，最后盖草，浇水。每 667 m^2(1 亩)播种量 2.5～3 kg，播后 50～60 天出苗。幼苗期间注意浇水和除草，并施氮肥 2～3 次。幼苗过密时进行间苗，保持株距 10 cm×10 cm，次年春季苗高 0.33 m 以上即可定植。

(2) 扦插繁殖。分为扦插育苗和大田直插两种。扦插期为 2～3 月或 10～11 月，选用 2 年生枝条作插穗。扦插育苗的插穗长 15 cm，在整好的苗床上按株行距 10 cm×10 cm 斜插，入土深度为插穗的 2/3。插后压紧土壤，浇水，半年后即可定植。采用大田直插时，方法同上，插穗长 25～30 cm，每穴插 2～3 条。

(3) 分株繁殖。每年立春后，在栀子母株周围从根蘖上生长出嫩芽，当苗长 15～20 cm 时，把土刨开，切断幼苗与母树相连的根，使其成为独立的苗木，进行移栽。植穴的深浅，以苗根的大小而定，一般穴深 6～10 cm。

6.1.3.3 田间管理

(1) 除草追肥。种子育苗和分株育苗扦插，必须保持土壤湿润，并适时除草施肥，老树每年都要进行中耕除草 1～2 次，并结合施肥。每年春、冬季各追肥一次。肥料以厩肥、堆肥为主，增施磷肥或饼肥可显著提高产量。

(2) 修枝和培土。每年冬季收完果实后，剪去长枝、病枝、过密枝，使树冠外圆内空，以利通风透光。同时培土，以利于保湿防冻。

(3) 病虫害防治。①斑枯病：为害叶片，产生黄褐色病斑，导致叶片变黑枯死。防治方法：收集病叶烧毁；发病初期可喷 1∶1∶100 的波尔多液或 65%代森锌 500 倍液，每隔 7～10 天喷 1 次，连喷 3～4 次。②蚜虫和红蜡介壳虫：蚜虫于 5～6 月危害嫩芽，可用 40%乐果乳油 2000 倍液喷施；红蜡介壳虫于 5～6 月孵化危害嫩芽幼茎，可用 25%亚胺硫磷乳油 400 倍喷施。③茶小蓑蛾：3 月开始活动，7～8 月危害严重。受害叶片出现多圆形的孔洞。防治方法：人工捕捉杀灭，或剪下虫口过多的枝条烧毁。严重时可用 80%敌敌畏 1000～1500 倍液喷杀。

6.2 典籍记载与应用

6.2.1 畲医药典籍记载

【药材性状】呈圆柱形，有分枝，多已切成短段，长 2～5 cm。表面灰黄色或灰褐色，具有瘤状突起的须根痕。质坚硬，断面白色或灰白色，具放射状纹理。气微，味淡。以根肥大、短段大小均匀、不带茎枝者为佳。

【性味】甘；苦；寒。

【归经】肝；胆；胃经。

【功效】清热，凉血，解毒。

【功能主治】清热利湿；凉血止血。主治黄疸型肝炎；痢疾；胆囊炎；感冒高烧；吐血；尿路感染；肾炎水肿；乳腺炎；风火牙痛；跌打损伤。

【用法用量】内服：煎汤，15～30 g。外用：适量，捣敷。

6.2.2 其他医药典籍记载和民间应用

栀子始载于《神农本草经》列为中等，其果是一种常见的中药材，而根、花和叶则作为民间草药不同程度的使用。栀子的根在我国华东和华南地区，尤其是广西、广东和福建民间应用十分普遍，而在畲民中使用更为常见，这可能与畲民生活环境和常见疾病有关。

药材正名栀子根来源于《福建民间草药》的记载，民间别名黄枝根、山枝根和三枝根等。据《分类草药性》对栀子根的记载："味苦"；广州部队《常用中草药手册》记载："味苦、寒，入肺、肝、胆、肾、大肠和膀胱 6 经。"《四川中药志》记载：栀子根能"开心窍，解心热，通小便，治黄疸，吐血，五淋，跌打。"《岭南草药志》记载："治黄疸，山栀根一至二两，煮瘦肉食。"《闽东本草》记载："治米汤样尿，用黄栀子根一两，棉毛旋覆花根一两，加水同瘦猪肉炖服。"《草医草药简便验方汇集》记载："治疗急性传染性肝炎，用黄栀子根煎服，每天 1 次"。

民间常用选方：①山栀子 30～60 g，煮瘦肉食，治黄疸；②山栀子根 60 g，山麻仔根 30 g，鸭脚树二层皮 60 g，红花痴头婆根 30 g，煎服或加酒少许服，治感冒高热；③用黄栀子根煎服，每日 1 剂，10 天为 1 疗程，治急性传染性肝炎。综上所述，栀子根在民间已有广泛使用。

6.3 化学成分研究

6.3.1 栀子果实的化学成分研究

栀子果实及花中含有 α-藏花苷及 α-藏花酸、栀子苷、去羟栀子苷、栀子酮苷、格尼泊素-1-β-D-龙胆二糖苷、α-甘露醇、β-谷甾醇、熊果酸、鞣质、烷烃、果胶等成分，但栀子果中最主要的有效成分是可用作食用色素的栀子黄色素、用于制备食用蓝色素的栀子提取物及栀子花精油。

6.3.1.1 栀子黄色素

栀子黄色素主要成分是藏花素(crocin)和藏花酸(crocetin)，为水溶性类胡萝卜素类物质。当栀子黄色素用于面类制品着色时，容易发生绿变，而且稳定性不高。

6.3.1.2 栀子苷

栀子当中含有大量的环烯醚萜苷类化合物，包括京尼平苷(geniposide)、羟异栀子苷(gardenoside)，京尼平龙胆二糖苷(genipingenitiobioside)、山栀子苷(shanzhiside)和栀子酮苷(gardoside)等。

6.3.1.3 二萜类化合物

付小梅等[3]从栀子果实中分离得到藏花酸、藏花素以及 α-藏花苷等化合物，这些化合物均为二萜类链状化合物。化合物藏花素是栀子中所含的一种色素成分。

6.3.1.4 三萜类化合物

秦国伟等[4]对栀子花进行研究，从乙酸乙酯提取物中分离得到 1 种可以抗早孕的新的三萜酸，为栀子花乙酸(gardenic acid B)，之后又从栀子花中分离得到另外 1 种新的三萜酸，为栀子花甲酸(gardenic acid A)。

6.3.1.5 黄酮类

Kim 等在栀子的果实提取分离过程中，得到 2 个黄酮类化合物，分别为槲皮素-3-*O*-β-D-吡喃葡萄糖苷(quercetin-3-*O*-β-D-glucopyranoside)和槲皮素(quercetin)。又从栀子果实的 80%工业乙醇提取物中分离得到 6 个黄酮类化合物，分别为 croymbosin、芦丁、异槲皮苷、槲皮素、nicotiflorin 和 umuhengerin。

6.3.1.6 香豆素类

从栀子果实 95%乙醇室温渗漉提取物中分离得到欧前胡素(imperatorin)和异欧前胡素(isoimperatorin)，这两种化合物均为首次从该植物中分离得到。

6.3.1.7 挥发油成分

用 GC-MS 法对从栀子属植物的花、叶和果实中提取得到的挥发性部分进行分离，得到 85 个化合物，如乙酸苄酯、橙花叔醇、苯甲酸甲酯、棕榈酸、反-2, 4-癸二烯醛、反，顺-2, 4-癸二烯醛、丹皮酚、亚油酸甲酯、3, 5, 5-三甲基-2-环乙烯-1-酮、β-芹子烯、2-十一烯醛、2-戊基呋喃、油酸和顺-癸烯醛等。

6.3.1.8 有机酸

采用不同色谱柱技术进行分离，通过波谱分析确定化合物的结构。结果鉴定出 8 个有机酸类，分别为绿原酸、3, 4-二咖啡酰奎宁酸、3-咖啡酰-4-芥子酰奎宁酸、3-咖啡酰-4-芥子酰奎宁酸甲酯、3-咖啡酰-5-芥子酰奎宁酸甲酯、3, 4-二咖啡酰-5-(3-羟-3-甲基)戊二酰奎宁酸、3, 5-二咖啡酰-4-(3-羟-3-甲基)戊二酰奎宁酸、原儿茶酸。

6.3.1.9 其他成分

从栀子属植物中还分离得到了多糖 Gps3 和 Gps4、D-甘露醇、二十九烷(nonacosane)、β-谷甾醇、胆碱以及多种微量元素，如 Cr、Fe、Mn、Ni、Cu、Zn、Sb、Ca、Pb、Bi、Sn、Be 和 Ba 等。

6.3.2 栀子根(山里黄根)的化学成分研究

曹百一等[5]应用硅胶柱色谱、ODS 柱色谱和 Sephadex LH-20 柱色谱等分离手段对栀子根的化学成分进行分离纯化，根据理化性质及波谱数据鉴定化合物的结构。结果从栀子根体积分数为 70%的乙醇提取物中分离得到 10 个化合物，分别是桦木酸、齐墩果酸、齐墩果酸-3-*O*-β-D-吡喃葡萄糖醛酸苷-6′-*O*-甲酯、常春藤皂苷元-3-*O*-β-D-吡喃葡萄糖醛酸苷-6′-*O*-甲酯、竹节参苷、豆甾醇、β-谷甾醇、胡萝卜苷、香草酸、丁香酸。

王雪芬等[6]从栀子茎和根分离得到D-甘露醇、齐墩果酸乙酸酯和豆甾醇三种化合物。

施湘君等[7]在栀子根的化学成分研究中，采用硅胶和反相硅胶柱色谱分离化合物，运用波谱技术分析确定化学结构的方法。从栀子根的乙醇提取物中分离得到 4 个苷类化合物，经波谱分析确定分别为 10-*O*-咖啡酰基-6α-羟基京尼平苷、淫羊藿苷 E_5、6α-羟基京尼平苷和京尼平苷，并认为乙醇提取物中主要的化学成分为环烯醚萜类化合物。

王斌等[8]采用超临界 CO_2 萃取法和水蒸气蒸馏法提取栀子根的挥发油，并通过气相色谱-质谱联用技术对其进行分析，以峰面积归一化法对各组分进行定量计算。结果从总挥发油中分离得到 65 种物质，其中 59 种物质被鉴定，占总挥发油的 86.546%和73.626%。

6.4 药理活性研究

6.4.1 对消化系统的作用

6.4.1.1 保肝作用

张学兰等[9]对栀子的不同炮制品的保肝作用进行了比较。研究结果表明，生品的保肝作用最强，炒品和炒姜品也有着较好的作用，炒炭品并无此作用。加热炮制可以使其护肝作用降低。栀子亦能减轻四氯化碳引起的肝损害。

6.4.1.2 利肝作用

栀子及所含环烯醚萜苷等成分均有利肝作用。其醇提取物和藏花苷等成分均有利肝作用。其醇提取物和藏花苷、藏花酸可使胆汁分泌量增加。京尼平在明显增加胆汁流量的同时，还能使胆汁中胆汁酸浓度下降。

6.4.1.3 促进胰腺分泌的作用

贾玉杰等[10]研究表明，栀子属植物的果实提取物能够明显提高患胰腺炎时机体所具有的抗病能力，有改善胃肠及肝脏系统功能和减轻胰腺炎等作用。

6.4.2 抗焦虑作用

Kamishoyosan(KSS)是治疗女性停经所致精神性症候群的一种汉方，由 10 味中草药组成，栀子是其中的重要一味。

6.4.3 对心血管系统的作用

6.4.3.1 降压作用

栀子属植物的果实提取物不论是口服、腹腔或是静注给药均有一定降低血压的作用，且其作用部位主要在大脑中枢。

6.4.3.2 降血脂作用

有关研究表明，栀子以及其所含的化合物西红花素所具有的降血脂活性有可能是其对胰脂酶的抑制作用导致的，西红花素以及其代谢产物西红花酸能够有效改善高脂血症。

6.4.4 对中枢神经系统的影响

6.4.4.1 解热作用

加热炮制可以使栀子具有的解热功效明显降低，此结论与目前在临床上所常用的生栀子用于治疗温热病高热的症候用药经验完全吻合。

6.4.4.2 镇静作用

栀子的生品及各种炮制品都具有一定的镇静作用，可以明显延长异戊巴比妥钠对于小鼠的睡眠时间，并且经炒焦、炒炭炮制后，栀子的镇静作用明显增强，在 200 ℃，有随着温度升高镇静作用增强的趋势。

6.4.5 抗菌和抗炎活性

栀子的水浸液在体外能够抑制各种皮肤真菌；水煎液在体外则能够杀死血吸虫以及钩端螺旋体，并且有抗埃可病毒的作用。生品栀子的抗炎作用最强。

6.4.6 抗过敏反应

在小鼠的 2, 4-二硝基氟苯变应性接触性皮炎为迟发型超敏实验反应的模型当中，以栀子的低、中、高剂量于致敏期以及诱发期给药，通过观察小鼠的耳肿胀及耳部组织重量。研究结果表明，其能明显抑制变应性接触性皮炎(ACD)，并且呈现出一定的量效关系。

6.4.7 凝血作用

栀子炒焦品、烘品能够明显缩短凝血时间，但是姜栀子与对照组比较，凝血时间明显延长，其他的炮制品则并无缩短小鼠凝血时间倾向。此外，栀子苷还有抗氧化、促进黑色素生成、抑制 NF-κB/IκB 通路和细胞黏附分子产生，栀子水提液和栀子苷可促进成纤维细胞的增殖及其对胶原蛋白的合成等作用。

6.4.8 对诱变剂诱变活性的影响

以栀子为代表的合瓣花植物及其培养细胞产生的环烯醚萜苷及衍生物对TPA(12-*O*-tetradecanoylphorbol-13-acetate)而致的Raji细胞的Epstein-Barr病毒早期抗原的抑制活性研究中，发现栀子及类似果实中含有的京尼平苷水解产物京尼平具有抑制诱变剂诱变活性。京尼平苷和京尼平共存时，作用相乘。京尼平在4-硝基喹啉-*N*-氧化物、促进剂8%甘油的小鼠肺二阶段的致癌实验中，显示抑制作用[11]。

近年来，有关栀子及其有效成分的研究不断深入和发展，阐明了其广泛的药理作用，拓宽了传统的用药范畴，同时也佐证了有关栀子的一些中医理论及临床用药经验。栀子具有对肝脏、脑组织、胰腺细胞的保护作用，可以促进胆汁分泌、调节胃机能、增加内脏血流量、修复骨科软组织损伤，以及降压、解热、镇静、抗菌、抗炎、抗过敏等作用，展示了其广泛的药用价值。

6.5 研究实例

根据相关报道的文献，简单阐述畲药山里黄根的苷类化合物的提取、分离和鉴定的实例[7]。

6.5.1 实验材料

栀子根采集于浙江省丽水地区。

6.5.2 化合物的提取与分离

栀子根1.9 kg，用95%乙醇(10 L)浸提3次(7天/次)，将提取液减压浓缩干燥至无醇味(约 1 L)后，加水溶解，浸膏悬浮于水中，用氯仿萃取脱脂，然后用正丁醇萃取得到苷类化合物部位，并经 MCI gel CHP20P 柱层析，以不同比例的甲醇和水进行梯度洗脱，体积分数为 40%的甲醇水洗脱部位经反相硅胶柱层析分离得化合物 **1**(48 mg)和化合物 **2**(110 mg)；体积分数为 10%的甲醇水洗脱部位经硅胶柱层析，分离得化合物 **3**(27 mg)和化合物 **4**(21 mg)。化合物结构如图 6-3 所示。

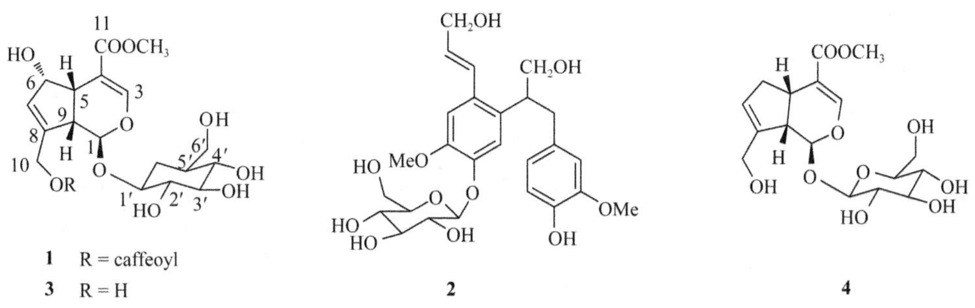

图 6-3　山里黄根中分离得到的化合物

6.5.3 化合物的结构鉴定

化合物 **1**: 白色无定形粉末; 易溶于甲醇、水; 电喷雾质谱显示其分子量为 566, 结合碳谱、氢谱确定其分子式为 $C_{26}H_{30}O_{14}$。化合物 **1** 的氢谱中显示有: 1 个二取代反式双键, δ6.29(1H, d, 15.9 Hz, H-2″), 7.57(1H, d, 15.9 Hz, H-3″); 2 个三取代的双键, δ5.95(1H, brs, H-7), 7.63(1H, d, 1.2 Hz, H-3); 1 个 1, 3, 4-三取代的苯环, δ7.03(1H, d, 1.8 Hz, H-5″), 6.76(1H, d, 8.1 Hz, H-8″), 6.94(1H, dd, 8.1, 1.8 Hz, H-9″); 1 个甲氧基, δ3.72(3H, s); 2 个缩醛质子, δ4.72(1H, d, 7.8 Hz, H-1′), 5.07(1H, d, 8.9 Hz, H-1)。与分子式相对应, 碳谱显示有 26 个碳, 结合 DEPT 谱, 可知化合物 **1** 中有 1 个伯碳, 2 个仲碳, 16 个叔碳, 7 个季碳。根据碳谱化学位移可知, 化合物 **1** 中有 2 个酯羰基, 1 个二取代双键, 2 个三取代的双键, 2 个缩醛碳, 2 个连氧的 CH_2, 1 个甲氧基。综合分析碳谱、氢谱可知化合物中有咖啡酰基、葡萄糖片断。核磁中的特征信号, δ155.7、δ7.63 说明该单萜的骨架类型为环烯醚, 这与栀子属的特征化合物也是一致的。化合物 **1** 与化合物 **3** 比较, 其核磁信号十分类似, 除了化合物 **1** 结构中多了 1 个咖啡酰基, 提示该化合物是 6α-羟基京尼平苷咖啡酰化合物。在 HMBC 谱中, 在δ 4.89、5.08 的质子显示和δ 169.1 有相关信号, 这说明咖啡酰基连接在 C-10, 这点也可以通过比较 C-10 上的氢化学位移得到进一步证实。化合物 **1** 的 C-10 上氢化学位移与已知化合物 6α-羟基京尼平苷 C-10 上的氢化学位移相比较向低场移动, 这也说明了咖啡酰基连接在 C-10 上。与文献报道数据对比确定化合物 **1** 的结构为 10-*O*-咖啡酰基-6α-羟基京尼平苷[12]。

^{1}H-NMR(CD_3OD): 5.07(1H, d, 8.9 Hz, H-1), 7.63(1H, d, 1.2 Hz, H-3), 3.03(1H, t, 6.1 Hz, H-5), 4.82(1H, m, H-6), 5.95(1H, brs, H-7), 2.65(1H, t, 8.2 Hz, H-9), 4.89(1H, d, 13.7 Hz, H-10), 5.08(1H, d, 13.7 Hz, H-10), 4.72(1H, d, 7.8 Hz, H-1′), 3.24(1H, m, H-2′), 3.32(1H, m, H-3′), 3.26(1H, m, H-4′), 3.38(1H, m, H-5′), 3.84(1H, d, 11.8 Hz, H-6′), 3.62(1H, dd, 11.8 Hz, 5.1 Hz, H-6′), 6.29(1H, d, 15.9 Hz, H-2″), 7.57(1H, d, 15.9 Hz, H-23″), 7.03(1H, d, 1.8 Hz, H-5″), 6.76(1H, d, 8.1 Hz, H-8″), 6.94(1H, dd, 8.1 Hz, 1.8 Hz, H-9″), 3.72(3H, s, OMe)。^{13}C-NMR(CD_3OD): 101.8(C-1), 155.7(C-3), 108.4(C-4), 42.7(C-7), 75.7(C-6), 132.3(C-7), 146.5(C-8), 46.6(C-9), 63.9(C-10), 169.6(C-11), 101.1(C-1′), 75.2(C-2′), 78.8(C-3′), 71.8(C-4′), 78.2(C-5′), 63.2(C-6′), 169.1(C-1′), 115.1(C-2″), 147.7(C-3″), 128.0(C-4″), 115.5(C-5″), 147.1(C-6″), 150.0(C-7″), 116.8(C-8″), 123.3(C-9″), 52.1(OMe)。

化合物 **2**: 无色无定形粉末, 由负离子电喷雾质谱中的 521$[M-H]^-$和正离子电喷雾质谱中的 545$[M+Na]^+$可推出其分子量为 522, 结合碳谱、氢谱确定其分子式为 $C_{26}H_{34}O_{11}$。化合物 **2** 的氢谱中显示有: 1 个二取代反式双键; 1 个 1, 3, 4-三取代的苯环; 1 个四取代的苯环, δ6.92(1H, s, H-5′), 6.91(1H, s, H-8′); 2 个甲氧基, δ3.68(3H, s), 3.81(3H, s); 1 个糖端基质子, δ4.66(1H, d, 7.4 Hz, H-1″); 碳谱显示有 26 个碳, 结合 DEPT 谱, 可知化合物 **2** 中有 2 个伯碳, 4 个仲碳, 13 个叔碳, 7 个季碳。在 HMBC 谱中, δ2.96(H-3′)的质子信号显示和δ139.2 的碳信号相关, 这说明两个苯丙素片段是通过 C-3′位和 C-9 位连接的。在δ4.66(H-1″)的质子信号显示和δ145.3 的碳信号相关, 这说明片段糖是连接在 C-7

位。综合分析质谱、核磁并与文献数据对照，该化合物为淫羊藿苷 E_5[13]。

化合物 **3**: 白色粉末，mp 129～133 ℃；易溶于水；化合物 **3** 的 ^{1}H-NMR、^{13}C-NMR 数据与化合物 **4** 基本一致，除了碳谱中的δ 36.7(C-6)变成了δ 75.2(C-6)，这说明化合物 **3** 中 C-6 位连有羟基，与文献[14]报道的数据对比，确定其结构为 6α-羟基京尼平苷。

化合物 **4**: 白色粉末, mp 160～161 ℃；易溶于水；^{1}H-NMR、^{13}C-NMR 数据与文献[15]一致，与已知品薄层色谱 R_f 值对照，二者基本一致，鉴定化合物 **4** 为京尼平苷。

6.6　炮制和质量标准

6.6.1　山里黄根的炮制

取原药，除去杂质，洗净，润透，切厚片(细小者切小段)，干燥。

6.6.2　山里黄根的质量标准

经研究表明，可通过鉴别(粉末显微特征、薄层色谱)、检查(水分、灰分)、浸出物、含量测定(高效液相色谱)对山里黄根的质量进行全面的控制。

6.6.2.1　山里黄根的检查

1) 山里黄根的水分

水分按《中国药典》水分测定法中的烘干法检查。根据测定结果(表 6-1)，将水分限度定为不得过 12.0%。

2) 山里黄根的总灰分

总灰分按《中国药典》灰分测定法中的总灰分测定法检查。根据测定结果(表 6-1)，将总灰分限度定为不得过 4.0%。

3) 山里黄根的浸出物

浸出物按《中国药典》醇溶性浸出物测定法项下的热浸法检查。根据测定结果(表 6-1)，用 50%乙醇作溶剂，将浸出物的限度定为应不得少于 8.0%。

6.6.2.2　山里黄根的含量测定

《湖南省中药材标准》(2009 年版)中选取齐墩果酸为质控指标，利用水解的方法将其中的齐墩果酸酯转换成齐墩果酸，测定其含量。现有的研究表明竹节参皂苷Ⅳa 是山里黄根主要化学成分之一，皂苷在镇痛、镇静、抗炎、增强免疫力、抗肿瘤等诸多方面表现出生理活性，这与畲药的理论与应用相吻合。而齐墩果酸在多数药材中大量存在，特征性不强，故选取原型存在且更加能反应山里黄根药物性质与质量情况的竹节参皂苷Ⅳa 为指标性成分测定其含量。在珠子参的基础上，考察了乙腈与不同浓度的磷酸溶液不同配比的流动相，结果发现以乙腈-0.1%磷酸溶液(33∶67)的分析效果较优，分离度较高，故选此作为流动相。分别考察了提取溶剂甲醇、乙醇的浓度(45%甲醇、60%甲

表 6-1　水分、总灰分、浸出物检查结果

编号	水分/%	总灰分/%	浸出物/%
1	4.1	1.5	13.3
2	7.8	4.6	11.9
3	4.7	1.5	7.7
4	8.9	2.5	10.5
5	9.2	2.4	9.9
6	9.7	1.3	9.4
7	5.3	1.3	8.7
8	4.1	1.5	8.4
9	2.3	2.3	11.9
10	4.9	1.8	9.4
11	4.4	1.9	8.9
12	4.8	2.1	12.9
13	3.9	2.0	9.0
14	6.4	2.9	11.7
15	8.8	2.8	10.3
16	7.8	2.8	10.5
17	8.6	3.8	13.6
18	7.5	2.7	11.0

醇、纯甲醇、45%乙醇、60%乙醇、纯乙醇)、用量(20 mL、25 mL、30 mL、40 mL)以及超声时间对测定结果的影响，结果发现60%乙醇25 mL提取效果最优，超声40 min时，提取完全。因此，本实验选用25 mL 60%乙醇超声处理40 min为样品的提取方法。

1) 仪器与试药

仪器 Agilent 1260 高效液相色谱仪(美国安捷伦科技有限公司); DAD 检测器; Agilent Zorbax SB-C_{18}(4.6 mm×250 mm, 5 μm)(美国安捷伦科技有限公司); 电子天平(XS105DU, 瑞士梅特勒公司); 智能超声波清洗器(DL-360D, 上海之信仪器有限公司)。

甲醇、乙腈为色谱纯(Merck), 磷酸为色谱纯(科密欧), 水为娃哈哈纯净水。

竹节参皂苷Ⅳa 对照品(批号: 111861-201001, 含量 81.2%, 使用前无需干燥), 购自中国药品生物制品检定所。

2) 色谱条件

流动相为乙腈-0.1%磷酸溶液(33∶67), 流速为1.0 mL/min; 柱温30 ℃; 检测波长为203 nm; 进样量均为10 μL。

3) 对照品溶液的制备

精密称取竹节参皂苷Ⅳa对照品适量，加60%乙醇制成252.2 μg/mL的溶液，作为储备液。精密吸取储备液制成50.44 μg/mL的溶液，作为对照品溶液。

4) 供试品溶液的制备

取山里黄根过二号筛粉末约 2 g, 精密称定, 置具塞锥形瓶中, 精密加入 60%乙醇25 mL, 密塞, 称定质量, 超声处理 40 min, 放冷至室温, 再称定质量, 用 60%乙醇补足

减失的质量，摇匀，用 0.45 μm 的微孔滤膜过滤，滤液即为供试品溶液。

5) 系统适用性实验

分别精密吸取“3)、4)”项下溶液，按“2)”项下色谱条件进样，记录色谱图，见图 6-4。由图 6-4 可见，在该色谱条件下，竹节参皂苷Ⅳa 与其他成分可达到基线分离，分离度大于 1.5，理论塔板数均在 10 000 以上，具有良好的分离效果。

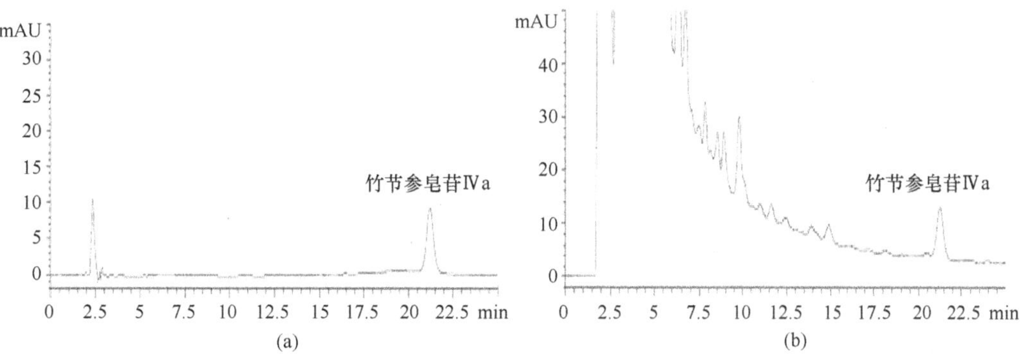

图 6-4 高效液相色谱图：(a)对照品；(b)供试品

6.7 临床使用

栀子根被认为具有清肝、利湿热而不伤脾胃的特点，在畲族分布区，临床上作为肝病用药，使用量大。在治疗急性黄疸型肝炎、慢性乙型肝炎等病症上多有报道，疗效确切。

6.8 总结与展望

根据统计发现，使用山里黄根的处方有20多个，几乎与传统常用中药栀子使用率等同。山里黄根用途广泛，不仅具有较高的药用价值，而且可做成护肝保健品、饮料等，具有较高的市场前景。今后的研究中，需要进一步开展化学成分研究，并充分开发药用资源，以达到最大化的利用。

参考文献

[1] 浙江省食品药品监督管理局. 浙江省中药炮制规范[M]. 北京：中国科技医药出版社，2015: 65-66.

[2] 中国科学院中国植物志编辑委员会. 中国植物志[M]. 第 71 卷. 第 1 分册. 北京：科学出版社，2004: 332.

[3] 付小梅，周光雄，赖学文，等. 栀子类药材的研究概况及展望[J]. 中国野生植物资源，2001，21(5): 23-25.

[4] 秦国伟，范芝芸，徐任生，等. 抗生育植物栀子花化学成分的研究[J]. 有机化学，1989，(9): 263.

[5] 曹百一，刘润祥，王晶，等. 栀子根化学成分的分离与鉴定[J]. 沈阳药科大学学报，2011，(10): 784-787.

[6] 王雪芬，陈家源，张贵岭. 栀子茎和根化学成分的研究[J]. 中国中药杂志，1986，11(10): 44-45.

[7] 施湘君，于海宁，古扎君，等. 畲药山里黄根的苷类成分研究[J]. 浙江工业大学学报，2010，(2): 142-144.

[8] 王斌, 杨彬, 穆鑫, 等.栀子根挥发油的成分分析[J]. 化学与生物工程, 2011, (8): 84-87.
[9] 张学兰, 刘玉荣. 炮制对栀子部分成分及解热作用的影响[J]. 中药材, 1995, 18(3): 136-139.
[10] 贾玉杰, 姜妙娜, 裴德凯, 等. 栀子对大鼠出血性坏死性胰腺炎早期内脏血流的影响[J]. 中国中药杂志, 1993, 18(7): 431.
[11] 张健花. 栀子药理作用研究进展[J]. 吉林中医药, 1998, (2): 58.
[12] Sainty D, Delaveau P, Bailleul F, et al. 10-Cafeyldesacetyldaphylloside novel iridoid from *Randia formosa*[J]. J Nat Prod, 1982, 45(6): 676-678.
[13] Iorizzi M, Lanzotti V, Marino S D, et al. New glycosides from *Capsicum annuum* L. var. *acuminatum*. Isolation, structure determination, and biological activity[J]. J Agric Food Chem, 2001, 49(4): 2022-2029.
[14] Miyagoshi M, Amagaya S, Ogihara Y. The structural transformation of gardenoside and its related iridoid compounds by acid and β-glucosidase[J]. Planta Med, 1987, 53(5): 462-464.
[15] Ei-naggar L J, Beal J L. Iridoids: A review[J]. J Nat Prod, 1980, 43(6): 646-706.

第7章 盐 芋 根

7.1 植 物 资 源

盐芋根，即漆树科(Anacardiaceae)盐肤木属植物盐肤木(*Rhus chinensis* Mill.)的干燥根，以畲族习用药材名义收载于2015年版《浙江省中药炮制规范》[1]。盐芋根又名盐芙根、盐肤柴、盐葡萄、盐麸子根、文蛤根、五倍根、泡木根、耳八蜈蚣等。

7.1.1 盐肤木属植物概述

漆树科约60属，600余种，分布于全球热带、亚热带，少数延伸到北温带地区。我国有16属，59种。本科植物多为乔木或灌木，稀为木质藤本或亚灌木状草本，韧皮部具裂生性树脂道。

本科以产漆著称[漆 *Toxicodendron vernicifluum*(Stokes)F. A. Barkl.]，生漆为工业或国防上的重要涂料，产量以我国最多。盐肤木为五倍子蚜虫的寄主植物，其虫瘿富含五倍子酸。有的为热带著名的水果，如杧果(*Mangifera indica* L.)、腰果(*Anacardium occidentale* L.)。有的果和种子可食，如豆腐果(*Buchanania latifolia* Roxb.)、南酸枣[*Choerospondias axillaries* (Roxb.) Burtt et Hill]、槟榔青[*Spondias pinnata* (L. F.) Kurz]等。不少种类的种子含油量较高，如厚皮树属(*Lannea* A. Rich.)、黄连木属(*Pistacia* L.)、漆属[*Toxicadendron* (Tourn.) Mill.]等，腰果种子含油量很高，为优良的食用油。有的为重要的园林绿化或观赏树种[2]。

盐肤木属(*Rhus*)属于漆树科，《中国植物志》记载[3]该属约有250种，分布于亚热带和暖温带，我国有6种、3个变种，分别为盐肤木及其变种滨盐肤木(*R. chinensis* var. *roxburghii* DC.)、川麸杨(*R. wilsonii* H.)、滇麸杨(*R. teniana* H.)、白背麸杨(*R. hypoleuca* C.)、青麸杨(*R. potaninii* M.)、旁遮普麸杨(*R. punjabensis*)的2个变种红麸杨(*R. punjabensis* var. *sinica* R.)和毛叶麸杨(*R. punjabensis* var. *pilosa*)。此外，还有泰山盐肤木(*R. taisanensis* S.B. Liang)。本属植物除东北、内蒙古、青海和新疆外均有分布。国产本属植物多具有药用或经济价值，如盐肤木不仅本身药用，而且还作为生产五倍子的寄主植物加以利用。

7.1.2 盐芋根基原植物形态、鉴别与资源分布

7.1.2.1 基原植物形态

盐肤木为落叶灌木或小乔木，高2～10 m。小枝棕褐色，被锈色柔毛，具圆形小皮孔。奇数羽状复叶互生，长25～45 cm，叶轴及叶柄常有翅；小叶5～13枚；小叶片纸质，多形，长卵形至卵状长圆形，长3～12 cm，宽2～7 cm，先端急尖，基部宽楔形或圆形，

稍偏斜，边缘具粗锯齿，上面暗绿色，沿中脉被锈色短柔毛或近无毛，下面粉绿色，被白粉，密被锈色柔毛；无柄或近无柄。圆锥花序宽大，顶生，多分枝，雄花序长 20～40 cm，雌花序较短，密被锈色柔毛；雄花花萼 5 裂，萼片广卵形，长约 1 mm，花瓣白色，5 枚，倒卵状长圆形，长约 2 mm，开放时外卷，雄蕊伸出，花丝线形，花药卵形；雌蕊、花萼、花瓣均比雄蕊小，子房卵形，密被白色柔毛，花柱 3，柱头头状。核果球形，略压扁，成熟时橙红色，径 4～5 mm，被具节柔毛或腺毛，果柄 3～4 mm。花期 8～9 月，果期 10 月。该植物为雌雄异株，具有有性和无性两种繁殖方式，但以有性繁殖为主，无性繁殖属随机行为，对种群分布影响不大。

7.1.2.2 鉴别

盐芋根的粉末显微特征：本品粉末浅褐色。石细胞类圆形、类方形及不规则形，直径 20～90 μm，壁厚，孔沟明显，具层纹，常聚集成石细胞团，有的胞腔内含深棕色物；纤维多成束，淡黄色，壁厚。具缘纹孔导管直径 20～90 μm，多已破碎，纹孔排列紧密。草酸钙簇晶直径 10～35 μm，单个散在或数个排列成行；木栓细胞长方形或多角形，壁不均匀增厚(图 7-1)。

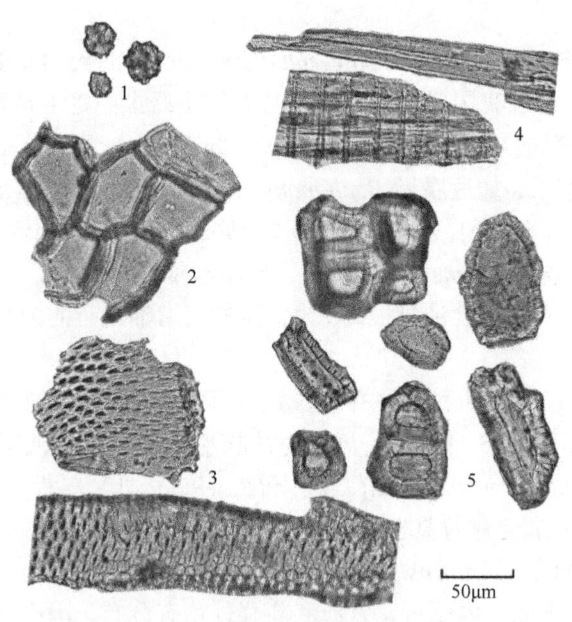

图 7-1 盐芋根的粉末显微特征

1. 草酸钙簇晶; 2. 木栓细胞; 3. 具缘纹孔导管; 4. 纤维; 5. 石细胞

7.1.2.3 资源分布

盐肤木在我国除东北、新疆、青海和内蒙古外，其余各省均有分布。主要生于海拔 170～2700 m 的向阳山坡、林缘、沟谷和灌丛中。还分布于印度、中南半岛、马来西亚、印度尼西亚、日本和朝鲜。盐肤木为五倍子蚜虫寄主植物，在幼枝和叶上形成虫瘿，即五倍子、角倍，可供鞣革、医药、塑料和墨水等工业上用。幼枝和叶可作土农药；果泡水代醋用，生食酸咸止渴；种子可榨油；根、叶、花及果均可供药用，有清热解毒、舒筋活络、散瘀止血、涩肠止泻之效。

7.1.3 盐肤木的繁殖与栽培

盐肤木在长江以南较适宜生长，多见零星分布，要发展五倍子必须营造盐肤木基地，或在零星的空地补栽盐肤木使其较快成林。盐肤木的栽培，常用种子育苗移栽或压根繁殖法。

7.1.3.1 播种育苗

(1) 选地整地：宜选向阳温暖、土层深厚、疏松肥沃、排水良好的沙壤土种植。每 1000 m^2 施农家肥 6000 kg，配施 60 kg 过磷酸钙，深翻 50 cm，耙细整平，作成 1.3 m 宽的畦。

(2) 种子处理：用 40～50 ℃温水加入草木灰调成糊状，搓洗盐肤木种子。用清水掺入 10%浓度的石灰水搅拌均匀，将种子放入浸泡 3～5 天后摊放在簸箕上，盖上草帘，每天淋水一次，待种子“露白”后，方可播种。播种时间在春季 3 月中旬至 4 月上旬。播种量为每亩 12 kg 左右。

(3) 播种方法：将种子均匀撒在苗床上，然后用细沙覆盖种子，其厚度以不见种子为宜。再用稻草或松针、谷壳盖上，然后喷洒清粪水，至湿透苗床为止。幼苗出土前要经常浇水，使苗床保持湿润，在幼苗大量出土后，应在阴天或少雨天揭去覆盖物炼苗。苗期要加强田间管理，以保苗木健壮。

(4) 间苗、定苗：苗高 7 cm 时间苗，苗高 17～20 cm 时按株距 15 cm 定苗。

7.1.3.2 压根繁殖

将老盐肤木的根挖出来，切成 30 cm 左右长一段，再选土打塘，将切好的树根栽下，根留出地面 3～4 寸，此法成活率高、生长快。树根大的一年就可以结果，2～3 年可以成林。

7.2 典籍记载与应用

7.2.1 畲医药典籍记载

盐芋根是以盐肤木的干燥根为药用部位的一味畲药。除了盐肤木根部外，盐肤木的果实、叶、花、树皮、根皮、虫瘿等都可入药。

【药材性状】本品为圆柱形或圆锥形的根，长短不一，直径 0.5～7 cm。表面棕褐色至黑褐色，主根上端具红棕色或紫棕色突起的皮孔，下端及粗枝根皮孔明显减少。质坚脆，易折断，断面皮部红棕色至棕褐色，木部浅棕色，具放线状纹理及导管孔。气微，味淡、涩。以根粗、表面气孔明显者为佳。

虫瘿多菱形，具不规则的钝角状分枝，少数长圆形或纺锤形囊状，长 2～6 cm，直径 1.5～3.5 cm。表面灰褐色或灰棕色，柔毛明显或微有柔毛。质硬而脆，易破碎，断面角质样，有光泽，壁厚 1～3 mm，内壁平滑，有黑褐色死蚜虫及灰色粉状排泄物。气特异，味涩。

【性味】果实: 味酸、咸, 性凉。叶: 味酸、微苦, 性凉。嫩幼枝苗: 味酸, 性微温。花: 味酸、咸, 性微寒。根(盐芋根): 味酸、咸, 性平。根皮: 味酸、咸, 性平。树皮: 味酸, 性微寒。虫瘿: 味酸、涩, 性微寒。

【功效】果实: 生津润肺, 降火化痰, 敛汗, 止痢。叶: 止咳, 止血, 收敛, 解毒。嫩幼枝苗: 解毒利咽。花: 清热解毒, 敛疮。根(盐芋根): 祛风湿, 利水消肿, 活血散毒。根皮: 清热利湿, 解毒散瘀。树皮: 清热解毒, 止血止痢。虫瘿: 敛肺, 止汗, 涩肠, 固精, 止血, 解毒。

【主治】果实: 咳痰, 喉痹, 黄疸, 盗汗, 痢疾, 顽癣, 痈毒, 头风白屑。叶: 咳痰, 便血, 血痢, 盗汗, 痈疽, 疮疡, 湿疹, 蛇虫咬伤。嫩幼枝苗: 咽痛喉痹。花: 疮疡久不收口, 小儿鼻下两旁生疮, 色红瘙痒, 渗液浸淫糜烂。根(盐芋根): 风湿痹痛, 水肿, 咳嗽, 跌打肿痛, 乳痈, 癣疮。根皮: 黄疸, 水肿, 风湿痹痛, 小儿疳积, 疮疡肿痛, 跌打损伤, 毒蛇咬伤。树皮: 血痢, 痈肿, 疮疖, 蛇犬咬伤。虫瘿: 肺虚久咳, 自汗盗汗, 久痢久泻, 脱肛, 遗精, 白浊, 各种出血, 痈肿疮疖。

【用法用量】果实: 内服煎汤, 9～15 g 或研末; 外用适量, 煎水洗或捣敷。叶: 内服煎汤, 9～15 g, 鲜品 30～60 g; 外用适量, 煎水洗、鲜品捣敷或捣汁涂。嫩幼枝苗: 内服煎汤, 9～15 g, 鲜品 30～60 g。花: 外用适量, 研末撒或调敷。根(盐芋根): 内服煎汤, 9～15 g, 鲜品 30～60 g; 外用适量, 鲜品捣敷、研末撒或煎水洗。根皮: 内服煎汤, 15～60 g; 外用适量, 捣敷。树皮: 内服煎汤, 15～60 g; 外用适量, 煎水洗或捣敷。虫瘿: 内服煎汤, 3～6 g; 外用适量, 煎水薰洗或研末调敷。

【注意事项】虫瘿: 外感风寒或肺有实热的咳嗽, 以及积滞未尽的泻痢者禁服。

7.2.2 其他医药典籍记载和民间应用

7.2.2.1 其他医药典籍记载

盐肤木, 又名: 糒木(《山海经》), 酸柿、酢桶(《本草拾遗》), 盐麸树(《开宝本草》), 肤木(《木草图经》), 木盐(《通志》), 天盐(《灵草篇》), 五糒、盐肤子木(《纲目》), 盐霜柏(《生草药性备要》), 枯盐萁(《宁乡县志》), 夫烟树(《田居蚕室录》), 滨盐肤木、盐灰木、五倍子树、泡木树、山杜仲、飞天蜈蚣、破凉伞、报木树、铈林盐、猴盐柴、盐白木、姑桶甏、盐子树、莲蓬柴、盐树苗、乌烟桃、麸杨树、芙连树、盐酸树、女木、五倍柴。

《本草拾遗》记载, 盐肤木周身均可入药, 有祛风化湿、消肿软坚、收敛解毒、生津润肺、降火化痰等功效。据《全国中草药汇编》记载盐肤木根、叶、花、果及五倍子均供药用, 夏秋采收。果、根性味酸、咸、微寒, 无毒。能化积滞, 消骨硬, 解毒, 退目翳。五倍子性味平, 酸。收敛止血, 敛肺降火, 敛汗涩肠。治肺虚咳嗽, 多汗, 水肿, 泻痢, 下血, 脱肛, 痔疾等。外用于烫伤及局部出血。用量: 根 3 钱～1 两, 五倍子 5 分～2 钱, 花、叶外用不拘。《明代彝医书》记载, 用盐肤木根加酒煎服可治疗关节生疮。

7.2.2.2 民间应用

盐肤木在民间常用于治疗慢性气管炎、黄疸型肝炎、结核性胸膜炎、痔疮、牙周炎、风湿性关节炎等。关于盐肤木根(盐芋根)及其他部位的民间单方验方如下。

(1) 慢性气管炎：盐肤木根配枇杷叶、白毛鹿茸草等，水煎服。

以盐肤木、枇杷叶各 15 g，白毛鹿茸草 30 g，压成片剂，一日分三次服，连服 10 天为一疗程。治慢性气管炎 90 例，单纯型疗效 66.6%，喘息型 81.8%。

(2) 黄疸型肝炎：盐肤木根皮研粉 10～15 g，煮鸡蛋服，用鲜根皮晒干捣细过筛，或本品配黄桅根煎服。每次取粉 12 g 煮鸡蛋(加黄酒少量)吃，每日一次，连服三天为一疗程，未愈者间隔二天再服一疗程。治黄疸型肝炎 18 例，平均疗程 9.5 天，最短 8 天，最长 20 天，巩膜黄染消退平均 8.6 天，皮肤黄染消退平均 7 天，自觉症状消失平均 6.6 天，肝功能实验 6 例，平均 12.1 天恢复正常。

(3) 结核性胸膜炎：盐肤木根 30 g，猕猴桃根 60 g，穿心莲、紫背天葵各 15 g，每天一剂，水煎服。

(4) 治痔疮出血：盐肤木根 60 g，凤尾草 30 g，猪赤肉 100 g，水炖，吃肉饮汤。

(5) 治牙周炎：五倍子 10 g，水煎漱口，1 日 3～5 次，可连续使用。

(6) 治久咳：盐肤木根 30 g、枇杷叶、胡颓子各 10 g，水煎服。

(7) 治劳伤腰痛：鲜盐肤木茎及叶 90 g，羊肉 250 g(或鸡蛋 3 个)，酒水各半炖服。

(8) 治麻疹不透：盐肤木根 10～15 g，切片、水煎服。

(9) 治眼生白翳：鲜盐肤木枝叶适量，折断后将乳白汁盛于小瓷杯内，用灯芯蘸药汁点患眼，每天 2 次，点药后闭目 10 min(此药用后略有刺痛感)。

(10) 治宫颈糜烂及霉菌性阴道炎：五倍子 12 g，蛇床 6 g，黄柏 8 g，冰片 1.5 g，研细末，贮存入瓶，每次用 0.3～0.5 g，包入消毒纱布内，临睡前塞阴道内，翌晨取出，连用 7 天。

(11) 治漆疮：盐肤木叶适量，煎水熏洗患处。

(12) 治慢性支气管炎：盐肤木 30 g，枇杷叶、金沸草、胡颓子各 9 g，鼠曲草 4.5 g，每日 1 剂，水煎分 2 次服，连服 10～12 天。

盐肤木内服枝、根常用量 15～50 g，外用适量；五倍子常用量 2～6 g，外用适量。

7.3 化学成分研究

文献报道的盐肤木以及国产盐肤木植物化学成分的研究，主要有三萜、黄酮、鞣质、酚酸等。

7.3.1 三萜类化合物

Lee 研究小组[4]从盐肤木的地上茎皮中分离得到 4 个达玛烷型三萜化合物，即半翅盐肤木酸(semialactic acid)、半翅盐肤木内酯(semialactone)、异刺树酮过氧化物(isofouqierone peroxide)和刺树酮(fouquierone)。马天波等[5]从国产盐肤木属植物泰山盐肤木的根茎中分离得到 3 个木栓烷型三萜，即黄连木酸(moronic acid)、3-酮-6β-羟基-齐墩果烷-18-烯-28-酸(3-oxo-6β-hydroxy-olean-18-en-28-oic acid)和 3-酮-6β-羟基-齐墩果烷-12-烯-28-酸(3-oxo-6β-hydroxy-olean-12-en-28-oic acid)。郭胜助等[6]从滨盐肤木的茎中分离得到 2 个羽扇豆烷型三萜: 白桦酮酸(betulonic acid)和桦木醇(betulin)。顾琼开展的盐肤木化学成分研究[7]，发现了盐肤木中含有白桦酮酸和桦木醇这两个羽扇豆烷型三萜化合物以及盐肤木内酯 A(rhuscholide A)和 5-羟基-7-(3, 7, 11, 15-四甲基-2, 6, 10, 11-十六碳四烯)-2(3*H*)-苯并呋喃酮[5-hydroxy-7-(3, 7, 11, 15-tetramethyl-2, 6, 10, 11-hexadecatetraenyl)-2(3*H*)-benzofuranone][7]，如图 7-2 所示。

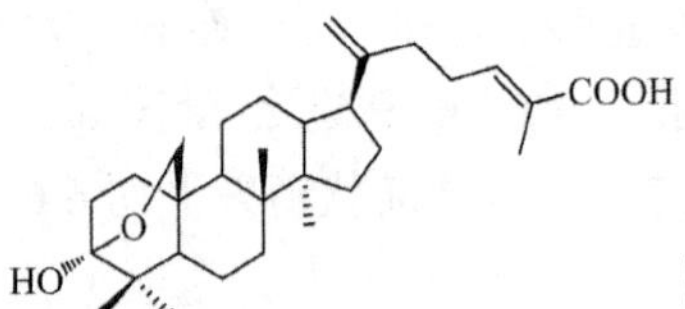

半翅盐肤木酸 (**1**) 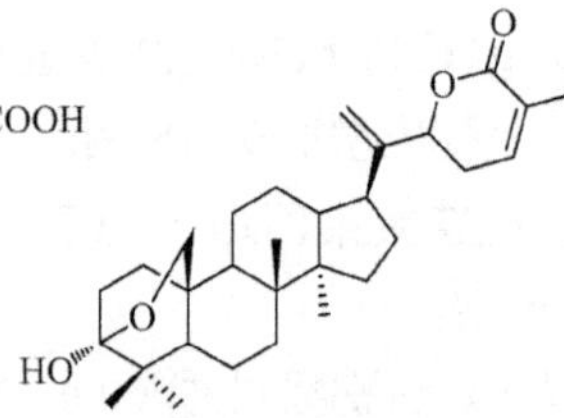　　半翅盐肤木内酯 (**2**) 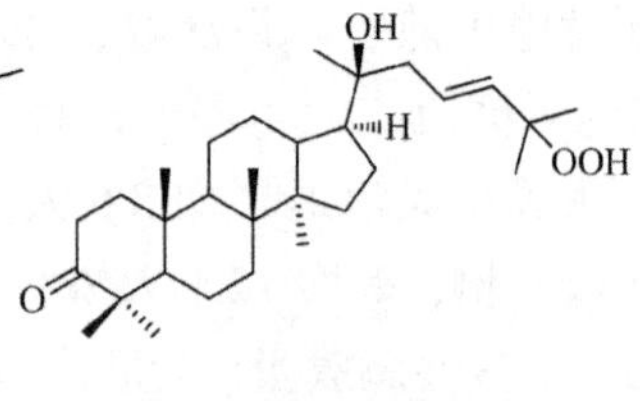　　异刺树酮过氧化物 (**3**)

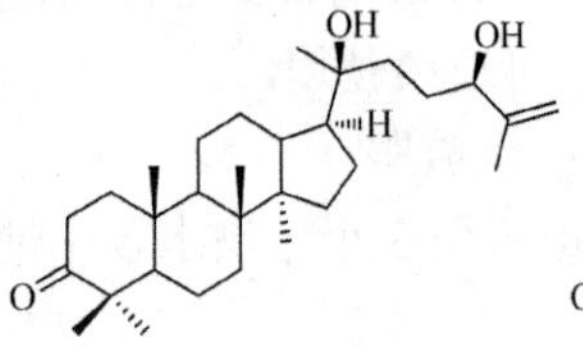

刺树酮 (**4**) 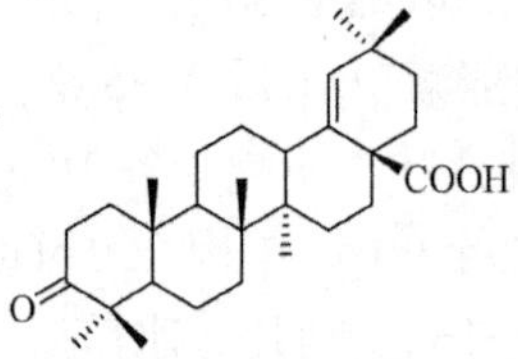　　黄连木酸 (**5**) 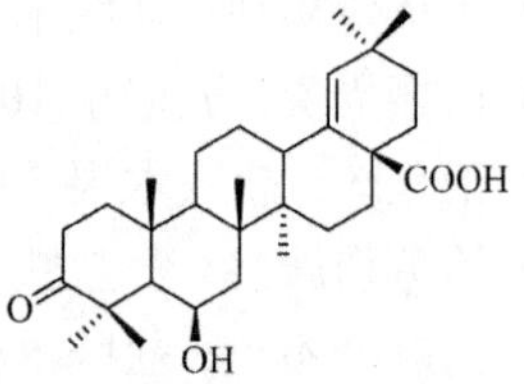　　3-酮-6β-羟基-齐墩果烷-18-烯-28-酸 (**6**)

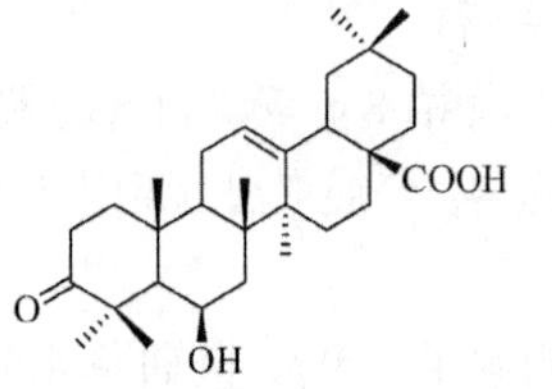

3-酮-6β-羟基-齐墩果烷-12-烯-28-酸 (**7**) 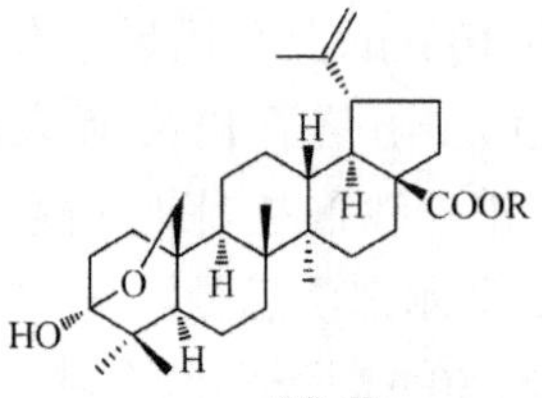　　**8** R=H　**9** R=CH_3　　白桦酮酸 (**10**)

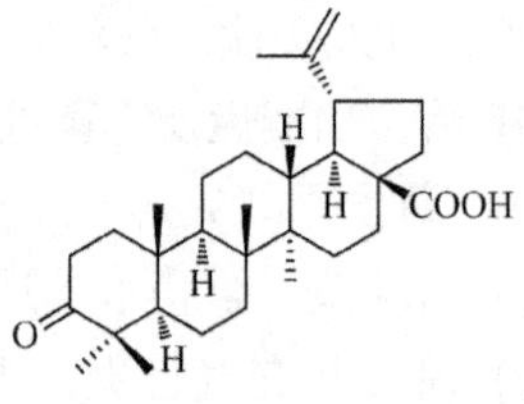

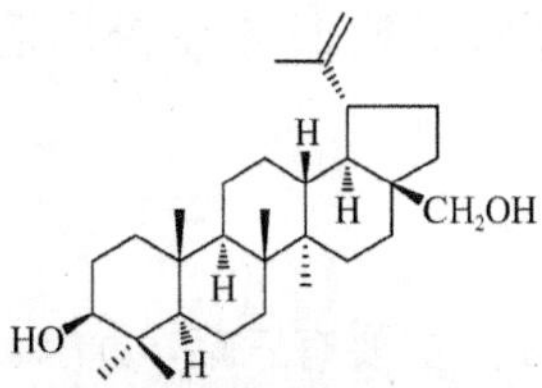

桦木醇 (**11**) 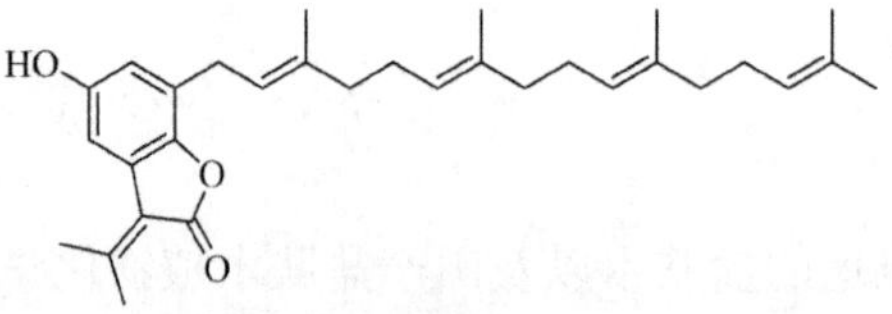　　盐肤木内酯A (**12**)

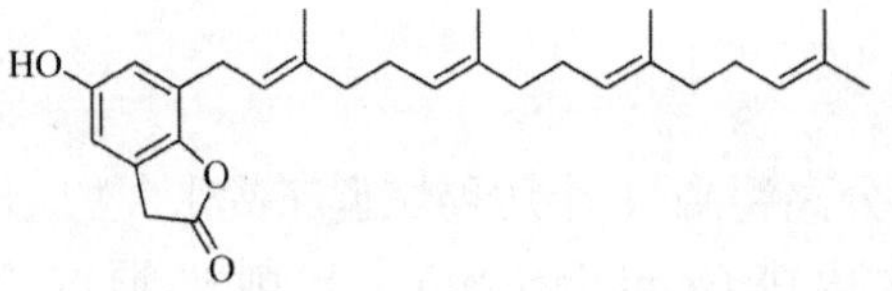

5-羟基-7-(3,7,11,15-四甲基-2,6,10,11-十六碳四烯)-2(3*H*)-苯并呋喃酮 (**13**)

图 7-2　国产盐肤木属植物中的三萜类化合物

7.3.2　黄酮类化合物

李加林等[8]和陈存武等[9]曾对盐肤木的总黄酮提取工艺进行研究，陈玲研究小组[10]从盐肤木中分离得到一系列黄酮类化合物，包括黄酮单体化合物和二聚体化合物(**14～30**)，如图 7-3 所示。

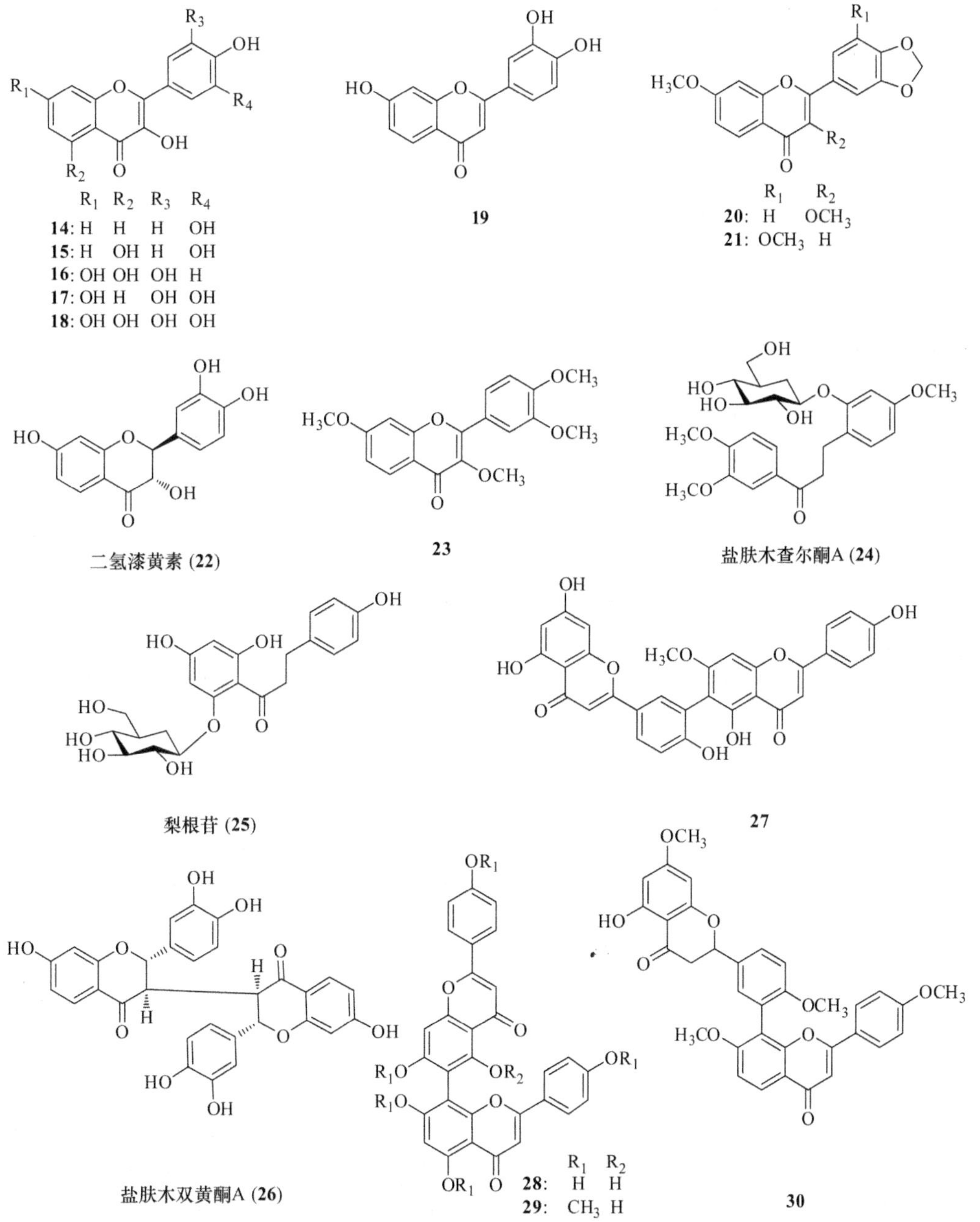

	R_1	R_2	R_3	R_4
14	H	H	H	OH
15	H	OH	H	OH
16	OH	OH	OH	H
17	OH	H	OH	OH
18	OH	OH	OH	OH

19

	R_1	R_2
20	H	OCH_3
21	OCH_3	H

二氢漆黄素 (**22**)

23

盐肤木查尔酮A (**24**)

梨根苷 (**25**)

27

盐肤木双黄酮A (**26**)

	R_1	R_2
28	H	H
29	CH_3	H

30

图 7-3　盐肤木中的黄酮类化合物

7.3.3　鞣质类化合物

马天波、归莜铭等从盐肤木中分离得到一些鞣质类化合物(**31**～**35**)[11-15]，如图 7-4 所示。

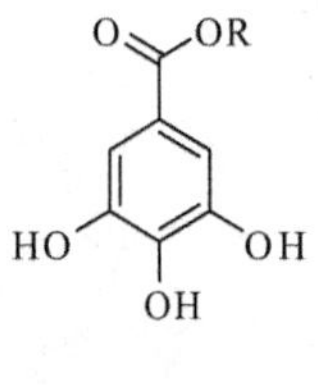

31：R=H
32：R=Et
33：R=CH_3

34

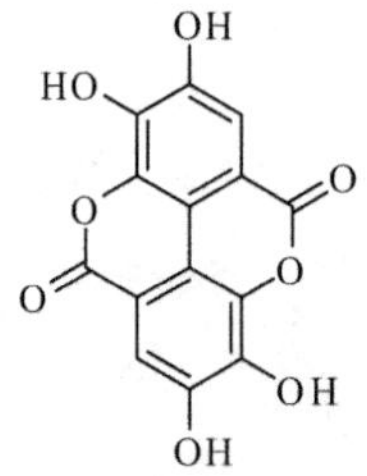

35：R=

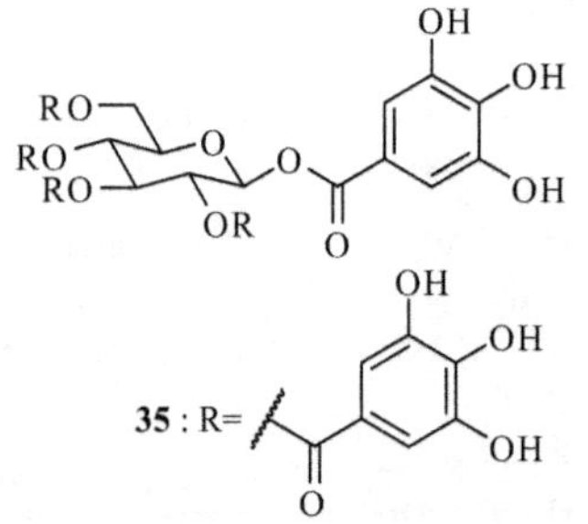

图 7-4　盐肤木中的鞣质类化合物

7.3.4　酚酸类化合物

盐肤木以及国产本属植物中还发现存在水杨酸类化合物(**36**～**39**)以及其他多酚类酚酸化合物(**40**～**45**)，如图 7-5 所示[7, 13, 14]。

36：R= —$(CH_2)_{24}CH_3$
37：R= —$(CH_2)_2CH{=}CH(CH_2)_7CH_3$
38：R= —$(CH_2)_7CH{=}CHCH_2CH{=}CH(CH_2)_4CH_3$
39：R= —$(CH_2)_7CH{=}CHCH_2CH{=}CHCH_2CH{=}CHCH_2CH_3$

40：R=H
41：R=β-D-葡萄糖基

42：R=β-D-葡萄糖基

43

44

45

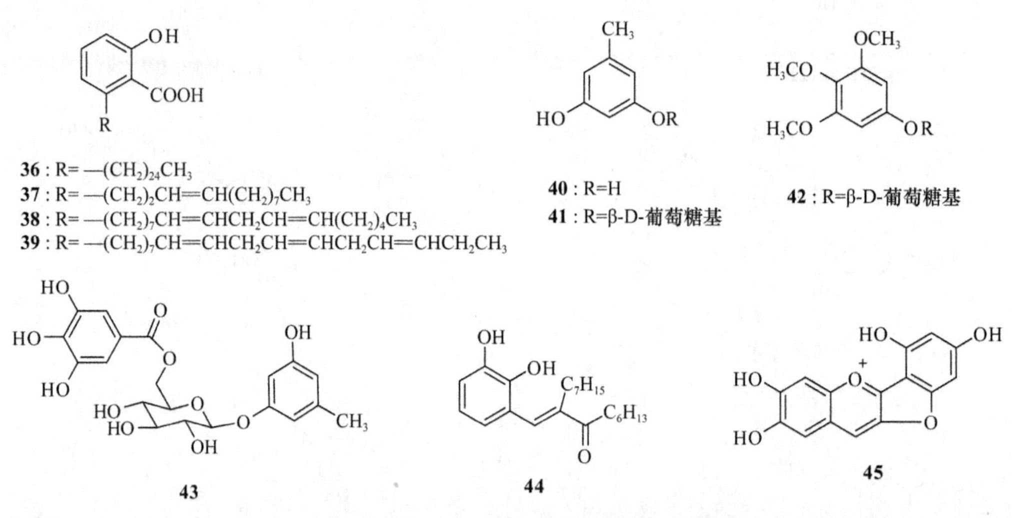

图 7-5　盐肤木中的酚酸类化合物

7.3.5　其他类化合物

据报道，从盐肤木中分离获得的其他类化合物还有木脂素类(**46, 47**)、糖苷类(**49**)、有机酸及酯类(**48, 50**)、二庚酮类(**51**)、香豆素类(**52**)和生物碱类化合物(**53**)，如图 7-6 所示[12, 14, 16]。

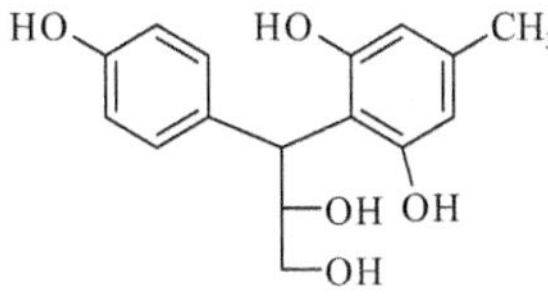

2(2,3-二羟基-1-(4-羟苯基)丙基)-5-甲基苯-1,3-二醇 (**46**)

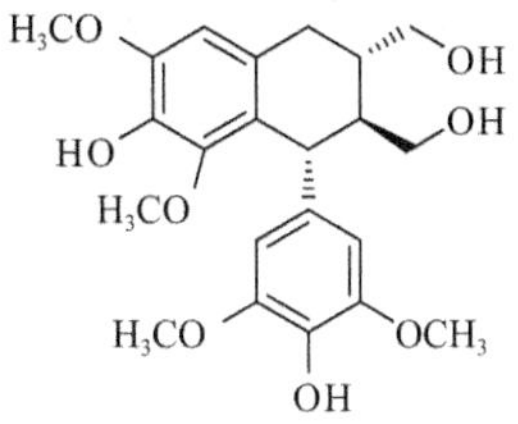

(−)-lyoniresinol (**47**)

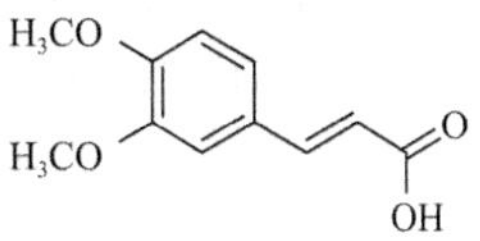

二甲基咖啡酸 (**48**)

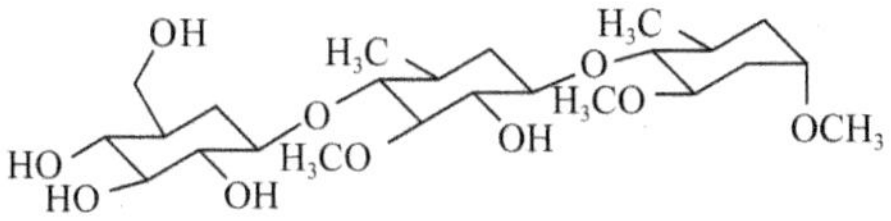

甲基新南美牛奶菜三糖苷 (**49**)

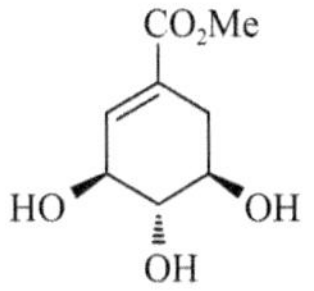

满草酸甲酯 (**50**)

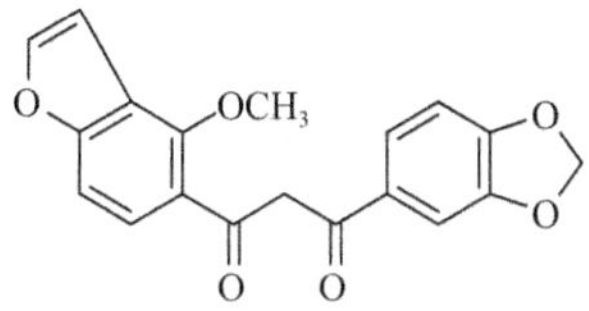

51

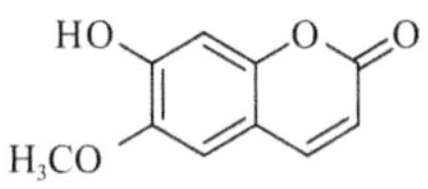

52

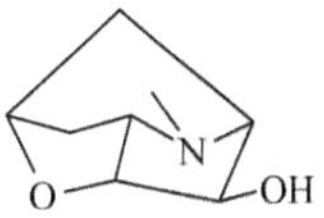

53

图 7-6 盐肤木中的其他类化合物

7.4 药理活性研究

据记载，盐肤木作为传统中药具有祛风化湿、消肿软坚、收敛解毒、生津润肺、降火化痰等功效。近年来，随着对盐肤木现代药理作用和临床研究的逐渐增加，盐肤木在很多方面也具有显著的药理活性，包括抗组胺释放作用与抗肿瘤活性、抑制人肾小球膜细胞增生作用、抗菌作用、抗腹泻作用、抗凝血作用、抗单纯疱疹病毒活性、抗 HIV 病毒活性等。

7.4.1 抗组胺释放作用与抗肿瘤活性

据报道，盐肤木中分离得到的酚酸类化合物 **36**，在大鼠实验中表现出抑制肥大细胞释放组胺的作用[17]，同时还表现出体外抗肿瘤活性，其抑制人宫颈癌 HeLa 细胞的 IC_{50} 值为 6.7 μg/mL[18]。

7.4.2 抑制人肾小球膜细胞增生作用

郭胜助等[19]报道，盐肤木对人肾小球膜细胞(HMC)增生有抑制作用，其醇提物能显著抑制 IL-lβ、IL-6 诱发的 HMC 增殖，作用效果与浓度相关。同时，该醇提物又能抑制 HMC 分泌 IL-1β和 TNF-α，作用效果也与浓度相关，而且当 100 μg/mL 时达到完全抑制。该提取物能抑制 IL-1β mRNA 的表达，同时降低 HMC 内的钙离子浓度，但没有明显的细胞毒性, 表明从基因水平调控并抑制 HMC 增殖。据此推测: 盐肤木醇提物可能结合到HMC 上, 使 HMC 内钙离子浓度降低, 并由此影响到其下游细胞因子(如 IL-lβ mRNA)的基因表达, 降低了细胞因子的生成, 从而抑制了 HMC 的增殖。这些结果表明盐肤木醇提物中含有 HMC 生长抑制剂。

7.4.3　抗菌作用

盐肤木叶中的鞣质类化合物 **33** 对大肠杆菌等细菌的抗菌活性, 比没食子酸、水杨酸、咖啡酸、绿原酸等强。另外, 从盐肤木分离得到的烷基水杨酸类化合物也具有抗真菌和抗细菌作用[18]。

7.4.4　抗腹泻作用

Tangpu 等[20]通过 4 种小鼠实验模型验证了传统中药盐肤木的抗腹泻功效。他们将盐肤木成熟果实的甲醇提取物给小鼠灌胃, 结果表明能显著抑制由蓖麻油引起的腹泻、减少由 $MgSO_4$ 诱发的肠液分泌量、降低木炭在小鼠小肠中的移动速率, 并使实验小鼠排泄物显著减少, 且无死亡和一般虚弱症状。

7.4.5　抗凝血作用

化合物 **36** 与化合物 **8** 有很强的抗凝血酶作用[7], 化合物 **36** 可抑制凝血酶的氨基酸酶解活性(IC_{50}=50 μg/mL), 并能延长凝血时间(IC_{50}=40 μg/mL), 但在 100 μg/mL 时仍表现出抗血小板凝聚作用, 而三萜化合物 **8** 抑制氨基酸酶解活性很强, 但却不能延长凝血时间。这可能与化合物 **8** 和纤维蛋白原及与发光酶底物的结合位点不同有关, 真正原因仍需深入研究。

7.4.6　抗单纯疱疹病毒活性

三萜化合物 **5** 在小鼠体内外实验中, 对 HSV-1 野生株、APrHSV-1 株(ACV/PPA 耐药株)、HSV-2 野生株等多种单纯疱疹病毒(HSV)均显示出很好的抗病毒活性, 且作用比常用抗病毒药物 Acydovir(ACV) 强, 0.2～1.0 mg/(kg·d) 经口给药的治疗效果与 15 mg/(kg·d)的 ACV 效果相当, 但几乎没有显示毒副作用。该化合物抗 HSV 的作用机制与 ACV 不同, 因此当与 ACV 合用时, 产生协同药理作用, 另外化合物 **5** 对 HSV-1 脑部感染的治疗效果比皮肤感染好, 这也与 ACV 恰好相反。因此, 化合物 **5** 作为新型抗病毒药物的潜在开发前景值得关注[21]。

7.4.7　抗 HIV 病毒活性

盐肤木的粗提物活性结果表明石油醚提取部分具有较好的体外抗 HIV 活性, 而从石油醚部分分离得到的化合物 **12** 具有较好的体外抗 HIV 活性, 这说明化合物 **12** 可能是盐肤木体外显著抗 HIV 活性的主要成分。盐肤木的乙酸乙酯提取部分仅具有弱的体外抗 HIV 活性, 对乙酸乙酯部分分离得到的单体化合物的活性研究, 也进一步证实了该部分的确只具有弱的体外抗 HIV 活性。因此, 盐肤木的石油醚部分是该植物抗 HIV 活性的主要活性部位, 而化合物 **12** 是该部分起活性作用的主要成分[6]。

7.5　研 究 实 例

7.5.1　盐肤木化学成分的提取与分离

盐肤木心材(5 kg)粉碎后用 60%乙醇(40 L)室温浸提 4 次(7 天/次), 将提取液减压浓缩干燥至无醇味(约 1 L)后, 依次用等量(1 L)正己烷、乙酸乙酯和正丁醇溶剂各萃取 6 次, 得到了正己烷萃取物、乙酸乙酯萃取物、正丁醇萃取物和水相残留物(图 7-7)。各部位分别经减压浓缩干燥后, 得到正己烷萃取物 145 g、乙酸乙酯萃取物 91.8 g、正丁醇萃取物 44.5 g, 如图 7-7 所示。

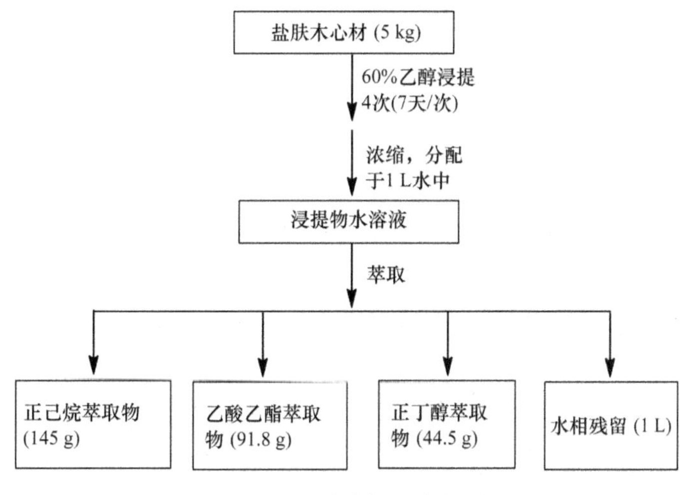

图 7-7　盐肤木提取流程图

盐肤木中的三萜类化合物主要从正己烷和乙酸乙酯萃取物中获得, 黄酮、酚酸、鞣质类化合物主要从乙酸乙酯萃取物中分离得到。

7.5.2　化合物的结构鉴定、理化常数和波谱数据

7.5.2.1　化合物 **2**(semialactone)的结构鉴定

化合物 **2** 为白色粉末; $[\alpha]_D^{25}$ +73°(c 0.15, $CHCl_3$); 高分辨快原子轰击质谱(FAB-MS)显示分子离子峰 m/z 469.3317 $[M(C_{30}H_{45}O_4)+H]^+$(计算值为 469.3318)。红外图谱中包含了一个羟基吸收峰(3515 cm^{-1})和一个酯羰基吸收峰(1705 cm^{-1})。化合物 **2** 的 ^1H-NMR 和 ^{13}C-NMR 图谱与已知化合物 **1** 的相近, 二者间仅边链取代不同。通过二维核磁 HMBC 图谱中的相关信息, H-21(δ 5.23, 5.28)与 C-17(δ 40.03)和 C-22(δ 80.78)相关; H_2-23(δ 2.34,

2.53)与 C-20(δ 149.22)相关, H_3-27(δ 1.93)与 C-24(δ 139.13)、C-25(δ 128.37)和 C-26(δ 165.99)相关, 说明了α, β不饱和内酯的存在, 从而确定了化合物 **2** 的平面结构。化合物 **2** 的立体结构通过 ^{1}H-NMR 和 NOESY 图谱, 以及与已知化合物 **1** 对比确定。在 ^{1}H-NMR 中, H-22 的耦合常数(J = 12.5 Hz, 3.5 Hz)说明 H-22 在内酯环中处于竖直键位。结合 NOESY 图谱, H-22(δ 4.75)和 H-17(δ 2.96), H-23b(δ 2.53)和 H-16a(δ 1.70)具有相关信号, 进一步证明 H-22 的立体构型为 S 构型。因此 semialactone 的结构得以确定[4], 如图 7-8 所示。

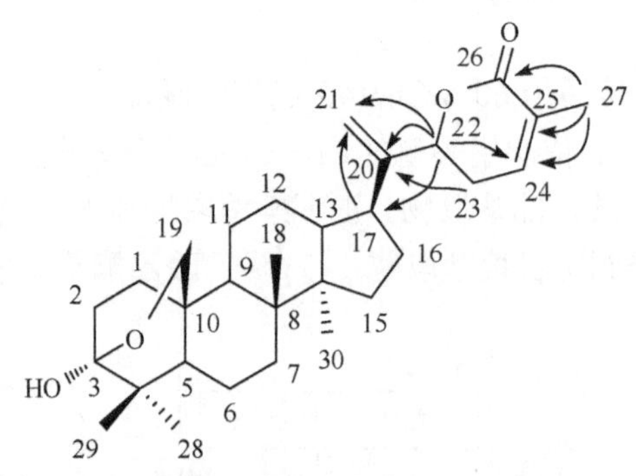

图 7-8 semialactone(**2**)的 HMBC 图谱

化合物 **2** 的理化和波谱数据。IR ν_{max}^{KBr} (cm^{-1}): 3515, 1705, 1450, 1372, 1244, 1129, 1094, 904。^{1}H-NMR($CDCl_3$)δ: 0.88(3H, s, H_3-18), 0.90(3H, s, H_3-30), 0.99(3H, s, H_3-29), 1.03(3H, s, H_3-28), 1.05(1H, m, H-2a), 1.13(1H, m, H-5), 1.25(1H, m, H-12a), 1.28(2H, m, H_2-15), 1.49(4H, m, H-6a, H-9, H_2-15), 1.70(6H, m, H-1a, H-6b, H_2-11, H-12b, H-16a), 1.93(3H, s, H_3-27), 1.97(1H, m, H-1b), 2.18(3H, m, H-2b, H-16b, H-13), 2.34(1H, m, H-23a), 2.53(1H, m, H-23b), 2.96(1H, dd, J = 19.0 Hz, 9.0 Hz, H-17), 3.73(1H, dd, J = 9.0 Hz, 1.5 Hz, H-19a), 4.23(1H, dd, J = 8.5 Hz, 2.5 Hz, H-19b), 4.75(1H, dd, J = 12.5 Hz, 3.5 Hz, H-22), 5.23(1H, s, H-21a), 5.28(1H, s, H-21b), 6.60(1H, d, J = 6.0 Hz, H-24)。^{13}C-NMR(75 MHz, $CDCl_3$), δ C_1～C_{30}: 30.06, 35.55, 98.13, 35.47, 49.33, 19.83, 33.08, 39.67, 45.36, 40.44, 23.11, 25.29, 44.99, 49.91, 33.11, 29.49, 40.03, 15.41, 67.99, 149.22, 113.41, 80.78, 29.01, 139.13, 128.37, 165.99, 16.99, 26.76, 18.45, 16.54。

7.5.2.2 化合物 3(isofouqierone peroxide)的结构鉴定

化合物 **3** 为白色粉末; $[\alpha]_D^{25}$+35°(c 0.29, $CHCl_3$); 高分辨 FAB-MS 图谱显示分子离子峰 m/z 497.3603 $[M(C_{30}H_{50}O_4) + Na]^+$(计算值为 497.3607)。红外图谱中包含了一个羟基吸收峰(3421 cm^{-1})和一个酯羰基吸收峰(1704 cm^{-1})。化合物 **3** 的 ^{1}H-NMR 和 ^{13}C-NMR 表明该化合物是一个典型的 isofouqierone 类三萜化合物。通过与 isofouqierone 化合物的 ^{13}C-NMR 图谱对比, 化合物 **3** 的 C-25(δ 82.06)向低场迁移, C-26(δ 24.14)和 C-27(δ 24.48)向高场迁移(isofouqierone 中 C-25: δ 70.62; C-26: δ 29.83; C-27: δ 29.88)。以上数据说明连氧季碳 C-25 可能过氧化。该过氧化部位的数据与已知化合物 25-hydroperoxy-4α, 14α-dimethyl-cholesta-8, 23-dien-3β-ol 的数据相近。由此可以推断, 化合物 **3** 是化合物

isofouqierone的C-25羟基的过氧化物，并命名为isofouqierone peroxide。

化合物**3**的理化和波谱数据。EI-MS *m/z*(相对丰度，%)：474[M]$^+$(1)，359 [M−$C_6H_{11}O_2$]$^+$(56)，315 [M−(C_2H_4O+side chain)]$^+$(35)，205(47)，143(6)，125(20)，82(91)，55(100)。HR-FAB-MS *m/z*：497.3603([M($C_{30}H_{50}O_4$)+Na]$^+$，计算值：497.3607)。IR ν_{max}^{KBr} (cm^{-1})：3421，1704，1458，1381，1263，1148，737。^{1}H-NMR($CDCl_3$)δ：0.88(3H, s, H_3-30)，0.95(3H, s, H_3-19)，1.00(3H, s, H_3-18)，1.04(3H, s, H_3-29)，1.08(3H, s, H_3-28)，1.09(1H, m, H-15a)，1.15(3H, s, H_3-21)，1.26(1H, m, H-12a)，1.27(1H, m, H-11a)，1.29(1H, m, H-7a)，1.34(3H, s, H_3-27)，1.37(3H, s, H_3-26)，1.40(1H, m, H-5)，1.48(4H, m, H-1a, H-6a, H-9, H-15b)，1.53(1H, m, H-11b)，1.55(1H, m, H-16a)，1.57(2H, m, H-6b, H-7b)，1.73(1H, m, H-13)，1.76(2H, m, H-16b, H-17)，1.89(1H, m, H-12b)，1.95(1H, m, H-1b)，2.25(2H, m, H_2-22)，2.43(1H, m, H-2a)，2.54(1H, m, H-2b)，5.62(1H, d, J = 15.8 Hz, H-24)，5.76(1H, dt, J = 15.8 Hz, 7.0 Hz, H-23)。^{13}C-NMR(75 MHz, $CDCl_3$)，δ C_1～C_{30}：39.89，34.12，218.19，47.44，55.35，19.65，34.53，40.29，49.98，36.84，22.00，27.50，42.58，50.28，31.11，24.88，50.14，15.20，16.03，75.08，25.78，43.38，127.10，137.48，82.06，24.14，24.48，26.72，21.02，16.33。

7.5.2.3 化合物12(盐肤木内酯A)的结构鉴定

化合物**12**为淡黄色粉末，EI-MS给出分子离子峰 *m/z* 462，结合正离子高分辨HR-ESI-MS谱(测定值463.3207 [M+H]$^+$，计算值463.3212)和NMR数据，确定分子式为$C_{31}H_{42}O_3$，不饱和度为11。紫外光谱在260 nm、294 nm和352 nm处显示最大吸收，提示含有一个共轭芳环、一个高度共轭的系统和一个共轭羰基；由红外吸收光谱在1735 cm^{-1}, 1620 cm^{-1}, 1480 cm^{-1}, 1457 cm^{-1}, 1384 cm^{-1}, 1358 cm^{-1}, 1305 cm^{-1}, 1290 cm^{-1}和1280 cm^{-1}有强的吸收峰，也进一步说明该化合物含有一个共轭羰基、一个芳环。同时，红外光谱在3447 cm^{-1}有强吸收，提示含有羟基。

仔细分析^{1}H-NMR和^{13}C-NMR谱表明该化合物含有一个1, 2, 3, 5-四取代的芳环，该芳环含有两个次甲基[δ_H 6.88(1H, d, J =2.1 Hz), 6.60(1H, d, J = 2.1 Hz); δ_C 108.1(d), 115.4(d)]和四个季碳(δ_C 144.4, 124.5, 152.0, 125.2)；由^{1}H-NMR和^{13}C-NMR还可以看到由四个C_5单位形成的一个C_{20}片段，包括4个烯质子(δ_H 5.07～5.29)和8个烯碳信号(δ_C 120.7, 124.0, 124.2, 124.4, 131.2, 135.0, 135.1, 135.7)，5个与烯碳相连的甲基信号(δ_H 1.58×3, 1.67, 1.70; δ_C 16.0×2, 16.2, 17.6, 25.6)，6个亚甲基信号(δ_H 1.96～2.33; δ_C 39.7×3, 26.7, 26.7, 26.5)和2个苄基质子信号(δ_H 3.34, d, J =7.3 Hz)。综合上述谱图分析，发现该化合物与文献[22]中报道的化合物 5-hydroxy-7-(3, 7, 11, 15-tetramethyl-2, 6, 10, 11-hexadecatetraenyl)-2(3*H*)-benzofuranone 结构相似，而后者已从本植物中分离得到，即化合物**13**。比较化合物**12**与化合物**13**的NMR信号，发现化合物**12**比化合物**13**多两个叔甲基[δ_H 2.56(3H, s, H-4′), 2.33(3H, s, H-5′)]和一个双键[δ_C 119.4(s, C-2′), 159.1(s, C-3′)]，而比化合物**13**少了一个亚甲基信号[δ_H 3.69(2H, s)]。从质谱分析，化合物**12**的分子量为462，比化合物**13**的分子量422多40，结合上述分析，可以初步推定化合物**12**的结构可能是化合物**13**的一个CH_2被=C(CH_3)$_2$基团取代的产物。^{13}C-NMR谱提示含有一个共轭羰基[δ_C 167.8(s, C-1′)]。由碳氢远程相关HMBC(图7-9)显示H-4′, H-5′与双键

碳 C-2′和 C-3′相关，说明这两个叔甲基与双键相连，同时在 HMBC 上显示 H-4′ [δ_H 2.33(3H, s)]与羰基碳[δ_C 167.8(s, C-1′)]相关，提示双键与羰基共轭。在 HMBC 也观察到芳环氢 H-3 [δ_H 6.88(1H, d, 2.1)]与 C-2′有很强的相关，推断双键碳与芳环相连。综上所述，化合物 **12** 的结构确定为 5-羟基-3-(2-甲基-丙烯基)-7-(3, 7, 11, 15-四甲基-2, 6, 10, 11-十六碳四烯)-2(3*H*)-苯并呋喃酮[5-hydroxy-3-(2-methyl-propenyl)-7-(3, 7, 11, 15-tetramethyl-2, 6, 10, 11-hexadecatetraenyl)-2(3*H*)-benzofuranone]，命名为盐肤木内酯 A(rhuscholide A)。

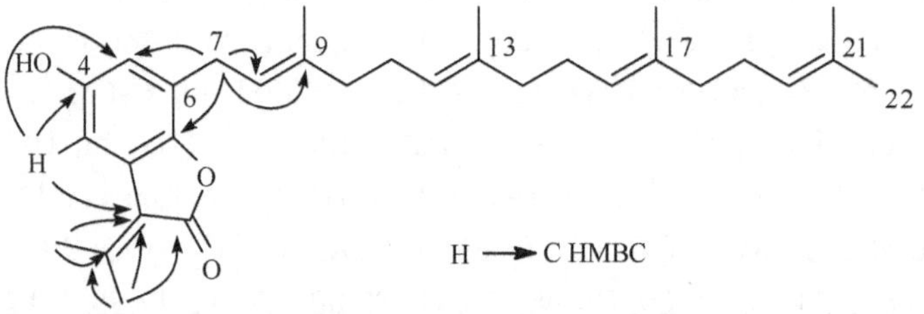

盐肤木内酯A (**12**)

图 7-9　化合物 **12** 的主要 HMBC 相关信号

盐肤木内酯 A 的理化和波谱数据。UV($CHCl_3$): $\lambda_{max}(\lg\varepsilon)$ 260(4.21)nm, 294(3.87)nm, 352(3.54)nm; IR v_{max}^{KBr} (cm^{-1}): 3447, 1735, 1620, 1488, 1457, 1384, 1358, 1305, 1290, 1280, 1170, 1130, 858, 796; ^{1}H-NMR 数据: δ 6.88(d, 2.1, H-3), 6.60(d, 2.1, H-5), 3.34(d, 7.3, H-7), 5.29(t, 7.3, H-8), 1.67(s, H_3-22), 1.70(s, H_3-9), 1.58(s, H_3-13), 1.58(s, H_3-17), 1.58(s, H_3-21), 2.33(s, H_3-4′), 2.56(s, H_3-5′); ^{13}C-NMR 数据: δ 144.4(C-1), 124.5(C-2), 108.1(C-3), 152.0(C-4), 115.4(C-5), 125.2(C-6), 27.4(C-7), 120.7(C-8), 137.5(C-9), 39.7(C-10), 26.5(C-11), 124.4(C-12), 135.1(C-13), 39.7(C-14), 26.6(C-15), 124.2(C-16), 135.0(C-17), 39.7(C-18), 26.5(C-19), 124.0(C-20), 131.2(C-21), 25.6(C-22), 167.8(C-1′), 119.4(C-2′), 159.1(C-3′), 24.8(C-4′), 23.5(C-5′); EI-MS *m/z*: 462(12), 419(10), 393(17), 326(21), 258(29), 204(26), 203(70), 175(22), 81(43), 69(100); 正离子 HR-EI-MS *m/z*: 463.3207 $[M+H]^+$(计算值: $C_{31}H_{43}O_3$ 463.3212)。

7.5.2.4　化合物 26(盐肤木双黄酮 A)的结构鉴定

化合物 **26** 为黄色油状物，正离子 ESI-MS 给出分子离子峰 *m/z* 565 $[M+Na]^+$，结合高分辨正离子 HR-ESI-MS 谱(测定值 565.1106 $[M+Na]^+$，计算值 565.1110)，确定分子式 $C_{30}H_{22}O_{10}$，不饱和度为 20。UV 光谱在 281 nm、213 nm 有最大吸收，可能含有苯环; IR 光谱在 3408 cm^{-1}、1651 cm^{-1}、1604 cm^{-1}、1530 cm^{-1}、1464 cm^{-1} 有强吸收峰，说明该化合物含有羟基、共轭羰基及芳环。

由 ^{13}C-NMR(DEFT)谱，给出 15 个碳信号，其中低场显示一个羰基δ_C 192.3(s), 6 个季碳信号δ_C 166.5、164.4、148.4、147.6、129.9、114.9 和 6 个次甲基信号δ_C 129.4、120.3、116.8×2、111.7、103.8，在稍高场显示两个次甲基信号δ_C 85.6、52.0; ^{1}H-NMR 谱低场显示两个 1, 3, 4-三取代的芳环质子信号δ_H 8.14(1H, d, J = 8.6 Hz), 6.83(1H, dd, J = 8.6 Hz,

1.6 Hz), 6.66(1H, d, J =1.6 Hz)和δ_H 7.43(1H, brs), 7.32(1H, d, J = 8.0 Hz), 6.99(1H, d, J = 8.0 Hz); 同时, 还可以看见一对具有大的偶合常数值的互相偶合的质子信号δ_H 6.62(1H, d, J =12.1 Hz), 3.46(1H, d, J = 12.1 Hz)。综合氢谱和碳谱给出的信息, 可以推出该化合物是一个二氢黄酮类化合物。再由质谱给出的分子量为 542, 所以推测该化合物是一个含有完全对称结构的化合物。再结合碳谱及 HMQC 可以知道结构中 C-3 位的化学位移为δ_C 52.0(d), ^{1}H-NMR 谱相应的质子信号δ_H 3.46(1H, d, J = 12.1 Hz), 提示该化合物应该是 3 位相连的双黄酮结构。

结合 1D NMR 及 COSY 和 HMQC, 将所有的碳氢信号进行归属。由 HMBC(图 7-10)谱, 显示 H-2 [δ_H 6.62(1H, d, J = 12.1 Hz)]与δ_C 52.0(d), 192.3(C=O), 129.9(s), 116.8(d), 120.3(d)相关, H-2′ [δ_H 7.43(1H, brs)]与δ_C 85.6(d), 120.3(d), 147.6(s), 148.4(s)相关, H-6′ [δ_H 6.99(1H, brs)]与δ_C 85.6(d), 116.8(d), 148.4(s)相关, 从而可以推出 B 环为 3′, 4′-二羟基取代; 同样道理由 HMBC 图谱, 可以推出 A 环为 7-羟基取代的芳环。化合物的相对构型是通过比较 H-2/H-3 的偶合常数来确定的[261, 由 ^{1}H-NMR 谱, 计算出 H-2 与 H-3 的偶合常数 J_{H-2} = 12.1 Hz, J_{H-3} = 12.1 Hz), 所以可以推定化合物 **26** 是 C-3/C-3″反式二氢双黄酮。综合以上分析, 可以推定化合物 **26** 的结构如图 7-10 所示, 命名为盐肤木双黄酮 A(rhusdiflavone A)。

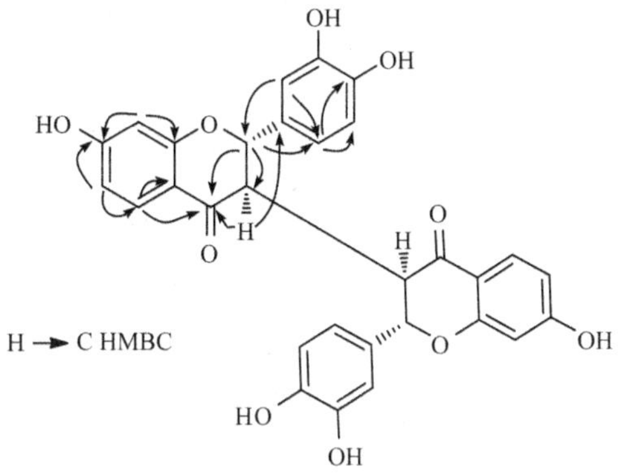

26 盐肤木双黄酮A

图 7-10 化合物 **26** 的主要 HMBC 相关信号

盐肤木双黄酮 A 的理化和波谱数据。UV(CH_3OH): $\lambda_{max}(\lg\varepsilon)$ 213(4.81) nm, 280(4.29) nm, 275(4.03) nm; IR ν_{max}^{KBr} (cm^{-1}): 3408, 1651, 1604, 1530, 1464, 1335, 1281, 1251, 1165, 1115, 998, 972, 813, 781, 637, 532; ^{13}C-NMR 数据: δ 85.6(C-2/C-2″), 52.0(C-3/C-3″), 129.3(C-4/C-4″), 129.4(C-5/C-5″), 111.7(C-6/C-6″), 166.5(C-7/C-7″), 103.8(C-8/C-8″), 164.4(C-9/C-9″), 114.9(C-10/C-10″), 129.9(C-1′/C-1‴), 116.8(C-2′/C-2‴), 147.6(C-3′/C-3‴), 148.4(C-4′/C-4‴), 116.8(C-5′/C-5‴), 120.3(C-6′/C-6‴); EI-MS m/z: 295(2), 137(1), 111(10), 110(100), 109(2), 95(2), 82(20), 81(16), 69(6), 63(7), 53(12); ESI-MS(+)m/z: 565 [M+Na]$^+$, HR-ESI-MS(+)m/z: 565.1106 [M+Na]$^+$(计算值 565.1110)。

7.6 炮制和质量标准

7.6.1 盐芋根的炮制

取原药, 除去杂质, 洗净, 润软, 切段或厚片, 干燥。

7.6.2 盐芋根的质量标准

经研究表明, 可通过鉴别(粉末显微特征)、检查(水分、灰分)、浸出物、含量测定对盐芋根的质量进行全面的控制。

7.6.2.1 盐芋根的检查

1) 盐芋根的水分

水分按《中国药典》水分测定法中的烘干法检查。根据测定结果(表 7-1), 将水分限度定为不得过 12.0%。

2) 盐芋根的总灰分

总灰分按《中国药典》灰分测定法中的总灰分测定法检查。根据测定结果(表 7-1), 将总灰分限度定为不得过 5.0%。

表 7-1 水分、总灰分、浸出物检查结果和含量测定结果

编号	水分/%	总灰分/%	浸出物/%	含量/%
1	7.9	2.1	20.8	3.27
2	7.9	3.6	29.6	6.89
3	6.8	3.3	23.2	4.41
4	7.8	1.9	14.3	1.92
5	7.0	2.0	14.5	1.66
6	7.8	3.7	26.2	3.51
7	7.7	2.4	14.6	1.17
8	2.5	5.5	19.1	2.62
9	8.5	4.6	14.8	1.50
10	6.8	2.3	14.8	1.32
11	6.6	4.0	19.1	2.17

3) 盐芋根的浸出物

浸出物按《中国药典》醇溶性浸出物测定法项下的热浸法检查。根据测定结果(表 7-1), 用 50%乙醇作溶剂, 将浸出物的限度定为应不得少于 14.5%。

7.6.2.2 盐芋根的含量测定

陈玲等对盐肤木化学成分的研究表明, 盐肤木的主要化学成分为没食子酸, 没食子酸具有抗菌、抗病毒、抗肿瘤等作用。这与畲药的理论与应用相吻合。故选用没食子酸为盐芋根的指标性成分测定其含量。参考《中国药典》(2015 年版)五倍子项下没食子酸的测定方法。

检测波长的选择: 取没食子酸对照品的溶液, 用 HPLC-DAD 检测, 在波长 200～400 nm 范围扫描, 经 DAD 光谱分析, 结果以 272 nm 波长处吸收度值和峰形为优, 故选中 272 nm 作为检测波长。流动相的确定: 比较了甲醇-0.1%磷酸(10∶90)、乙腈-0.1%磷酸(10∶90)、甲醇-0.4%磷酸(3∶97)等三种流动相, 结果以甲醇-0.4%磷酸(3∶97)分析效果较优, 故选用此作为流动相。样品的提取: 对提取溶剂、提取方法分别做了考察, 以没食子酸的得率作为指标, 结果是 5%盐酸水浴中水解提取>用水煎煮提取> 30%甲醇加热回流提取>30%甲醇超声提取。考察盐酸的酸度(体积分数)(2%、5%、10%)和提取的时间(1 h、2 h、3.5 h)对测定结果的影响, 结果发现以 10% 盐酸溶液提取效果最优; 水浴中水解 3.5 h, 提取完全。因此, 本实验选用 10%盐酸溶液水浴中水解 3.5 h 为样品的提取方法。

1) 仪器与试药

Agilent 1260 高效液相色谱仪(美国安捷伦科技有限公司); G4212B 二极管阵列检测器(美国安捷伦科技有限公司); 电子天平(XS105DU, 瑞士梅特勒公司); 水浴锅(HH-4, 上海梅香仪器公司)。

甲醇为色谱纯(Merck), 盐酸、磷酸为分析纯, 水为娃哈哈纯净水。没食子酸对照品(批号: 110831-201204, 含量 89.9%, 使用前无需处理), 购自中国药品生物制品检定所。

2) 色谱条件

色谱柱: Agilent Zorbax SB-C_{18} 色谱柱(4.6 mm×250 mm, 5 μm)(美国安捷伦科技有限公司); 流动相: 甲醇-0.4%磷酸溶液(3∶97), 流速 1.0 mL/min; 柱温: 30 ℃; 检测波长: 272 nm; 自动进样, 进样量: 10 μL。

3) 对照品溶液的制备

精密称取没食子酸对照品适量, 加 50%甲醇制成 280.50 μg/mL 的溶液, 作为储备液。精密吸取储备液制成 28.05 μg/mL 的溶液, 作为对照品溶液。

4) 供试品溶液的制备

药材粉碎, 过二号筛, 取约 0.2 g, 精密称定, 置具塞锥形瓶中, 精密加入 10%盐酸溶液 50 mL, 密塞, 称定质量, 水浴中加热水解 3.5 h, 放冷至室温, 再称定质量, 用 10%盐酸溶液补足减失的质量, 摇匀, 过滤, 精密量取续滤液 2 mL 置 10 mL 量瓶中, 加 50%甲醇稀释至刻度, 摇匀, 用 0.45 μm 微孔滤膜过滤, 取续滤液, 即可。

5) 系统适应性实验

分别精密吸取“3)、4)”项下制备的溶液, 按“2)”项下色谱条件进样, 记录色谱图。由图 7-11 可见, 在该色谱条件下, 没食子酸与其他成分可达到基线分离, 分离度大于 1.5, 理论塔板数在 8000 以上, 分离效果较好。

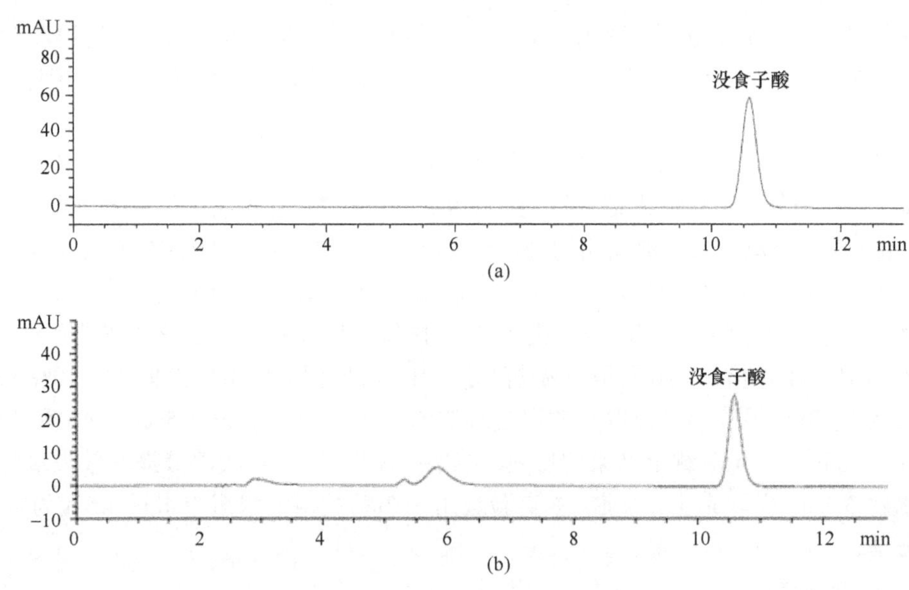

图 7-11　高效液相色谱图: (a)对照品; (b)供试品

7.7　总结与展望

迄今为止国产盐肤木属植物的研究主要集中于盐肤木，滨盐肤木和泰山盐肤木偶有报道，其他植物尚未见报道。即便如此，对盐肤木的研究也仍不充分，化学研究报道数量不多，药理研究更少，而盐肤木传统用药功效很多，值得深入研究和开发利用。此外，该属其他植物也多药用且具经济价值。因此，对盐肤木以及国产该属其他植物的研究和开发仍有很大施展空间。

参 考 文 献

[1] 浙江省食品药品监督管理局. 浙江省中药炮制规范[M]. 北京: 中国医药科技出版社, 2015: 73-74.

[2] 中国科学院中国植物志编辑委员会. 中国植物志[M]. 第 45 卷. 北京: 科学出版社, 1999: 66-67.

[3] 中国科学院中国植物志编辑委员会. 中国植物志[M]. 第 45 卷. 北京: 科学出版社, 1999: 99-100.

[4] Lee I-S, Oh S-R, Ahn K-S, et al. Semialactone, isofouqierone peroxide and fouquierone, three new dammarane triterpenes from *Rhus javanica*[J]. Chem Pharm Bull, 2001, 49(8): 1024-1026.

[5] 马天波, 刘思贞, 刘传玲, 等. 泰山盐肤木化学成分的研究[J]. 中草药, 1996, 2(8): 451.

[6] Kuo S-C, Teng C-M, Lee L-G, et al. 6-Pentadecylsalicylic acid, an antithrombin component isolated from the stem of *Rhus semialata* var. *roxburghii*[J]. Planta Med, 1991, 57(3): 247-249.

[7] 顾琼. 五种药用植物化学与抗 HIV 成分研究[D]. 昆明: 中国科学院昆明植物研究所博士学位论文, 2007.

[8] 李加林, 吴素珍, 卑占宇. 盐肤木总黄酮提取工艺研究[J]. 时珍国医国药, 2009, 20(5): 1116-1117.

[9] 陈存武, 张莉, 何晓梅, 等. 盐肤木总黄酮的提取研究[J].湖南农业科学, 2010, (13): 119-122.

[10] 归莜铭, 刘仁杰, 陈玲. 盐肤木有效成分的研究[J]. 中草药, 1980, 11(5): 196.

[11] 马天波, 刘思贞, 刘传玲, 等. 泰山盐肤木化学成分的研究[J]. 中草药, 1996, 2(8): 451.

[12] 归莜铭, 刘仁杰, 陈玲. 盐肤木有效成分的研究[J]. 中草药, 1980, 11(5): 196.

[13] Bagchi A, Sahai M, Ray A-B. Phenolic constituents of *Rhus semialata* leaves[J]. Planta Med, 1985,

51(5): 467-468.

[14] Chung S-C, Hwang B-Y, Oh G-J, et al. Chemical components from the stem bark of *Rhus javanica* L[J]. Saengyak Hakhoechi, 1999, 30(3): 259.

[15] Ueda Y, Ishinada K. The leaves of *Rhus javanica* (Fushinok).Preliminary report [J]. J Soc Chem Ind Japan, 1926, 29: 659.

[16] Ahmad J, Khan H, Shamsuddin K-M. Chemical examination of *Rhus chinensis* and note on NMR spectra of dihezoylmethane[J]. Indian J Chem, 1980, 19B(5): 420.

[17] Fujimoto T, Kanetoshi A, Aopyagi M, et al. Studies on utiliazation of plant resources in Hokkaido. Isolation of 6-pentadecylsalicylic acid from *Rhus javanica* leaves as an active component on histamine-release inhibitory effect[J]. Hokkaidoristsu Eisei Kenkyushoho, 2000, 50: 89.

[18] Nishino C, Koji K, Tamao Y, et al. Alkylsalicylic acid derivatives as antitumor, antifungal, and antibacterial agents and their isolation from *Rhus javanica* [P]. Jpn, Koka Tokkyo Koho: JP 01 34, 913 [89 34, 913], 06 Feb 1989.

[19] Kuo Y-C, Sun C-M, Tsai W-J, et al. Blocking of cell proliferation, cytokines production and genes expreasion following administration of Chinese herbs in the human mesangial cells[J]. Life Sci, 1999, 64(23): 2089.

[20] Tangpu V, Yadav A K. Antidiarrhoeal activity of *Rhus javanica* ripen fruit extract in albino mice[J]. Fitotherapia, 2004, 75(1): 39-44.

[21] Kurokawa M, Basnet P, Obsugi M, et al. Anti-herpes simplex virus activity of moronic acid purified from *Rhus javanica* in vitro and in vivo [J]. J Pharmcol Exper Therap, 1999, 289(1): 72-78.

[22] Vieira P-C, Gottlieb O-R, Gottlieb H-E. Tocotrienols from *Iryanthera grandis*[J]. Phytochemistry, 1983, 22: 2281-2286.

第 8 章 铜丝藤根

8.1 植物资源

铜丝藤根，即海金沙科(Lygodiaceae)海金沙属植物海金沙[*Lygodium japonicum* (Thunb.) Sw.]的干燥根茎或根，以畲族习用药材名义收载于 2015 年版《浙江省中药炮制规范》[1]。海金沙又名铜丝藤、过路青、上树狼衣等。

8.1.1 海金沙属植物概述

海金沙科仅海金沙属单独一属。据《中国植物志》记载[2]，海金沙属植物为陆生攀援植物。根状茎颇长，横走，有毛而无鳞片。叶远生或近生，单轴型，叶轴为无限生长，细长，缠绕攀援，常高达数米，沿叶轴相隔一定距离有向左右方互生的短枝(距)，顶上有一个不发育的被毛茸的休眠小芽，从其两侧生出一对开向左右的羽片。羽片分裂图式或为 1～2 回二叉掌状或为 1～2 回羽状复叶，近二型。不育羽片通常生于叶轴下部；能育羽片位于上部；末回小羽片或裂片一为披针形，或为长圆形，三角状卵形，基部常为心脏形、戟形或圆耳形；不育小羽片边缘为全缘或有细锯齿。叶脉通常分离，少为疏网状，不具内藏小脉，分离小脉直达加厚的叶边。各小羽柄两侧通常有狭翅，上面隆起，往往有锈毛。能育羽片通常比不育羽片为狭，边缘生有流苏状的孢子囊穗，由两行并生的孢子囊组成，孢子囊生于小脉顶端，并被由叶边外长出来的一个反折小瓣包裹，形如囊羣盖。孢子囊大，多少如梨形，横生短柄上，环带位于小头，由几个厚壁细胞组成，以纵缝开裂。孢子四面形。原叶体绿色，扁平。

海金沙属植物约有 45 种，分布于全世界热带和亚热带；中国有海金沙、网脉海金沙(*L. subareolatum* Christ)、海南海金沙(*L. conforme* C. Chr.)、掌叶海金沙(*L. digitatum* Presl)、云南海金沙(*L. yunnanense* Ching)、小叶海金沙[*L. scandens* (L.) Sw.]、羽裂海金沙(*L. polystachyum* Wall.)、柳叶海金沙(*L. salicifolium* Presl)、曲轴海金沙[*L. flexuosum* (L.) Sw.]和狭叶海金沙(*L. microstachyum* Desv.)共 10 种[1]，主要分布于华南及西南地区，其中 5 种供药用(《中药辞海》)[3]。

海金沙属和其他蕨类植物不同的地方在于它们的叶轴很细、柔韧且很长，是蕨类植物中唯一能以叶轴攀援的植物，具有较高的观赏价值。海金沙属的蕨叶以无限延长的方式展开，且叶轴会偶合在支撑物上，因此每个蕨叶都会形成分开的藤蔓。

8.1.2 铜丝藤根基原植物形态、鉴别与资源分布[2]

8.1.2.1 基原植物形态

海金沙高攀达 1～4 m。叶轴上面有两条狭边，羽片多数，相距 9～11 cm，对生于叶轴上的短距两侧，平展。距长达 3 mm。端有一丛黄色柔毛复盖腋芽。不育羽片尖三角形，长宽几相等，10～12 cm 或较狭，柄长 1.5～1.8 cm，同羽轴一样多少被短灰毛，两侧并有狭边，二回羽状；一回羽片 2～4 对，互生，柄长 4～8 mm，和小羽轴都有狭翅及短毛，基部一对卵圆形，长 4～8 cm。宽 3～6 cm，一回羽状；二回小羽片 2～3 对，卵状三角形，具短柄或无柄，互生，掌状三裂；末回裂片短阔，中央一条长 2～3 cm，宽 6～8 mm，基部楔形或心脏形，先端钝，顶端的二回羽片长 2.5～3.5 cm，宽 8～10 mm，波状浅裂；向上的一回小羽片近掌状分裂或不分裂，较短，叶缘有不规则的浅圆锯齿。主脉明显，侧脉纤细，从主脉斜上，1～2 回二叉分歧，直达锯齿。叶纸质，干后绿褐色。两面沿中肋及脉上略有短毛。能育羽片卵状三角形，长宽几相等，12～20 cm，或长稍过于宽，二回羽状；一回小羽片 4～5 对，互生，相距 2～3 cm，长圆披针形，长 5～10 cm，基部宽 4～6 cm，一回羽状；二回小羽片 3～4 对，卵状三角形，羽状深裂。孢子囊穗长 2～4 mm，往往长远超过小羽片的中央不育部分，排列稀疏，暗褐色，无毛。

8.1.2.2　鉴别

铜丝藤根的粉末显微特征：本品粉末灰褐色。梯纹管胞较多，多破碎，直径 12～65 μm。厚壁细胞呈类多角形。非腺毛平直、弯曲或稍拐折，顶端细胞较长，偶有胞腔内含黄棕色物。淀粉粒单粒圆形、椭圆形或广卵形，直径 3～13 μm，脐点点状或短缝状，层纹不明显；复粒由 2～3 个分粒组成(图 8-1)。

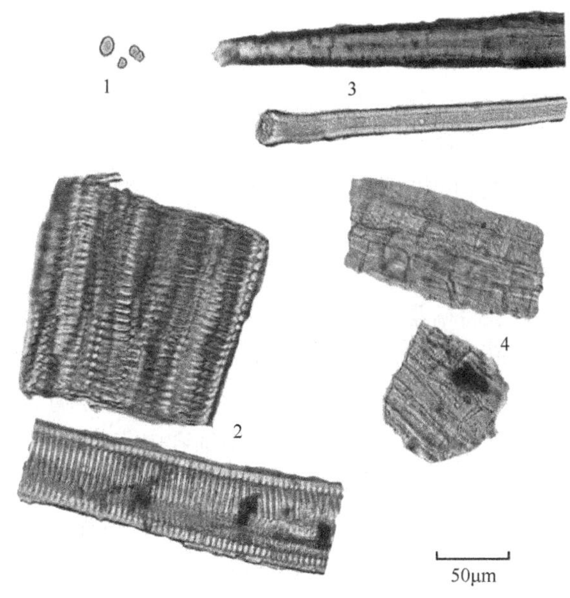

图 8-1　铜丝藤根的粉末显微特征

1. 淀粉粒; 2. 梯纹管胞; 3. 非腺毛; 4. 厚壁细胞

8.1.2.3　资源分布

产于江苏、浙江、安徽南部、福建、台湾、广东、香港、广西、湖南、贵州、四川、云南、陕西南部。

8.1.3 海金沙的繁殖与栽培

海金沙为多年生攀援蕨类植物，多系野生，少有栽培，但也有研究组对海金沙进行了引种和栽培研究[4]。另外，海金沙也可以借助组织培养技术进行繁殖[5]。

8.1.3.1 海金沙的繁殖

1) 分株繁殖

冬春季节，选择3～4年生植株，挖出其横走横茎并剪成10 cm左右的小节，或按植株自然生产状，分成若干小丛，每丛具3～5节或2～3株小苗。剪去部分地上茎，种植于备好的植地上。植地可利用土层深厚、肥沃的山坡灌丛、林间或田边地角，或种植于篱笆边，利用篱笆作为其攀援的支撑物。行株距宜1～1.5 m，种植时每穴施土杂肥1 kg，栽苗1丛，填土压实，浇透定根水即可。也可先将分株苗栽于苗床上，行株距10～15 cm，苗床上搭荫棚，培育1年后出圃移植，从而达到经济地利用土地的目的[4]。

2) 孢子繁殖

a. 孢子的采集

9～11月海金沙孢子相继成熟。孢子成熟后，将能育叶片分批剪下，装于硫酸纸袋内，封口放于通风处干燥2～3天后，孢子从孢子囊中自然弹出掉入袋内，抖出叶片，立即播种。如不能立即播种，可装于试管或小广口瓶内，放于4 ℃冰箱内保存至翌春播种。

b. 播种基质的准备及处理

用过筛腐殖土拌1/3酸性过筛园土，装于18～20 cm花盆内或播种箱内，用手摇动，使盆土稍紧实平整，盆土装至盆容量的2/3即可，用沸水浇透盆土，以杀死种子植物、苔藓、藻类、菌类及其他异类植物的孢子。用平板玻璃或塑料膜盖住盆口，以防其他杂物进入。

c. 播种及管理

上述盆土充分冷却后，将硫酸纸袋内的孢子均匀地播入盆内，播种量以基质上隐约可见褐色孢子(含囊壳)为限。播种后再用平板玻璃或塑料膜盖住盆口，以保湿和防止其他杂物进入。将播种盆放于无阳光直射而散射光充裕的地方培育。培育期内应经常保持一定的土壤湿度，可将盆放于浅水中浸润，也可用细孔喷壶小心喷淋。在温度18～24 ℃时，15天左右可见到孢子萌发，见到丝状体。30～35天可见到绿色原叶体，继而发育为幼孢子体。此间应经常喷水保湿，以增加盆土湿润度和空气湿度，以原叶体表面具适当水雾为好。培育5～6个月，根据苗势便可分批移栽。

d. 幼孢子体移栽

选择肥沃、疏松的沙质壤土，充分细碎，作成1 m宽的平畦或高畦，畦面放一层5 cm厚的过筛腐殖土，与表土拌匀。因幼孢子体根系非常细小，土壤颗粒太粗，会影响根系的固着，故畦土应松软细碎。移栽前10～15天，将盆覆盖物逐步打开进行炼苗，使幼孢子体逐步适应外界环境。移栽时用小木棍或其他细长物体在松软的畦面上划出或压出1～1.5 cm宽的横沟，行距10～15 cm，用镊子将幼孢子体夹放于沟内，每隔5 cm放一小丛，用沟土使其稳正，用喷壶小心喷淋湿润。搭棚遮阴，使透光度保持60%～70%，培育4～5个月，便可单株出圃移栽。

3) 海金沙组织培养和植株再生

郭治友等[5]以海金沙成熟孢子为外植体进行组织培养和植株再生研究，成功获得了分化小苗，主要操作流程包括以下几个方面。

a. 无菌材料的获得

采摘完整无病虫害的孢子叶装入硫酸纸袋，放置通风干燥处 1 周，收集自然脱落的孢子去杂备用。把孢子用滤纸包好，蒸馏水浸泡 2 h，75%酒精灭菌 10 s，无菌水漂洗 1 次，再用 0.1% Hg_2Cl_2 溶液浸泡 5 min，无菌水漂洗 3 次。然后将孢子接种到培养基(MS+20 g/L 蔗糖)上，放置培养室内培养。

b. 孢子萌发

培养 2～3 天后孢子开始萌发，5 天左右可以观察到培养基上孢子材料变绿，显微镜观察发现有些孢子已处于 2～3 个细胞的丝状体阶段。9 天后外植体进入片状体阶段，15 天后进入原叶体阶段，40 天后原叶体开始成熟。

c. 原叶体的增殖

将原叶体接种到原叶体增殖培养基(MS + 20 g/L 或 30 g/L 蔗糖)上，60 天后可增殖至 4 倍。适宜的蔗糖浓度，即 20 g/L 或 30 g/L 较为适宜，该浓度可极大地促进增殖，过高或过低的蔗糖浓度都不适于原叶体生长。另外，激素可以加速原叶体的增殖速度，将原叶体接种至培养基 MS + 6-BA 2.0 mg/L + NAA 0.5 mg/L 或 MS + 6-BA 1.0 mg/L+NAA 0.2 mg/L 上，原叶体在这两种添加了外源激素的培养基上能快速增殖，培养 20 天后，原叶体的体积便能扩大 3 倍，其中后者培养基的增殖速度快于前者。

d. 孢子体的形成与增殖

低浓度的激动素(KT)利于孢子体增殖。将原叶体接种于培养基 MS+KT 0.0125 mg/L + IAA 0.05 mg/L 和 MS + KT 0.025 mg/L + IAA 0.05 mg/L 上，保持培养基表面有少许水(这样有利于受精)，14 天后培养基上出现幼孢子体，且幼孢子体分枝多，长势好。采用分株的繁殖方式将孢子体进行扩增，可以快速得到大量的无菌孢子体。

e. 生根与移栽

将已分化出苗的孢子体接种到生根培养基 1/2 MS + NAA 0.1 mg/L+活性炭 2.0 g/L 和 1/2 MS + IBA 1.0 mg/L+活性炭 2.0 g/L 上，培养 15 天可生根，生根率均可达 100%。继续培养 30 天后，幼孢子体每株高达 12～25 cm，并具有 2～5 个分枝，根数达 2～4 条。移栽前将瓶盖打开，在通风处炼苗 7 天，取出生根苗，洗去根部附着的培养基，移栽到用 1%高锰酸钾溶液消毒过的蛭石和松针腐殖质(1∶1)混合土中，盆栽，保持湿度 100%，盆覆盖膜 7 天后再逐渐打开，成活率达 95%以上。

8.1.3.2 海金沙的栽培与管理

1) 中耕除草

幼苗期，植物生长缓慢，易滋生杂草，应适时中耕除草，保持地面疏松无杂草，为海金沙生长提供良好的生长条件。

2) 设支柱

海金沙为攀援性植物, 人工栽培应设支柱并引蔓上柱, 使其攀援生长, 增加光合营养面积。

3) 施肥

冬春二季应各施一道肥, 每次每株施一人畜粪水。冬春季植物萌发前剪去干枯植株, 以利来年生长。

8.1.3.3 采收与贮藏

立秋前后孢子成熟时, 选晴天清晨露水未干时, 摘下孢子叶, 放于衬有纸或布的管内, 于避风处晒干, 然后轻轻搓揉抖动使孢子弹出, 再用细筛筛出叶片即得孢子(海金沙)。夏秋两季采收金沙藤可从地面割下茎叶, 用铡刀或剪刀剪成 2～3 cm 长的短节, 晒干或烘干即可。秋冬两季采收铜丝藤根则挖取海金沙根部, 除去杂质, 洗净, 切段, 干燥。干品金沙藤和铜丝藤根打包存放于通风干燥处, 注意防潮、霉变; 海金沙(孢子)装于罐或塑料袋内, 置于通风干燥处。

8.2 典籍记载与应用

8.2.1 畜医药典籍记载[6, 7]

【药材性状】海金沙全草常缠绕成团状, 茎表面禾秆色, 纤细, 多分枝, 拉直可达 1 m 以上。叶对生于短枝两侧, 二型, 草质, 皱缩, 表面黄棕色至绿褐色; 营养叶尖三角形, 二回羽状; 一回羽片 2～4 对, 互生, 卵圆形, 长 4～8 cm, 宽 3～6 cm; 二回羽片 2～3 对, 卵状三角形, 掌状 3 裂, 裂片短而阔, 顶生裂片长 2～3 cm, 宽 6～8 mm, 边缘有不规则的浅圆齿。孢子叶卵状三角形, 长宽近等, 在末回羽片下面边缘疏生流苏状孢子囊穗。体轻, 质脆, 易折断。

海金沙根和根茎为不规则分支状, 细长, 灰褐色至茶褐色, 有黑色的毛, 常残留有禾秆色细茎。根须状, 众多, 细长, 表面黑褐色, 弯曲不直, 有细微的纤维根。质硬而韧, 略有弹性, 较难折断(纤维根易断), 断面淡黄棕色。

海金沙孢子为棕黄色或浅棕黄色粉末。体轻, 手捻有光滑感, 置手中易从指缝滑落。

【性味】全草: 味甘, 性寒。根: 味甘、淡, 性寒。孢子: 味甘、淡, 性寒。

【功效】全草: 清热解毒, 利水通淋, 活血通络。根: 清热解毒, 利湿消肿。孢子: 利水通淋, 清热解毒。

【主治】全草: 热淋, 石淋, 血淋, 小便不利, 水肿, 白浊, 带下, 肝炎, 泄泻, 痢疾, 感冒发热, 咳喘, 咽喉肿痛, 口疮, 目赤肿痛, 痄腮, 乳痈, 丹毒, 带状疱疹, 水火烫伤, 皮肤瘙痒, 跌打伤肿, 风湿麻痹, 外伤出血。根: 肺炎, 感冒高热, 乙脑, 急性肠胃炎, 痢疾, 急性传染性黄疸型肝炎, 尿路感染, 膀胱结石, 风湿腰腿痛, 乳腺炎, 睾丸炎,蛇咬伤，月经不调。孢子：热淋，血淋，沙淋，白浊，带下，水湿肿满，湿热泻痢，湿热黄疸。

【用法用量】全草：内服煎汤，9～30 g；外用适量，煎水洗或鲜品捣敷。根：内服煎汤，15～30 g，鲜品加倍；外用适量，研末调敷。孢子：内服煎汤，6～15 g，布包煎。

【注意事项】全草：孕妇慎服。孢子：肾虚阴亏者慎服。

【应用】全草：①肾炎浮肿：铜丝藤 30～50 g，龙须草 30～50 g，毛筋草 30～50 g，蛤蟆衣 30～50 g。水煎服。②肝硬化：铜丝藤、灯芯草、山里黄根、细叶水团花根、半枝莲、白花蛇舌草、白前、香茶菜、茵陈、水苦益、车前草、岩柏、白山毛桃根各适量。水煎服。禁食酸、辣。根及根茎：①结石：铜丝藤根 50 g，水煎服；②风湿：铜丝藤根 50 g，水煎服；③无名肿痛：铜丝藤根 50 g，水煎服；④甲型肝炎：铜丝藤根 50 g，矮茶 20 g，水煎服。

8.2.2　其他医药典籍记载和民间应用

(1)《本草纲目》：本种“甘寒无毒。主治：通利小肠，疗伤寒热狂，治湿热肿毒，小便热淋膏淋血淋石淋经痛，解热毒气”。又四川用之治筋骨疼痛。

(2)《本草经疏》：海金沙，甘寒淡渗之药，故主通利小肠，得牙硝、栀子，皆咸寒苦寒之极，又得蓬砂之季，所以能治伤寒热狂大热，当利小便，此釜底抽薪之义也。淡能利窍，故治热淋、血淋、膏淋等病。

(3)《本草述》：海金沙，方书但知其治血淋、膏淋、石淋等症，讵知其种种所患，皆本于湿土之气不能运化，而又有火以合之，乃结聚于水道有如是耳，岂可徒取责于行水之脏腑乎？试观东垣治脾湿方，更如续随子丸之亦治通身肿满、喘闷不快者，则可以思其功之所主，固不徒在行水之脏腑矣。

(4)《嘉佑本草》：主通利小肠。马牙消、蓬砂共疗伤寒热狂，或丸或散。

(5)《本草正义》：利水通淋。治男子淫浊，女子带下。

(6)《中国植物志》：治筋骨疼痛。

(7)《广西中药志》：用于水肿及热病吐血。

(8)《湖南药物志》：补脾健胃。治小儿食积。

(9)《江西草药》：清热解毒，利尿除湿。治肝炎，肾性水肿，皮肤湿疹，水痘，尿血，痄腮，风火牙痛，喉蛾，白喉，带状疱疹，小儿疳积。

8.3　化学成分研究

海金沙具有重要药用价值，通常以孢子、根茎以及全草作为药用部位，药用部位不同，所含成分有显著差异。根据目前的报道，海金沙全草主要含黄酮类、萜类、甾体类、酚酸类、脂肪酸及酯类化合物等。表 8-1 列出了已报道的海金沙化学成分。

表 8-1 海金沙化学成分及植物来源

类别	化合物名称	植物来源	文献
黄酮类	金合欢素(acacetin)	地上部分	[8]
	金合欢素 7-*O*-β-D-吡喃葡萄糖苷 (acacetin 7-*O*-β-D-glucopyranoside)	地上部分	[8]
	金合欢素-7-*O*-α-L-吡喃鼠李糖基-(1→6)-β-D-吡喃葡萄糖苷 [acacetin 7-*O*-α-L-rhamnopyranosyl-(1→6)-β-D-glucopyranoside]	地上部分	[8]
	金合欢素 7-*O*-(6′-*O*-α-L-吡喃鼠李糖基)-β-槐糖苷 [acacetin 7-*O*-(6′-*O*-α-L-rhamnopyranosyl)-β-sophoroside]	地上部分	[8-10]
	芹菜素(apigenin)	根	[11, 12]
	芹菜素-7-*O*-β-D-吡喃葡萄糖苷(apigenin-7-*O*-β-D-glucopyranoside)	根	[11, 13]
	6, 8-二-*C*-葡萄糖基芹菜素(6, 8-di-*C*-glucosylapigenin)	全草	[10]
	香叶木苷(diosmin)	地上部分	[9]
	香叶木素 7-*O*-芸香糖苷(diosmetin 7-*O*-rutinoside)	地上部分	[8]
	山柰酚(kaempferol)	全草	[8, 14]
	山柰酚-3-*O*-芸香糖苷(kaempferol-3-*O*-rutinoside)	地上部分	[8, 9]
	山柰酚-7-*O*-α-L-吡喃鼠李糖苷(kaempferol-7-*O*-α-L-rhamnopyranoside)	全草	[8, 14]
	山柰酚-3-*O*-β-D-吡喃葡萄糖苷(kaempferol-3-*O*-β-D-glucopyranoside)	地上部分	[8]
	山柰酚-3-*O*-α-L-吡喃鼠李糖基-7-*O*-α-L-吡喃鼠李糖苷 (kaempferol-3-*O*-α-L-rhamnopyranosyl-7-*O*-α-L-rhamnopyranoside)	根	[15, 16]
	蒙花苷(linarin)	地上部分	[9]
	田蓟苷(tilianin)	全草	[14]
	小麦黄素 7-*O*-β-D-吡喃葡萄糖苷(tricin 7-*O*-β-D-glucopyranoside)	全草	[10]
甾体类	capitasterone-3-*O*-β-D-glucopyranoside(lygodiumsteroside A)	根	[16, 17]
	胡萝卜苷(daucosterol)	全草，根	[11, 14-16]
	罗汉松甾酮 C(makisterone C)	根	[11, 12, 16]
	2β, 3β, 14α, 20*R*, 22*R*-pentahydroxy-24*R*-methyl-5β-cholest-7-en-6-one-3-*O*-β-D-glucopyranoside(lygodiumsteroside B)	根	[16, 18]
	ponasteroside A	根	[16]
	β-谷甾醇(β-sitosterol)	全草，根	[14, 16]
	(24*R*)-stigmastan-3β, 5α, 6β-triol-3-*O*-β-D-glucopyranoside	地上部分	[19]
三萜类	木栓酮(friedelin)	根	[15, 16]
	22-羟基何柏烷(22-hydroxyhopane)	根	[15, 16]
	2α-羟基熊果酸(2α-hydroxy ursolic acid)	根	[11, 15, 16]
二萜类	赤霉素 A_9 甲酯(gibberellin A_9 methyl ester)	原叶体	[20, 21]
	12α-羟基赤霉素 A_9 甲酯(12α-hydroxy gibberellin A_9 methyl ester)	原叶体	[21]
	赤霉素 A_{12} 甲酯(gibberellin A_{12} methyl ester)	原叶体	[22]
	赤霉素 A_{20} 甲酯(gibberellin A_{20} methyl ester)	原叶体	[21]
	赤霉素 A_{73} 甲酯(gibberellin A_{73} methyl ester)	原叶体	[20]

续表

类别	化合物名称	植物来源	文献
挥发油	α-油酸单甘油酯	全草	[22]
	油酸二羟基乙酯	全草	[22]
	3-甲基-1-戊醇	全草	[23]
	2-(甲基乙酰基)-3-蒈烯	全草	[23]
	环辛酮	全草	[23]
	(*E*)-己烯酸	全草	[23]
	十一炔	全草	[23]
酚酸/酚苷/有机酸类	苯甲酸(benzoic acid)	根	[11, 12]
	3, 4-二羟基苯甲酸 4-*O*-(4′-*O*-甲基)-β-D-吡喃葡萄糖苷 [3, 4-dihydroxybenzoic acid 4-*O*-(4′-*O*-methyl)-β-D-glucopyranoside]	根	[11, 12, 16, 24]
	咖啡酸(caffeic acid)	地上部分	[25]
	6-*O*-咖啡酰-D-吡喃葡萄糖(6-*O*-caffeoyl-D-glucopyranose)	地上部分	[19]
	1-*O*-(*E*)-咖啡酰-β-D-龙胆二糖[1-*O*-(*E*)-caffeoyl-β-D-gentiobiose]	地上部分	[19]
	对香豆酸(*p*-coumaric acid)	地上部分	[14, 25]
	6-*O*-*p*-coumaroyl-D-glucopyranose	地上部分	[19]
	苹果酸-4-甲酯(malic acid 4-methyl ester)	根	[16]
	油酸(oleic acid)	孢子	[26]
	亚油酸(linoleic acid)	孢子	[26]
	棕榈酸(palmitic acid)	孢子	[26]
	原儿茶酸(protocatechuic acid)	全草	[10]
	丁二酸(succinic acid)	根	[11, 15, 16]
	正二十五烷酸(pentacosanoic acid)	地上部分	[9]
	正二十六烷酸(hexacosanoic acid)	地上部分	[9]
	3-甲氧基-4-羟基苯甲酸(vanillic acid)	地上部分	[9]
	邻苯二甲酸二异辛酯[di(2-ethylhexyl) phthalate]	根	[12]
其他类	(6*S*, 9*R*)-6-羟基-3-酮-α-紫罗兰醇-9-*O*-β-D-葡萄糖苷(roseoside)	地上部分	[9]
	1-正十六烷酸甘油酯	全草	[14]
	正三十一烷醇(1-hentriacontanol)	全草	[14]
	2-苯胺基-1, 4-萘醌(2-anilino-1, 4-naphthoquinon)	全草	[10]
	2-异丙基-7-甲基-6-羟基-α-(1,4)-萘醌 (2-isopropyl-7-methyl-6-hydroxy-α-(l, 4)-naphthoquinone)	根	[11]
其他类	β-蜕皮甾酮(β-ecdysone)	根	[11, 13]
	6-羟基-2-异丙基-7-甲基-1, 4-萘醌 (6-hydroxy-2-isopropyl-7-methyl-1, 4-naphthoquinone)	根	[13]
	右旋-(–)-泮内酯-β-D-葡萄糖苷[*R*-(–)-pantoyllactone-β-D-glucopranoside]	根	[11, 13]
	1, 2-二酰基乙烯基-*O*-4′-(*N*, *N*, *N*-三甲基)-高丝氨酸 (l, 2-diacylglyceryl-*O*-4′-(*N*, *N*, *N*-trimethyl)-homoserine)(DGTS)	叶	[27]

8.4 药理活性研究

海金沙在利尿排石方面有显著功效，除此之外海金沙也具有抗菌、抗病毒、抗氧化、抗雄性激素和促生发活性等多方面药理活性。

8.4.1 对泌尿系统的活性

海金沙在临床上用于治疗尿路感染、尿路结石、肾炎、水肿，具有清热解毒、利尿除湿的功效[28]。民间歌诀"诸淋药王海金沙，甘寒咸肠膀肤家。通利水道淋浊沙，咽喉肿痛风火牙"将海金沙称为治疗诸淋证之王[29]，足见海金沙在泌尿系统方面的重要功效。海金沙单味制剂用水提醇沉法制成的注射液具有引起输尿管上段腔内压力增高、输尿管蠕动频率增加而起到排石利尿的作用，但对尿量影响不明显[30]。胡露红等研究了海金沙提取物对实验性大鼠肾草酸钙结石形成的影响。该研究表明海金沙可降低肾组织草酸含量，保护肾组织上皮细胞，减少尿 Ca、P、尿酸(UA)分泌，增加尿 Mg 水平，增加排尿量，从而抑制结石形成。海金沙可明显缓解肾结石模型大鼠肾功能受损症状，改善肾小球滤过功能，保护肾功能，防止氮质血症发生[31]。

8.4.2 抗菌活性

海金沙提取物对革兰氏阴性菌(大肠杆菌、痢疾杆菌)和革兰氏阳性菌(金黄色葡萄球菌)均有较好的抑制效果，且对金黄色葡萄球菌和大肠杆菌的抑菌效果优于痢疾杆菌，抑菌活性物质主要分布于具有一定极性的乙醚和乙酸乙酯中[32, 33]。另有研究发现海金沙提取物对藤黄球菌、枯草芽孢杆菌、金黄色葡萄球菌和乙型溶血性链球菌均具有一定的抑菌能力，且乙醇提取物的抑菌效果好于水提物[34]。

8.4.3 抗病毒活性

研究表明海金沙孢子的水提液和醇提液对 HIV-1 具有抑制作用。其水提液浓度大于 125 μg/mL 时，对 HIV-1 所致 MT4 细胞病变具有完全的抑制作用，并且对 MT-4 细胞表现出细胞毒性的最低浓度为 250 μg/mL。海金沙在鸡胚内对流感病毒具有直接抑制和模拟防治的效果[35]。海金沙全草的甲醇提取物具有抗辛德毕斯病毒(SINV)的作用，且其细胞毒性较低，在 200 μg/mL 时无细胞毒性[27]。

8.4.4 抗氧化活性

海金沙中多糖具有很强的抗氧化活性，对 DPPH 自由基、超氧化阴离子自由基、过氧化氢自由基有很强的清除率[36]。贲永光等[37]指出海金沙不同溶剂提取物对上述自由基的清除作用存在差别，其中 95%乙醇提取物的自由基清除效果强于乙酸乙酯、丙酮、乙酸、氯仿和甲醇等其他五种溶剂。海金沙黄酮提取物具有抗氧化活性高、自由基清除能力强、对人体毒副作用小的优点，是一种天然食品抗氧化剂，具有较高的应用价值。研究表明在花生油中加入海金沙总黄酮提取液可以明显增加花生油自由基清除率[38]。

8.4.5　抗雄性激素和促生发作用

海金沙孢子 50%乙醇提取物体外能显著抑制睾酮 5α-还原酶的活性；体内对睾酮处理过的仓鼠肋腹器官的增长具有显著抑制作用，并促进睾酮处理过的小鼠的毛发再生长，而对 5α-二氢睾酮处理过的仓鼠肋腹器官增长无抑制作用。此实验表明海金沙孢子 50%乙醇提取物具有显著的抗雄激素作用，以睾酮 5α-还原酶抑制活性为指导进行分离，确定活性物质为油酸、亚油酸和棕榈酸[26]。海金沙根同样含有此类活性成分，因此海金沙根和孢子具有同样的功效[39]。

8.4.6　利胆作用

从海金沙中分离得到的反式对香豆酸能增加大白鼠胆汁量，而不增加胆汁中胆红素和胆固醇的浓度，利胆机理是增加胆汁中水分的分泌，属水催胆剂。去氢胆酸是一种已知的很强的水催胆剂，与香豆酸的利胆方式有相似之处。去氢胆酸有较强的利胆作用，但伴有大量能量损耗。在临床上反复大量使用，存在引起肝劳损和利胆效果减退的危险。香豆酸既有和去氢胆酸相同利胆强度，同时不引起肝劳损等不良反应，毒性较低，是一种可待开发的有潜力的利胆新药[40]。

8.4.7　其他作用

海金沙根和根状茎的水提液、醇提液具有一定的降血糖作用，但是有关其降血糖的机理及其降血糖的物质基础有待深入研究。民间利用其根和根状茎泡茶，预防和治疗高血糖病，对改善人的血糖水平有一定作用[41]。

8.5　临 床 使 用

除了上述 8.4 节中所述药理研究之外，据文献报道，海金沙在临床上单味入药或与其他中药组方用于治疗带状疱疹、泌尿系结石、婴幼儿腹泻及胃脘痛等，另外在民间海金沙也被用于治疗烧烫伤。

8.5.1　以海金沙入药的中药复方排石汤用于治疗泌尿系统结石

药方组成：泽泻，车前子，滑石，海金沙，石韦，鸡内金各 10 g，金钱草 30 g，炙甘草 6 g，气虚血瘀加黄芪 30 g，牛膝 15 g，结石嵌顿、疼痛甚，加三棱 10 g，益母草 15 g，每日 1 剂，水煎，分 2 次温服，一般服药 1～2 周。泌尿系结石属于中医“石淋”范畴，多为湿热郁结下集，煎熬尿液，结为砂石，故为石淋。砂石不能随尿排出，则尿痛；砂粒较大，阻塞尿路，则尿时突然中断，并因阻塞不通而致疼痛难忍；结石损伤脉络，则尿中带血；久则阴血亏耗，伤及正气，且久病多瘀，则气虚，阴虚，血瘀，表现为虚实杂之证。故治以清热利湿，利水通淋排石。泽泻、车前子、滑石清热化湿，利水通淋，具有排水冲石的功能；鸡内金、海金沙、金钱草能化坚消石；黄芪、牛膝、石韦益气活血，通调水道，促进排石，且石韦具有止血功能，故对血尿更是适合，三棱、益母草活血祛瘀，行气止痛，促使嵌顿处炎症消退，粘连松解，改善蠕动功能而达止痛、排石的目的。诸药共同配合具有清热利湿，健脾补肾，通淋排石之功效[42]。

8.5.2　海金沙单方用于治疗带状疱疹

带状疱疹是由带状疱疹病毒感染所致，湿热、火毒郁结于皮肤而引起的一种急性炎症皮肤病。以海金沙成熟孢子用麻油调成糊状，敷于患处并包扎，可于 7～10 天内治愈带状疱疹。海金沙的成熟孢子内含脂肪油及海金沙素，性寒，具有清热解毒的作用；麻油为胡麻科植物脂麻种子的脂肪油，性凉，具解毒生肌的功效。海金沙以麻油作溶剂，增加清热解毒、生肌的作用，有效促进水泡干涸、结痂、局部止痛作用。此方法患者易接受，效果明显，值得临床推广应用[43, 44]。

8.5.3　海金沙单方治疗胃脘痛

取海金沙若干，装入空心胶囊中，每次吞服 3～5 g(6～10 粒)，或者是不装入胶囊而用开水直接吞服，具有使胃脘痛减轻，发作次数减少，伴随症状好转的作用。但机理有待于进一步研究[45]。

8.5.4　单味海金沙全草用于治疗婴幼儿腹泻

鲜海金沙全草 5 g，洗净切碎，米泔水 100 mL 浸渍捣烂，加温过滤取汁，加适量蜂蜜即可服用。用法: 1 周岁以上幼儿每次 50 mL，每天 2 次，温服; 1 周岁以下酌减。一般服药 1 天，最多不超过 2 天。脱水严重者配合补液治疗。婴幼儿腹泻是儿科常见病，多发病，严重影响婴幼儿的生长发育。其机理一是海金沙具有良好的清热解毒功能，能清除肠道病菌，鲜用作用更强；二是海金沙具有利水通淋的功效，能迅速恢复肠道分清别浊的功能。配合米泔水、蜂蜜，既健脾和胃、缓急止泻，又能防止海金沙全草过于清利而伤及小儿脾胃，故收效迅速。本法经济简便，无毒副反应，口感好，患儿易于接受。

8.5.5　海金沙单方用于治疗急性乳腺炎

海金沙还可用于治疗急性乳腺炎。急性乳腺炎多见于初产妇，多伴有恶寒发热、头痛、口苦咽干、食减、大便秘结、烦躁易怒、脉数、舌质红苔薄黄、白细胞增高等症状。以鲜品海金沙全草 250 g(洗净)放入锅中，加黄酒 250 mL，然后加清水，水量以浸过药面为度，武火急煎 15 min，稍凉后滤出药渣，其药汁 1 次服完，1 日 2 剂，一般 2 剂可愈[46]。

8.5.6　其他应用实例

海金沙根还用于治疗肺炎、乳痈、急性病毒性肝炎、急性黄疸性肝炎等症: 以海金沙根、马兰根、忍冬藤、抱石莲各 159 g, 均用新鲜品, 以水煎服[47]。

在重庆等地, 海金沙孢子还被用来治疗烧烫伤。用麻油或茶籽油 150 g 调和 40 g 海金沙敷患处, 可使患处立即好转并有淡化瘢痕的功效[48]。

8.6　炮制和质量标准

8.6.1　铜丝藤根的炮制

取原药, 除去杂质, 洗净, 切段, 干燥。

8.6.2　铜丝藤根的质量标准

经研究表明, 可通过鉴别(粉末显微特征)、检查(水分、灰分)、浸出物对铜丝藤根的质量进行全面的控制。

1) 铜丝藤根的水分

水分按《中国药典》水分测定法中的烘干法检查。根据测定结果(表 8-2), 将水分限度定为不得过 12.0%。

2) 铜丝藤根的总灰分

总灰分按《中国药典》灰分测定法中的总灰分测定法检查。根据测定结果(表 8-2), 将总灰分限度定为不得过 7.0%。

3) 铜丝藤根的浸出物

浸出物按《中国药典》醇溶性浸出物测定法项下的热浸法检查。根据测定结果(表 8-2), 用 50%乙醇作溶剂, 将浸出物的限度定为应不得少于 7.0%。

表 8-2　水分、总灰分、浸出物分检查结果

编号	水分/%	总灰分/%	浸出物/%
1	11.1	5.9	9.4
2	10.4	4.4	8.3
3	9.3	5.8	8.0
4	10.7	3.6	10.6
5	9.7	7.8	9.6
6	8.0	3.8	10.6
7	9.7	4.1	6.6
8	11.2	4.9	8.1
9	10.4	7.0	8.5
10	10.4	6.0	9.8

8.7　总结与展望

海金沙可治疗尿路感染、尿路结石、白浊、肝炎、肾炎水肿、咽喉肿痛、肠炎痢疾、皮肤湿疹、带状疱疹、流行性腮腺炎等。但目前对其药理活性的研究主要体现在其利胆、排石、抗氧化、抗菌和促进毛发生长方面，海金沙对带状疱疹、流行性腮腺炎等病毒性疾病具有良好的治疗效果，但对其抗病毒的药理研究还未见报道。目前一些已有的病毒性疾病如艾滋病、肝炎等已经严重威胁着人类的健康，而每年都会出现一些新的病毒性疾病如甲型 H1N1 型流感。亟须开发疗效好、作用快的抗病毒药物。因此，除了现有的功能主治外，可考虑在药材抗病毒活性方面多加关注，加强深入研究。

参考文献

[1] 浙江省食品药品监督管理局. 浙江省中药炮制规范[M]. 北京: 中国医药科技出版社, 2015: 89.

[2] 中国科学院中国植物志编辑委员会. 中国植物志[M]. 第 2 卷. 北京: 科学出版社, 1959: 106, 13.

[3] 中国药科大学. 中药辞海[M]. 第 2 卷. 北京: 中国医药科技出版社, 1996: 2288.

[4] 魏德生, 曾莉莉, 王用平, 等. 海金沙的引种及栽培[J]. 中草药, 1998, 7: 025.

[5] 郭治友, 钱绍方, 罗应. 海金沙的组织培养和植株再生[J]. 植物生理学通讯, 2009, (10): 1005-1006.

[6] 程文亮, 李建良, 何伯伟, 等. 浙江丽水药物志[M]. 北京: 中国农业科学技术出版社, 2014: 55-56.

[7] 雷后兴, 李建良. 中国畲药学[M]. 北京: 人民军医出版社, 2014: 45-46.

[8] Zhang L H, Yin Z Q, Ye W C. Flavonoids from *Lygodium japonicum*[J]. Biochem System Ecol, 2006b, 34(12): 885-886.

[9] 张雷红, 殷志琦, 范春林, 等. 海金沙地上部分的化学成分[J]. 中国天然药物, 2005, 4(2): 154-155.

[10] 张雷红, 范春林, 叶文才, 等. 海金沙草黄酮及酚酸类化学成分的研究[J]. 中药材, 2008, (2): 224-226.

[11] 陈丽娟. 海金沙根正丁醇层化学成分研究[D]. 沈阳: 沈阳药科大学硕士学位论文, 2009.

[12] 陈丽娟, 董淑华, 潘春媛, 等. 海金沙根的化学成分[J]. 沈阳药科大学学报, 2010, 27(4): 279-281.

[13] Chen L, Zhang G, He J, et al. New naphthoquinone from the root of *Lygodium japonicum* (Thunb.) Sw[J]. J Nat Med, 2010, 64(1): 114-116.

[14] 张雷红, 殷志琦, 叶文才, 等. 海金沙草化学成分的研究[J]. 中国中药杂志, 2005, 30(19): 1522-1524.

[15] 朱邻遐, 张国刚, 王胜超, 等. 海金沙根的化学成分研究[J]. 中国药物化学杂志, 2008, 18(4): 291-293.

[16] 朱邻遐. 海金沙根的化学成分研究[D]. 沈阳: 沈阳药科大学硕士学位论文, 2008.

[17] Zhu L, Zhang G, Chen L, et al. A new ecdysteroside from *Lygodium japonicum* (Thunb.) Sw[J]. J Nat Med, 2009a, 63(2): 215-219.

[18] Zhu L, Zhang G, Wang S, et al. A new compound from *Lygodium japonicum* (Thunb.) Sw[J]. Nat Prod Res, 2009b, 23(14): 1284-1288.

[19] Zhang L, Fan C, Zhang X, et al. A new steroidal glycoside from *Lygodium japonicum*[J]. J Chin Pharm University, 2006a, 37(6): 491-493.

[20] Yamane H, Takahashi N, Takeno K, et al. Identification of gibberellin A9 methyl ester as a natural substance regulating formation of reproductive organs in *Lygodium japonicum*[J]. Planta, 1979, 147: 251-256.

[21] Sato Y, Yamane H, Kobayashi M, et al. Metabolism of GA9 methyl ester in a culture of prothallia of *Lygodium japonicum*[J]. Agric Biol Chem, 1985, 49: 255-258.

[22] 欧阳玉祝, 许秋雁, 吕程丽. 海金沙挥发油的指纹图谱和 GC/MS 分析[J]. 应用化工, 2010, 39(3): 444-446.
[23] 倪士峰, 潘远江, 吴平, 等. 海金沙全草挥发油气相色谱-质谱研究[J]. 中国药学杂志, 2004, 39(2): 99-100.
[24] Ye W, Fan C, Zhang L, et al. A new phenolic glycoside from the roots of *Lygodium japonicum*[J]. Fitoterapia, 2007, 78(7-8): 600-601.
[25] 金继曙, 都述虎. 海金沙草利胆有效成分对香豆酸及其衍生物对甲氧基桂皮酸的合成[J]. 中草药, 1994, 25(6): 330-330.
[26] Matsuda H, Yamazaki M, Naruto S, et al. Anti-androgenic and hair growth promoting activities of lygodii spora(spore of *Lygodium japonicum*)I. Active constituents inhibiting testosterone 5alpha-reductase[J]. Biol Pharm Bull, 2002, 25(5): 622-626.
[27] Taylor R S L, Manandhar N P, Hudson J B, et al. Antiviral activities of nepalese medicinal plants[J]. J Ethnopharmacology, 1996, 52: 157-163.
[28] 张雷红, 叶文才, 杜敏, 等. 海金沙科植物的化学成分及生物活性研究进展[J]. 天然产物研究与开发, 2008b, 19(B11): 552-557.
[29] 杨建宇, 陆锦锐. 临证药王歌诀[M]. 北京: 人民军医出版社, 2013: 243.
[30] 莫刘基, 邓家泰, 张金梅, 等. 几种中药对输尿管结石排石机理的研究[J]. 新中医, 1985, (6): 51-52.
[31] 胡露红, 卞荆晶, 吴晓娟. 海金沙提取物对实验性大鼠肾草酸钙结石形成的影响[J]. 医药导报, 2011, 30(8): 1007-1010.
[32] 汪兰, 陈功锡, 杨斌, 等. 海金沙提取物抑菌活性的初步研究[J]. 呼和浩特: 第八届全国药用植物及植物药学术研讨会论文集, 2009.
[33] 杨斌, 陈功锡, 唐克华, 等. 海金沙提取物抑菌活性研究[J]. 中药材, 2011, 34(2): 267-272.
[34] 欧阳玉祝, 唐赛燕, 秦海琼, 等. 海金沙提取物体外抑菌性能研究[J]. 中国野生植物资源, 2009, 28(3): 41-44.
[35] Ma C, Nakamura N, Miyashiro H, et al. Screening of Chinese and Mongolian herbal drugs for anti-human immunodeficiency virus type 1 (HIV - 1) activity[J]. Phytother Res, 2002, 16(2): 186-189.
[36] Li X L, Zhou A G, Han Y. Anti-oxidation and anti-microorganism activities of purification polysaccharide from *Lygodium japonicum* in vitro[J]. Carbohydr Polym, 2006, 66(1): 34-42.
[37] 贲永光, 李康, 李坤平, 等. 海金沙不同溶剂提取物清除自由基活性的研究[J]. 安徽农业科学, 2009, (19): 8989-8991.
[38] 车少林, 欧阳玉祝, 唐赛燕, 等. 海金沙总黄酮提取物对花生油抗氧化稳定性影响[J]. 湘南学院学报, 2009, 30(5): 60-63.
[39] 久保道德. 海金沙的生发效果[J]. 国外医学·中医中药分册, 2002, 24(4): 246.
[40] 刘家骏, 陈澎禾, 王静, 等. 海金沙利胆作用的实验研究[J]. 安徽医学, 1987, 8(1): 34-35.
[41] 吴颖, 孔德平. 海金沙植物根和根状茎部位降血糖作用的初步实验研究[J]. 时珍国医国药, 2009, 20(7): 1781-1782.
[42] 欧阳健明, 周娜. 中草药治疗泌尿系结石的配位化学基础[J]. 中草药, 2004, 35(5): 579-582.
[43] 林正松, 斯晓环. 海金沙治疗带状疱疹 26 例[J]. 广西中医药, 1994, 17: 35.
[44] 楼项. 海金沙治带状疱疹 5 例分析[J]. 浙江临床医学, 2002, 4(4): 265-265.
[45] 兰小华, 兰静. 海金沙治疗胃脘痛 31 例[J]. 浙江中医杂志, 2001, 8: 343.
[46] 李楠. 酒煎海金沙全草治急性乳腺炎 36 例[J]. 江西中医药, 1992, 3: 49.
[47] 宋立人. 现代中药学大辞典: 下册[M]. 北京: 人民卫生出版社, 2000: 1803.
[48] 牟显军. 海金沙治烧烫伤有特效[J]. 农技服务, 1996, 12: 35.

第9章　坚　七　扭

9.1　植物资源

坚七扭，即金缕梅科(Hamamelidaceae)檵木属植物檵木(*Loropetalum chinensis*)的干燥根，以畲族习用药材名义收载于2015年版《浙江省中药炮制规范》[1]。坚七扭又名七七扭、坚漆等。除根外，畲族民间也常取檵木的茎入药。

9.1.1　檵木属植物概述

金缕梅科植物全世界共有27属约140种，主要分布于亚洲东部，也见于澳大利亚、北美、中美和马达加斯加。作为现代分布中心的亚洲，金缕梅科特别集中在中国南部，共有17属75种和16变种。现代金缕梅植物区是按系统发育划分为6个亚科，在中国均有代表，特别是它们当中代表原始类型的5个亚科8个属，全部产于中国或以中国为分布中心，甚至是中国特有的属。其中山铜材属(*Chunia*)是特有的单种属，半枫荷属(*Semiliquidambar*)是特有的寡种属。金缕梅科在地史上极为古老，从白垩纪及第三纪的地层中都发现过金缕梅科植物的化石。北欧及北美的白垩纪和第三纪有枫香树属(*Liquidambar*)、金缕梅属(*Hamamelis*)、西亚金缕梅属(*Parrotia*)以及和塞纪属(*Fothergilla*)的化石，在日本第三纪的地层有蜡瓣花属(*Corylopsis*)的化石，在北美的俄勒冈有马蹄荷属(*Exbucklandia*)的化石。本科植物全部是木本植物，其中如枫香树属、蕈树属(*Altingia*)、马蹄荷属、山铜材属、壳菜果属(*Mytilaria*)和半枫荷属的木材可供建筑及制作家具。药用的有枫香树属、蕈树属、半枫荷属、金缕梅属、牛鼻栓属(*Fortunearia*)和蜡瓣花属。枫香树属及蕈树属的树脂还可以作为香料和定香原料。此外，大多数的属还具有观赏价值[2]。

檵木属(*Loropetalum*)为常绿或半落叶灌木至小乔木，芽体无鳞苞。叶互生，革质，卵形，全缘，稍偏斜，有短柄，托叶膜质。花4～8朵排成头状或短穗状花序，两性；萼筒倒锥形，与子房合生，外侧被星毛，萼齿卵形，脱落性；花瓣带状，白色，在花芽时向内卷曲；雄蕊周围着生，花丝极短，花药有4个花粉囊，瓣裂，药隔突出；退化雄蕊鳞片状，与雄蕊互生；子房半下位，2室，被星毛，花柱2个，胚珠每室1个，垂生。蒴果木质，卵圆形，被星毛，上半部2片裂开，每片2浅裂，下半部被宿存萼筒所包裹，并完全合生，果梗极短或不存在。种子1个，长卵形，黑色，有光泽，种脐白色；种皮角质，胚乳肉质。檵木属有4种和1个变种，分布于亚洲东部的亚热带地区，其中我国有3种和1个变种。

9.1.2 坚七扭基原植物形态、鉴别与资源分布

9.1.2.1 基原植物形态

檵木为灌木，有时为小乔木，多分枝，小枝有星毛。叶革质，卵形，长 2～5 cm，宽 1.5～2.5 cm，先端尖锐，基部钝，不等侧，上面略有粗毛或秃净，干后暗绿色，无光泽，下面被星毛，稍带灰白色，侧脉约 5 对，在上面明显，在下面突起，全缘；叶柄长 2～5 mm，有星毛；托叶膜质，三角状披针形，长 3～4 mm，宽 1.5～2 mm，早落。花 3～8 朵簇生，有短花梗，白色，比新叶先开放，或与嫩叶同时开放；花序柄长约 1 cm，被毛；苞片线形，长 3 mm；萼筒杯状，被星毛，萼齿卵形，长约 2 mm，花后脱落；花瓣 4 片，带状，长 1～2 cm，先端圆或钝；雄蕊 4 个，花丝极短，药隔突出成角状；退化雄蕊 4 个，鳞片状，与雄蕊互生；子房完全下位，被星毛；花柱极短，长约 1 mm；胚珠 1 个，垂生于心皮内上角。蒴果卵圆形，长 7～8 mm，宽 6～7 mm，先端圆，被褐色星状绒毛；萼筒长为蒴果的 2/3。种子圆卵形，长 4～5 mm，黑色，发亮。花期 3～4 月。

9.1.2.2 鉴别

1) 坚七扭的粉末显微特征

本品粉末浅褐色。木纤维极多，成束，淡黄色，壁厚，直径 20～50 μm，大多数纤维束中间具有分隔。有的纤维束周围的细胞中，含有草酸钙方晶，形成晶纤维。草酸钙方晶呈长方形，类方形，直径 10～30 μm。石细胞淡黄色，类长方形，直径 10～40 μm。木栓细胞表面观呈多角形，壁薄(图 9-1)。

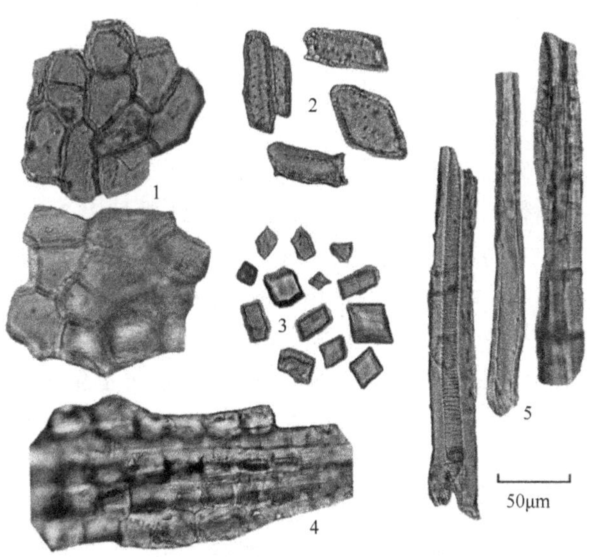

图 9-1 坚七扭的粉末显微特征

1. 木栓细胞; 2. 石细胞; 3. 草酸钙方晶; 4. 含晶纤维; 5. 纤维

2) 坚七扭的薄层色谱(图 9-2)

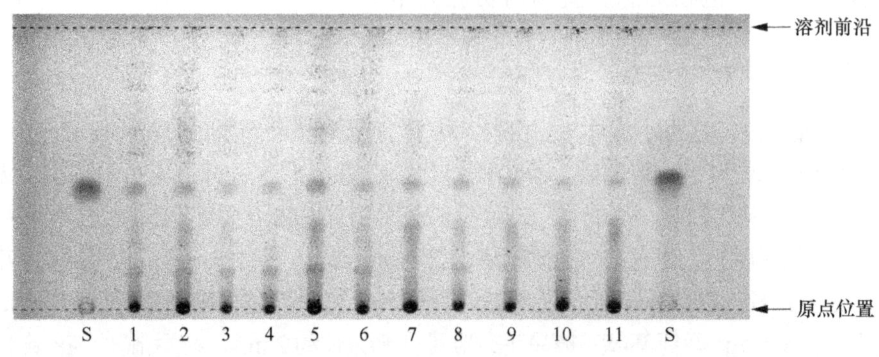

图 9-2　薄层色谱鉴别图(1～11 为样品; S 为没食子酸对照品)

9.1.2.3　*资源分布*

檵木主要分布于我国中部、南部和西南各省, 也见于日本和印度。喜生于向阳的丘陵和山地, 也常出现在马尾松林及杉木下, 是一种常见的灌木, 唯在北回归线以南未见它的踪迹。

红花檵木(*Loropetalum chinensis* var. *rubrum*)为檵木的天然突变种, 叶与原种相同。花紫红色, 长 2 cm。分布于湖南长沙岳麓山, 多属栽培。

9.1.3　檵木的繁殖与栽培

檵木一年内多次抽梢、开花, 地栽能耐–12 ℃低温, 耐 43 ℃高温。适宜在肥沃、湿润的微酸性土壤中生长。

9.1.3.1　*繁殖方法*

1) 种子繁殖

选择 9～10 年生长健壮的成年植株, 于 9 月下旬～10 月上旬, 蒴果尚未开裂时, 分批采摘, 采后去壳取种播种, 秋冬播于 11～12 月进行, 春播以 3 月上旬为好。播前温水浸种 1～2 天, 或用 0.05%的赤霉素浸种 30 min。选排水良好、土壤肥沃疏松的沙壤黄壤地作畦, 畦宽 1.2 m, 畦高 13 cm, 按株行距 5 cm×10 cm 点播, 播后覆盖黄土细沙, 厚度 1.5 cm, 上加盖丝茅草。一般 25 天左右出苗, 期间注意立枯病的防治。当苗生长到 15 cm 时, 即可移栽。生长 2～3 年便可开花, 5～6 年后结果。有性繁殖因其苗期长, 生长慢, 且有白花檵木苗的出现(返祖现象), 一般不用于苗木生产, 而用于红花檵木育种研究。

2) 扦插繁殖

选择排水良好、阳光充足、土层深厚、肥沃的田土或旱土, 作成宽 1.5 m、高 10 cm、长随地势的插床。基质以 50%细黄泥、10%潮沙泥、40%砻糠灰混合为好。从健壮的母株上选取粗壮饱满、发育充实、节部隆起、芽眼明显突出的枝条。按枝条木质化程度, 可分为嫩枝扦插、硬枝扦插和老枝扦插三种类型。插条一般 4～5 个节, 长约 10 cm, 保留上部 1～2 片叶, 基部削成马耳形。然后在 0.03%的萘乙酸或 0.03%～0.05%的吲哚乙酸等生根剂中处理 5～30 min，随即插入湿润的基质中，入土深度为插穗长的 1/2～2/3。插后用细孔洒水壶充分浇水，然后盖薄膜密封，保持棚内高温、高湿及适当的光照和透气。20～30 天后，从插条的下端伤口部产生愈伤组织，其上萌生出大量小根，并在棚内抽梢展叶，50 天以后发根达 90%以上，这时可揭去薄膜。一般当年苗高 15～20 cm，并有 2～3 个分枝，即可移栽。

3) 嫁接繁殖

红花檵木与檵木之间的亲和力特别强。多采用嫁接方法来制作红花檵木盆景和大规格的红花檵木绿化苗木。常用的方法如下。

(1) 嫁接。以春秋季嫁接为宜。在健壮母树中上部选取芽体充实饱满、有一定粗度的一年生或当年生枝条，每个接穗视节间长短一般以 2～3 芽、总长度 2～2.5 cm 为好。选扁平的一面为长削面，将皮层微带木质部削去，长度 1.5～1.6 cm，倾斜约 15°。短削面在长削面的反面，长度为长削面的 1/3，倾斜约 60°。砧木截枝要求截口平滑，并略向一边倾斜。先在低斜的一边向上打一角刀，然后齐木质部纵切一刀，长 1.5～1.6 cm，再将削好的接穗长削面向内对准形成层插入，如砧穗比差较大，须对准一边形成层。再用带状薄膜缠扎，接穗上部套上薄膜袋。当砧木比接穗大许多倍时，可采用泥团法封口，即接后用薄膜带缠缚，但不封顶，再在砧穗接合处，将湿润的细黄土捏成长椭圆泥团，用长 17 cm(5 寸)，宽 13 cm(4 寸)的薄膜严密包裹，上缠绳线，仅露数叶于泥团外。使接穗在泥团中与外界高热干燥的气候隔绝，提高成活率，延长嫁接期。

(2) 芽接。此法常在夏秋季进行，通用的芽接有 T 形和 H 形。在选好的接芽部位，划成 T 形或 H 形，深达木质部，轻轻挑开皮层，使其与木质部分离，随即在接穗的枝条上，切去该芽下方的叶片，仅留叶柄，将接芽削成微带木质的盾形芽片，长 1～1.2 cm，然后嵌入砧木上 T 形或 H 形的切口中，缠缚时留叶柄于外。经过 7～8 天，以指轻触叶柄，随即脱落，说明嫁接已经成活。嫁接苗的管理：成活后解开缠绕薄膜，及时抹除萌蘖和断砧，加强松土除杂草管理，注意排水和干旱季节的灌溉，适时适当施肥，并根据需要进行初步摘心整形。

4) 高压繁殖

红花檵木植株上发现芽变时，或利用红花檵木粗壮枝条培养小、微型盆景的小桩坯时，常用到泥套袋+生根粉(ABT)环剥高压法。在 4 月中旬，环剥宽度为高压枝直径的 3～5 倍，ABT 浓度为 0.005%，所套薄膜泥袋直径为高压枝直径的 3～5 倍，高度长于环剥宽度 6～8 cm，套袋上部扎紧，严防雨水浸入。当年 10 月切取，栽入圃地，成活率 80%～90%。

9.1.3.2 栽培与管理

1) 整地作畦

将底土进行翻耕，深 20～30 cm，打碎土块，清除石块、瓦片、残根及杂草等。红花檵木小苗采用厢式栽培，厢面高出地面 20 cm，苗床宽 1.2 m，长度视地势而定。每两厢之间设宽 40 cm 的步行道，每厢外侧设一条 20 cm× 20 cm 的排灌水沟，整个地块在周边设 40 cm×30 cm 的排灌水沟。

2) 苗木移栽

起苗应在土壤湿润的状态下进行，起苗前 3 h 充分洒水，使湿润的土附在根群上，避免根群受伤。起苗时做到边起边栽，勿使其长期暴露于强光下。如需长途运输，苗木根部要打稀泥浆，并用塑料袋包紧。整个地块栽完后，及时灌水。栽苗季节以 10 月上旬～12 月中旬和 2 月上旬～3 月下旬为好，12 月下旬～1 月下旬易产生冻害，4 月以后栽苗因光照强、气温高会影响成活。栽植可分沟植或穴植，每亩栽 1～1.5 万株。裸根移植应将根系舒展于穴内，勿使其卷曲，上盖细土，稍稍提动，使根群舒展，再轻轻压实，浇足压蔸水，再盖一层表土保墒。秋季栽植应避免冬季受冻，当气温降至 0 ℃以下时，要采取防寒措施，一般是在苗床上铺盖干草、落叶，也可拱盖薄膜。

3) 田间管理

苗木栽植后，应注意浇水。以河水、湖水和池塘水为好，避免直接用井水。随栽随灌第一次水，栽后 3 天灌第二次水，再经 5～6 天灌第三次水。在干旱季节，要依土壤结构及干旱时间长短及时灌水。一般轻沙土灌水次数宜多，黏质土可适当少些，有夜潮水的沙壤土也可少灌。

4) 中耕除草

中耕除草能促进苗木根系对养分的吸收，中耕深度依苗木根系的深浅及生长时期而定。幼苗小苗中耕宜浅，中苗大苗宜深；近植株根部宜浅，株间行间宜深，一般以 3～5 cm 为好。中耕除草常在 5～6 月进行，7 月以后苗木根系已扩大到株行间，要停止中耕，否则将切断根群，使苗木受损。

5) 适当施肥、适时追肥

施肥应以氮、磷、钾三种营养成分配合使用，多用有机肥或颗粒复合肥。一般扦插小苗每亩用量氮、磷、钾的配比为 13 kg∶13 kg∶10 kg。在生长的不同时期，要常追肥，每亩用肥量为：出圃苗龄 2～3 年的施硝酸铵 7.5 kg、过磷酸钙 10 kg、氯化钾 3.5 kg；出圃苗龄 4～5 年的施硝酸铵 6 kg、过磷酸钙 5 kg、氯化钾 2 kg。干施追肥时，应在施后立即灌水，追施人粪尿时必须充分腐熟。2～3 年生出圃的红花檵木球类，追肥目的是促进枝叶生长，氮肥可多施，但在秋季苗木生长后期，应增施磷钾肥。追肥除粪干、人粪尿外，也可追施腐熟的猪粪尿，对红花檵木有催红作用。

9.1.3.3　病虫害防治

1) 病害

立枯病主要在春季雨水多时发生，幼苗和成株均受危害。受害处产生暗褐色病斑，严重时成片死亡。防治方法：用无病新土移栽，使用的肥料一定要腐熟，绝不能用新鲜农家肥。及时清除病株。移栽前每平方米用 40%甲醛 50 mL 兑水 6 kg 进行土壤消毒，或用 70%五氯硝基苯酚按 1∶30 的比例拌细土，撒于苗床土上。春栽小苗一星期后喷 70%甲基托布津 1000 倍液或 75%百菌清 1000 倍液，每 10 天喷施 1 次，交替使用。

2) 虫害

主要虫害有蚜虫、尺蛾、黄夜蛾、盗盼夜蛾、大小地老虎及金龟子等。蚜虫会影响植物生长，诱发煤污病；尺蛾、夜蛾以幼虫食叶为害，严重时 2～3 天可吃光全部嫩梢，地老虎和金龟子以幼虫蛀食根系，地老虎主要危害扦插苗和幼苗，金龟子大、中、小苗均危害。防治蚜虫可于萌芽前喷5%柴油乳剂或3～5波美度石硫合剂，杀死越冬成虫和虫卵。落花后喷第二次药，秋季10月间喷第三次药。防治尺蛾、夜蛾幼虫可用50%甲胺磷1500倍液喷施，要治早、治小。地老虎和金龟子的幼虫为地下害虫，防治方法是加强苗圃管理，不施未腐熟的有机肥。冬季翻耕，将越冬幼虫翻到地表冻死。用3%呋喃丹颗粒剂，按每亩用2 kg，开沟施入10～20 cm深的土中。

9.2 典籍记载与应用

9.2.1 畲医药典籍记载

【药材性状】根圆柱形，拐枝状不规则弯曲或不规则分支状，长短粗细不一。表面灰褐色或黑褐色，具浅纵纹，有圆形茎痕及须状侧根；栓皮易呈片状剥落而露出棕红色的皮部。体重，质坚硬，不易折断，断面灰黄色或棕红色，强纤维性。

叶多皱缩卷曲，完整叶展平后卵形，长1.5～2 cm，宽0.8～2.5 cm，先端尖锐，基部稍偏斜，全缘或有微锯齿，上面灰绿色或浅棕色，下面色较浅，两面疏被短绒毛，叶柄被棕色短毛。

花常3～8朵簇生，基部有短总花梗。脱落的单花朵常皱缩呈条带状，长1～2 cm，浅黄色或浅棕色；湿润展平后，花萼筒杯状，长5 mm，4裂，萼齿卵形，表面有灰白色星状毛，花瓣4片，条状或倒卵状匙形，浅黄色，有明显的棕色羽状脉纹，雄蕊4枚，花丝极短，与鳞片状退化雄蕊互生，子房下位，花柱极短，柱头2裂。质柔韧。

【性味】根：气微，味淡，微苦涩。叶：气微，味涩、微苦。以色绿者为佳。花：气微清香，味淡微苦。以气清香，色淡黄气者为佳。

【功效】修复组织损伤，抗氧化活性，抑菌作用。

【主治】痔疮，崩漏，止血。

【用法用量】根：内服煎汤20～50 g；外用适量。叶：内服煎汤15～30 g，或鲜用捣汁；外用适量；煎水外洗适量。花：内服煎汤6～15 g；外用适量。

【附方】①痔疮：檵木嫩叶适量，研成细粉，外敷。②崩漏：檵木叶50 g，加水煎成200 mL，一次服完，次日服参类补品。③崩漏：檵木须根15 g，乌脚鸡9 g，水煎服，每日1剂。④产后出血：檵木根15 g，海金沙6 g，地骨皮9 g，益母草6 g，龙须草9 g，水煎服。⑤刀伤出血：檵木叶适量，嚼碎外敷患处。

9.2.2 其他医药典籍记载和民间应用

传统医药文献中有部分关于檵木药用价值的记载，《闽东本草》云："性平，味微甘涩"，归经"入肺、脾、胃、大肠四经"。《植物名实图考》描述其："捣烂敷刀刺伤，能止血"。《湖南药物志》《浙江天目山药植志》《江西民间草药》等记录檵木的功能主治包括清暑、解热、止咳、止血以及治疗遗精、烦渴、鼻衄、血痢、泄泻、妇女血崩等症。

依据传统中医及现代医学研究，檵木根、叶、花、果均能入药，可发挥通经活络、收敛止血、清热解毒、止泻等功效。

9.3 化学成分研究

9.3.1 檵木属植物的化学成分研究

研究表明，檵木属植物的黄酮类化合物、没食子酸和鞣质成分具有良好的药用价值。黄酮类化合物如甘草总黄酮提取物可降低高血脂的发病率，黄酮单体对金黄色葡萄球菌、枯草杆菌等有很好的抑制作用；没食子酸可以抑制鸟苷酸脱羧酶的促癌作用，可直接杀伤肿瘤细胞，还能抑制肿瘤血管的生长；鞣质也具有广泛的药理活性，如保护消化器，治疗胃肠道出血、溃疡和水泻等。表 9-1 归纳了檵木属植物中所获得的化学成分及其植物来源信息。

表 9-1 檵木属植物中的化学成分及植物来源

化合物类别	化合物名称	植物来源	文献
挥发油	油酸	檵木叶，红花檵木叶	[3]
	亚油酸	檵木叶，红花檵木叶	[3]
	棕榈酸	檵木叶，红花檵木叶	[3]
	硬脂酸	檵木叶，红花檵木叶	[3]
	山嵛酸	檵木叶，红花檵木叶	[3]
黄酮类化合物	山柰酚	檵木叶，红花檵木	[4]
	杨梅苷	檵木叶	[5]
	杨梅素-3-*O*-β-D-葡萄糖苷	檵木叶	[5]
	木犀草素	檵木叶	[6]
	没食子酰黄酮苷 D	檵木叶	[6]
	黄芪苷 2′-*O*-没食子酸酯	檵木叶	[6]
	黄芪 6′-*O*-没食子酸酯	檵木叶	[6]
	椴树苷(tiliroside)	檵木叶	[7]
	山柰酚	红花檵木叶	[8]
	杨梅素-3-*O*-β-D-半乳糖苷	檵木叶	[4]
	槲皮素-3-*O*-β-D-半乳糖苷	檵木叶	[4]
	山柰酚-3-*O*-β-D-葡萄糖苷	檵木叶	[4]
	槲皮素	檵木叶，红花檵木	[4, 8]
	杨梅素-3-*O*-α-L-鼠李糖苷	檵木叶，红花檵木	[4, 8]
	山柰酚-3-*O*-β-D-半乳糖苷	檵木叶	[4]
	杨梅素	红花檵木	[8]
	异槲皮苷	红花檵木	[8]
没食子酸	没食子酸	红花檵木，檵木	[9, 10]

续表

化合物类别	化合物名称	植物来源	文献
鞣质	prostratin B	檵木叶	[11]
	loropetalin A～C	檵木叶	[11]
	camelliin B	檵木叶	[11]
	3-*O*-顺-对香豆酰奎尼酸	檵木叶	[11]
	3-*O*-反-对香豆酰奎尼酸	檵木叶	[11]
	绿原酸	檵木叶	[11]
	1, 2, 6-三-*O*-没食子酰-β-D-葡萄糖苷	檵木叶	[11]
	1, 3, 4, 6-四-*O*-没食子酰-β-D-葡萄糖苷	檵木叶	[11]
	1, 2, 3, 6-四-*O*-没食子酰-β-D-葡萄糖苷	檵木叶	[11]
	1, 2, 3, 4, 6-五-*O*-没食子酰-β-D-葡萄糖苷	檵木叶	[11]
	2-*O*-二没食子酰-1, 3, 4, 6-四-*O*-没食子酰-β-D-葡萄糖苷	檵木叶	[11]
	tellimagrandin Ⅰ	檵木叶	[11]
	tellimagrandin Ⅱ	檵木叶	[11]
	gemin D	檵木叶	[11]
	rugosin A	檵木叶	[11]
	rugosin E	檵木叶	[11]
	rugosin D	檵木叶	[11]
	rugosin G	檵木叶	[11]
木脂素	(–)-(7*R*, 8*S*, 8′*S*-lyoniresiol)	檵木叶	[12]
	(+)-丁香树脂酚	檵木叶	[12]
	methyl-(7*R*, 8*R*)-4-hydroxy -8′, 9′-dinor-4′, 7′-epoxy-8, 3′-neolignan-7′-ate	檵木叶	[7]
	4-(4-羟基-3-甲氧苯基)-1-(4-羟苯基)-2, 3-二甲基丁基-1-酮	檵木叶	[12]
萜类	3β-hydroxy-glutin-5-ene	檵木叶	[7]
	3α-hydroxy-glutin-5-ene	檵木叶	[7]
	植物醇	檵木叶	[7]
	落叶松树脂酸	檵木叶	[7]
甾体类	β-谷甾醇	檵木叶	[7]
	胡萝卜苷	檵木叶	[7]
其 他	14-甲基十五烷酸甘油酯	檵木叶	[7]
	反式对香豆酸乙酯	檵木叶	[7]
	4-甲氧基苯酚	檵木叶	[12]
	α-生育酚	檵木叶	[12]
	姜酮	檵木叶	[12]

9.3.2 檵木的化学成分研究

目前据研究报道，从檵木和红花檵木中分离鉴定出了50余个化合物，结构类型包括鞣质、黄酮、木脂素类和萜类等。

9.3.2.1 挥发油

杨鑫宝等[13]应用气相色谱-质谱(GC-MS)联用技术对通过水蒸气蒸馏所得的檵木花挥发油成分进行分析，鉴定了其中的19个化合物。结果表明，烷烃类是檵木花挥发油的主要化学成分，其中十五烷的相对含量达 21.12%。王金梅等[14]采用顶空固相萃取和GC-MS 联用技术对红花檵木的花和叶挥发性成分进行分析，从花和叶中分别鉴定出 26个和29个化合物。研究结果表明，花和叶主要的挥发性成分相似，均为烷烃类、醛类和萜类化合物，其中十五烷和醛类化合物的含量，花中明显高于叶中。唐华等[3]采用GC-MS 联用技术，对通过索氏提取法所得的檵木叶、红花檵木绿叶和红花檵木红叶中的脂肪酸成分进行分析，从上述3种叶片中分别鉴定出19种、14种和16种脂肪酸，含量较高的成分为油酸、亚油酸、棕榈酸、硬脂酸和山嵛酸。

9.3.2.2 鞣质

按化学结构特征，鞣质可分为可水解鞣质(hydrolysable tannins)、缩合鞣质(condensed tannins)和复合鞣质(complex tannins)。Yoshida 等[11]曾报道了檵木叶中20种可水解鞣质的分离鉴定，包括3种奎尼酸衍生物: 3-*O*-顺-对香豆酰奎尼酸(**1**)、3-*O*-反-对香豆酰奎尼酸(**2**)和绿原酸(**3**); 5种没食子酸葡萄糖苷: 1, 2, 6-三-*O*-没食子酰-β-D-葡萄糖苷(**4**)、1, 3, 4, 6-四-*O*-没食子酰-β-D-葡萄糖苷(**5**)、1, 2, 3, 6-四-*O*-没食子酰-β-D-葡萄糖苷(**6**)、1, 2, 3, 4, 6-五-*O*-没食子酰-β-D-葡萄糖苷(**7**)和 2-*O*-二没食子酰-1, 3, 4, 6-四-*O*-没食子酰-β-D-葡萄糖苷(**8**); 4种鞣花鞣质单体: tellimagrandin Ⅰ(**9**)、tellimagrandin Ⅱ(**10**)、gemin D(**11**)和rugosin A(**12**); 5种鞣花鞣质二聚体: rugosin E(**13**)、rugosin D(**14**)、loropetalin A(**15**)、loropetalin C(**16**)和 camelliin B(**17**); 3种鞣花鞣质三聚体: prostratin B(**18**)、loropetalin B(**19**)和 rugosin G(**20**)，其中 loropetalin A、loropetalin B、loropetalin C 是从檵木叶中分离鉴定的3个新的鞣质类化合物。化合物**1**～**20**的化学结构见图 9-3。

9.3.2.3 黄酮

黄酮是檵木叶中另一类含量较高的物质，檵木黄酮苷元的结构类型主要是黄酮醇，包括槲皮素、山柰酚和杨梅素等; 苷元所连接的糖的种类主要为葡萄糖、半乳糖和鼠李糖等，糖上的羟基往往被没食子酰基或香豆酰基酰化。Okuda 等[5]从檵木叶中分离得到杨梅苷(**21**)和杨梅素-3-*O*-β-D-葡萄糖苷(**22**)。刘延泽等[6]从檵木叶中分离得到木犀草素(**23**)和没食子酰黄酮苷 D(**24**)、黄芪苷 2′-*O*-没食子酸酯(**25**)和黄芪 6′-*O*-没食子酸酯(**26**)。王刚等[7]从檵木的茎叶中分离得到槲树苷(**27**)。伏晓等[8]从红花檵木叶中分离鉴定了 5个黄酮类化合物，分别是杨梅苷(**21**)、山柰酚(**28**)、槲皮素(**29**)、杨梅素(**30**)和异槲皮苷

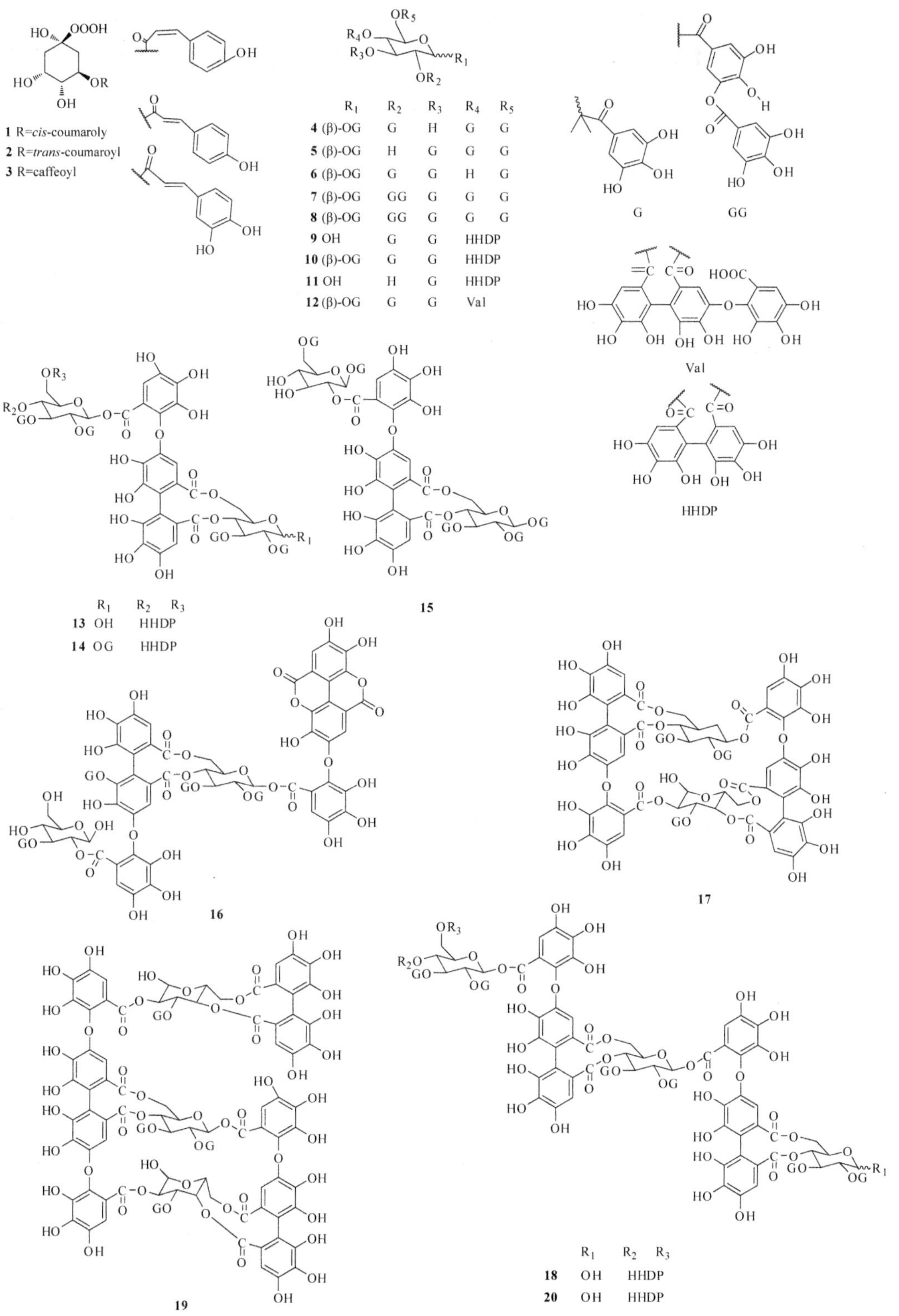

1 R=*cis*-coumaroly
2 R=*trans*-coumaroyl
3 R=caffeoyl

	R_1	R_2	R_3	R_4	R_5
4	(β)-OG	G	H	G	G
5	(β)-OG	H	G	G	G
6	(β)-OG	G	G	H	G
7	(β)-OG	GG	G	G	G
8	(β)-OG	GG	G	G	G
9	OH	G	G	HHDP	
10	(β)-OG	G	G	HHDP	
11	OH	H	G	HHDP	
12	(β)-OG	G	G	Val	

G GG

Val

HHDP

	R_1	R_2	R_3
13	OH	HHDP	
14	OG	HHDP	

15

16

17

19

	R_1	R_2	R_3
18	OH	HHDP	
20	OH	HHDP	

图 9-3 檵木中鞣质类成分的结构式

(**31**)。游璐茜[4]从檵木叶中分离鉴定了杨梅素-3-*O*-β-D-半乳糖苷(**32**)、槲皮素-3-*O*-β-D-半乳糖苷(**33**)、山柰酚-3-*O*-β-D-半乳糖苷(**34**)和山柰酚-3-*O*-β-D-葡萄糖苷(**35**)。化合物**21**～**35**的化学结构见图 9-4。

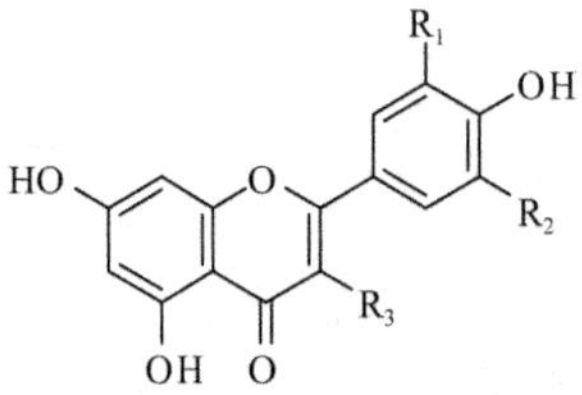

21　R_1=OH, R_2=OH, R_3=*O*-α-L-Rha
22　R_1=OH, R_2=OH, R_3=*O*-β-D-Glu
23　R_1=OH, R_2=H, R_3=H
24　R_1=H, R_2=H, R_3=*O*-β-D-Glu (2-gallate; 6-gallate)
25　R_1=H, R_2=H, R_3=*O*-β-D-Glu (2-gallate)
26　R_1=H, R_2=H, R_3=*O*-β-D-Glu (6-gallate)
27　R_1=H, R_2=H, R_3=*O*-β-D-Glu (6-coumaroyl)
28　R_1=H, R_2=H, R_3=OH
29　R_1=OH, R_2=H, R_3=OH
30　R_1=OH, R_2=OH, R_3=OH
31　R_1=OH, R_2=H, R_3=*O*-β-D-Glu
32　R_1=OH, R_2=OH, R_3=*O*-β-D-Gal
33　R_1=OH, R_2=H, R_3=*O*-β-D-Gal
34　R_1=H, R_2=H, R_3=*O*-β-D-Gal
35　R_1=H, R_2=H, R_3=*O*-β-D-Glu

图 9-4　檵木中黄酮类化合物的结构

9.3.2.4　木脂素

目前从檵木中分离鉴定了 4 个木脂素类化合物，其中包括 1 个芳基四氢萘类木脂素(−)-(7*R*, 8*S*, 8′*S*-lyoniresiol)(**36**)[12], 1 个双四氢呋喃类木脂素(+)-丁香树脂酚(**37**)[12], 2 个新木脂素 methyl-(7*R*, 8*R*)-4-hydroxy-8′,9′-dinor-4′,7′-epoxy-8,3′- neolignan-7′-ate(**38**)[7]和 4-(4-羟基-3-甲氧苯基)-1-(4-羟苯基)-2, 3-二甲基丁基-1-酮(**39**)[12]。化合物**36**～**39**的结构式见图 9-5。

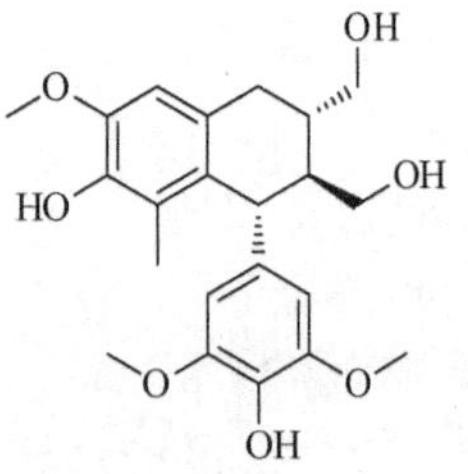

36 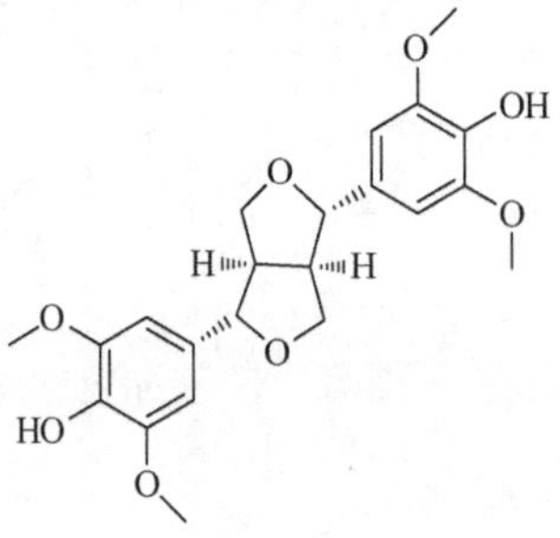　**37** 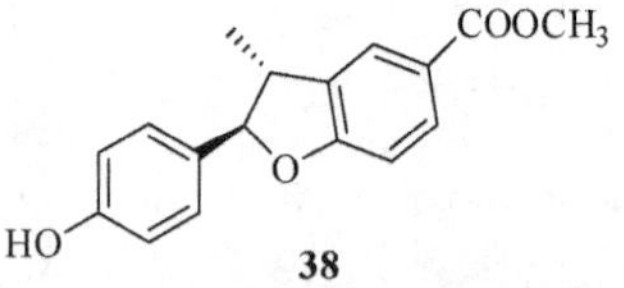　**38** 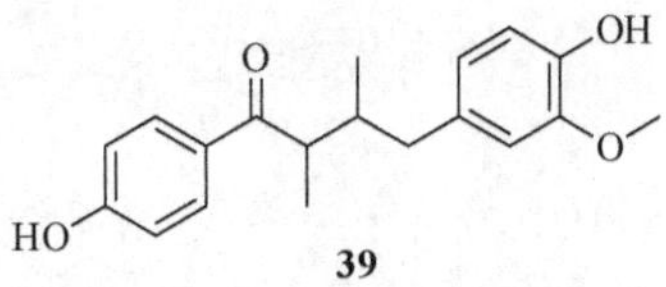　**39**

图 9-5　檵木中木脂素类化合物的结构

9.3.2.5　萜类和甾体

王刚等[7]从檵木中分离得到 2 个黏霉烷型五环三萜 3β-hydroxyglutin-5-ene(**40**)和

3α-hydroxyglutin-5-ene(**41**), 2 个甾体类化合物β-谷甾醇(**42**)和β-胡萝卜苷(**43**)以及无环二萜植物醇(**44**)和补身烷型倍半萜落叶松树脂酸(**45**)。化合物 **40**～**45** 的化学结构见图 9-6。

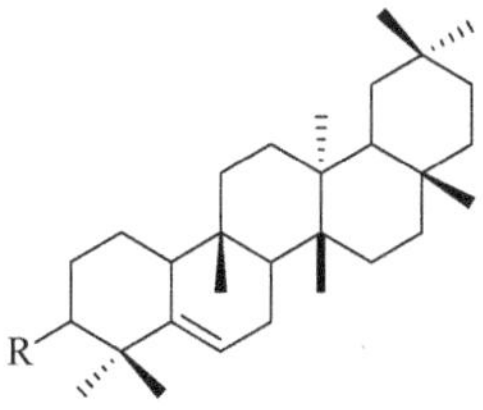

40 R=β-OH
41 R=α-OH
42 R=H 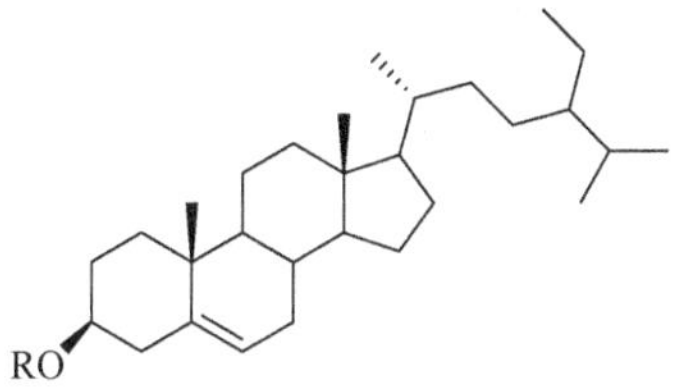
43 R=β-D-Glu
45 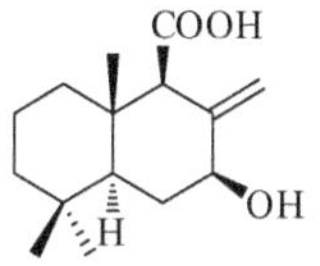
44 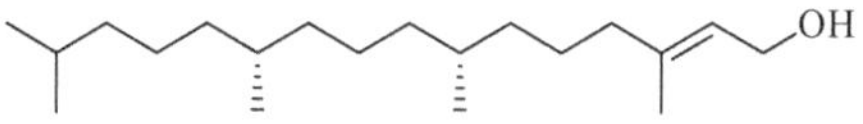

图 9-6 檵木中萜类和甾体类化合物的结构

9.3.2.6 其他化学成分

王刚等[7]从檵木中分离得到 14-甲基十五烷酸甘油酯(**46**)、反式对香豆酸乙酯(**47**)。周小江等[12]从檵木叶中分离得到 4-甲氧基苯酚(**48**)、α-生育酚(**49**)和姜酮(**50**)。化合物 **46**～**50** 的化学结构见图 9-7。

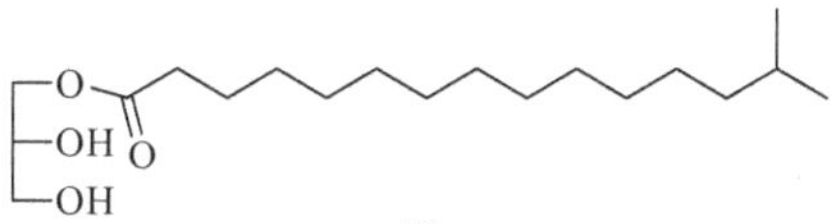

46 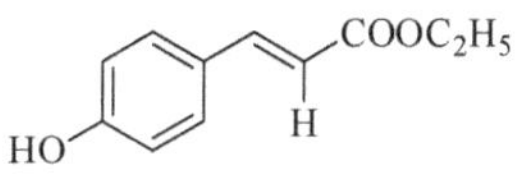 **47** 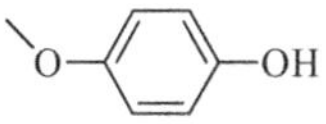 **48**
49 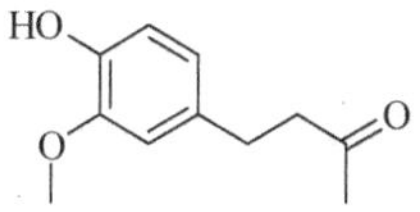 **50** 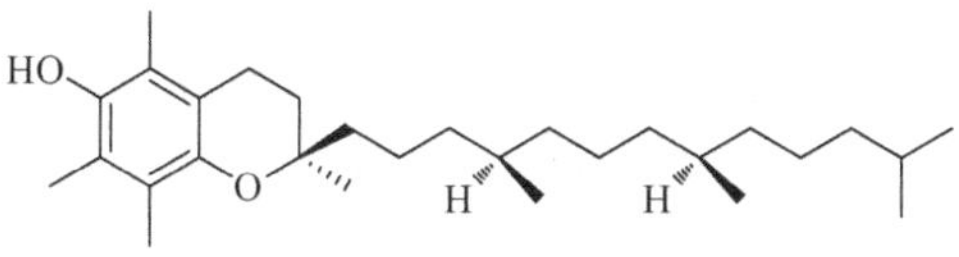

图 9-7 檵木中其他化学成分的结构

9.4 药理活性研究

现代药理实验表明, 畲药坚七扭的檵木和红花檵木植物主要具有抑菌、抗炎、促愈合和抗氧化等生物活性。

9.4.1 抑菌活性

周国海等[15]将红花檵木叶以 60%乙醇回流提取 2 h, 所得提取物分别以石油醚、氯仿、乙酸乙酯和正丁醇萃取得到不同极性部位, 采用纸片法对总提取物及各个不同极性部位的抑菌活性进行了评价。结果表明乙酸乙酯萃取部位的活性最好, 对于大肠杆菌、金黄色葡萄球菌、痢疾志贺菌，其抑菌直径分别为 16.0 mm、16.7 mm 和 14.6 mm，效果均优于阳性对照药四环素。

吴振等[16]采用琼脂糖二倍稀释法考察了檵木总多酚体外对金黄色葡萄球菌、酿脓链球菌、大肠杆菌的最低抑菌浓度(minimum inhibitory concentration, MIC)值，檵木总多酚对金黄色葡萄球菌和酿脓链球菌的 MIC 值均为 3 g/L。李雪松等[17]采用琼脂糖二倍稀释法考察了从檵木叶分离得到的新木脂素 4-(4-羟基-3-甲氧苯基)-1-(4-羟苯基)-2, 3-二甲基丁基-1-酮对金黄色葡萄球菌、酿脓链球菌、大肠杆菌的 MIC，其 MIC 值分别为 5.0 mg/L、10.0 mg/L 和 30.0 mg/L。

9.4.2　抗炎活性

吴振等[16]采用二甲苯致小鼠耳肿胀炎症模型考察了檵木总多酚的抗炎作用，结果表明檵木总多酚在 50～100 mg/kg 的剂量范围对小鼠耳肿胀具有很好的抑制活性，且具有一定的量效关系，檵木总多酚以 50.0 mg/kg 和 100.0 mg/kg 剂量连续 5 天灌胃给药的肿胀抑制率分别为 44.0%和 50.7%。李雪松等[17]研究发现化合物 **39** 在 2.5 mg/L 的剂量水平能明显抑制小鼠巨噬细胞样细胞株 RAW264.7 的一氧化氮释放。

9.4.3　促愈合作用

刘浩元等[18]采用大鼠皮肤割伤模型和切除伤模型考察了檵木的促皮肤愈合作用。在大鼠皮肤割伤模型中，以 1%檵木提取物溶液涂抹，造模 10 天后撕裂张力与空白组相比有显著性提升，优于相同浓度下的阳性对照药呋喃西林。在大鼠皮肤切除伤模型中，同样以 1%檵木提取物溶液涂抹，涂药 3 天后伤口愈合 32%(同期空白组伤口愈合了 14.5%)，至第 15 天伤口基本愈合，在此期间檵木组伤口愈合速度一直快于空白组，略优于阳性药呋喃西林。此外，伤口结疤脱落时间、伤口面积、伤口新生皮肤组织苏木精-伊红染色和免疫组化染色等结果均表明檵木提取物可以显著加速伤口愈合。

9.4.4　抗氧化作用

潘晓军等[19]研究了檵木花 75%乙醇提取物的体外抗氧化活性，提取物浓度为 27.84 mg/L 时，对 DPPH 自由基的清除率为 50%，并且随浓度的增加清除作用增强。

9.4.5　其他作用

周小江[20]公开了一种檵木叶总黄酮提取物的制备方法，对于链脲佐菌素诱导的糖尿病大鼠，以 200 mg/kg 的剂量给予该提取物，可明显改善大鼠的糖尿病性视网膜病变症状；体外评价结果表明，该提取物能够扩张大鼠冠状动脉，增加冠脉血流量，减慢心率，其作用呈量效关系；该提取物在 100～400 mg/kg 的剂量范围内给药，能延长实验性脑缺血大鼠的生存时间，对脑缺血有明显保护作用。

9.5 研 究 实 例

根据相关报道的文献，阐述红花檵木叶中黄酮类化学成分的分离与鉴定的实例[8]。

9.5.1 实验材料

红花檵木叶采集于河南信阳市潢川县卜集镇，经笔者鉴定为金缕梅科檵木属植物红花檵木，标本存放于河南中医学院。

9.5.2 化合物的提取与分离

取干燥红花檵木叶 3 kg，粉碎后以 8 倍量 70%乙醇回流提取 3 次，每次提取 1 h，合并提取液减压浓缩，得浸膏 310 g。取浸膏 300 g 溶解于 3 L 蒸馏水中，加热溶解，取上清液上于 D101 大孔树脂柱，先用水洗脱，除去多糖类成分，再以不同浓度的乙醇(30%、50%、70%、100%)梯度洗脱，收集 50%和 70%乙醇洗脱部分。70%乙醇洗脱部分经硅胶柱色谱、氯仿-甲醇梯度洗脱、薄层色谱(TLC)指导合并相同馏分，再经反复 Sephadex LH-20 凝胶色谱纯化，得到化合物 A 和 B。50%乙醇洗脱部分经硅胶柱色谱、氯仿-甲醇梯度洗脱、TLC 指导合并相同馏分，再经反复 Sephadex LH-20 凝胶色谱和 RP-ODS 色谱纯化，得到化合物 C～E。

9.5.3 化合物的结构鉴定

化合物 A：黄色粉末，盐酸镁粉反应呈阳性，Molish 反应显阴性；UV(MeOH)λ_{max}: 367 nm、266 nm。ESI-MS m/z: 285 [M–H]$^-$; ^{1}H-NMR(600 MHz, DMSO-d_6)δ: 12.47(1H, s, OH-5), 8.03(2H, d, J = 8.9 Hz, H-2′, 6′), 6.92(2H, d, J = 8.9 Hz, H-3′, 5′), 6.41(1H, d, J = 1.8 Hz, H-8), 6.17(1H, d, J = 1.8 Hz, H-6); ^{13}C-NMR(DMSO-d_6, 150 MHz)δ: 175.8(C-4), 163.8(C-4′), 160.6(C-8a), 159.1(C-7), 156.2(C-5), 146.7(C-2), 135.6(C-3), 129.4(C-2′, 6′), 121.7(C-1′), 115.3(C-3′, 5′), 103.0(C-4a), 93.4(C-8), 98.2(C-6)。以上 NMR 数据与文献中山柰酚数据[21]对照一致，故确定化合物 A 为山柰酚。

化合物 B：黄色粉末，盐酸镁粉反应呈阳性，Molish 反应显阴性；UV(MeOH)λ_{max}: 370 nm、55 nm。ESI-MS m/z: 301[M–H]$^-$; ^{1}H-NMR(600 MHz, DMSO-d_6)δ: 12.50(1H, s, OH-5), 9.38(3H, s, OH-3, 3′, 4′), 7.68(1H, d, J = 2.0 Hz, H-2′), 7.54(1H, dd, J = 2.0 Hz, 8.4 Hz, H-6′), 6.88(1H, d, J = 8.4 Hz, H-5′), 6.40(1H, d, J = 1.8 Hz, H-8), 6.18(1H, d, J = 1.8Hz, H-6)。以上 NMR 数据与文献中槲皮素数据[22]对照一致，故确定化合物 B 为槲皮素。

化合物 C：淡黄色粉末，盐酸镁粉反应呈阳性，Molish 反应显阴性；UV(MeOH)λ_{max}: 373 nm、254 nm。ESI-MS m/z: 317[M–H]$^-$。^{1}H-NMR(DMSO-d_6, 600 MHz)δ: 12.50(1H, s, OH-5), 6.18(1H, d, J = 1.9 Hz, H-6), 6.37(1H, d, J = 1.9 Hz, H-8), 7.24(2H, s, H-2′, 6′); ^{13}C-NMR(DMSO-d_6, 150 MHz)δ: 146.9(C-2), 135.9(C-3), 175.8(C-4), 160.8(C-5), 98.3(C-6),

163.9(C-7), 93.3(C-8), 156.2(C-8a), 102.9(C-4a), 120.8(C-1′), 107.2(C-2′, 6′), 145.8(C-3′), 135.9(C-4′), 145.8(C-5′)。以上 NMR 数据与文献中杨梅素数据[23]对照基本一致，故确定化合物 C 为杨梅素。

化合物 D: 淡黄色粉末，盐酸镁粉反应呈阳性，Molish 反应显阳性；UV(MeOH)λ_{max}: 256 nm、358 nm。ESI-MS *m/z*: 453[M−H]$^-$。^{1}H-NMR(DMSO-d_6, 600 MHz)δ: 12.48(1H, s, OH-5), 6.89(2H, s, H-2′, 6′), 6.36(1H, d, J = 1.8 Hz, H-8), 6.19(1H, d, J = 1.9 Hz, H-6), 5.20(1H, s, H-1″), 0.84(3H, d, J = 6.2 Hz, CH_3)。以上 NMR 数据与文献中杨梅素-3-*O*-α-L-鼠李糖苷数据[24]基本一致，故确定化合物 D 为杨梅素-3-*O*-α-L-鼠李糖苷。

化合物 E: 淡黄色粉末，盐酸镁粉反应呈阳性，Molish 反应显阳性；UV(MeOH)λ_{max}: 258 nm、356 nm。ESI-MS *m/z*: 463[M−H]$^-$。^{1}H-NMR(600 MHz, DMSO-d_6)δ: 7.58(1H, dd, J = 2.2 Hz, 9.0 Hz, H-6′), 7.57(1H, d, J = 2.2 Hz, H-2′), 6.84(1H, d, J = 9.0 Hz, H-5′), 6.40(1H, d, J = 2.1 Hz, H-8), 6.19(1H, d, J = 2.1 Hz, H-6), 5.47(1H, d, J = 7.3 Hz, H-1″), 3.08～3.58(6H, m); ^{13}C-NMR(600 MHz, DMSO-d_6)δ: 156.9(C-2), 134.0(C-3), 178.1(C-4), 161.9(C-5), 99.4(C-6), 164.7(C-7), 94.1(C-8), 156.9(C-9), 104.7(C-10), 122.2(C-1′), 115.9(C-2′), 145.5(C-3′), 148.9(C-4′), 116.8(C-5′), 121.9(C-6′), 101.6(C-1″), 74.8(C-2″), 77.2(C-3″), 70.6(C-4″), 78.1(C-5″), 61.7(C-6″)。以上 NMR 数据与文献中异槲皮苷数据[25]对照一致，故确定化合物 E 为异槲皮苷。

9.5.4　讨论

综上，从红花檵木叶乙醇提取物中分离得到 5 个黄酮类化合物，采用波谱技术进行结构鉴定，分别为山柰酚、槲皮素、杨梅素、杨梅素-3-*O*-α-L-鼠李糖苷和异槲皮苷，所有化合物均为首次从该植物中分离得到。红花檵木中主要的活性物质为多酚类、鞣质类和香豆素类化合物[15]，黄酮是一类具有广泛药理活性的多酚化合物，包括抗氧化、抗炎、抗诱变、抗肿瘤形成与生长等多种药理活性[26, 27]。大孔树脂对黄酮类成分具有很好的分离富集作用，广泛应用于黄酮类成分的分离纯化中[28]，故前期采用大孔树脂柱来进行分离。本实验结果可为红花檵木的进一步开发利用提供科学依据。

9.6　炮制和质量标准

9.6.1　坚七扭的炮制

取原药，除去杂质，洗净，润软，切段或块片，干燥。

9.6.2　坚七扭的质量标准

经研究表明，可通过鉴别(粉末显微特征、薄层色谱)、检查(水分、灰分)、浸出物、含量测定对坚七扭的质量进行全面的控制。

9.6.2.1 坚七扭的检查

1) 坚七扭的水分

水分按《中国药典》水分测定法中的烘干法检查。根据测定结果(表 9-2), 将水分限度定为不得过 12.0%。

2) 坚七扭的总灰分

总灰分按《中国药典》灰分测定法中的总灰分测定法检查。根据测定结果(表 9-2), 将总灰分限度定为不得过 6.0%。

3) 坚七扭的浸出物

浸出物按《中国药典》醇溶性浸出物测定法项下的热浸法检查。根据测定结果(表 9-2), 用 50%乙醇作溶剂, 将浸出物的限度定为应不得少于 8.5%。

表 9-2 水分、总灰分、浸出物检查结果和含量测定结果

编号	水分/%	总灰分/%	浸出物/%	含量/%
1	9.6	2.9	11.8	0.55
2	11.4	3.7	13.7	0.67
3	10.0	5.1	16.4	0.62
4	11.2	2.7	9.5	0.37
5	10.8	7.8	18.3	1.52
6	10.5	8.1	13.2	0.67
7	9.7	2.8	9.8	0.66
8	7.9	3.4	12.8	0.48
9	7.5	1.2	10.0	0.32
10	5.9	1.1	7.8	0.41
11	5.7	1.7	10.2	0.57

9.6.2.2 坚七扭的含量测定

现代临床研究表明, 坚七扭的主要化学成分为没食子酸, 没食子酸具有抗菌、抗病毒、抗肿瘤等作用。这与畲药的理论与应用相吻合。故选用没食子酸为檵木根的指标性成分测定其含量(表 9-2)。

检测波长的选择: 取没食子酸对照品的溶液, 用 HPLC-DAD 检测, 在波长 200～400 nm 范围扫描, 经 DAD 光谱分析, 结果以 216 nm 波长处的吸收度值和峰形为优, 故选用 216 nm 作为检测波长。

流动相的确定: 比较了甲醇-0.1%磷酸(10∶90, 体积比)、甲醇-0.4%磷酸(3∶97)、甲醇-0.3%磷酸(2∶98)等三种流动相, 结果以甲醇-0.3%磷酸(2∶98)分析效果较优, 故选用此作为流动相。

样品的提取: 对提取溶剂、提取方法分别做了考察, 以没食子酸的得率作为指标, 结果是 5%盐酸水浴中水解提取>用水煎煮提取>30%甲醇加热回流提取>30%甲醇超声提取。考察盐酸的酸度(2%、5%、10%)和提取的时间(2 h、3 h、4 h)对测定结果的影响, 结果发现以 5%盐酸溶液提取效果最优, 水浴中水解 4 h, 提取完全。因此, 本实验选用 5%

盐酸溶液水浴中水解 4 h 为样品的提取方法。

1) 仪器与试药

Agilent 1260 高效液相色谱仪(美国安捷伦科技有限公司); G4212B 二极管阵列检测器(美国安捷伦科技有限公司); 电子天平(XS105DU, 瑞士梅特勒公司); 水浴锅(HH-4, 上海梅香仪器公司)。

甲醇为色谱纯(Merck), 盐酸、磷酸为分析纯, 水为娃哈哈纯净水。没食子酸对照品(批号: 110831-201204, 含量 89.9%, 使用前无需处理), 购自中国药品生物制品检定所。

2) 色谱条件

色谱柱: Agilent SB-C_{18} 色谱柱(4.6 mm×250 mm, 5 μm)(美国安捷伦科技有限公司); 流动相: 甲醇-0.3%磷酸溶液(2∶98), 流速 1.0 mL/min; 柱温: 30 ℃; 检测波长: 216 nm; 自动进样, 进样量: 5 μL。

3) 对照品溶液的制备

精密称取没食子酸对照品适量, 用 50%甲醇稀释成每 1 mL 含没食子酸 30 μg 的对照品溶液。

4) 供试品溶液的制备

药材粉碎, 过二号筛, 取约 0.5 g, 精密称定, 置具塞锥形瓶中, 精密加入 5%盐酸溶液 50 mL, 密塞, 称定质量, 水浴中加热水解 4 h, 放冷至室温, 再称定质量, 用 5%盐酸溶液补足减失的质量, 摇匀, 过滤, 精密量取续滤液 5 mL 置 10 mL 量瓶中, 加甲醇稀释至刻度, 摇匀, 用 0.45 μm 微孔滤膜过滤, 取续滤液, 即可。

5) 系统适应性实验

分别精密吸取“3)、4)”项下溶液, 按“2)”项下色谱条件进样, 记录色谱图, 见图 9-8。由图可见, 在该色谱条件下, 没食子酸与其他成分可达到基线分离, 分离度大于 1.5, 理论塔板数在 8000 以上, 分离效果较好。

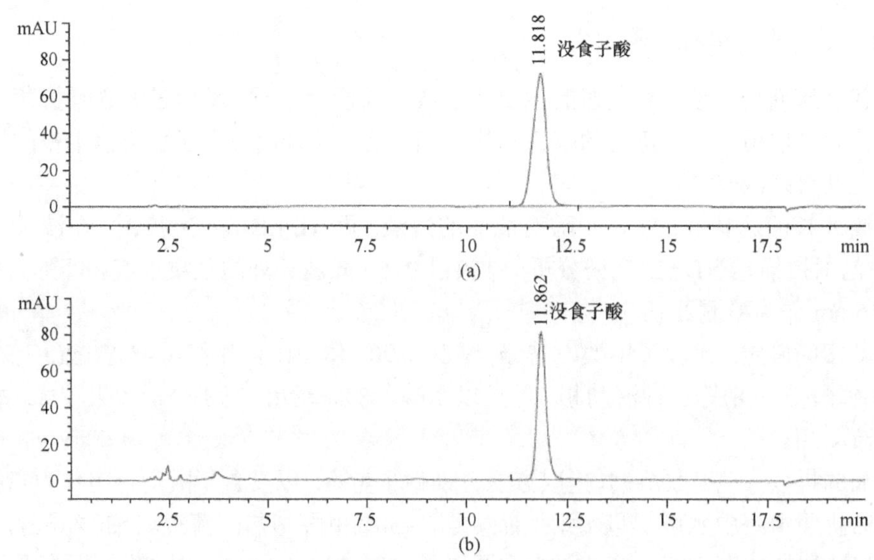

图 9-8　液相色谱图: (a)对照品; (b)样品

9.7 总结与展望

檵木植物具有良好的药用价值，并作为民间草药使用历史悠久。《植物名实图考》中记载，檵木舒筋活血，解热止泻，治肚痛、闪筋、水泻、胼胝、外伤出血；《湖南药物志》中记载，檵木治中暑、喉痛、风热目痛。其变种红花檵木也是重要的民间药用资源，具有综合开发价值。

目前，对檵木的研究范围较局限，对功能成分的研究主要集中在黄酮类化合物方面，而关于红花檵木中有效成分的研究也仅限于花色素提取、抗菌性研究以及叶中黄酮种类和总黄酮量的测定。在今后的科研中，可对檵木属其他种植物、檵木和红花檵木植物的其他部分(根、果等器官)以及其他生物活性成分开展深入研究。

参 考 文 献

[1] 浙江省食品药品监督管理局. 浙江省中药炮制规范[M]. 北京: 中国医药科技出版社, 2015: 89.

[2] 中国科学院中国植物志编辑委员会. 中国植物志[M]. 第 32 卷. 第 2 分册. 北京: 科学出版社, 2004: 70.

[3] 唐华, 郑强峰, 葛刚, 等. 檵木与红花檵木叶中脂肪酸 GC-MS 分析[J]. 中药材, 2011, 34(10): 1549-1552.

[4] 游璐茜. 檵木叶中化学成分的提取分离及初步研究[D]. 厦门: 厦门大学硕士学位论文, 2009: 18

[5] Yoshida T, Tanei S, Liu Y, et al. Hydrolysable tannins from *Loropetalum chinense*[J]. Phytochemistry, 1993, 32(5): 1287-1292.

[6] 刘延泽, 吴养洁, 袁珂, 等. 檵花叶中的新没食子酸黄酮甙和没食子丹宁[J]. 天然产物研究与开发, 1997, 9(3): 12-18.

[7] 王刚, 刘劲松, 李红艳, 等. 檵木化学成分研究[J]. 天然产物研究与开发, 2011, 23(2): 267-269.

[8] 伏晓, 樊建领, 张秋颖. 红花檵木叶黄酮类化学成分的分离与鉴定[J]. 中国药房, 2012, 23(3): 1021-1022.

[9] 谢月, 邵海华, 宋永贵, 等. 白花檵木中没食子酸和总酚提取工艺[J]. 中国实验方剂学杂志, 2012, (7): 9-12.

[10]刘英慧, 陈晓玲, 黄琪, 等. 高效液相色谱法测定檵木叶中没食子酸的含量[J]. 中南医药, 2012, (1): 33-35.

[11] Yoshida T, Namba O, Chen L, et al. Ellagitannin monomers and oligomers from *Euphorbia prostrata* AIT and oligomers from *Loropetalum chinense* Oliv[J]. Chem Pharm Bull, 1990, 38(12): 3296-3302.

[12] Zhou X, Yan Y, Li X, et al. A new lignan from the leaves of *Loropetalum chinense*[J]. Chem Nat Compd, 2011, 47(5): 690-692.

[13] 杨鑫宝, 赵博, 杨秀伟. 白花檵木花挥发油成分的 GC-MS 分析[J]. 中国现代中药, 2010, 12(1): 25-26.

[14] 王金梅, 陈龙, 李昌勤, 等. 红花檵木花和叶挥发性成分[J]. 天然产物研究与开发, 2013, 25(2): 204-206.

[15] 周国海, 于华忠, 卢成英, 等. 红檵木叶中抑菌活性成分的初步研究[J]. 食品科学, 2007, 28(6): 74-77.

[16] 吴振, 邱鹰坤, 游露茜, 等. 一种治疗烧烫伤的檵木总多酚的制备方法: 中国, 101485701B[P]. 2011-01-05.

[17] 李雪松, 周小江. 檵木叶中的 4-(4-羟基-3-甲氧苯基)-1-(4-羟苯基)-2, 3-二甲基丁基-1-酮及其用途: 中国, 102134187B[P]. 2012-07-25.

[18] 刘浩元, 李晓滨, 曲淑娟. 白花檵木提取物在制备愈伤药物中的应用: 中国, 102579524A[P]. 2012-07-18.
[19] 潘晓军, 吕圭源, 陈素红, 等. 白花檵木花黄酮提取及其抗氧化活性的研究[J]. 中国医药指南, 2012, 10(26): 75-76.
[20] 周小江. 一种檵木叶总黄酮醇提取物及其医药用途: 中国, 101940605A[P]. 2008-08-27.
[21] 李航, 李鹏, 朱龙社, 等. 竹叶椒的化学成分研究[J]. 中国药房, 2006, 17(13): 1035.
[22] 万近福, 袁琳, 谭宁华. 虎尾草化学成分研究[J]. 天然产物研究与开发, 2009, 21(6): 966.
[23] 司传领, 刘忠, 惠岚峰. 核桃楸树皮提取物的化学成分及其抗氧化活性研究(英文)[J]. 林产化学与工业, 2008, 28(1): 29.
[24] 程新萍, 陈晟, 田棣. 养麦七化学成分研究[J]. 中药材, 2010, 33(11): 1727.
[25] 田雅娟, 罗应刚, 李伯刚. 山荔枝化学成分的研究[J]. 天然产物研究与开发, 2002, 14(3): 18.
[26] 罗艺萍. 黄酮类化合物的药理活性研究进展[J]. 亚太传统医药, 2010, 6(4): 126.
[27] 农朝赞, 黄华艺. 黄酮类化合物抗肿瘤作用的研究应用[J]. 中国药房, 2004, 15(9): 588.
[28] 李伟, 李茜, 王媛. 大孔树脂在中药黄酮及皂甙类成分分离纯化中的应用[J]. 新疆中医药, 2010, 30(5): 87.

第10章 百鸟不歇

10.1 植物资源

百鸟不歇，即五加科(Araliaceae)楤木属植物楤木(*Aralia chinensis* L.)或棘茎楤木(*Aralia echinocaulis* Hand.-Mazz)的干燥茎，以畲族习用药材名义收载于2015年版《浙江省中药炮制规范》[1]。楤木又名鸟不宿、白百鸟不宿等。棘茎楤木又名红楤木。在畲族民间，楤木和棘茎楤木的根和根茎也作为药用部位，且多为根皮入药。

10.1.1 楤木属植物概述

五加科植物为双子叶植物，灌木或乔木，具有相当数量的攀援植物和少数草本。本科约有80属900多种，分布于两半球热带至温带地区。我国有22属160多种，除新疆未发现外，分布于全国各地。本科植物在经济上有多方面的用途。有许多种类在医药上有重要经济意义，如人参、三七、五加、楤木、食用土当归等是著名药材；鹅掌柴、鹅掌藤、红毛五加、刺五加、变叶树参、刺通草等是民间常用的中草药。有些种类如刺楸、刺五加等其种子含油脂可榨油供制肥皂用。有些种类如刺楸、五加、食用土当归等的嫩叶可供蔬用。乔木的木材具有种种用途，如刺楸可制家具及铁路枕木，鹅掌柴适宜于制作蒸笼及筛斗，通脱木的髓可做手工艺品。有些种类具美丽的树冠或枝叶，如幌伞枫、鹅掌柴、常春藤等，常栽培供观赏用。

楤木属(*Aralia* Linn.)为小乔木、灌木或多年生草本，通常有刺，稀无刺。叶较大，一至数回羽状复叶；托叶和叶柄基部合生，先端离生，稀不明显或无托叶。花杂性，聚生为伞形花序，稀为头状花序，再组成圆锥花序；苞片和小苞片宿存或早落；花梗有关节；萼筒边缘有5小齿；花瓣5，在花芽中覆瓦状排列；雄蕊5，花丝细长；子房5室，稀2～4室；花柱5，稀2～4，离生或基部合生；花盘小，边缘略隆起。果实球形，有5棱。种子白色，偏扁，胚乳均一。本属有30多种，大多数分布于亚洲，少数分布于北美洲，我国约有30种。刺楤木(*Aralia spinosa* Linn.)为本属的模式种，产于北美洲。

10.1.2 百鸟不歇基原植物形态、鉴别与资源分布

10.1.2.1 基原植物形态

楤木为乔木，高2～5 m，稀达8 m，胸径达10～15 cm；树皮灰色，疏生粗壮直刺；小枝通常淡灰棕色，有黄棕色绒毛，疏生细刺。叶为二回或三回羽状复叶，长60～110 cm；叶柄粗壮，长可达50 cm；托叶与叶柄基部合生，纸质，耳郭形，长1.5 cm或更长，叶轴无刺或有细刺；羽片有小叶5～11 cm，稀13 cm，基部有小叶1对；小叶片纸质

至薄革质，卵形、阔卵形或长卵形，长 5～12 cm，稀长达 19 cm，宽 3～8 cm，先端渐尖或短渐尖，基部圆形，上面粗糙，疏生糙毛，下面有淡黄色或灰色短柔毛，脉上更密，边缘有锯齿，稀为细锯齿或不整齐粗重锯齿，侧脉 7～10 对，两面均明显，网脉在上面不甚明显，下面明显；小叶无柄或有长 3 mm 的柄，顶生小叶柄长 2～3 cm。圆锥花序大，长 30～60 cm；分枝长 20～35 cm，密生淡黄棕色或灰色短柔毛；伞形花序直径 1～1.5 cm，有花多数；总花梗长 1～4 cm，密生短柔毛；苞片锥形，膜质，长 3～4 mm，外面有毛；花梗长 4～6 mm，密生短柔毛，稀为疏毛；花白色，芳香；萼无毛，长约 1.5 mm，边缘有 5 个三角形小齿；花瓣 5，卵状三角形，长 1.5～2 mm；雄蕊 5，花丝长约 3 mm；子房 5 室；花柱 5，离生或基部合生。果实球形，黑色，直径约 3 mm，有 5 棱；宿存花柱长 1.5 mm，离生或合生至中部；花期 7～9 月，果期 9～12 月。

10.1.2.2　鉴别

1) 百鸟不歇的横切面显微鉴别

本品粉末浅土灰色。树脂道多已破碎，分泌细胞内含滴状分泌物。草酸钙簇晶多见，角钝，散在或数个排列成行。石细胞淡黄色，长椭圆形，类圆形或类方形，单个或成群，壁木化增厚。木栓细胞成块，细胞为长方形、多角形，壁厚，排列整齐。网纹导管、具缘纹孔导管多数，直径 30～150 μm，淀粉粒甚多，单粒类球形、不规则多角形，直径 2～10 μm，脐点点状、一字形、八字形；复粒有 2～5 粒组成。结果见图 10-1。

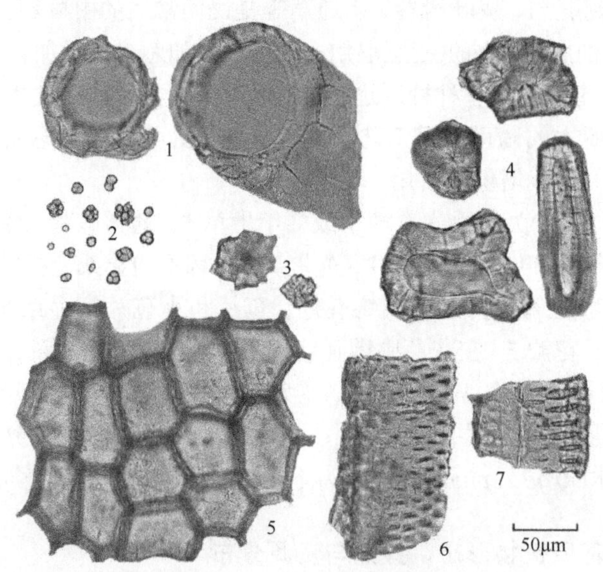

图 10-1　百鸟不歇的粉末显微特征

1. 树脂道；2. 淀粉粒；3. 草酸钙簇晶；4. 石细胞；5. 木栓细胞；6. 具缘纹孔导管；7. 网纹导管

2) 百鸟不歇的薄层色谱

由于楤木含皂苷类成分，皂苷类成分易溶于正丁醇中，故参照《中国药典》三七项下薄层色谱法，以楤木为对照药材(中国药品生物制品检定所)，但易产生边缘效应，结果见图 10-2。比较珠子参项下薄层色谱的展开系统进行实验，得到的斑点最为清晰，分离度好，结果定为正文所收载的提取方法与展开系统，供试品色谱图中，在与对照药材色谱相应的位置上，显相同的荧光斑点。结果见图 10-2。

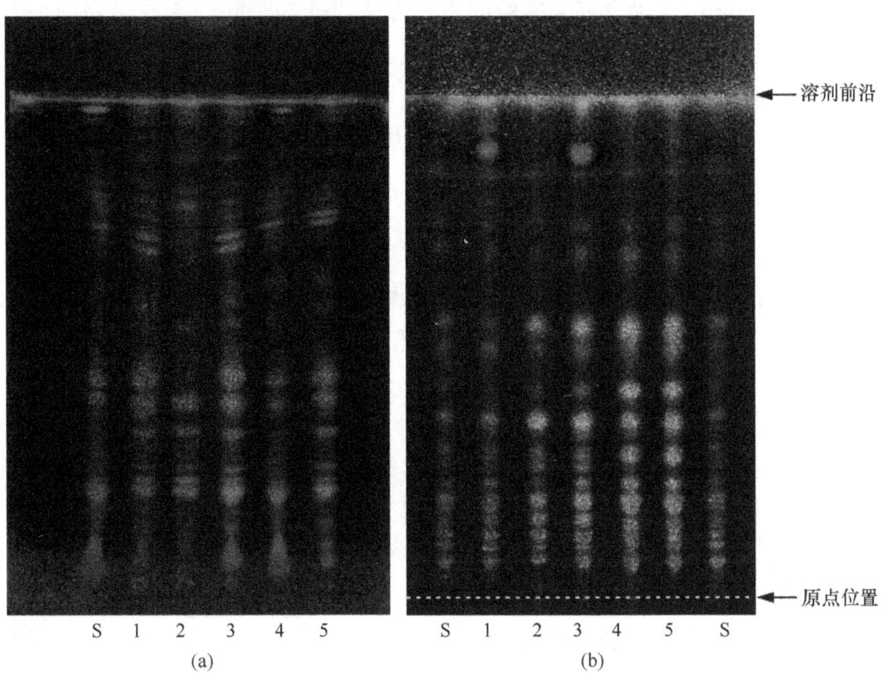

图 10-2 薄层色谱鉴别图(S 为楤木对照药材; 1～5 为供试品): (a)薄层色谱鉴别图(参照三七方法，展开剂: 三氯甲烷-乙酸乙酯-甲醇-水); (b)薄层色谱图(展开剂: 正丁醇-乙酸乙酯-甲醇-甲酸-水)

10.1.2.3 资源分布

楤木的分布广，北自甘肃东南部(天水)，陕西南部(秦岭南坡)，山西南部(垣曲、阳城)，河北中部(小五台山、阜平)起，南至云南西北部(宾川)、中部(昆明、嵩明)，广西西南部(凌云)、东北部(兴安)，广东北部(新丰)和福建西南部(龙岩)、东部(福州)，西起云南西北部(贡山)，东至海滨的广大区域，均有分布。生于森林、灌丛或林缘路边，垂直分布从海滨至海拔 2700 m。

10.1.3 楤木的繁殖与栽培

楤木耐寒，但在阳光充足、温暖湿润的环境下生长更好，空气湿度在 30%～60%之间，喜肥沃而略偏酸性的土壤。

10.1.3.1 繁殖方法

1) 根系繁殖

楤木根系分生能力较强，根系繁殖是扩大繁殖的一种途径。一般在 3 月中下旬，在湖州埭溪镇山林场中选择生长健壮、无病虫害的壮苗，在母株 30 cm 以外挖取，选择粗度 1.0 cm 以上、长度在 15～20 cm 的主侧根作为扦插材料，将其剪成 3～4 cm 的根段，埋入沙床中催芽，保持沙床湿润。20 天左右根段大部分出芽，即可移入大田中。

2) 枝条扦插繁殖

楤木枝条扦插是人工栽培扩大繁殖的重要方法。扦插时间以 3 月份为好，扦插时枝条长约 20 cm，用 2‰生根粉水浸泡 3～4 h。在畦内按 40 cm 行距开沟，沟深 7～8 cm，株距 20 cm。将枝条大头向下，刺尖向上 30°斜插，枝条露出地平面 2 cm，及时覆土，整平畦面，进行灌水。为了增温保墒，覆盖农膜，插后 30～40 天发芽。

10.1.3.2　栽培技术

1) 选地与整地

应选择偏酸性土壤(适宜 pH 5.5～8.0)，且疏松肥沃，排水良好的沙壤或壤土地。种植前，深耕 20～25 cm，开沟集中施腐熟有机肥 30 000 kg/hm^2 左右或撒施三元复合肥 375 kg/hm^2，整平后做成 2 m 宽的畦备用。

2) 适时栽植

楤木树或大苗可分春、冬 2 季进行移栽。冬栽，在叶片全部落完后的 11 月上旬至 12 月上旬；春栽，在萌芽前的 3 月初。新育的小苗在 4 月中旬定植。

3) 栽植密度

按照苗的大小、粗细进行分级。大行距 80 cm，小行距 50 cm。定植深度为 15～20 cm。栽后覆土、压实、扶正，并及时浇水。

4) 田间管理

(1) 及时灌溉排水：定植后需要保持土壤湿润，确保成活率。楤木茎髓心很大，秋季木质化不良，极易造成生理干旱现象，造成主茎枯死，而由根蘖苗代之，因此要保持土壤湿润。楤木不耐涝，遇雨水量较多的时候一定要注意排涝，做到内水不积、外水不侵。

(2) 除草、松土：第一年楤木还未长大成树，很容易受到杂草的侵害，所以必须防除杂草。如果采取人工除草，必须注意不要伤害根系。松土以防止土壤板结，改善土壤通气条件，有利于幼苗的生长，刚开始易浅不宜深，以免伤害幼苗的嫩根、嫩芽，之后可逐次加深，但要做到不伤根、不压苗。

(3) 适时追肥：楤木一般不需要追肥，如遇土壤贫瘠，可在楤木进入生长旺期追施 1～2 次复合肥，用量 150～225 kg/hm^2，施肥后要及时培土、浇水，也可施用腐熟的人粪尿。

(4) 病虫害防治：楤木是一种极具开发价值的蔬菜兼药用植物，有较强的抗病虫能力，目前的病虫害还较少，一般情况下不发生。

(5) 整枝：楤木有很强的顶端优势，幼苗期分枝能力很差，多呈单一主干，每年只有 1～2 个枝条发育形成，而作为采收嫩芽食用的植物，这必将会限制其发育，从而影响其产量。为了尽快培育多头树冠，可将楤木的顶芽摘除，做到掰主芽、留侧芽；也可采取截枝的方法，即对栽植第 2 年的植株在距地面 20 cm 处截干，对 3 年以上的植株春季采芽后截去主干的 1/3，经过这样几年的反复操作，可以增加楤木的枝条数量，达到增产的目的。

10.1.3.3 收获

露地栽培的楤木一般于春季采摘，当芽长到 10～15 cm，叶片尚未完全展开时进行采摘。采收时一只手扶着树干，另一只手用剪刀齐着芽根剪下，注意应尽量避免碰伤相邻还不够采收条件的嫩芽，一旦碰伤，病菌将很快传染、蔓延，削掉芽的茎也要及时清除。要做到科学、适时采收，以保证楤木芽菜的产量、质量。

10.2 典籍记载与应用

10.2.1 畲医药典籍记载

【药材性状】类圆形的厚片。表面灰白色，疏生皮孔及粗短皮刺的残基。切面皮部极狭；木部棕黄色，有年轮；髓白色，海绵质，嫩茎的较大，老茎的较小。质轻。气微，味微苦、微辛。红楤木表面红棕色或棕褐色，密生细长皮刺的残基。

【性味与归经】微苦，温。入肝、心、肾经。

【功效与主治】祛风湿，活血止痛。用于关节炎，胃痛，坐骨神经痛，跌打损伤。

【用法用量】内服：煎服 9～15 g，或浸酒。外用：捣敷。

【贮藏】置干燥处。

【注意事项】孕妇慎用。

【附方】

(1) 治关节风气痛：楤木根白皮五钱，加水一碗，黄酒半碗，煎成一碗，早晚各服一剂，连服数天，止痛后再服三天。

(2) 治肾炎水肿：楤木根一至二两，酌加水煎，日服二次。

(3) 治肝硬化腹水：楤木根四两，瘦猪肉四两，水炖，服汤食肉。

(4) 治胃痛、胃溃疡、糖尿病：楤木根皮三至五钱，水煎，连服数日。

(5) 治跌打损伤，骨折：楤木根、马尾松根、杜衡根、青木香根(均鲜)各适量，捣烂外敷。

10.2.2 其他医药典籍记载和民间应用

早在唐初我国就以楤木的根、根白皮及叶入药。我国古代和现代多种中草药书中对楤木的药用亦多有收载。《本草纲目拾遗》载“楤木白皮气味辛平。有小毒，主治水痫。”《本草推陈》载：“楤木树皮及根皮均有健胃、收敛、利尿及降糖作用。主治糖尿病、肾脏病、胃溃疡。”《闽东本草》记载：“楤木壮腰骨、舒筋活血、散瘀止痛。”

10.3 化学成分研究

关于楤木属植物的化学成分研究的报道较多，但是对楤木中化学成分的研究相对较少，已有的研究表明楤木中含有三萜皂苷、黄酮等类型化合物(表 10-1)。

表 10-1 楤木中的化学成分

化合物类别	化合物名称	文献
三萜皂苷	narcissiflorine(银莲花苷)	[2]
	araloside A(楤木皂苷 A)	[3]
	araloside D(楤木皂苷 D)	[2]
	elatoside K methyl ester	[4]
	araloside A methyl ester(楤木皂苷 A 甲酯)	[4]
	pseudoginsenoside RT1 butyl ester	[4]
	太白楤木皂苷 I	[4]
	竹节人参皂苷 1b	[2]
	齐墩果酸-3-*O*-β-D-葡萄糖醛酸甲酯苷	[5]
	常春藤皂苷元-3-*O*-β-D-葡萄糖醛酸甲酯苷	[5]
	常春藤皂苷元-3-*O*-β-D-吡喃葡萄糖基(6→1)-*O*-β-D-吡喃葡萄糖苷	[5]
黄酮类	山柰酚	[5]
	山柰酚-7-α-L-鼠李糖苷	[5]
	山柰酚-3, 7-*O*-α-L-二鼠李糖苷	[5]
其他	尿嘧啶苷	[5]
	齐墩果酸	[5]
	尿嘧啶	[5]
	β-谷甾醇	[5]
	β-胡萝卜苷	[5]
	刺囊酸	[6]

10.4 药理活性研究

百鸟不歇是楤木属植物楤木的干燥根，楤木植物主要具有镇静、抗实验性胃溃疡和抑菌等生物活性。

10.4.1 镇静、镇痛作用

给小鼠腹腔注射楤木总皂苷 1850 mg/kg，能协同戊巴比妥钠、氯丙嗪的中枢抑制效应；能对抗苯丙胺的中枢兴奋作用，但不能对抗戊四唑所致的惊厥和咖啡因的毒性，能明显增加热刺激(热板法)的痛阈，减少乙酸引起的小鼠扭体反应，具有一定的镇痛作用[7]。

10.4.2 抗实验性胃溃疡作用

楤木煎剂 4 g/kg 给大鼠灌胃或腹腔注射后可以保护大鼠幽门结扎性、化学性(吲哚美辛诱发)、应激性和利血平性胃溃疡，对乙酸诱发的慢性胃溃疡亦有一定效果。200%楤木煎剂 0.2～0.4 mL，可使离体大鼠胃条收缩，说明它有促进胃运动的作用。白背叶楤木白皮水煎剂(1∶1)对小鼠胃肠推进运动有抑制作用，作用随剂量增加而加强，酚妥拉明和普萘洛尔可阻断其抑制作用[8]。

10.4.3 对心脑血管作用

楤木总皂苷可对抗环磷酰胺引起的血细胞总数减少；楤木总皂苷和黄毛楤木总皂苷可使心率减慢，对垂体后叶素造成的大鼠急性心肌缺血模型可使转阴率明显增高[9]。

10.4.4 抑菌活性

采用最低抑菌浓度(MIC)法对从楤木树芽中分得的化合物进行抑菌活性筛选，盐酸小檗碱(4 mg/mL)作为阳性对照药物，以完全没有菌生长的最低药物浓度作为该药物对实验菌的MIC，结果表明分离得到的黄酮类和三萜皂苷类化合物的抑菌效果均优于阳性对照。

10.4.5 其他作用

楤木总皂苷 1850 mg/kg 灌胃，能显著提高小鼠的耐缺氧能力。

10.5 研究实例

根据相关报道的文献，简单阐述楤木中三萜皂苷类化合物提取、分离和鉴定的实例[4]。

10.5.1 实验材料

实验材料于 2010 年 10 月采于陕西省凤县的秦岭山脉，经陕西中医学院王继涛教授鉴定为五加科楤木属植物楤木。

10.5.2 楤木化学成分的提取与分离

楤木根皮 3 kg，用 10 倍量 70%乙醇回流提取 3 次，1 h/次。合并提取物，减压浓缩得浸膏 1.2 kg。浸膏经水分散后依次用石油醚、正丁醇萃取。正丁醇部分蒸干后得到总皂苷 608 g。取总皂苷部分(130 g)采用硅胶柱色谱，以氯仿-甲醇-水梯度洗脱，得到 14 个流分。其中第 11 流分(9.5 g)经硅胶柱色谱以氯仿-甲醇-水(7∶3∶1)梯度洗脱，并经 Sephadex LH-20 纯化除杂，得到 500 mg，记为 Fr11-1，将分离纯化后的 Fr11-1 进一步经 HPLC 半制备柱制备(紫外检测波长: 206 nm，流动相: 70%甲醇，流速: 8 mL/min)得到 1 个单体化合物，记为化合物 Ⅰ(61 mg)。第 8 流分(970 mg)经 Sephadex LH-20 纯化除杂，得到 704 mg，记为 Fr8-1，将分离纯化后的 Fr8-1 进一步经 HPLC 半制备柱制备(紫外检测波长: 206 nm，流动相: 72.3%甲醇，流速: 8 mL/min)得到 3 个单体化合物，分别记为化合物Ⅱ(10 mg)、化合物Ⅲ(18 mg)、化合物Ⅳ(203 mg)。化合物 Ⅰ～Ⅳ的结构见图 10-3。

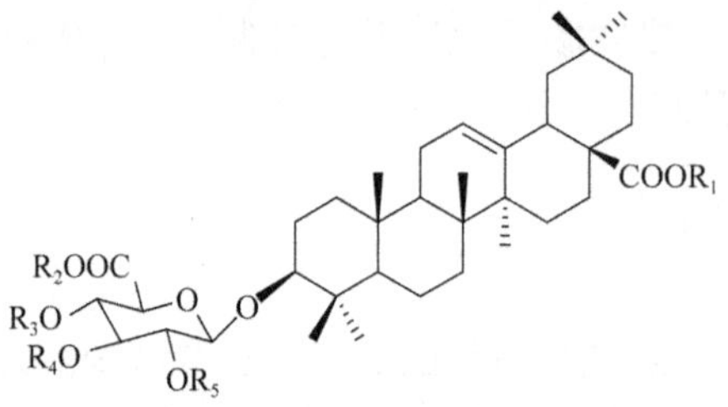

	R_1	R_2	R_3	R_4	R_5
Ⅰ	Me	H	Glc	Xyl	Glc
Ⅱ	Me	Ara (f)	H	H	Glc
Ⅲ	*n*-Bu	H	H	Xyl	Glc
Ⅳ	*n*-Bu	Ara (f)	H	H	Glc

图 10-3　化合物Ⅰ～Ⅳ的结构

10.5.3　化合物的结构鉴定

化合物Ⅰ: 白色无定形粉末(MeOH), mp 182～185 ℃, Libermann-Berchard 和 Molish 反应均为阳性, 20%硫酸乙醇显紫红色, 薄层酸水解检测到含有葡萄糖醛酸、葡萄糖和木糖。ESI-MS *m/z*: 1126 $[M+Na]^+$, 102 $[M-H]^-$; ^{1}H-NMR(500 MHz, pyridine-d_5)δ: 0.80(3H, s, Me-30), 1.02(3H, s, Me-24), 1.05(3H, s, Me-26), 1.22(3H, s, Me-23), 1.24(3H, s, Me-27), 3.18(1H, m, H-3、H-18), 3.67(3H, s, OMe), 4.86(1H, d, J = 7.1 Hz, GluA-H-1), 5.23(1H, d, J = 7.8 Hz, Glc-H-1), 5.38(1H, br, s, H-12), 5.49(1H, d, J = 7.7 Hz, Xyl-H-1), 6.30(1H, d, J=8.1 Hz, 28-Glc-H-1)。其波谱学数据除了与 elatoside K 的文献值[10, 11]相符外, ^{13}C-NMR 谱中多了 52.1 的碳信号, ^{1}H-NMR 谱中多了 3.67(s)的氢信号, 在 HSQC 谱中显示该碳信号和氢信号直接相连, 表明这多出来的碳氢信号是个甲基, 且在 HMBC 谱中发现该氢信号和葡萄糖醛酸的 6 位碳有远程相关, 故确定该甲基和葡萄糖醛酸的 6 位羧基成酯, 命名为 elatoside K methyl ester。

化合物Ⅱ: 白色针晶(MeOH), mp 212～214 ℃, Libermann-Berchard 和 Molish 反应均为阳性, 20%硫酸乙醇显紫红色, 薄层酸水解检测到含有葡萄糖醛酸、葡萄糖和阿拉伯糖。ESI-MS *m/z*: 963 $[M+Na]^+$, 939 $[M-H]^-$; ^{1}H-NMR(500 MHz, pyridine-d_5)δ: 0.80(3H, s, Me-25), 0.86(3H, s, Me-29), 0.89(3H, s, Me-30), 0.94(3H, s, Me-24), 1.06(3H, s, Me-26), 1.24(3H, s, Me-23), 1.25(3H, s, Me-27), 3.17(1H, d, J = 9.5 Hz, H-18), 3.29(1H, d, J = 7.6 Hz, H-3), 3.84(1H, s, OMe), 4.94(1H, d, J = 7.8 Hz, GluA-H-1), 5.39(1H, br, s, H-12), 5.76(1H, s, Ara-H-1), 6.31(1H, d, J = 8.1 Hz, 28-Glc-H-1)。^{13}C-NMR 波谱学数据与文献值[12]相符, 鉴定为 araloside A methyl ester。

化合物Ⅲ: 白色无定形粉末(MeOH), mp 202～205 ℃, Libermann-Berchard 和 Molish 反应均为阳性, 20%硫酸乙醇显紫红色, 薄层酸水解检测到含有葡萄糖醛酸、葡萄糖和木糖。ESI-MS *m/z*: 1005 $[M+Na]^+$, 981 $[M-H]^-$; ^{1}H-NMR(500 MHz, pyridine-d_5)δ: 0.74(3H, t, J = 7.4 Hz, Bu-H-4), 0.80(3H, s, Me-25), 0.86(3H, s, Me-30), 0.89(3H, s, Me-29), 0.95(3H, s, Me-24), 1.07(3H, s, Me-26), 1.25(3H, s, Me-23), 1.25(3H, s, Me-27), 3.17(1H, d, J = 10.3 Hz,

H-18), 3.28(1H, d, J = 7.5 Hz, H-3), 5.40(1H, brs, H-12), 6.31(1H, d, J = 8.1 Hz, 28-Glc-H-1)。^{13}C-NMR 波谱学数据与文献值[13]相符，鉴定为 pseudoginsenoside RT1 butyl ester。

化合物Ⅳ：白色针晶(MeOH), mp 177～180 ℃, Libermann-Berchard 和 Molish 反应均为阳性，20%硫酸乙醇显紫红色，薄层酸水解检测到含有葡萄糖醛酸、葡萄糖和阿拉伯糖。ESI-MS m/z: 1005 $[M+Na]^+$, 981 $[M-H]^-$; ^{1}H-NMR(500 MHz, pyridine-d_5)δ: 0.76(3H, t), 0.81(3H, s, Me-25), 0.86(3H, s, Me-30), 0.89(3H, s, Me-29), 0.93(3H, s, Me-24), 1.07(3H, s, Me-26), 1.24(3H, s, Me-23), 1.24(3H, s, Me-27), 3.16(1H, d, J = 9.8 Hz, H-18), 3.28(1H, d, J = 7.5 Hz, H-3), 5.40(1H, br, s, H-12), 6.31(1H, d, J = 8.1 Hz, 28-Glc-H-1)。^{13}C-NMR 波谱学数据与文献值[14]相符，鉴定为太白楤木皂苷Ⅰ。

10.5.4 实验讨论与总结

楤木除了含有大量三萜皂苷外，其他化学成分也十分复杂多样，它的广泛药理作用是各种成分有不同的药理作用所致。因此应对其单一成分进行药理研究，以便筛选出疗效高，毒副作用小的药品。

10.6 炮制和质量标准

10.6.1 百鸟不歇的炮制

取原药，除去叶柄、刺尖等杂质及直径在 2.5 cm 以上者，水浸，洗净，润软，切厚片，干燥。

10.6.2 百鸟不歇的质量标准

经研究表明，可通过鉴别(粉末显微特征、薄层色谱)、检查(水分、灰分)、浸出物、含量测定对百鸟不歇的质量进行全面的控制。

10.6.2.1 百鸟不歇的检查

1) 百鸟不歇的水分

水分按《中国药典》水分测定法中的烘干法检查。根据测定结果(表 10-2)，将水分限度定为不得过 12.0%。

2) 百鸟不歇的总灰分

总灰分按《中国药典》灰分测定法中的总灰分测定法检查。根据测定结果(表 10-2)，将总灰分限度定为不得过 8.0%。

3) 百鸟不歇的浸出物

浸出物按《中国药典》醇溶性浸出物测定法项下的热浸法检查。根据测定结果(表 10-2)，蒋浸出物的限度定为应不得少于 7.0%。

表 10-2　水分、总灰分、浸出物检查结果

编号	水分/%	总灰分/%	浸出物/%
1	8.1	4.4	10.8
2	5.2	2.7	11.1
3	8.7	6.5	16.0
4	7.4	3.3	10.9
5	10.1	3.3	10.0
6	5.6	2.9	7.3
7	8.3	4.8	12.5
8	8.1	4.9	14.8
9	7.9	10.6	12.6
10	8.6	2.4	6.1
11	9.2	2.3	6.9
12	10.4	4.7	10.3
13	10.1	3.4	8.8
14	9.8	2.9	4.7
15	9.8	4.5	14.3

10.6.2.2　百鸟不歇的含量测定

现代研究表明，该植物中的化学成分主要为皂苷类，而齐墩果酸为其主要苷元之一，齐墩果酸在保肝降酶、抗炎利尿、镇痛、镇静、增强免疫力、抗肿瘤等诸多方面表现出较强的生理活性，这与畜医用药理论与实践相吻合。DAD 检测器全波段扫描结果显示 208 nm 波长处齐墩果酸吸收峰的峰形、吸收度值都较优，故选择 208 nm 为检测波长。流动相的确定：齐墩果酸与熊果酸为同分异构体，两者性质非常相近，实验过程中发现两者在液相分离过程中可以完全重叠成一个峰，很难分离，百鸟不歇中熊果酸含量甚微，但确实存在，曾尝试甲醇、乙腈与水、不同浓度的磷酸溶液、不同浓度的乙酸铵溶液不同比例为流动相，结果以乙腈-0.3%磷酸(67∶33)的分析效果较优，故选此作为流动相。样品的提取：分别考察了提取溶剂乙醇的浓度(50%乙醇、70%乙醇、乙醇)、用量(30 mL、50 mL、80 mL)、盐酸的用量以及回流时间(1 h、2 h、3 h)对测定结果的影响，结果发现以 50 mL 乙醇-盐酸(10∶1)溶液提取效果最优，回流 3 h，提取完全。因此，本实验选用 50 mL 乙醇-盐酸(10∶1)溶液加热回流 3 h 为样品的提取方法。

1) 仪器与试药

Agilent 1260 高效液相色谱仪(美国安捷伦科技有限公司)；G4212B 二极管阵列检测器(美国安捷伦科技有限公司)；电子天平(XS105DU，瑞士梅特勒公司)；水浴锅(上海梅香仪器公司)。

甲醇为色谱纯(Merck)，乙醇、盐酸、乙酸铵为分析纯，水为娃哈哈纯净水。齐墩果酸对照品(批号：110709-201206，含量 94.9%，使用前置五氧化二磷干燥器干燥 12 h 以上)，购自中国药品生物制品检定所。

2) 色谱条件

色谱柱: Waters XBridge-C_{18}(4.6 mm×250 mm, 5 μm)(沃特世公司); 流动相: 乙腈-0.3%磷酸(67∶33), 流速 1.0 mL/min; 柱温: 30 ℃; 检测波长: 208 nm; 自动进样, 进样量: 10 μL。

3) 对照品溶液的制备

精密称取齐墩果酸对照品适量, 加甲醇制成 500 μg/mL 的溶液, 作为储备液。精密吸取储备液制成 250 μg/mL 的溶液, 作为对照品溶液。

4) 供试品溶液的制备

药材粉碎, 过二号筛, 取约 0.2 g, 精密称定, 置具塞锥形瓶中, 精密加入乙醇-盐酸(10∶1)溶液 50 mL, 密塞, 称定质量, 加热回流提取 3 h, 放冷至室温, 再称定质量, 用乙醇-盐酸(10∶1)溶液补足减失的质量, 摇匀, 过滤, 精密量取 25 mL 置蒸发皿中, 蒸干, 加甲醇溶解, 转移至 10 mL 量瓶中, 加甲醇至刻度, 摇匀, 用 0.45 μm 微孔滤膜过滤, 取续滤液, 即可。

5) 系统适应性实验

分别精密吸取“3)、4)”项下溶液, 按“2)”项下色谱条件进样, 记录色谱图, 见图 10-4。由图 10-4 可见, 在该色谱条件下, 齐墩果酸与其他成分可达到基线分离, 分离度大于 1.5, 理论塔板数在 10 000 以上, 分离效能较好。

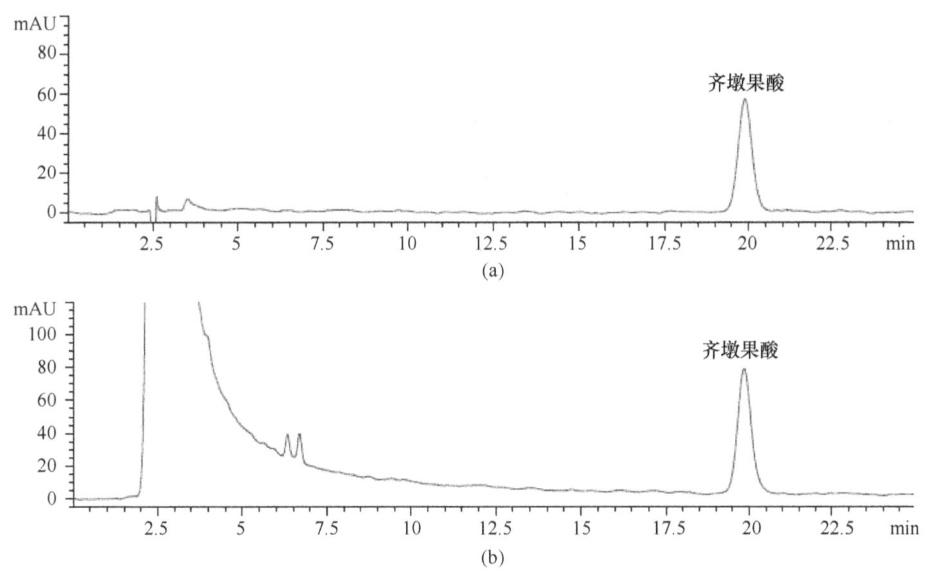

图 10-4 高效液相色谱图: (a)对照品; (b)供试品

10.7 总结与展望

楤木有着良好的药用价值, 具有祛风除湿、利尿消肿和活血止痛的作用, 而现代药理研究也证明, 楤木具有保护肝、抗炎镇痛、降血糖、抗衰老等作用。目前关于楤木属其他植物的化学成分研究报道较多, 但对楤木中的化学成分研究尚不充分, 为了充分开发药用资源，有必要加大对其化学成分的研究力度。

参 考 文 献

[1] 浙江省食品药品监督管理局. 浙江省中药炮制规范[M]. 北京: 中国医药科技出版社, 2015: 328.

[2] 孙文基, 张登科, 沙振方, 等. 楤木根皮中皂甙化学成分的研究[J]. 药学学报, 1991, 26: 197.

[3] Kochetkov N K, Khorlin A J, Vaskovsky V E. Structures of araloside A and B[J]. Tetrahedron Lett, 1962, 16: 713.

[4] 洪良健, 窦芳, 田向荣, 等. 楤木化学成分的研究[J]. 中南药学, 2012, 10(3): 198-201.

[5] 戚欢阳, 陈文豪, 师彦平. 楤木化学成分及抑菌活性研究[J]. 中草药, 2010, 41(12): 1948-1950.

[6] Lischewski M, Vietnam V, Phiet H V, et al. Natural products from the Vietnamese plants[J]. Pharmazie, 1984, 39(4): 276.

[7] 高勃, 张鹏, 费振翔, 等. 楤木总皂甙的中枢抑制作用[J]. 第四军医大学学报, 1988, 9(1): 55.

[8] 雍定国, 耿宝琴, 顾刚果. 楤木前剂对抗大鼠胃溃疡的实验研究[J]. 浙江医科大学学报, 1984, 13(1): 26.

[9] 邓汉武, 李元建, 沈乃, 等. 辽东楤木总甙对大鼠实验性心肌缺血的保护作用[J]. 中国药理与毒理杂志, 1988, 2(1): 20.

[10] Yoshikawa M, Yoshizumi S, Ueno T, et al. Medicinal foodstuffs. Hypoglycemic constituents from a garnish foodstuff “Taranome”, the young shoot of *Aralia elata* seem: Elatosides G, H, J, and K[J]. Chem Pharm Bull, 1995, 43(11): 1878-1882.

[11] Miyase T, Sutoh N, Zhang D M, et al. Aealiassaponins Ⅻ-ⅩⅦ, triterpene saponins from the roots of *Aralia chinensis*[J]. Phytochemistry, 1996, 42(4): 1123-1130.

[12] Yu S S, Yu D Q, Liang X T. Triterpenoid saponins from the roots of *Aralia spinifolia* [J]. J Nat Prod, 1994, 57(7): 978-982.

[13] Chan H H, Hwang T L, Reddy M V B, et al. Bioactive constituents from the roots of *Panax japonicus* var. *major* and development of a LC-MS/MS method for distinguishing between natural and artifactual compounds[J]. J Nat Prod, 2011, 74(4): 796-802.

[14] 汤海峰, 易阳华, 王忠壮, 等. 太白楤木根皮的齐墩果酸皂甙[J]. 药学学报, 1997, 32(9): 685-690.

第 11 章　嘎　狗　粘

11.1　植 物 资 源

嘎狗粘，即豆科(Leguminosae)山蚂蝗属植物小槐花[*Desmodium caudatum* (Thunb.) DC.]的干燥全草，以畲族习用药材名义收载于 2015 年版《浙江省中药炮制规范》[1]。嘎狗粘又名狗屎粘。

11.1.1　山蚂蝗属植物概述

山蚂蝗属植物为草本、亚灌木或灌木。叶为羽状三出复叶或退化为单小叶；具托叶和小托叶，托叶通常干膜质，有条纹，小托叶钻形或丝状；小叶全缘或浅波状。花通常较小；组成腋生或顶生的总状花序或圆锥花序，小为单生或成对生于叶腋；苞片宿存或早落，小苞片有或缺；花萼钟状，4～5 裂，裂片较萼筒长或短，上部裂片全缘或先端 2 裂至微裂；花冠白色、绿白、黄白、粉红、紫色、紫堇色，旗瓣椭圆形、宽椭圆形、倒卵形、宽倒卵形至近圆形，翼瓣多少与龙骨瓣贴连，均有瓣柄；雄蕊二体(9+1)或少有单体；子房通常无柄，有胚珠数颗。荚果扁平，不开裂，背腹两缝线稍缢缩或腹缝线劲直；荚节数枚。子叶出土萌发[2]。

山蚂蝗属约 350 种，多分布于亚热带和热带地区。我国有 27 种 5 变种，大多分布于西南经中南部至东南部，仅 1 种产于陕西、甘肃西南部。本属有些种类可为饲料、绿肥，另外有多品种可入药[3]，如小槐花、小叶三点金[*Desmodium microphyllum* (Thunb.) DC.]、广金钱草(*D. styracifolium.*)、毛排钱草(*D. blandum*)、山蚂蝗(*D. oxyphyllum*)和大叶山蚂蝗(*D. gangeticum*)等。本属植物具有抗氧化、清除自由基、抗肿瘤、抗癌、抗菌、抗病毒、抗炎免疫、抗衰老等药理学作用。其中，小槐花全草均可入药，味微苦、辛，性平，具有清热解毒、祛风利湿的功效。

11.1.2　嘎狗粘基原植物形态、鉴别与资源分布

11.1.2.1　基原植物形态

嘎狗粘基原植物为小槐花。小槐花为直立灌木或亚灌木，高 1～2 m。树皮灰褐色，分枝多，上部分枝略被柔毛。叶为羽状三出复叶，小叶 3；托叶披针状线形，长 5～10 mm，基部宽约 1 mm，具条纹，宿存，叶柄长 1.5～4 cm，扁平，较厚，上面具深沟，多少被柔毛，两侧具极窄的翅；小叶近革质或纸质，顶生小叶披针形或长圆形，长 5～9 cm，宽 1.5～2.5 cm，侧生小叶较小，先端渐尖，急尖或短渐尖，基部楔形，全缘，上面绿色，有光泽，疏被极短柔毛、老时渐变无毛，下面疏被贴伏短柔毛，中脉上毛较密，侧脉每边

10～12条，不达叶缘；小托叶丝状，长2～5 mm；小叶柄长达14 mm，总状花序顶生或腋生，长5～30 cm，花序轴密被柔毛并混生小钩状毛，每节生2花；苞片钻形，长约3 mm；花梗长3～4 mm，密被贴伏柔毛；花萼窄钟形，长3.5～4 mm，被贴伏柔毛和钩状毛，裂片披针形，上部裂片先端微2裂；花冠绿白或黄白色，长约5 mm，具明显脉纹，旗瓣椭圆形，瓣柄极短，翼瓣狭长圆形，具瓣柄，龙骨瓣长圆形，具瓣柄；雄蕊二体；雌蕊长约7 mm，子房在缝线上密被贴伏柔毛。荚果线形，扁平，长5～7 cm，稍弯曲，被伸展的钩状毛，腹背缝线浅缢缩，有荚节4～8，荚节长椭圆形，长9～12 mm，宽约3 mm。花期7～9月，果期9～11月。

11.1.2.2　鉴别

1) 嘎狗粘的粉末显微特征

本品粉末黄色至黄绿色。叶表皮细胞表面观垂周壁波状弯曲。非腺毛长圆锥形，1～3细胞，长150～300 μm。纤维黄色，草酸钙方晶散在或排列成行存在于纤维束中。木栓细胞黄色至红棕色，表面观类方形或多角形。石细胞少见，类圆形或类方形，孔沟明显，导管为具缘纹孔导管，排列较紧密，也有螺纹导管、梯纹导管(图11-1)。

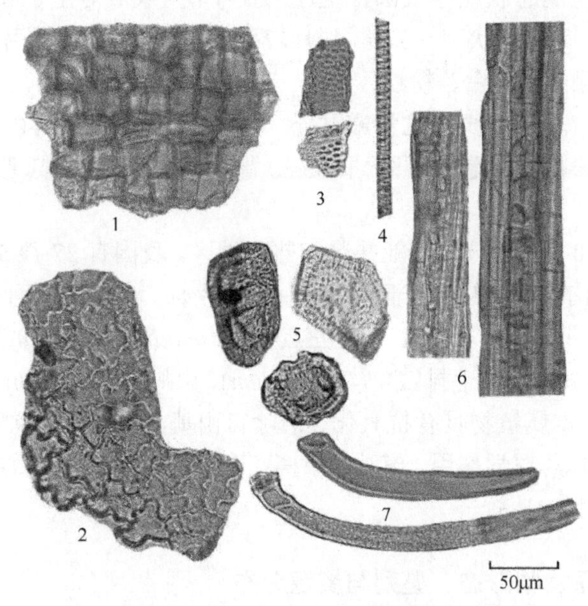

图11-1　嘎狗粘的粉末显微特征

1. 木栓细胞；2. 叶表皮细胞；3. 具缘纹孔导管；4. 螺纹导管；5. 石细胞；6. 晶鞘纤维(含草酸钙方晶)；7. 非腺毛

2) 嘎狗粘的薄层色谱

图11-2为嘎狗粘所含槲皮素的薄层色谱鉴别，参考《中国药典》银杏叶的薄层色谱方法，以槲皮素为对照品对嘎狗粘的真伪进行鉴别。分别用甲醇、乙醇、80%甲醇、80%乙醇作为提取溶剂，考察超声提取、加热回流两种方法对嘎狗粘的提取能力，结果发现用甲醇或乙醇超声1 h所得供试品斑点较淡，用80%甲醇加热回流提取60 min所得供试品斑点明显。

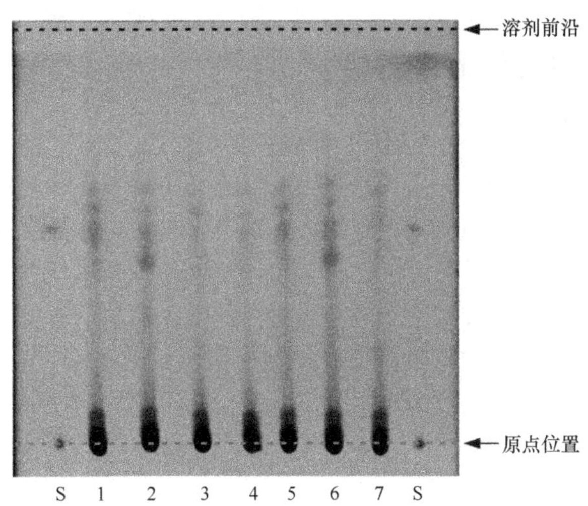

图 11-2 嘎狗粘薄层色谱图(1～7 为供试品; S 为槲皮素对照品)

11.1.2.3 资源分布

小槐花产于长江以南各省, 西至喜马拉雅山, 东至台湾。生于山坡、路旁草地、沟边、林缘或林下, 海拔 150～1000 m[1]。小槐花夏、秋采集, 洗净晒干, 鲜用四季均可采用。

11.2 典籍记载与应用

11.2.1 畲医药典籍记载

【药材性状】茎圆柱形, 常有分枝; 表面灰褐色, 具类圆形突起的皮孔; 质坚而脆, 折断面黄白色, 纤维性。完整三出复叶互生, 叶柄长 1～3.5 cm; 小叶片展平后宽披针形或长椭圆形, 长 2.5～9 cm, 宽 1～4 cm, 先端渐尖或尾尖, 基部楔形, 全缘, 上表面深褐色, 下表面色较淡; 小叶柄长约 1 mm。根圆柱形, 大小不一, 有支根; 表面灰褐色或棕褐色, 具细纵皱纹, 可见长圆形疣状突起的皮孔; 质坚韧, 不易折断, 断面黄白色, 纤维性。气微, 味淡。

【性味】全株: 味苦, 性凉。根: 味微苦, 性温。

【功效】全株: 清热利湿, 消积散瘀。根: 祛风利湿, 化瘀拔毒。

【主治】全株: 劳伤咳嗽, 吐血, 水肿, 小儿疳积, 痈疮溃烂, 跌打损伤。根: 风湿麻痹, 痢疾, 痈疽, 瘰疬, 跌打损伤。

【用法用量】全株: 内服煎汤, 9～15 g, 鲜品 15～30 g; 外用适量, 煎水洗或捣敷。根: 内服煎汤, 15～30 g; 或浸酒; 外用适量, 捣敷或煎水洗。

【采收加工】秋季挖取全株, 洗净根及粗茎切厚片, 其他切段, 鲜用或晒干; 或洗净, 晒干。

【处方及应用】①腰扭伤: 嘎狗粘根 30 g, 牛乳柴根 30 g, 加猪蹄, 水煎。吃肉喝汤。②驱蛔虫方: 嘎狗粘根 15 g, 乌梅根 9 g, 煎汤, 加醋适量内服。小儿酌减。③急性腰扭伤: 嘎狗粘根 20～30 g, 水煎服。

11.2.2 其他医药典籍记载和民间应用

小槐花为我国传统中药，据《全国中草药汇编》记载小槐花可用于治疗感冒发热，肠胃炎，痢疾；外用可治疗毒蛇咬伤，痈疖疔疮。《万县中草药》将小槐花称为清酒缸，并记载其性味温、微苦。有祛风除湿，消食杀虫作用。药用主治食欲不振、小儿疳积、月经不调、风湿疼痛、痢疾、肝炎、疮毒、毒蛇咬伤等症。《草木便方》中小槐花同样被记为青酒缸：“青酒缸根叶性温，酒色劳伤补肾经，伤寒发热清胃火，乳痈疖肿服涂清”。

小槐花在民间还用于治疗一些常见病，具体药方如下。

(1) 慢性咽炎：小槐花 15 g，薄荷、金银花各 20 g 代茶饮。洗净放入锅中加 500 mL 水，煮沸 20 min，取出药汁与粳米 100 g 熬成粥即可服用。三味药都有清热解毒、抗炎的作用。

(2) 治疗口臭：小槐花 15 g，藿香 10 g，连翘 15 g，薄荷 12 g，水煎含服。日多次，忌吃辣味食品。

(3) 治疗感冒、咽喉疼痛：小槐花 15 g，薄荷、金银花、百部各 15 g，甘草 6 g，水煎服。

11.3 化学成分研究

11.3.1 山蚂蝗属植物的化学成分研究

在中国传统中药应用中，山蚂蝗属植物应用广泛，且药效好，常用于治疗哮喘、伤寒发热、新生儿黄疸、疟疾、婴儿营养不良、痢疾等。目前，国内外学者已从山蚂蝗属植物毛排钱草，小槐花，广金钱草，假地豆(*D. heterocarpon*)，饿蚂蝗(*D. multiflorum*)，银叶山蚂蝗(*D. uncinatum*)，大叶山蚂蝗，三点金草(*D. triflorum*)，小叶三点金等中分离得到多种化合物，主要含有黄酮类、萜类、挥发油、生物碱类、酚酸、酚苷、有机酸及酯类化合物[4]。该属植物主要化学成分分类总结于表 11-1～表 11-7 中。

表 11-1 山蚂蝗属植物中的黄酮类化合物及植物来源

化合物名称	植物来源	文献
anochamin C	毛排钱草地上部分	[5]
ambonin	广金钱草	[6]
芹菜素(apigenin)	加拿大山蚂蝗	[7]
	广金钱草	[8, 9]
	三点金草、大叶山蚂蟥	[9]
芹菜素 8-*C*-β-L-吡喃阿拉伯糖苷	广金钱草全株	[10]
芹菜素 8-*C*-α-L-吡喃阿拉伯糖苷	广金钱草全株	[10]
芹菜素-7-*O*-糖苷(apigenin-7-*O*-glycoside)	加拿大山蚂蝗	[7]

续表

化合物名称	植物来源	文献
芹菜素-6-*C*-葡萄糖-8-*C*-阿拉伯糖苷	广金钱草	[8]
芹菜素-6-*C*-葡萄糖-8-*C*-木糖苷	广金钱草	[8]
芹菜素-6-*C*-葡萄糖-8-*C*-葡萄糖苷	广金钱草	[8]
香橙素(aromadendrin)	广金钱草全株	[11]
	毛排钱草地上部分	[5]
紫云英苷(astragalin)	加拿大山蚂蝗	[7]
	广金钱草	[6]
3, 5, 7, 4′-tetrahydroxy-coumaronochromone	广金钱草地上部分	[12]
	尖叶长柄山蚂蝗全株	[13]
desmodianone A [5, 7, 2′-trihydroxy-6, 6″-dimethyl-6″-(4-methylpent-3-enyl) pyrano(2″, 3″: 4′, 5′)isoflavanone]	*D. canum* 根	[14]
desmodianone B [5, 2′, 4′-trihydroxy-7-methoxy-6-methyl-8-(3-methylbut-2-enyl)-isoflavanone]	*D. canum* 根	[14]
desmodianone C [5, 7, 2′, 4′-tetrahydroxy-6-methyl-5′-(3, 7-dimethylocta-2, 6-dienyl)-isoflavanone]	*D. canum* 根	[14]
desmodianone D	*D.canum* 根	[15]
desmodianone E	尖叶长柄山蚂蝗全株	[13]
desmodianone F	*D.canum* 根	[15]
	尖叶长柄山蚂蝗全株	[13]
desmodianone G	*D.canum* 根	[15]
芒柄花黄素(formononetin)	广金钱草全株	[11]
染料木素(genistein)	广金钱草，银叶山蚂蝗根	[6, 16]
5-*O*-甲基化染料木素-7-*O*-β-D-吡喃葡萄糖苷 (5-*O*-methyl genistein 7-*O*-β-D-glucopyranoside)	大叶山蚂蝗全株	[17]
染料木素-4′-*O*-β-葡萄糖苷(genistein-4′-*O*-β-glucoside)	小叶三点金全草	[18]
genistein 7-*O*-D-apiofuranosyl-(1→6)-*O* -β-D-glucopyranoside	广金钱草	[6]
染料木苷(genistin)	广金钱草	[6]
grabraisoflavanone A	尖叶长柄山蚂蝗全株	[13]
homoferreirin	广金钱草	[6]
金丝桃苷(hyperoside)	加拿大山蚂蝗	[7]
山柰酚(kaempferol)	加拿大山蚂蝗	[7]
山柰酚-7-*O*-β-D-吡喃葡萄糖苷(kaempferol-7-*O*-β-D -glucopyranoside)	大叶山蚂蝗全株	[17]
荭草苷(orientin)	加拿大山蚂蝗 小叶三点金全草	[7] [18]
异荭草苷(isoorientin)	广金钱草全株	[6, 9, 10]
	加拿大山蚂蝗	[7]
	小叶三点金全草	[18]

续表

化合物名称	植物来源	文献
异荭草苷(isoorientin)	三点金草、红母鸡草	[9]
异荭草苷 3′-*O*-甲基醚(isoorientin 3′-*O*-methylether)	广金钱草	[6]
licoisoflavone	尖叶长柄山蚂蝗全株	[13]
luteoayamenin	小叶三点金全草	[18]
木犀草素(luteolin)	毛排钱草地上部分; 广金钱草全株; 加拿大山蚂蝗; 小叶三点金全草; 饿蚂蝗全草	[5, 7, 8, 10, 18, 19]
木犀草素-7-*O*-β-D-葡萄糖苷	小叶三点金全草	[18]
木犀草素-7-*O*-鼠李糖苷	小叶三点金全草	[18]
木犀草素-6-*C*-葡萄糖苷	广金钱草	[8]
柠檬酚	毛排钱草地上部分	[5, 20]
异柠檬酚	毛排钱草地上部分	[5, 20]
panchovillin	广金钱草	[6]
清酒缸酚	毛排钱草地上部分	[5]
槲皮素(quercetin)	*D. adscendens* 叶; 加拿大山蚂蝗	[7, 21]
槲皮素-7-*O*-β-D-吡喃葡萄糖苷(quercetin-7-*O*-β-D-glucopyranoside)	大叶山蚂蝗全株	[17]
槲皮素-3-*O*-β-D-吡喃葡萄糖苷(quercetin-3-*O*-β-D-glucopyranoside)	广金钱草	[6]
槲皮苷(quercitrin)	加拿大山蚂蝗	[7]
异日本獐牙菜素	小叶三点金全草	[18]
芸香苷(rutin)	加拿大山蚂蝗; 大叶山蚂蝗全株; *D. adscendens* 叶	[7, 17, 21]
异夏佛塔苷(isoschaftoside)	广金钱草; *D. uncinatum* 根	[6, 22]
夏佛塔苷	广金钱草全株	[6, 10]
uncinanone D	尖叶长柄山蚂蝗全株	[13]
葫芦巴苷 2(vicenin 2)	加拿大山蚂蝗	[7]
牡荆素(vitexin)	加拿大山蚂蝗; 广金钱草、三点金草、红母鸡草; 假地豆全株	[7, 9, 23]
牡荆素鼠李糖苷(vitexin rhamnoside)	加拿大山蚂蝗	[7]
异牡荆素(isovitexin)	广金钱草全株; 加拿大山蚂蝗	[6, 7, 10]
新西兰牡荆素	广金钱草、三点金草、红母鸡草	[9]
2, 3-dihydro-5, 7-dihydroxy-6-methyl-3-(1a, 2, 3, 3a, 8b, 8c-hexahydro-6-hydroxy-1, 1, 3a-trimethyl-1*H*-4-oxabenzo[f]cyclobut[c, d]inden-7-yl)- 4*H*-1-benzopyran-4-one	*D. canum* 根	[24]
2, 3-dihydro-5, 7-dihydroxy-6-methyl-3-(6a, 7, 8, 10a-tetrahydro-3-hydroxy-6, 6, 9-trimethyl-6*H*-dibenzo[b, d]pyran-2-yl)-4*H*-1-benzopyran-4-one	*D. canum* 根	[24]
2, 3-dihydro-5, 7-dihydroxy-6-methyl-3-(3-hydroxy-6, 6, 9-trimethyl-6*H*-dibenzo[b, d]pyran-2-yl)4*H*-1-benzopyran-4-one	*D. canum* 根	[24]
5, 7, 2′, 4′-tetrahydroxy-6-(3-methylbut-2-enyl)isoflavanone	*D. uncinatum* 根	[16]
4″, 5″-dihydro-5, 2′, 4′-trihydroxy-5″-isopropenylfurano-(2″, 3″; 7, 6)-isoflavanone	*D. uncinatum* 根	[16]

续表

化合物名称	植物来源	文献
4″, 5″-dihydro-2′-methoxy-5, 4′-dihydroxy-5″-isopropenylfurano-(2″, 3″; 7, 6)-isoflavanone	*D. uncinatum* 根	[16]
(3*R*)-7-hydroxy-4′-methoxy-5-methoxycarbonyl-isoflavanone	尖叶长柄山蚂蝗全株	[13]
(3*R*)-8-hydroxy-4′-methoxy-7-methoxy-carbonyl-isoflavanone	尖叶长柄山蚂蝗全株	[13]
(3*R*)-7, 2′, 4′-trihydroxy-3′-methoxy-5-methoxycarbonyl-isoflavanone	尖叶长柄山蚂蝗全株	[13]
5, 7-dihydroxy-2′, 3′, 4′-trimethoxy-isoflavanone	广金钱草地上部分	[12]
5, 7-dihydroxy-2′-methoxy-3′, 4′-methylenedioxy-isoflavanone	广金钱草地上部分	[12]
5, 7-dihydroxy-2′, 3′, 4′-trimethoxy-isoflavanone 7-*O*-β-glucopyranoside	广金钱草地上部分	[12]
5, 7-dihydroxy-2′-methoxy-3′, 4′-methylenedioxy-isoflavanone 7-*O*-β-glucopyranoside	广金钱草地上部分	[12]
5, 7-dihydroxy-2′, 4′-dimethoxy-isoflavanone 7-*O*-β-glucopyranoside	广金钱草地上部分	[12]
5, 7, 4′-trihydroxy-2′, 3′-dimethoxy-isoflavanone 7-*O*-β-glucopyranoside	广金钱草地上部分	[12]

表 11-2 山蚂蝗属植物中的萜类化合物及植物来源

化合物名称	植物来源	文献
β-香树脂酮(β-amyrone)	大叶山蚂蝗全株	[17]
白桦脂醇	毛排钱草地上部分; 饿蚂蝗全草; 假地豆全株	[5, 19, 23]
白桦脂酸 4′-羟基肉桂酸酯	毛排钱草地上部分	[5]
白桦酸	毛排钱草地上部分	[5]
大豆皂苷III	加拿大山蚂蝗	[25]
木栓酮	假地豆全株	[23]
β-香树脂醇	饿蚂蝗全草	[19]
羽扇豆醇(lupeol)	毛排钱草地上部分; 广金钱草全株	[5, 26]
羽扇豆烯酮(lupenone)	毛排钱草地上部分; 广金钱草全株	[5, 26]
羽扇 20(29)-烯-3-酮	饿蚂蝗全草	[19]
soyasaponin I	广金钱草全株	[27]
soyasapogenol E 3-*O*-[α-L-rhamnopyranosyl-(1→2)-β-D-galactopyranosyl-(1→2)-β-D-glucuronopyranosyl]	广金钱草全株	[27]
7-oxo-15-hydroxyl dehydroabietic acid	银叶山蚂蝗	[28]
7-hydroxycallitrisic acid	银叶山蚂蝗	[28]

表 11-3 山蚂蝗属植物中的挥发油化合物成分及植物来源

化合物名称	植物来源	文献
4-乙酰基阿魏酸环木菠萝甾酯	小叶三点金叶	[29]
4-azidoheptane	*D. adscendens* 叶	[21]
esdesma	*D. adscendens* 叶	[21]
沉香醇	*D. adscendens* 叶	[21]
β-大马烯酮	毛排钱草地上部分	[5]
甲苯氧基丁酯	小叶三点金茎叶	[29]
2-戊基呋喃	*D. adscendens* 叶	[21]
法尼基丙酮	毛排钱草地上部分	[5]
豆甾烷	小叶三点金根	[29]
2-甲基庚烷	小叶三点金茎叶	[29]
3-甲基庚烷	小叶三点金叶	[29]
3, 4, 5-三甲基庚烷	小叶三点金茎	[29]
谷甾烷	小叶三点金根	[29]
2, 2-二甲基-己醛	*D. adscendens* 叶	[21]
十六烷基环己烷	小叶三点金茎	[29]
二丁基羟基甲苯	毛排钱草地上部分	[5]
贯叶金丝桃素	*D. adscendens* 叶	[21]
4, 4, 8, 10-四甲基-9-乙基十氢萘	小叶三点金根	[29]
1, 2-二羟基-6, 6′-二甲基-5, 5′, 8, 8′-四羰基-1, 2′-联萘	小叶三点金根	[29]
2-异丙基-8-二甲基-八氢萘	小叶三点金叶	[29]
壬醛	*D. adscendens* 叶	[21]
氧化石竹烯	*D. adscendens* 叶	[21]
α-石竹烯	*D. adscendens* 叶	[21]
十六烷酸	毛排钱草地上部分	[5]
scytalone	*D. adscendens* 叶	[21]
辛烷	小叶三点金茎	[29]
香叶醇	*D. adscendens* 叶	[21]
油酸	*D. adscendens* 叶	[21]
28-降-17α-羽扇豆烷	小叶三点金根	[29]
植酮	毛排钱草地上部分; *D. adscendens* 叶	[5, 21]
植醇	毛排钱草地上部分	[5]
β-紫罗酮	*D. adscendens* 叶	[21]
棕榈酸	*D. adscendens* 叶	[21]

表 11-4　山蚂蝗属植物中的酚酸/酚苷/有机酸及酯类化合物成分及植物来源

化合物名称	植物来源	文献
5-反-十六碳烯酸(*trans*-5-hexadecenoic acid)	大叶山蚂蝗全株	[17]
3, 4-二羟基苯甲酸(3, 4-dihydroxy benzoic acid)	大叶山蚂蝗全株	[17]
硬脂酸(stearic acid)	广金钱草全株	[26]
花生酸花生醇酯(eicosanoic acid eicosyl ester)	广金钱草全株	[26]
原儿茶酸	毛排钱草地上部分	[5]
原儿茶酸甲酯	毛排钱草地上部分	[20]
(2*R*, 3*R*)-2, 3-二氢-3, 5, 7-三羟基-2-(4-羟基苯基)-4*H*-1-苯并吡喃-4-酮	毛排钱草地上部分	[20]
异香兰酸(isovanillic acid)	毛排钱草地上部分	[5]
(3α, 4β, 5α)-二氢-3-(1-吡咯基)-4, 5-二甲基-2(3*H*)-呋喃酮	广金钱草全株	[10]
邻苯二甲酸二(2-乙基)己酯	广金钱草全株	[10]
香草酸	广金钱草全株	[10]
阿魏酸	广金钱草全株	[10, 11]
3, 4-二甲氧基苯酚	广金钱草全株	[10]
二十四烷酸单甘油酯	饿蚂蝗全草	[19]
邻羟基苯甲酸	饿蚂蝗全草	[19]
乙二酸	广金钱草全株	[10]
水杨酸(salicylic acid)	广金钱草全株; 大叶山蚂蝗全株	[10, 17]
儿茶素	饿蚂蝗全草	[19]
正十六烷酸	假地豆全株	[23]
亚油酸	假地豆全株	[23]
咖啡酸	小叶三点金全草	[18]
对香豆酰-α-L-吡喃鼠李糖苷	小叶三点金全草	[18]
syringoylglycerol-8-*O*-β-D-glucopyranose	小叶三点金全草	[18]

表 11-5　山蚂蝗属植物中的甾体类化合物成分及植物来源

化合物名称	植物来源	文献
菜油甾醇	毛排钱草地上部分	[5]
豆甾-5-烯-3β-7α-二醇	饿蚂蝗全草	[19]
豆甾醇	毛排钱草地上部分	[5]
豆甾醇-3-*O*-β-D-葡萄糖苷	广金钱草	[8]
β-谷甾醇(β-sitosterol)	大叶山蚂蝗全株; 毛排钱草地上部分; 广金钱草全株; 小叶三点金全草; 饿蚂蝗全草; 假地豆全株	[5, 8, 11, 17, 18, 19, 23, 26]
β-胡萝卜苷	广金钱草; 小叶三点金全草	[8, 18]
3-*O*-β-D-glucopyranoside-β-sitosterol	大叶山蚂蝗全株	[17]

表 11-6　山蚂蝗属植物中的生物碱化合物成分及植物来源

化合物名称	植物来源	文献
广金钱草碱	广金钱草全株	[26]
广金钱草内酯	广金钱草全株	[26]
N, *N*-二甲基色胺	毛排钱草地上部分	[20]
5-甲氧基-*N*, *N*-二甲基色胺(5-methoxy-*N*, *N*-dimethyltryptamine)	大叶山蚂蝗全株; 毛排钱草地上部分	[17, 20]
5-methoxy-*N*, *N*-dimethyltryptamine N_b-oxide	大叶山蚂蝗全株	[17]

表 11-7　山蚂蝗属植物中的其他化合物成分及植物来源

化合物名称	植物来源	文献
正二十八烷	假地豆全株	[23]
1-十七烷醇(1-heptadecanol)	大叶山蚂蝗全株	[17]
1-三十三烷醇(1-tritriacontanol)	大叶山蚂蝗全株	[17]
三十三烷(tritriacontane)	广金钱草全株	[26]
正四十一烷醇	假地豆全株	[23]
正三十烷酸	饿蚂蝗全草	[19]
鹿蹄草苷 A(renifolins A)	肾叶山蚂蝗全株	[13, 30, 31]
鹿蹄草苷 B(renifolins B)	肾叶山蚂蝗全株	[30]
鹿蹄草苷 C(renifolins C)	肾叶山蚂蝗全株	[30]
鹿蹄草苷 D(renifolins D)	肾叶山蚂蝗全株	[31]
鹿蹄草苷 E(renifolins E)	肾叶山蚂蝗全株	[31]
鹿蹄草苷 F(renifolins F)	肾叶山蚂蝗全株	[31]
鹿蹄草苷 G(renifolins G)	肾叶山蚂蝗全株	[31]
(*Z*)-1-(4-羟基-2, 3-二甲氧苯基)-3-(4-羟基苯)丙烯	毛排钱草地上部分	[20]
(*Z*)-1-(3-羟基-2, 4-二甲氧苯基)-3-(4-羟基-3-甲氧苯基)丙烯	毛排钱草地上部分	[20]
glycosphingolipid	大叶山蚂蝗全株	[17]
uridine triacetate	大叶山蚂蝗全株	[17]
香草醛	广金钱草全株	[10]

11.3.2　小槐花的化学成分研究

小槐花的化学成分同本属其他植物类似，包括黄酮类、萜类、生物碱类、甾类等类型化合物(表11-8)。另外，陆国寿等[32]对小槐花中的脂溶性成分进行研究，分析和鉴定出29个成分，其中主要是脂肪酸类化合物，包括十六烷酸、十八碳烯酸等。

表 11-8　小槐花非挥发油类化学成分

类别	化合物名称	植物来源	参考文献
黄酮类	kenusanone Ⅰ	根	[33]
	leachianone G	根	[33]
	sophoraflavanone B	根	[33]
	柚皮素(naringenin)	根	[33]
	二氢山柰酚(dihydrokaempferol)	根	[33]
	8-*C*-prenyldihydroisorhamnetin	根	[33]
	2″-hydroxymethyl-2″-methylpyran-(5″, 6″: 7, 8)-5, 4′-(2*R*, 3*R*)-dihydroxydihydroflavonol	叶	[33]
	8-(γ, γ-dimethylallyl)-5, 7, 2′, 4′-tetrahydroxy-(2*R*, 3*S*)-dihydroflavonol	叶	[33]
	6-(γ, γ-dimethylallyl)-5, 7, 2′, 4′-tetrahydroxy-(2*R*, 3*R*)-dihydroflavonol	根，叶	[33, 34]
	8-(γ, γ-dimethylallyl)-5, 7, 2′, 4′-tetrahydroxy-(2*R*, 3*R*)-dihydroflavonol	根，叶	[33, 34]
	8-(γ, γ-dimethylallyl)-5, 7, 4′-trihydroxy-3′-methoxy-(2*R*, 3*R*)-dihydroflavonol	根，叶	[33, 34]
	8-(γ, γ-dimethylallyl)-5, 7, 4′-trihydroxy-(2*R*, 3*R*)-dihydroflavonol	根，叶	[33, 34]
	8, 3′-di(γ, γ-dimethylallyl)-5, 7, 4′-trihydroxy-(2*R*, 3*R*)-dihydroflavonol	叶	[33]
	5, 7, 4′-trihydroxy-(2*R*, 3*R*)-dihydroflavonol	根，叶	[33, 34]

续表

类别	化合物名称	植物来源	参考文献
黄酮类	2″, 2″-dimethylpyran-(5″, 6″: 7, 8)-5, 2′-dihydroxy-4′-methoxy-(2*R*, 3*R*)-dihydroflavonol	根，叶	[33, 34]
	2″, 2″-dimethylpyran-(5″, 6″: 7, 8)-5, 3′-dihydroxy-4′-methoxy-(2*R*, 3*R*)-dihydroflavonol	叶	[33]
	10-(γ, γ-dimethylallyl)-3, 9, 13-trihydroxy-6, 12-metano-6*H*, 12*H*-dibenzo[b, f] [1, 5]dioxocin	根，叶	[33]
	2″, 2″-dimethylpyran-(5″, 6″: 7, 8)-5, 4′-dihydroxy-(2*R*, 3*R*)-dihydroflavonol	根，叶	[33, 34]
	7, 4′-dihydroxy-(2*R*, 3*R*)-dihydroflavonol	叶	[33]
	6-(γ, γ-dimethylallyl)-5, 7, 2′, 4′-tetrahydroxyflavonol	叶	[33]
	5, 7, 4′-trihydroxyflavonol	叶	[33]
	2″, 2″-dimethylpyran-(5″, 6″: 7, 8)-5, 4′-dihydroxyflavonol	叶	[33]
	8-(γ, γ-dimethylallyl)-5, 7, 2′, 4′-tetrahydroxy- (2*R*)-flavanone	根，叶	[33, 34]
	2″, 2″-dimethylpyran-(5″, 6″: 7, 8)-5, 2′, 4′-trihydroxy-(2*R*, 3*R*)-dihydroflavonol	根，叶	[33, 34]
	2″, 2″-dimethylpyran-(5″, 6″: 6, 7)-5, 2′, 4′-trihydroxy-(2*R*, 3*R*)-dihydroflavonol	根，叶	[33, 34]
	2″, 2″-dimethylpyran-(5″, 6″: 6, 7)-5, 2′- dihydroxy-4′- methyl -(2*R*, 3*R*)-dihydroflavonol	根	[34]
	8-(γ, γ-dimethylallyl)-5, 7, 2′-trihydroxy-4′-methoxy-(2*R*)-flavanone	根	[33, 34]
	8-(γ, γ-dimethylallyl)-5, 7, 4′-trihydroxy-(2*R*)-flavanone	根	[33, 34]
	5, 7, 4′-trihydroxy-(2*R*)-flavanone	根	[33, 34]
	2″, 2″-dimethylpyran-(5″, 6″: 7, 8)-5, 3′, 4′-trihydroxy-6-methyl-(2*R*)-flavanone	根	[33]
	6-(γ, γ-dimethylallyl)-5, 7, 4′-trihydroxyflavonol	根	[33]
	2″, 2″-dimethylpyran-(5″, 6″: 7, 8)-5, 2′, 4′-trihydroxyflavonol	根	[33]
	2″, 2″-dimethylpyran-(5″, 6″: 6, 7)-5, 4′-dihydroxy-4′-methoxy-flavonol	根	[33, 34]
	2″, 2″-dimethylpyran-(5″, 6″: 7, 8)-5, 2′, 4′-trihydroxy-6-methyl-flavone	根	[33]
	2″, 2″-dimethylpyran-(5″, 6″: 7, 8)-5, 3′, 4′-trihydroxy-6-methyl-flavone	根	[33]
	2′-hydroxyl neophellamuretin	全株	[35]
	2′-hydroxyl yokovanol	全株	[35]
	yokovanol	全株	[35]
	aromadendrin	全株	[35]
	1, 3, 5, 6-tetrahydroxyxanthone	全株	[35]
	desmodol	全株	[36]
	山柰酚(kaempferol)	全株	[36]
	清酒缸酚	全株	[36]
	neophellamuretin	全株	[36]
	异柠檬酚	全株	[36]
	柠檬酚	全株	[36]
	4*H*-1-benzopyran-4-one, 2-(3, 4-dihydroxyphenyl)-2, 3-dihydro-3, 5, 7-trihydroxy-8-(3-methyl-2-butenyl) - (2*R*-*trans*) - (9CI)	全株	[36]
	当药黄素(swertisin)	全株	[37]
	2″-α-rhamnopyranosyl-7-*O*-methylvitexin	全株	[37]
	nothofagin	全株	[37]
	牡荆素(vitexin)	全株	[37]
	异牡荆素(isovitexin)	全株	[37]
	7-*O*-α-L-吡喃鼠李糖基-山柰酚-3-*O*-β-D-吡喃葡萄糖苷 (kaempferol 3-*O*-β-D-glucopyranoside-7-*O*-α-L-rhamnopyranoside)	全株	[37]

续表

类别	化合物名称	植物来源	参考文献
黄酮类	isosinensin	全株	[37]
	8-dimethylallyltaxifolin	全株	[37]
	5, 7, 4′-trihydroxy-dihydroflavonol	全株	[37]
	2″-*O*-鼠李糖基当药黄素(2″-*O*-rhamnosylswertisin)	全株	[37]
	香草醛(vanillin)	全株	[37]
	黑麦草内酯(loliolide)	全株	[37]
	8-prenylquercetin	全株	[37]
萜类	黄槿酮 A	全株	[36]
	黄槿酮 D	全株	[36]
	古柯三醇	全株	[36]
生物碱	*N, N*-Dimethyltryptamine	全株	[37]
	bufotenine	全株	[37]
	bufotenine N-oxide	全株	[37]
	6′-*O*-β-D-apiofuranosyl-indole-3-ethyl-β-D-glucopyranoside	全株	[37]
甾体类	β-谷甾醇(β-sitosterol)	全株	[36]
	豆甾醇(stigmasterol)	全株	[37]
有机酸及其他类	水杨酸(salicylic acid)	全株	[37]
	吲哚-3-甲醛(indole-3-carboxaldehyde)	全株	[37]
	异落叶松脂醇(isolariciresinol)	全株	[37]
	开环异落叶松脂醇(secoisolariciresinol)	全株	[37]
	二氢脱氢二松柏醇(dihydrodehydrodiconiferyl alcohol)	全株	[37]
	resveratroloside	全株	[37]
	顺式白藜芦醇苷(*cis*-piceid)	全株	[37]
	白藜芦醇苷(piceid)	全株	[37]
	3-(4-hydroxy-3-methoxyphenyl)propyl l-*O*-[β-D-apiofuranosyl-(1→6)-β-D-glucopyranoside]	全株	[37]
	(7*R*, 8*R*)-threo-7, 9, 9′-trihydroxy-3, 3′-dimethoxy-8-*O*-4′-neolignan-4-*O*-β-D-glucopyranoside	全株	[37]
	(7*R*, 8*S*, 7′*R*, 8′*S*)-4, 9, 4′, 9′-tetrahydroxy-3, 3′-dimethoxy-7, 7′-epoxylignan 9-*O*-β-D-glucopyranoside	全株	[37]

11.4　药理活性研究

11.4.1　山蚂蝗属植物药理活性研究

山蚂蝗属植物具有消炎、止痛、清热、解毒、利尿、活血、平肝、止咳平喘等作用[4]，现代药理实验研究表明山蚂蝗属植物在抗氧化[38-40]、抗炎镇痛[41, 42]、抗菌[43-45]、保肝[46-48]等方面有较好的作用。除了上述几项药理活性，山蚂蝗属植物还有胃保护作用[49]、降糖降脂作用[50]、杀虫作用[51]、解痉作用[52, 53]、抗肿瘤活性[20]以及预防肾结石、尿结石、胆结石等[54]作用。

11.4.2 嘎狗粘(小槐花)药理活性研究

小槐花为民间常用药材, 具有清热解毒、祛风透疹、消积止痛等功效, 常用于治疗发热性疾病、风湿性关节炎和细菌性痢疾等。现代药理学研究表明, 小槐花具有和其所在属其他植物类似的生物活性, 包括抗氧化、抗炎镇痛、抗菌、抗肿瘤、退热等方面。

11.4.2.1 抗氧化活性

黄酮类化合物具有较强的抗氧化能力[55], 能够捕获有害自由基, 在抑制自由基氧化引起的细胞衰亡等过程中发挥重要作用[33]。而黄酮类化合物是小槐花中主要的化学成分之一, 黄酮类化合物的大量存在赋予了小槐花的抗氧化能力。实验表明小槐花水提物能够降低小鼠丙二醛(MDA)含量同时提高超氧化物歧化酶(SOD)活性[56]。另外, 小槐花茎叶提取物中分离出来的黄酮类成分能够清除 DPPH 自由基以及细胞内多种活性氧自由基(ROS), 具有抗氧化能力和抗炎作用[13, 30, 31]。

11.4.2.2 抗炎镇痛退热活性

小槐花具有明显的抗炎镇痛和退热作用, 其醇提物可以减缓扭体法镇痛所致的小鼠扭体反应程度, 延长热板法镇痛所致小鼠反应时间, 抑制化学物质所致的足肿胀和耳水肿症状, 并能缓解 LPS 导致的发热现象, 且该活性具有一定的浓度依赖性[56]。小槐花的水提物也能减少乙酸所致的小鼠扭体反应次数。Li 进一步研究发现小槐花茎叶中的黄酮类化合物可以抑制促炎细胞因子(proinflammatory cytokines)IL-6 和 IL-12 p40 的产生, 这可能是小槐花抗炎机制之一[13, 30, 31]。

11.4.2.3 抗菌活性

小槐花根中分离出来多个化合物均能抑制耐金黄色葡萄球菌, 且能抑制耐甲氧西林金黄色葡萄球菌(methicillin-resistant *Staphylococcus aureus*, MRSA)和甲氧西林敏感金黄色葡萄球菌(methicillin sensitive *Staphylococcus aureus* , MSSA)两种菌株[32], 可见小槐花具有 MRSA 和 MSSA 活性。

小槐花还具有抗真菌活性, Sasaki 指出小槐花根的黄酮类化合物可以抑制毛癣菌(*Trichophyton* sp.)[32]。

11.4.2.4 抗肿瘤活性

小槐花还具有抗肿瘤活性。研究表明小槐花醇提物中的黄酮类化合物 2′-hydroxyl neophellamuretin(化合物 1)和 2″-*O*-鼠李糖基当药黄素(化合物 2)对人宫颈癌 HeLa 细胞有较强的生长抑制作用, 且具有浓度依赖性。上述两种化合物可能通过以下几个方面来发挥其抗癌活性: ①化合物 1 和 2 均能诱导 HeLa 细胞中凋亡标志性蛋白 PARP 的切割促进细胞凋亡; ②两种化合物均能激活 caspase-3, caspase-8, caspase-9 的活性促进细胞凋亡; ③化合物 1 能够显著促进核受体 RXRα 的 LBD 区, 通过 RXRα 的激活途径抑制 HeLa 细胞的生长、诱导 HeLa 细胞凋亡[33]。

11.4.2.5　其他活性

小槐花醇提物能够提高单核巨噬细胞吞噬指数，并能有效延长小鼠的睡眠时间，说明小槐花具有较好的镇静催眠和增强免疫的作用[56]。刘超等[4]研究表明小槐花提取物具有较好的 α-葡萄糖酶抑制作用，其中乙酸乙酯部位和石油醚部位好于正丁醇部位，可见小槐花具有开发治疗糖尿病降血糖药物的潜在价值。

11.5　炮制和质量标准

11.5.1　嘎狗粘的炮制

取原药，除去杂质，洗净，根及粗茎切厚片，其他切段，干燥。

11.5.2　嘎狗粘的质量标准

经研究表明，可通过鉴别(粉末显微特征、薄层色谱)、检查(水分、灰分)、浸出物对嘎狗粘的质量进行全面的控制。

1) 嘎狗粘的水分

水分按《中国药典》水分测定法中的烘干法检查。根据测定结果(表 11-9)，将水分限度定为不得过 11.0%。

2) 嘎狗粘的总灰分

总灰分按《中国药典》灰分测定法中的总灰分测定法检查。根据测定结果(表 11-9)，将总灰分限度定为不得过 5.0%。

表 11-9　水分、总灰分、浸出物检查结果

样品编号	水分/%	总灰分/%	浸出物/%
1	8.28	4.02	11.88
2	9.84	2.81	14.88
3	10.32	2.65	13.12
4	9.34	3.72	13.88
5	9.87	3.55	13.01
6	10.48	3.42	13.15
7	7.87	3.22	12.50
8	11.71	3.71	10.67
9	8.61	3.08	14.05
10	8.68	3.83	14.22
11	8.45	4.20	15.27
12	7.10	3.51	13.75
13	9.28	4.01	14.11
14	8.13	3.85	13.87
15	9.10	4.18	13.96

3) 嘎狗粘的浸出物

浸出物按《中国药典》醇溶性浸出物测定法项下的热浸法检查。根据测定结果(表11-9), 用 80%甲醇溶液为溶剂, 不得少于 10.0%。

11.6　总结与展望

小槐花为我国民间常用药物, 目前主要报道的已知化合物多为黄酮类化合物, 需要进一步对该植物的化学成分进行研究, 以期能够分离出更多结构新颖、生物活性好的化合物, 丰富该种植物的化合物结构类型, 为小槐花的进一步研究提供基础。相对而言, 药理活性方面的研究则更少。对该植物不同类别化合物药理作用机制的研究有待加强, 尤其是小槐花在民间被用于治疗小儿疳积、月经不调等方面的研究仍为空白, 相关研究工作亟待开展。

参 考 文 献

[1] 浙江省食品药品监督管理局. 浙江省中药炮制规范[M]. 北京: 中国医药科技出版社, 2015: 244-245.

[2] 中国科学院中国植物志编辑委员会. 中国植物志[M]. 第 41 卷. 北京: 科学出版社, 1995: 17.

[3] 刘小辉. 小叶三点金的化学成分研究[D]. 昆明: 西南林学院硕士学位论文, 2009.

[4] 刘超, 吴颖, 张前军, 等. 山蚂蝗属植物化学成分与生物活性研究进展[J]. 中国中药杂志, 2013, 38(23): 4006.

[5] 李玉兰. 瑶药毛排钱草(*Phyllodium elegans*)的化学成分的研究[D]. 广州: 暨南大学硕士学位论文, 2010.

[6] Phan M G, Tong S P, Matsunami K, et al. Flavonoid compounds from *Desmodium styracifolium* of Vietnamese origin [J]. Chem Nat Compd, 2010, 46(5): 797.

[7] Puodziuniene G, Kairyte V, Janulis V, et al. Quantitative HPLC estimation of flavonoids in showy ticktrefoil (*Desmodium canadense*) herbs [J]. Pharm Chem J, 2011, 45(2): 88.

[8] 李晓亮, 汪豪, 刘戈, 等. 广金钱草的化学成分研究[J]. 中药材, 2007, 30(7): 802.

[9] 毛绍春, 李竹英, 李聪. 山蚂蝗属 3 种植物的抗氧化性能研究[J]. 云南大学学报: 自然科学版, 2007, 29(4): 393.

[10] 刘苗. 广金钱草的生物活性成分研究[D]. 沈阳: 沈阳药科大学硕士学位论文, 2005.

[11] Su W, Liu Q, Yang Q, et al. Separation and purification of four compounds from *Desmodium styracifolium* using off-line two-dimensional high-speed counter-current chromatography[J]. J Sep Sci, 2013, 36(20): 3338-3344.

[12] Zhao M, Duan J A, Che C T. Isoflavanones and their *O*-glycosides from *Desmodium styracifolium*[J]. Phytochemistry, 2007, 68(10): 1471-1479.

[13] Li Y-P, Li Y-K, Du G, et al. Isoflavanones from *Desmodium oxyphyllum* and their cytotoxicity[J]. J Asian Nat Prod Res, 2014, 16(7): 735-740.

[14] Monache G-D, Botta B, Vinciguerra V, et al. Antimicrobial isoflavanones from *Desmodium canum*[J]. Phytochemistry, 1996, 41(2): 537-544.

[15]Zappia G, Menendez M-P, Lima C-S, et al. A *p*-quinol isoflavanones and two new isoflavanones from *Desmodium canum*[J]. Nat Prod Res, 2009, 23(7): 665.

[16] Tsanuo M K, Hassanali A, Hooper A M, et al. Isoflavanones from the allelopathic aqueous root exudate of *Desmodium uncinatum*[J]. Phytochemistry, 2003, 64(1): 265-273.

[17] Mishra P K, Singh N, Ahmad G, et al. Glycolipids and other constituents from *Desmodium gangeticum* with antileishmanial and immunomodulatory activities[J]. Bioorg Med Chem Lett, 2005, 15(20):

4543-4546.

[18] 刘小辉. 小叶三点金的化学成分研究[D]. 昆明: 西南林学院硕士学位论文, 2009.

[19] 李传宽, 张前军, 黄钟碧, 等. 饿蚂蝗化学成分研究[J]. 中国中药杂志, 2010, 35(18): 2420.

[20] 千宁, 杨欣, 李天华, 等. 毛排钱草的化学成分及其对肿瘤细胞的细胞毒活性研究[J]. 中国中药杂志, 2008, 33(18): 2077-2080.

[21] Muanda F-N, Soulimani R, Dicko A. Study on biological activities and chemical composition of extracts from *Desmodium adscendens* leaves[J]. J Nat Prod, 2011, 4: 100-107.

[22] Hooper A-M, Tsanuo M-K, Chamberlain K, et al. Isoschaftoside, a *C*-glycosylflavonoid from *Desmodium uncinatum* root exudate, is an allelochemical against the development of *Striga*[J]. Phytochemistry, 2010, 71(8): 904-908.

[23] 黄钟碧, 张前军, 康文艺, 等. 假地豆的化学成分[J]. 中国实验方剂学杂志, 2010, 16(17): 93.

[24] Botta B, Gacs-Baitz E, Vinciguerra V, et al. Three isoflavanones with cannabinoid-like moieties from *Desmodium canum*[J]. Phytochemistry, 2003, 64(2): 599-602.

[25] Taylor W-G, Sutherland D-H, Richards K-W. Soyasaponins and related glycosides of *Desmodium canadense* and *Desmodium illinoense* [J]. Open Nat Prod J, 2009, 2: 59.

[26] 杨峻山, 苏亚伦, 王玉兰. 广金钱草化学成分的研究[J]. 药学学报, 1993, 28(3): 197-201.

[27] Kubo T, Hamada S, Nohara T, et al. Study on the constituents of *Desmodium styracifolium*[J]. Chem Pharm Bull(Tokyo), 1989, 37(8): 2229-2231.

[28] Guchu S M, Yenesew A, Tsanuo M-K, et al. *C*-methylated and *C*-prenylated isoflavonoids from root extract of *Desmodium uncinatum*[J]. Phytochemistry, 2007, 68(5): 646.

[29] 田茂军, 郭孟璧, 张举成, 等. 小叶三点金挥发油化学成分的研究[J]. 云南化工, 2005, 32(5): 17.

[30] Li Y-P, Yang Y-Ç, Li Y-K, et al. Prenylated chalcones from *Desmodium renifolium*[J]. Phytochem Lett, 2014, 9: 41-45.

[31] Li Y-P, Yang Y-C, Li Y-K, et al. Five new prenylated chalcones from *Desmodium renifolium*[J]. Fitoterapia, 2014, 95: 214-219.

[32] 陆国寿, 谭晓, 陈家源, 等. 小槐花中的脂溶性成分分析[J]. 广西科学, 2012, 19(4): 355.

[33] Sasaki H, Kashiwada Y, Shibata H, et al. Prenylated flavonoids from the roots of *Desmodium caudatum* and evaluation of their antifungal activity [J]. Bibliography, 2012, 78: 1851-1856.

[34] Sasaki H, Shibata H, Imabayashi K, et al. Prenylated flavonoids from the stems and leaves of *Desmodium caudatum* and evaluation of their inhibitory activity against the film-forming growth of *Zygosaccharomyces rouxii* F51 [J]. J Agric Food Chem, 2014, 62: 6345−6353.

[35] Li W, Sun Y-N, Yan X-T, et al. Anti-inflammatory and antioxidant activities of phenolic compounds from *Desmodium caudatum* leaves and stems [J]. Arch Pharm Res, 2014, 37(6): 721-727.

[36] 吴瑶, 罗强, 孙翠玲, 等. 小槐花的化学成分研究[J]. 中国中药杂志, 2012, 37(12): 1788-1792.

[37] 朱丹. 小槐花大极性部位抗肿瘤活性物质研究[D]. 厦门: 厦门大学硕士学位论文, 2014.

[38] Venkatachalam U, Muthukrishnan S. Free radical scavenging activity of ethanolic extract of *Desmodium gangeticum* [J]. J Acute Med, 2012, 2: 36.

[39] Kurian G-A, Yagnesh N, Kishan R-S, et al. Methanol extract of *Desmodium gangeticum* roots preserves mitochondrial respiratory enzymes, protecting rat heart against oxidative stress induced by reperfusion injury[J]. J Pharm Pharmacol, 2008, 60(4): 523-530.

[40] Tsai J-C, Huang G-J, Chiu T-H, et al. Antioxidant activities of phenolic components from various plants of *Desmodium* species[J]. Afric J Pharm Pharmacol, 2011, 5: 468-476.

[41] Lai S-C, Peng W-H, Huang S-C, et al. Analgesic and anti-inflammatory activities of methanol extract from *Desmodium triflorum* DC in mice[J]. Am J Chin Med, 2009, 37(3): 573-588.

[42] Zhu Z-Z, Ma K-J, Ran X, et al. Analgesic, anti-inflammatory and antipyretic activities of the petroleum ether fraction from the ethanol extract of *Desmodium podocarpum*[J]. J Ethnopharmacol, 2011, 133(3): 1126-1131.

[43] Vijayalakshmi G, Deepti K, Rao P-V, et al. Phytochemical evaluation and antimicrobial activity of crude

extracts of *Desmodium gangeticium* DC[J]. J Pharm Res, 2011, 4(7): 2335-2337.

[44] Yadava R-N, Reddy K. A new 8-*C*-prenyl-5, 7, 5′-trimethoxy-3′, 4′-methylenedioxy flavone of *Desmodium gangeticum* DC[J]. J Inst Chem India, 1998, 70: 213-214.

[45] 彭琼，孙艳娟，杨振德，等. 葫芦茶提取液的抑菌活性及对香石竹的保鲜效应研究[J]. 北方园艺, 2009, (3): 101-102.

[46] Prasad M, Balakrishna K. Hepatoprotective activity of roots of *Desmodium gangeticum* (Linn.)DC[J]. Asian J Chem, 2005, 17(4): 2847.

[47] Sahu R-K, Sharma U, Roy A, et al. The antioxidant effect of ethanolic bark extract of *Ougeinia ojeinensis* (Roxb.) Hochr on CCl_4 induced liver damage[J]. Biosci Biotechnol Res Asian, 2008, 5(2): 783.

[48] Kalyani G-A, Ramesh C-K, Krishna V. Hepatoprotective and antioxidant activities of *Desmodium triquetrum* DC [J]. Indian J Pharm Sci, 2011, 73(4): 463.

[49] Mahesh A, Jeyachandran R, Rao D M, et al. Gastroprotective effect of *Desmodium gangeticum* roots on gastric ulcer mouse models[J]. Revista Brasileira de Farmacognosia, 2012, 22(5): 1085-1091.

[50] Joshi H, Parle M. Antiamnesic effects of *Desmodium gangeticum* in mice[J]. J Pharm Soc Japan, 2006, 126(9): 804-795.

[51] 李树荣，杨灿，王芸，等. 葫芦茶提纯物对兔球虫卵囊的离体杀灭试验[J]. 云南农业大学学报, 2003, 18(2): 170.

[52] Barreto G S. Effect of butanolic fraction of *Desmodium adscendens* on the anococcygeus of the rat [J]. Braz J Biol, 2002, 62(2): 223.

[53] Gowda G, Das K, Bhosle V, et al. Evaluation of anticonvulsant activity of ethanolic leaves extract of *Desmodium triflorum* in mice[J]. Rev Bras Farma Cogn, 2012, 22(3): 649.

[54] 卢宛伟，吴祖泽，袁丽珍，等. 一种黄酮类化合物治疗尿石症、胆石症的用途及其制备工艺: 中国, CN02116702. 8[P]. 2003-11-05.

[55] Butkovic V, Klasinc L, Bors W. Kinetic study of flavonoid reactions with stable radicals[J]. J Agri Food Chem, 2004, 52(10): 2816-2820.

[56] 李燕婧，钟正贤，卢文杰. 小槐花水提物药理作用研究[J]. 中医药导报, 2013, 19(4): 76-78.

第12章　三 脚 风 炉

12.1　植 物 资 源

三脚风炉，即伞形科(Umbelliferae)茴芹属植物异叶茴芹(*Pimpinella diversifolia* DC.)的干燥全草，以畲族习用药材名义收载于2005年版《浙江省中药炮制规范》[1]。异叶茴芹又名八月白、苦爹菜、千年隔。

异叶茴芹为多年生草本，高0.3～2 m。通常为须根，稀为圆锥状根。茎直立，有条纹，被柔毛，中上部分枝。叶异形，基生叶有长柄，包括叶鞘长2～13 cm；叶片三出分裂，裂片卵圆形，两侧的裂片基部偏斜，顶端裂片基部心形或楔形，长1.5～4 cm，宽1～3 cm，稀不分裂或羽状分裂，纸质；茎中、下部叶片三出分裂或羽状分裂；茎上部叶较小，有短柄或无柄，具叶鞘，叶片羽状分裂或3裂，裂片披针形，全部裂片边缘有锯齿。通常无总苞片，稀1～5披针形；伞辐6～15(～30)，长1～4 cm；小总苞片1～8，短于花柄；小伞形花序有花6～20，花柄不等长；无萼齿；花瓣倒卵形，白色，基部楔形，顶端凹陷，小舌片内折，背面有毛，花柱基圆锥形，花柱长为花柱基的2～3倍，幼果期直立，以后向两侧弯曲。幼果卵形，有毛，成熟的果实卵球形，基部心形，近于无毛，果棱线形；每棱槽内有油管2～3条，合生面油管4～6条；胚乳腹面平直。花果期5～10月。

本种与茴芹属植物杏叶茴芹(*P. candolleana* Wight et Arg.)相近，但异叶茴芹通常为须根，基生叶多为三出分裂，纸质，小总苞片短于花柄。而杏叶茴芹的根为圆柱形或者是长圆锥形，基生叶通常不分裂，近革质，小总苞片等于或者长于花柄。

异叶茴芹在我国分布广泛。向东分布于东南沿海各省及台湾，向北分布到陕西、河南，向西分布到西藏，向南至云南、广西和广东，生于海拔160～3300 m的山坡草丛中、沟边或林下。华东地区的异叶茴芹形态和日本的较为相似，向西南至四川西南部、云南西北部，都有少数植物的根呈圆锥形，基生叶多型，三出分裂、羽状分裂和单叶都有，但小总苞片短于花柄。

异叶茴芹还具有2个变种，即走茎异叶茴芹和尖瓣异叶茴芹。与原变种不同的是，走茎异叶茴芹有长达3～20 cm的匍匐茎，产自四川西南部和云南西北部，而尖瓣异叶茴芹的花瓣呈披针形，顶端全缘微弯曲，产自四川。

12.2　典籍记载与应用

【采收加工】夏、秋季拔取全草，除去杂质，洗净晒干或鲜用。

【炮制】取原药，除去杂草，洗净，稍润，切段，干燥。

【药材性状】本品长30～120 cm，呈段状。根圆锥形、圆柱形或疙瘩状，表面灰棕色至棕褐色，具不规则的纵皱纹，切面黄白色，气微香，味辛辣、久嚼之有牛肉样味。茎圆柱形，绿黄色至棕绿色，具多条纵棱，被稀疏的白柔毛；叶片上面无毛，下面被白柔毛，边缘具细锯齿，切面中空，类白色；复伞形花序绿黄色至黄绿色，总花梗及花梗密被短柔毛，花小，直径约 1 mm。

【性味】味淡，微辛辣。

【功效】健胃止血、散瘀、除湿解毒、活血通经。

【主治】疼痛、咳喘、消化不良、痢疾、肠炎、月经不调、痛经、跌打损伤、肺脓疮、蛇虫咬伤、湿疹。

【用法用量】内服煎汤 10～20 g，鲜用加倍。外用适量。

【附方】

(1) 咽炎：鲜三脚风炉适量。捣汁 30 mL，内服。

(2) 冷痧：三脚风炉全草 20 g，水煎服。

(3) 毒蛇咬伤：鲜异叶茴芹、鲜铺地蜈蚣各适量。捣烂外敷。另白花蛇舌草 50 g，红柳叶牛膝 50 g，水煎服。

12.3　化学成分研究

徐晓卫等[2]从异叶茴芹叶挥发油中鉴定出 38 个化合物，包括倍半萜类化合物，有链状、单环、双环结构及其氧化物，占挥发油总量的 94%。小分子萜类化合物具有多种生物活性，是一些中药的有效成分。在异叶茴芹挥发油中的石竹烯、榄香烯、橙花叔醇等具有镇静、抗病毒、平喘和抗菌等作用，这些化合物的存在与异叶茴芹具有温中散寒、理气止痛、祛痰、解毒等功效一致。

12.4　药理活性研究

12.4.1　抗氧化作用

Bektas Tepe 等[3]对两种茴芹属植物的地上部分水提物进行自由基清除实验。这两种茴芹属植物中主要含茴香脑、甲基胡椒酚和柠檬烯等物质，具有良好的自由基清除能力。

12.4.2　抗菌、杀虫作用

民间常将茴芹属植物用于熏香，以起到抗菌、杀虫的效果。Bektas Tepe 等[3]研究 *Pimpinella anisetum* 和 *Pimpinella flabellifolia* 的抗菌活力，发现这两种植物的精油具有明显的抗菌活力。Khater 等[4]在检测 *Pimpinella anisetum* 精油的杀虫效果时，发现其具有杀害绿蝇的功效。

12.4.3　其他作用

茴芹属植物种类多，药理活性强，对于神经系统、心血管系统等也具有一定的作用。Cengiz 等[5]发现 *Pimpinella anisetum* 果实能减轻戊四唑(PTZ)和最大电休克(MES)所导致的大鼠惊厥。研究中发现 *Pimpinella anisetum* 醇提取物会对涉及 NO 参与以及随后的 NO-cGMP 信号传导途径的激活产生影响，证实了该提取物能对小鼠尾肛平滑肌有解痉和弛缓的作用。

12.5 临床使用与产品开发

12.5.1 临床使用

自 1976 年，已采用单味异叶茴芹酊治疗急性扭伤(挫伤)357 例，一般 3～5 天可治愈，少数病例 1 周治愈，收到较好的效果，方法如下。

12.5.1.1 药物配制

取异叶茴芹全草适量，切碎晒干后装入容器内，加入 70%的酒精至超过药面。密封浸泡半个月后，用 4 层纱布过滤，滤液暂时放至另一容器储存。再取 70%的酒精加至超过药面，浸泡 10 天后用同样的方法过滤。合并两次浸泡液，瓶装备用。

12.5.1.2 用法

用棉花蘸取异叶茴芹酊，外擦局部。或用棉花蘸取药液，外敷局部，任其自然干燥。每天用药 3～6 次即可。

12.5.2 产品开发

保健茶：2012 年，张龙清等成功申报专利“一种异叶茴芹保健茶的制作方法”，发明公开了一种异叶茴芹保健茶及其生产方法。以质量份计，异叶茴芹保健茶包括异叶茴芹 40～60 份、佛手 1～60 份、焦大麦 1～60 份、茶叶 1～60 份、甜叶菊 1～60 份，组合物经切碎、干燥、粉碎、配伍、包装、灭菌等工序制成袋包装茶。异叶茴芹保健茶具有活血、通络健脑、健脾养胃的功效，同时兼具口感舒适、饮用方便等特点。

12.6 总结与展望

综上所述，三脚风炉是伤风感冒和清热解毒常用的民间草药，可以作为袋泡茶、民间常饮茶和感冒咳嗽治疗茶等各式饮用茶开发。今后可以加强其成分、药理、毒性和药效等现代科技研究，并在配方和成药方面继续拓展应用。

参考文献

[1] 浙江省食品药品监督管理局. 浙江省中药炮制规范[M]. 北京：中国科技医药出版社, 2005: 557.

[2] 徐晓卫, 林观样, 林崇良. 浙江产异叶茴芹叶挥发油化学成分研究[J]. 中国药业, 2012, 21(1): 3-4.

[3] Bektas Tepe H. Akpulat A, Sokmen M, et al. Screening of the antioxidative and antimicrobial properties of the essential oils of *Pimpinella anisetum* and *Pimpinella flabellifolia* from Turkey[J]. Food Chem, 2006, 97(4): 719-724.

[4] Khater H F, Khater H F, Hanafy H, et al. Control of the myiasis-producing fly, *Lucilia sericata*, with Egyptian essential oils[J]. Int J Dermatol, 2011, 50(2): 187-194.
[5] Cengiz N, Hanefiozbek H, Him A. Hepatoprotective effects of *Pimpinella anisetum* seed extract in rats[J]. Pharmacology, 2008, 3: 870-874.

第 13 章　美 人 蕉 根

13.1　植 物 资 源

美人蕉根，即美人蕉科(Cannaceae)美人蕉属植物美人蕉(*Canna indica* L.)的干燥根，以畲族习用药材名义收载于 2005 年版《浙江省中药炮制规范》[1]。

13.1.1　美人蕉属植物概述

美人蕉属植物原产美洲热带和亚热带地区，目前世界各地广泛栽培，我国已有数百年人工引种栽培历史。美人蕉属植物花型独特、花色艳丽、姿态优美，具有较高的观赏价值，在园林绿化中广泛应用。美人蕉属植物用途广泛，可作观赏、食用和加工药用等。

园艺学上的美人蕉植物是指美人蕉属数个原始种杂交后代的园艺品种的总称。美人蕉属植物传统形态分类依据是叶形，花瓣形态，雄蕊形态、数目和着生位置，美人蕉科仅有美人蕉一属，最初由著名植物分类学家林奈于 18 世纪中期创立。当时他提出美人蕉属包括美人蕉、粉美人蕉(*C. glauca* L.)和窄叶美人蕉(*C. angustifolia* L.)3 个种。之后，陆续增加了许多新种，很多植物学家都发表了不同的分类观点。其中，Horriow 等认为美人蕉属可归为 100 个种，德国学者 Kränzlin 根据雄蕊的差异将美人蕉属分为 51 个种[2]。Segeren 和 Maas 认为美人蕉属有很多种实为园艺杂交种，很多新种其实为一些种的变型，可以归并为同一种，据此将前人定名的多个种合并为 25 个种[3]。日本学者田中伸幸等则认为在长期的植物演化过程中，美人蕉属的一些种从原产地扩散至其他地区，产生了与原种之间的巨大差异，产生变种和新种是必然的[4]。Maas 后来认为美人蕉属仅有 10 个种，如蕉芋(*C. edulis* Ker)、紫叶美人蕉(*C. warszewiczii* Dietr.)、*C. musifolia* 等种，这一观点被接受范围较广[5]。综上所述，目前认为美人蕉属约有 10(或 25～60)个种[6]。

美人蕉科(属)植物种间较易杂交，经过多年的栽培产生了 1000 多个杂交品种，杂种的分类与亲本分类不同。由于美人蕉杂交品种亲本来源复杂，主要以花朵形状和大小的形状进行分类[6]，由于种类繁多，不同的学者采用不同的标准对杂种美人蕉进行分类。Bailey 根据品种的亲本类别和形态特征，将杂种美人蕉分为大花美人蕉和兰花美人蕉两种。根据花朵形状和大小，将美人蕉属品种归为科鲁兹型、唐菖蒲型、阿列泊型、大花型(或兰花型)、无畏型、短簇型、烛台型和迷你型共 8 个类型。此外，还可根据美人蕉属栽培方式分为陆生美人蕉和水生美人蕉[6]。畲药美人蕉根指美人蕉科美人蕉属植物美人蕉的根茎。

美人蕉科下级分类仅包含美人蕉属一个属，其属的特征和分布与科相同。该属植物为多年生、直立、粗壮草本，有块状的地下茎。叶大，互生，有明显的羽状平行脉，具叶鞘。花两性，大而美丽，不对称，排成顶生的穗状花序、总状花序或狭圆锥花序，有苞片；萼片3枚，绿色，宿存；花瓣3枚，萼状，通常披针形，绿色或其他颜色，下部合生成一管并常和退化雄蕊群连合；退化雄蕊花瓣状，基部连合，为花中最美丽、最显著的部分，红色或黄色，3～4枚，外轮的3枚(有时2枚或无)较大，内轮的1枚较狭，外反，称为唇瓣；发育雄蕊的花丝亦增大呈花瓣状，多少旋卷，边缘有1枚1室的花药室，基部或一半和增大的花柱连合；子房下位，3室，每室有胚珠多颗；花柱扁平或棒状。果为一蒴果，3瓣裂，多少具3棱，有小瘤体或柔刺；种子球形[7]。

13.1.2　美人蕉植物形态与资源分布

美人蕉植株全部绿色，高可达1.5 m。叶片卵状长圆形，长10～30 cm，宽达10 cm。总状花序疏花；略超出于叶片之上；花红色，单生；苞片卵形，绿色，长约1.2 cm；萼片3，披针形，长约1 cm，绿色而有时染红；花冠管长不及1 cm，花冠裂片披针形，长3～3.5 cm，绿色或红色；外轮退化，雄蕊2～3枚，鲜红色，其中2枚倒披针形，长3.5～4 cm，宽5～7 mm，另一枚如存在则特别小，长1.5 cm，宽仅1 mm；唇瓣披针形，长3 cm，弯曲；发育雄蕊长2.5 cm，花药室长6 mm；花柱扁平，长3 cm，一半和发育雄蕊的花丝连合。蒴果绿色，长卵形，有软刺，长1.2～1.8 cm。花果期：3～12月[1]。

美人蕉原产于美洲热带和亚热带地区，我国南北各地常有栽培。原种花朵较小，主要赏叶。作为畲药材的美人蕉植物为美人蕉原种，现今种植的均是园艺种，常见的栽培品种有大花美人蕉、粉叶美人蕉、花叶美人蕉三种。

13.1.3　美人蕉的繁殖与栽培

13.1.3.1　美人蕉的繁殖

美人蕉属植物繁殖容易，繁殖方法有分株繁殖、播种繁殖和组织培养繁殖。

1) 分株繁殖

分株是美人蕉属植物最常用的一种繁殖方法。春季将母株挖出，剪去地上部分的假茎，将根状茎上的泥土清理干净，并剪除过多的根，切开根状茎，保证每一块切开的根状茎保留1～5个芽或芽点，在操作过程中应避免损伤芽点。将刚分株的根状茎种植至花盆中，植株开始生长后再移植至目的地。

美人蕉在生长季节也可进行分株，分株时可带叶片。将丛生母株分开成小丛，每丛至少有一具2～3片叶的小芽，如果是大苗，应将顶部剪去，只剩下2～3片叶。分株直接种植在地上，注意要及时淋水，防止植株枯萎。

2) 播种繁殖

美人蕉种子种皮非常坚硬，需在播种前对种子进行预处理。处理方法主要包括种皮刻伤(种皮刻伤后用温水浸泡48 h后播种)和热水浸泡(70～80 ℃的热水浸种子20 min)两种。播种时间为3～7月份，发芽适温为25 ℃。可播种在苗床上或直接播在盆中，土壤要求疏松、肥沃、透气性好，可使用过筛的腐叶土。播种前浇足水，使床土含有充足的水分，采用点播方法，20～30 颗/m^2，土壤覆盖种子的厚度 5 mm。为了让种子与基质紧密接触，播种后要喷水。喷水后马上用竹片或其他材料做拱架，盖上地膜，以保湿保温，夏季播种时要遮阴。当第 1 叶片长至 2.5 cm 长时，即可移至花盆中并根据苗的大小及时更换花盆。

由于现今栽培的美人蕉绝大多数为杂交的大花品种，由杂交品种种子而来的植株，尽管其花型与母株类似，但与母株有很大区别，在遗传上与母株可能也不尽相同，不能使用母株的品种名，因此很少使用播种繁殖方式繁殖美人蕉。

3) 组织培养繁殖

美人蕉的主要繁殖方式为分切地下根茎，该方式繁殖速度慢、增殖效率低，而且连续营养繁殖造成病毒积累，严重影响美人蕉的观赏价值，利用茎尖组织培养可以进行脱毒试管苗并快繁，目前关于美人蕉组织培养的研究取得了一些进展。王丹等[8]筛选出大花美人蕉相关适宜培养基，如出芽诱导培养基为 MS+6-BA 8.0mg/L+噻苯隆(TDZ)0.03 mg/L，从生芽诱导培养基为 MS+6-BA 8.0 mg/L+TDZ 0.03 mg/L+NAA 0.1 mg/L，生根培养基为 MS+6-BA 1.0 mg/L+NAA 0.5 mg/L。李彦婷等[9]改良了培养基配方，诱导不定芽培养基为 MS+BA 5.0 mg/L+NAA 1.0 mg/L(蔗糖 3%)，生根培养基为 1/2MS+NAA 0.5 mg/L(蔗糖 2%)。普江娅[10]对水生美人蕉组织培养技术进行了研究，指出水生美人蕉的最适增殖培养基为 MS+NAA 0.1 mg/L+KT 9.0 mg/L，最适生根培养基为 MS+NAA 0.1 mg/L+ IBA 0.1 mg/L。以上研究均以茎尖组织为外植体，试管苗 5～8 cm 高时尽早移栽，移栽前需进行炼苗，移栽时注意保护根系，苗床杀菌，遮阳保湿，成活率可达 100%。

美人蕉植物的茎尖组织培养是获得脱毒植株的有效途径，可迅速获得大批量优质、无病毒大花美人蕉种苗，是目前大力繁殖与推广美人蕉的主要手段，为品种提纯复壮及遗传转化、性状改良奠定基础。

13.1.3.2　美人蕉的栽培

1) 根茎的贮藏

美人蕉茎叶经霜后会凋萎，需在霜降前后剪掉地面上的茎叶，掘起根茎，并在根茎伤口处涂抹草木灰消毒。晾晒 2～3 天去除水分后，平铺于室内，覆盖细沙或细泥贮藏。室温保持在 8 ℃以上。

2) 根茎的剪切

春季 4 月上、中旬挖取根茎，修剪掉腐烂部分。根据根茎的大小、茎芽多少，切成若干块，每块 2～3 个茎芽。切口要平滑，切口需涂草木灰或炭粉。

3) 种植地要求

美人蕉属植物为草本植物，比较高大，有些品种其高度可达 2 m，花型较大，大风易损伤柔软的花瓣，甚至造成植株倒伏，影响观赏，因此美人蕉属植物不适合在风大的环境中生长，尤其在开花期，应选择微风的种植环境，如果在开放地种植，需在种植地四周作防风保护。

种植前应进行除草、深耕和施肥。美人蕉属植物适宜在疏松肥沃的微酸性土壤(pH

6.5 左右最适)生长。当土壤酸性较强时，应使用过磷酸钙或石灰中和，施用时间在种植前 30 天左右。

4) 栽植方式

穴距距离根据品种而定，中等株型(大多数品种)品种株距 60 cm，矮种株距 45 cm，高种株距 90 cm，穴深 20 cm 左右，穴底施以堆肥为主的基肥，并覆土于基肥上。然后将处理好的根茎块植入穴中，覆土 10 cm 左右，牙尖露出地面。

5) 苗期管理

移栽后浇一遍透水，发芽后随植株逐步增高而增加浇水量，保持土壤湿润。生长期间及开花前每隔 20 天左右施 1 次液肥，追肥应以磷肥为主，以促其花芽分化，有利于提高花的质量，并使植株生长健壮。同时应及时松土，保持土壤疏松，以利于根系发育。如果在预定开花期前 20～30 天还未抽生出花葶，可叶面喷施 1 次 0.2%磷酸二氢钾水溶液催花。每次花谢后都要及时剪除残花葶，并施液肥，为下次开花储蓄养分。

美人蕉淋水时尤其是花期时水流不能太大，可雨状或雾状喷淋，以免损伤花朵，亦可使用地面管道系统，直接将水送至植株基部。

美人蕉进入旺盛生长期后，应适当疏除过密过高植株，以增加通透性，有利于新芽的生长，达到矮化植株，开花一致的效果。

6) 病虫害管理

美人蕉属植物常见病虫害有花叶病、蕉苞虫病和芽腐病等，具体症状及防治方法如下。

a. 花叶病

症状：叶片沿叶脉到叶缘出现失绿、断续的黄色条纹，后期逐渐扩大，甚至整张叶片出现黄色、皱缩以及卷曲，花瓣出现碎条纹。

防治：美人蕉花叶病是由黄瓜花叶病毒引起，传播的途径主要是蚜虫和汁液接触传染。可使用 40%氧化乐果 2000 倍液，或 50%马拉硫磷、20%二嗪农、70%丙蚜松各 1000 倍液喷施防治蚜虫。由于美人蕉采用分根繁殖，易使病毒年年相传，所以在繁殖时，宜选用无病毒的母株作为繁殖材料。发现病株立即拔除销毁，以减少侵染源。

b. 蕉苞虫病

症状：蕉苞虫成虫将卵产在大花美人蕉的叶片、嫩茎和叶柄上，幼虫孵化后咬食叶片，并吐丝将叶片粘成卷苞，严重时植株上出现累累叶苞和残缺不齐的叶片，影响生长和观赏效果。

防治：及时摘除叶苞并杀死幼虫。在幼虫孵化还没有形成叶苞前，用 90%敌百虫 1000 倍液杀死幼虫，或用抑太保 1000 倍液于晨间或傍晚喷杀。

c. 芽腐病

症状：美人蕉展叶、开花前，芽腐病细菌通过幼叶和花芽的气孔侵入为害。展叶时，叶片上出现许多小病斑，并逐渐扩大，沿叶脉互相连接成大斑，有时病斑形成条纹。病斑初显灰白色，很快转为黑色。受侵染的花芽在开花前变黑而枯死。病斑可沿叶柄向下扩展，引起幼茎和芽死亡。老叶受害时，病斑扩展缓慢，形态不规则，黄色，边缘带水渍状。

防治：选择健康的根茎繁殖，对疑似带菌的根茎，在栽植前用链霉素 500～1000 倍液浸泡 30 min, 既可防病, 又可促进芽、枝生长。宜栽植在阳光充足、肥沃湿润、排水良好的地段, 避免栽植过密。植株发病早期喷施波尔多液(1∶1∶200)或 77%可杀得可湿性粉剂 500 倍液, 14%络氨铜水剂 400 倍液等。随时清除严重病株及病残体, 并烧毁。

13.2　典籍记载与应用

13.2.1　畲医药典籍记载

【药用部位】美人蕉的根或茎, 花。

【性味】根或茎: 味甘、微苦、涩, 性凉。花: 味甘、淡, 性凉。

【功效】根或茎: 清热解毒, 调经, 利水。花: 凉血止血。

【主治】根或茎: 月经不调, 带下, 黄疸, 痢疾, 痤疮肿毒。花: 吐血, 衄血。

【用法用量】根或茎: 内服煎汤, 6～15 g, 鲜品 30～120 g; 外用适量, 捣敷。花: 内服煎汤, 6～15 g。

【炮制】取原药, 洗净, 润软, 切厚片, 干燥。

13.2.2　其他医药典籍记载

(1)《生草药性备要》: 美人蕉根“味涩, 性寒; 退热毒, 敷大疮, 又利小水”。

(2)《南宁市药物志》记载: 美人蕉根“甘辛, 微涩, 有小毒。收敛, 驱痰; 治久痢, 咯血, 神经病”　。

(3)《四川中药志》记载: “性寒, 味苦涩, 无毒。”“补肾虚。治血崩, 白带, 月经不调, 痈毒初起红肿疼痛。”

(4)《滇省志》: 称为“骂短夏”(傣药), 美人蕉根茎治黄疸型急性传染性肝炎, 神经官能症, 跌打损伤; 花治金疮, 外伤出血。

(5)《滇药录》: 称为“戈洛短马”(傣药), 块根治黄疸型肝炎, 风湿麻木, 竹木刺入肉。

(6)《桂药编》: 称为“聋焕”, “心欢”(壮药), 根茎治疗黄疸型肝炎, 热咳; 种子用于产后虚弱。

13.2.3　应用附方[11]

(1) 治白带多。美人蕉根、紫茉莉根各 30 g。水煎服, 每日 1 剂。

(2) 治疮疡肿毒。鲜美人蕉根、苦瓜叶等量。洗净, 捣烂, 外敷患处。

(3) 治竹木刺入皮肉。鲜美人蕉块茎适量, 捣烂敷患处, 数日可拔出该刺。

(4) 治急性黄疸型肝炎。鲜美人蕉根茎 60 g, 茵陈、马鞭草各 30 g, 陆英根 20 g。水煎, 每日分 3 次服, 连服半月。

(5) 治风湿麻木。美人蕉块茎 30 g, 羌活、防风、威灵仙、僵蚕各 9 g。水煎服。

(6) 治小儿发热腹胀。美人蕉花、叶各 50 g, 过路黄 30 g(均取鲜品), 捣烂, 炒热, 敷贴肚脐, 2 h 后揭去。

(7) 治扭挫伤。鲜美人蕉适量, 加食盐、甜酒糟少许, 捣烂, 外敷患处。

(8) 治黄疸型肝炎。美人蕉根 30～60 g, 水煎服, 每天 1 剂。

(9) 治红崩: 小芭蕉头、映山红。炖鸡服。(《四川中药志》)

(10) 治红崩, 白带, 虚火牙痛: 小芭蕉头、糯米。炖鸡服。(《四川中药志》)

(11) 治白带: 小芭蕉头、小过路黄。炖鸡服。(《四川中药志》)

(12) 治小儿肚胀发烧: 小芭蕉头花叶、过路黄各等分。生捣绒, 炒热, 包肚子。(《重庆草药》)

13.3 化学成分研究

美人蕉属植物化学成分研究报道较少, 美人蕉是该属植物中化学成分研究相对较多的。

唐祥怡等[12]从美人蕉的根茎中分离得到 5 个化合物, 分别为棕榈酸、1-棕榈酸单甘油酯、ent-11a-hydroxy-15-oxo-kaur-16-en-19-oic acid、β-谷甾醇和胡萝卜苷。Srivastava 等[13]从美人蕉的花中分离得到 6 个花青素类化合物, 分别是锦葵色素-3-*O*-(6-*O*-乙酰-β-D-吡喃葡萄糖苷)-5-*O*-β-D-吡喃葡萄糖苷、锦葵色素-3, 5-*O*-β-D-二吡喃葡萄糖苷、花青素-3-*O*-(6″-*O*-α-吡喃鼠李糖基)-β-吡喃葡萄糖苷、花青素-3-*O*-(6″-*O*-α-吡喃鼠李糖基)-β-吡喃半乳糖苷、花青素-3-*O*-β-吡喃葡萄糖苷和花青素-3-*O*-β-吡喃半乳糖苷。

孔杜林等[14]从美人蕉叶的挥发油中鉴定出 45 种成分, 主要成分包括 1, 1-二乙氧基乙烷(5.56%)、二甲基氰膦(4.53%)和邻苯二甲酸单(2-乙基己基)酯(3.61%)等。

13.4 药理活性研究

(1) 保肝利胆: 鲜美人蕉根茎煎剂(1∶5, 根茎与水的质量比)15 mL/kg 灌胃, 连续 8 天, 可促进四氯化碳肝损伤小鼠溴磺酞钠(BSP)的清除, 明显降低血清 BSP 浓度; 15 mL/kg 静脉注射, 可使麻醉犬胆汁分泌增加。美人蕉根茎提取物(酚性物质)(1∶10)1 mL/kg 静脉注射, 可使麻醉犬胆汁分泌增加, 并能增加胆汁中胆红素的排出, 示有退黄作用。

(2) 其他: 鲜美人蕉根茎煎剂(1∶10), 1 mL/kg 静脉注射, 使麻醉犬血压下降。于 50 mL 浴管中, 加入鲜美人蕉根茎煎剂(1∶5～1∶10), 1.5～2.0 mL, 对离体兔肠有抑制作用, 并能对抗乙酰胆碱及氯化钡对肠管的收缩作用。

参 考 文 献

[1] 浙江省食品药品监督管理局. 浙江省中药炮制规范[M]. 北京: 中国科技医药出版社, 2005: 550.

[2] Kränzlin F. Cannaceae.//Engler A. Das Pflanzenreich[M]. vol 56. Berlin: Engelmann, 1912: 1-77.

[3] Segeren W, Maas P J. The genus *Canna* in northern South America[J]. Acta Bot Neerl, 1971, 20(6): 663-680.

[4] Tanak A N, Koyama T. A new species of *Canna* (Cannaecae) from Northern Argentina[J]. J Jpn Bot, 2000, (75): 89-91.

[5] Hayward K. *Canna* Handbook[M]. Farnborough: Hart Canna, 2000: 5-22.
[6] 黄国涛. 美人蕉属(*Canna*)植物引种与品种分类研究[D]. 南京: 南京林业大学博士学位论文, 2005.
[7] 中国科学院中国植物志编辑委员会. 中国植物志[M]. 北京: 科学出版社, 1981: 152.
[8] 王丹, 雷江丽, 吴燕民, 等. 大花美人蕉茎尖组织培养技术研究[J]. 亚热带植物科学, 2008, 37(1): 33-36.
[9] 李彦婷, 罗红雨, 熊作明, 等. 大花美人蕉茎尖组织培养技术[J]. 江苏农业科学, 2013, 41(11): 55-56.
[10] 普江娅. 水生美人蕉试管增殖技术研究[J]. 临沧师范高等专科学校学报, 2014, 23(3): 136-140.
[11] 韩学检. 美人蕉药用 8 则[J]. 农村新技术, 2009, 9: 48.
[12] 唐祥怡, 刘军, 张执候, 等. 美人蕉的化学成分研究[J]. 中草药, 1995, 26(2): 107.
[13] Srivastava J, Vankar P-S. Methylated anthocyanidin glycosides from flowers of *Canna indica* [J]. Carbohydr Res, 2010, 345(14): 2023-2029.
[14] 孔杜林, 李永辉, 范超军, 等. 美人蕉叶挥发油的 GC-MS 分析[J]. 中国现代中药, 2013, 6: 445-447.

第 14 章　铁　拳　头

14.1　植 物 资 源

铁拳头，即唇形科(Labiatae)香茶菜属植物香茶菜[*Rabdosia amethystoides* (Benth.) Hara]的根茎或地上部分，为畲族常用药材[1]。香茶菜又名铁菱角、铁丁头、菱角三七等。

香茶菜，为多年生、直立草本植物；根茎肥大，疙瘩状，木质，向下密生纤维状须根。茎高 0.3～1.5 m，四棱形，具槽，密被向下贴生疏柔毛或短柔毛，草质，在叶腋内常有不育的短枝，其上具较小型的叶。叶卵状圆形，卵形至披针形，大小不一，生于主茎中、下部的较大，生于侧枝及主茎上部的较小，长 0.8～11 cm，宽 0.7～3.5 cm，先端渐尖、急尖或钝，基部骤然收缩后长渐狭或阔楔状渐狭而成具狭翅的柄，边缘除基部全缘外具圆齿，草质，上面蓝绿色，被疏或密的短刚毛，有些近无毛，下面较淡，被疏柔毛或短绒毛，有时近无毛，但均密被白色或黄色小腺点；叶柄长 0.2～2.5 cm 不等。花序为由聚伞花序组成的顶生圆锥花序，疏散，聚伞花序多花，长 2～9 cm，直径 1.5～8 cm，分枝纤细而极叉开；苞叶与茎叶同型，通常卵形，较小，近无柄，向上变苞片状，苞片卵形或针状，小，但较显著；花梗长 3～8 mm，总梗长 1～4 cm。花萼钟形，长与宽约 2.5 mm，外面疏生极短梗毛或近无毛，满布白色或黄色腺点，萼齿 5，近相等，三角状，约为萼长之 1/3，果萼直立，阔钟形，长 4～5 mm，直径约 5 mm，基部圆形。花冠白、蓝白或紫色，上唇带紫蓝色，长约 7 mm，外疏被短柔毛，内面无毛，冠筒在基部上方明显浅囊状突起，略弯曲，至喉部宽约 2 mm，长为花冠长之 1/2，冠檐二唇形，上唇先端具 4 圆裂，下唇阔圆形。雄蕊及花柱与花冠等长，均内藏。花盘环状。成熟小坚果卵形，长约 2 mm，宽约 1.5 mm，黄栗色，被黄色及白色腺点。花期 6～10 月，果期 9～11 月。

产于广东、广西、贵州、福建、台湾、江西、浙江、江苏、安徽及湖北，生于林下或草丛中的湿润处，海拔 200～920 m。模式标本采自广东。

全草入药，治闭经、乳痈、跌打损伤。根入药，治劳伤、筋骨酸痛、疮毒、蕲蛇咬伤等症，为治蛇伤要药。

本种在叶形、叶的大小及茎与叶的毛被方面，变异幅度极大，但圆锥花序疏散，聚伞花序分枝极叉开、果萼阔钟形且直立等特征则是共同的。

14.2　典籍记载与应用

【采收加工】7～9 月开花时割取地上部分，干燥；深秋采挖根茎，洗净，干燥。

【药材性状】香茶菜草，呈段状。茎呈方柱形，直径可达 0.6 cm，表面灰绿色至灰棕色或略呈紫色，被多节柔毛或短柔毛；质硬脆，易折断，断面中央有髓。叶对生，有柄；

叶片灰绿色，多皱缩，易破碎，完整者展平后呈宽卵形至披针形，长 2～12 cm，宽 0.5～5.5 cm，边缘具圆齿或锯齿，两面被多节柔毛或延脉贴生短柔毛，下面可见黄色腺点。花小，花萼钟形或二唇形，萼齿 5，花冠二唇形，基部上方呈浅囊状，雄蕊 4, 2 强，下倾，内藏或稍伸出。

香茶菜根茎，为椭圆形或不规则形的厚片，大小不一。表面灰褐色，具皱纹，有的可见残留的须根或须根痕。切面皮部薄，灰褐色，木部淡黄棕色常带有绿色，或绿色明显，具致密的放射状纹理。质坚硬，难折断。气微，味微苦。

【炮制】取原药，除去杂质，洗净，润软，香茶菜草切段，香茶菜根茎切厚片，干燥。

【性味与归经】苦、微辛，凉。归肝、肾脏。

【功效与主治】消热解毒，散瘀消肿。用于胃脘疼痛，疮疡肿毒，经闭，跌打损伤，肿痛。

【用法用量】15～30 g。

【处方应付】写香茶菜、铁菱角、菱角三七均付香茶菜。

【注意事项】孕妇慎服。

14.3　化学成分研究

1982 年，程培元等[2]从江苏产的香茶菜中分得一种新二萜香茶菜甲素(amethystoidin A)、熊果酸(ursolic acid)及 β-谷甾醇等成分。1983 年，赵清治等[3]从河南产的香茶菜中分得两个新二萜成分香茶菜醛(amethystonal)和香茶菜酸(amethystonoic acid)。2008 年，胡成刚等[4]从贵州省黔南地区产的香茶菜中分得熊果酸、β-谷甾醇、齐墩果酸。2013 年，许可等[5]利用 GC-MS 计算机联用仪定性分析，从香茶菜茎中鉴定出 8 个化合物，叶中鉴定出 24 个化合物，花序中鉴定出 17 个化合物，根中鉴定出 8 个化合物，根茎挥发油中鉴定出 32 个化合物。

14.4　药理活性研究

14.4.1　抗菌活性

1992 年，张春芬等[6]报道香茶菜甲素对金黄色葡萄球菌和溶血性链球菌感染小鼠的保护实验，结果表明活性较强。王先荣等[7]采用试管法对香茶菜甲素等二萜成分进行了体外抗菌实验，结果表明均有较强的抗菌活性。

14.4.2　抗癌活性

1989 年，姚全胜等[8]报道香茶菜甲素对人肝癌细胞珠(QGY-7703)的活性较强，其 IC_{50} 为 2.57 μg/mL。

1988 年, Lee 等[9]报道熊果酸对 KB、P-388 和 L1210 等均有较强细胞毒活性。

王先荣等[7]研究香茶菜甲素、王枣子甲素、王枣子乙素和大萼香茶菜丙素 4 种二萜化合物对 HeLa 细胞的抑制活性，在 1 μg/mL 浓度下抑制率均为 100%。

王先荣等[7]用人胃腺癌 MGC80-3 细胞经香茶菜甲素等五种二萜(20 μg/mL)作用 1 h 以集落培养法测定细胞存活率，结果香茶菜甲素等 4 种二萜活性均超过冬凌草甲素(oridonin)。

王先荣等[7]研究大萼香茶菜丙素对小鼠移植性肿瘤的作用，其延命率均显著较长。

2005 年，王瀚等[10]用 SRB 法(SRB 法是美国国立肿瘤研究所设计的一种以肿瘤病为对象的药物筛选方法)分别进行了蓝萼甲素(glaucocalyxin A)和王枣子甲素(wangzaozin A)体外抗癌活性研究，结果表明，这两种化合物对 BEL-7402 及 HO-8910 细胞株均具有较强的细胞毒活性。

丁兰等[11]于 2005 年采用单晶 X 射线衍射技术对对映贝壳杉烷化合物王枣子甲素的晶体结构进行了研究。研究结果表明，王先荣等[12]于 1982 年发表的结构是正确的。丁兰等的 SRB 法测试体外细胞毒活性实验结果表明，王枣子甲素具有极为显著的抗人肝癌 Bel-27402 和人卵巢癌 HO-28910 细胞株活性，其 IC_{50} 值分别为(5.32±0.79) μmol/L 和(4.1±1.00) μmol/L，比 C20 氧化并于 C7 成环的冬凌草甲素的细胞毒活性[(21.3±1.89) μmol/L 和(19.5±1.11) μmol/L]高 4～5 倍，比螺环内酯型的 rabdodin B 的细胞毒活性[(35.2±2.25) μmol/L 和(32.1±1.75) μmol/L]高约 8 倍，比延命素型的毛叶香茶素(epinodosin)活性[(58.2±3.24) μmol/L 和(45.9±2.45) μmol/L]高约 12 倍[11]。

14.4.3 保肝、降酶活性

1982 年，马学惠等[13]报道齐墩果酸对 CCl_4 引起的大鼠急性肝损伤有明显的保护作用，能使血清 GPT 明显下降，肝内甘油三酯蓄积量减少，肝细胞内线粒体变性、坏死明显减轻，糖原蓄积增加，肝细胞线粒体肿胀与内质网囊泡变型减轻。

1986 年，马学惠等[14]报道熊果酸对实验性肝损伤的防治作用，实验表明熊果酸能使急性肝损伤大鼠 SGPT 及肝甘油三酯下降，血清甘油三酯、β 脂蛋白及肝糖原含量增加，并能够减轻肝细胞变性、坏死。

1988 年，姚素华等[15]报道在 CCl_4 所致的大、小白鼠实验性肝损伤模型上，香茶菜甲素能使血清 GPT 明显下降，肝内甘油三酯蓄积量减少，促进变性和坏死的肝细胞修复，并有提高正常小鼠非特异性免疫功能的作用。

14.4.4 心血管活性

1992 年，张滨等[16]报道蓝萼甲素在浓度 0.1～100 μmol/L 时，可抑制卡西霉素(calcimycin A-23187)刺激的兔血小板生成血小板活化因子，其 IC_{50} 为 0.47 μmol/L。当浓度为 10～100 μmol/L 时能抑制花生四烯酸诱导的兔血小板血栓素 A_2 生成，同时升高前列腺素 E_2。推测蓝萼甲素通过抑制血小板活化因子生物合成及选择性抑制血栓素 A_2 的生成而抑制血小板激活。

1992 年，张春芬等[17]报道乙酰香茶菜甲素(DAA-A)对心肌缺血再灌注损伤的保护作用。DAA-A 能提高缺血及再灌注期左室收缩压(LVSP)及 $\pm dp/dt_{max}$，降低再灌注所致心律失常发生率，降低血浆中磷酸肌酸激酶(CPK)、丙二醛(MDA)、血栓素 B_2(TXB_2)的水平，缩小心肌梗死面积。结果显示：DAA-A 对心肌缺血再灌注损伤有明显的保护作用，其机制与抗脂质过氧化损伤有关。

14.5 研究实例

根据相关报道的文献，简单阐述香茶菜植物不同部位挥发油化学成分的分析实例[5]。

14.5.1 实验材料

样品采自浙江省温州市永嘉县四海山国家森林公园，经温州医科大学附属第一医院林崇良副主任中药师鉴定为唇形科植物香茶菜。

14.5.2 方法与结果

14.5.2.1 挥发油的提取

将香茶菜鲜品分为茎、叶、花序、根、根茎五部分，各取 200 g 置于 1000 mL 的圆底烧瓶中，用挥发油提取器提取 5 h，油水经石油醚萃取回收石油醚，无水硫酸钠处理后过滤，精油用乙酸乙酯稀释后进样。

14.5.2.2 GC-MS 分析

色谱柱为 HP-5MS(30 mm×0.25 mm×0.25 μm)，升温程序为：柱起始温度 50 ℃，以 10 ℃/min 升温到 260 ℃，保持 5 min。载气为高纯 He，载气流速为 1.0 mL/min，进样口温度为 250 ℃，进样量 1 μL，分流比 10∶1。质谱条件：离子源 EI 源，电子能量 70 eV，离子源温度为 230 ℃，四极杆温度为 150 ℃，溶剂延迟为 4.0 min，质量范围 50～550 amu，扫描方式：全扫描。NIST05.L 谱库。

14.5.2.3 定性分析结果

分别取香茶菜茎、叶、花序、根和根茎的挥发油各 1 μL(乙酸乙酯溶解)，经 GC-MS 联用仪分析鉴定，香茶菜茎检出 12 个峰，香茶菜叶检出 25 个峰，香茶菜花序检出 17 个峰，香茶菜根检出 10 个峰，香茶菜根茎检出 43 个峰，通过 HP MSD 化学工作站检索 NIST05.L 标准质谱图库，并结合有关文献人工图谱解析，香茶菜茎鉴定出 8 个化合物，香茶菜叶鉴定出 24 个化合物，香茶菜花序鉴定出 16 个化合物，香茶菜根鉴定出 8 个化合物，香茶菜根茎鉴定出 30 个化合物。

14.5.2.4 化学成分的百分含量分析

通过 HP MSD 化学工作站数据处理系统，按峰面积归一化法，求得挥发油中各化学成分的相对百分含量，见表 14-1。

表14-1 香茶菜各部位挥发油的化学成分

编号	化合物	相对面积/%				
		根	根茎	花序	茎	叶
1	萜品油烯		0.68			
2	1, 2, 4-三乙基环己烷		0.60			
3	1, 2, 4-三乙烯基-[1*R*-(1α-, 5α-, 6β-)]-6-甲基-2-亚甲基-6-(4-甲基-3-戊烯基)-双环[3.1.1]庚烷		0.65			
4	γ-广藿香烯		2.49			
5	石竹烯氧化物		0.26			
6	3-十六碳炔		1.23			
7	4-(2, 6, 6-三甲基环己基)-3-甲基-2-丁醇		2.73			
8	顺式-1, 2-二乙烯基-4-(1-甲基亚乙基)-环己烷		10.02			
9	5-异长叶烯醇		10.68			
10	5-十三烷酮		0.93			
11	11-(1-乙基丙基)-二十一烷		2.30			
12	邻苯二甲酸二异丁酯(DIBP)	6.51	8.68	9.56		2.98
13	邻苯二甲酸-2-环己基丁酯		1.22			
14	邻苯二甲酸丁基-2-乙基己基酯		5.24			
15	2, 6, 10, 14, 18-五甲基-2, 6, 10, 14, 18-二十碳五烯		1.03			
16	(*Z*)-2, 6, 10-三甲基-1, 5, 9-十一碳三烯		4.49			
17	植物醇(叶绿醇)		2.42	2.41		25.75
18	2, 6, 10-三甲基十四烷		5.12			
19	1-环己基-1-(4-甲基环己基)乙烷		0.71			
20	乙二醇十八烷基醚	11.23	9.73		2.95	
21	鲸蜡醇聚醚		0.73			
22	11, 13-二甲基-12-十四烯乙酸酯		1.74			
23	大根香叶烷		0.46			
24	乙二酸环丁基十七烷基酯		2.41			
25	烯丙基草酸十五烷酯		0.24			
26	十三烷		0.80			
27	十六烷		0.95	2.45	12.08	
28	二十烷		6.69			
29	二十七烷		9.43			
30	二十八烷		5.35	13.72		4.43
31	*Z*-11-十六碳烯酸	21.53				
32	棕榈酸	50.70				6.53
33	4-甲基-3-十二烯-1-醇	1.98				
34	2-辛基-辛醛环丙烷	2.18				
35	乙二醇月桂酸酯	2.29				
36	十四烷基环氧乙烷	3.59				
37	α-细辛脑			1.47		
38	十九烷			1.15		

续表

编号	化合物	相对面积/%				
		根	根茎	花序	茎	叶
39	邻苯二甲酸正丁异辛酯			1.60		
40	邻苯二甲酸二丁酯(DBP)			5.14		
41	2, 6, 10, 15-四甲基十七烷			4.50		
42	二十一烷			18.42	27.56	7.86
43	硬脂酸乙烯酯			1.32		
44	乙二酸烯丙基十八烷基酯			4.08		
45	二十四烷			11.61		3.37
46	三十五烷			2.04		
47	四十三烷			10.36	11.39	
48	四十四烷			10.17		3.38
49	2, 3, 5-三甲基癸烷				1.46	
50	十五烷酸				13.27	
51	十九烷				17.88	
52	十七烷				13.42	
53	2-蒈烯					1.82
54	反式石竹烯					0.80
55	10, 12-十八烷二炔酸					1.79
56	顺-7-十二烯-1-醇					1.81
57	8-十七碳烯					2.07
58	细辛醚					2.19
59	十四醛					4.24
60	植酮					7.05
61	5-十六碳炔					2.44
62	顺, 顺, 顺-7, 10, 13-十六碳三烯醛					6.84
63	法尼基丙酮					2.16
64	2-甲氧基乙酸十四烷基酯					0.93
65	正十八烷					1.24
66	(*E*)-9-二十碳烯					1.53
67	8-庚基十五烷					3.24
68	邻苯二甲酸二异辛酯					2.06
69	三十四烷					3.48

14.5.3 讨论

实验通过 GC-MS 对香茶菜茎、叶、花序、根、根茎的研究，明确了香茶菜不同部位挥发油的化学成分。从实验结果可知，香茶菜地上部分与地下部分挥发油的主要成分以烷炔、醇、酸、酯为主，含有邻苯二甲酸二异丁酯(DIBP)、植物醇、乙二醇十八烷基醚、十六烷、二十八烷、棕榈酸等。香茶菜根茎挥发油中的γ-广藿香烯具抗炎作用；石竹烯氧化物具抗肿瘤、解痉、抗疟疾、抗菌作用；香茶菜叶挥发油中的反式石竹烯具有平喘镇咳祛痰作用；细辛醚具有止咳、祛痰、平喘、解痉、镇静、抗癫痫、降血脂、利脂等作用，对肺炎双球菌、金黄色葡萄球菌和大肠杆菌的生长有不同程度的抑制作用，并具有一定的抗癌活性。香茶菜地上部分与地下部分挥发油虽含有生理活性物质，但含量不高。因为此次实验采用的香茶菜地上部分与地下部分是在花开之时采收，故秋后采收的香茶菜地上部分与地下部分挥发油的化学成分及含量还有待进一步的实验。

14.6 产 品 开 发

浙江省杭州市胡庆余堂药业公司生产的“胃复春片”是以香茶菜为主要原料制成的薄膜包衣片，用于胃癌癌前病变和胃癌手术后的辅助治疗、慢性萎缩性胃炎以及其他消化系统癌症。

14.7 总结与展望

综上所述，香茶菜作为一种天然药物，在治疗难治性疾病，如癌症、自身免疫性等疾病时，比起一般的西药，可以从多方面对机体进行调节，毒副作用小。其广阔的药用前景，值得进一步深入研究。

参 考 文 献

[1] 浙江省食品药品监督管理局. 浙江省中药炮制规范[M]. 北京: 中国医药科技出版社, 2015: 222.

[2] 程培元, 徐美娟, 林永乐, 等. 香茶菜抗癌成分的研究[J]. 药学学报, 1982, 17(1): 33-37.

[3] 赵清治, 晁金华, 王汉清, 等. 香茶菜中的新二萜成分[J]. 云南植物研究, 1983, 5(3): 305-309.

[4] 胡成刚, 胡奇志, 潘炉台. 黔产香茶菜化学成分研究[J]. 安徽农业科学, 2008, 36(25): 10928-10930.

[5] 许可, 朱冬青, 王贤亲, 等. 气质联用法分析香茶菜不同部位挥发油的化学成分[J]. 中华中医药学刊, 2013, 31(8): 1797-1799.

[6] 张春芬, 王道生, 凌秀珍. 香茶菜类药物体内抗菌作用研究[J]. 济宁医学院学报, 1992, 15(1): 11-13.

[7] 王先荣, 李学汤, 刘家俊, 等. 中药香茶菜及其同属植物活性二萜类成分研究[R]. 合肥: 安徽省医学科研所, 1997.

[8] 姚全胜, 周国林. 香茶菜甲素、大叶香茶菜丙素及其衍生物的抗菌和细胞毒作用[J]. 中国药理学通报, 1989, 5(1): 30-32.

[9] Lee K H. The cytotoxic principles of *Prunella vulgans*, *Psychotria serpens*, and *Hyptis capitata*: Ursolic acid and related derivatives [J]. Plant Med, 1988, 54(4): 308.

[10] 王瀚, 丁兰, 刘国安, 等. 拟缺香茶菜二萜成分及细胞毒活性研究[J]. 西北师范大学学报: 自然科学版, 2005, 41(6): 54.

[11] 丁兰, 郁开北, 刘国安, 等. 细胞毒活性二萜 Wangzaozin A 的晶体结构[J]. 高等学校化学学报, 2005, 26(8): 1455-1458.

[12] 王先荣, 王兆全,石鹏程, 等. 王枣子的新二菇一王枣子甲素[J]. 安徽医学, 1982, 2: 50-53.

[13] 马学惠, 赵元昌, 尹镭, 等. 齐墩果酸防治实验性肝损伤作用的研究[J]. 药学学报, 1982, 17(2): 93-97.

[14] 马学惠, 赵元昌, 尹镭, 等. 乌苏酸对实验性肝损伤的防治作用[J]. 药学学报, 1986, 21(5): 332-335.

[15] 姚素华, 彭南华, 许刚. 香茶菜甲素对四氯化碳肝损伤的保护作用[J]. 湖南中医学院学报, 1988, 8(4): 46-48.
[16] 张滨, 龙焜, 姜元, 等. 蓝萼甲素对兔血小板生成血小板活化因子及花生四烯酸代谢的影响[J]. 中国药理学与毒理学杂志, 1992, 6(1): 52.
[17] 张春芬, 李建美, 凌秀珍, 等. 乙酰香茶菜甲素抗心肌缺血再灌注损伤作用[J]. 现代应用药学, 1992, 12(6): 1-3.

第 15 章　毛　道　士

15.1　植 物 资 源

毛道士，即茄科(Solanaceae)茄属植物白英(*Solanum lyratum* Thunb.)的干燥全草，为畲族常用药材[1]。白英又名白毛藤、山甜菜、蔓茄、北风藤、白荚、生毛鸡屎藤等[2]。

15.1.1　植物形态及资源分布

白英为草质藤本，长 0.5～1.0 m，茎及小枝均密被具节长柔毛。叶互生，多数为琴形，长 3.5～5.5 cm，宽 2.5～4.8 cm，基部常 3～5 深裂，裂片全缘，侧裂片越近基部的越小，端钝，中裂片较大，通常卵形，先端渐尖，两面均被白色发亮的长柔毛，中脉明显，侧脉在下面较清晰，通常每边 5～7 条；少数在小枝上部的为心脏形，小，长 1～2 cm；叶柄长 1～3 cm，被有与茎枝相同的毛被。聚伞花序顶生或腋外生，疏花，总花梗长 2～2.5 cm，被具节的长柔毛，花梗长 0.8～1.5 cm，无毛，顶端稍膨大，基部具关节；萼环状，直径约 3 mm，无毛，萼齿 5 枚，圆形，顶端具短尖头；花冠蓝紫色或白色，直径约 1.1 cm，花冠筒隐于萼内，长约 1 mm，冠檐长约 6.5 mm，裂片椭圆状披针形，长约 4.5 mm，先端被微柔毛；花丝长约 1 mm，花药长圆形，长约 3 mm，顶孔略向上；子房卵形，直径不及 1 mm，花柱丝状，长约 6 mm，柱头小，头状。浆果球状，成熟时红黑色，直径约 8 mm；种子近盘状，扁平，直径约 1.5 mm。花期夏秋，果熟期秋末[1]。

白英产于甘肃、陕西、山西、河南、山东、江苏、浙江、安徽、江西、福建、台湾、广东、广西、湖南、湖北、四川、云南等地区。喜生于山谷草地或路旁、田边，海拔 600～2800 m。日本、朝鲜、中南半岛也有分布[1]。

15.1.2　栽培繁育关键技术

白英喜温暖气候和较湿润的土壤，也能耐旱、耐寒，对环境和土壤条件要求不严，适应性强，能耐瘠薄，但以疏松肥沃、排水良好的沙质壤土为好。白英怕涝，在低洼积水、土质黏重的地方不宜种植[3]。

种苗繁育：白英种苗繁育以种子繁育为主，还可以进行扦插繁育和分株繁育。

种植技术：白英的栽培时间为春季 3～4 月，或者秋季 9～10 月。在整好的土地上，按 50～70 cm 行距开沟，深 15 cm 左右，再按 7～10 cm 的株距植入幼苗株，覆土，浇足定根水。

田间管理：白英幼苗生长缓慢，生长初期需多中耕除草，每月 3～4 次，后期(苗高 1.5 cm)可减少除草次数，每月 1 次，并结合松土追肥。当苗高达到 30 cm 以上时，需在行间用竹竿或树枝搭架，加高 1.7 m 左右，牵引茎蔓攀援向上。

病虫害管理：白英叶片夏天易受红蜘蛛和蚜虫危害，可用10%杀灭菊酯乳油3000倍液或50%灭蚜松乳油1000倍液或40%氧化乐果1000倍液杀灭。

15.2　典籍记载与应用

【采收加工】于夏、秋茎叶生长旺盛时收割全草，每年可以收割2次，收取后直接晒干，或洗净鲜用。

【炮制】取原药，除去杂质，抢水洗净，切段，干燥[4]。

【药材性状】本品呈段状。嫩茎和叶密生具节柔毛。根浅棕黄色。茎圆柱形，稍有棱，表面灰绿色或灰黄色；切面中空。叶互生；完整叶片基部心形，全缘或下部2浅裂至中裂，裂片耳状或戟状，棕色至绿灰色。聚伞花序与叶对生。浆果球形，绿棕色。种子近圆形，扁平。气微，味淡。

【性味】微苦，平。

【功效与主治】清热解毒，利湿，消肿。用于风热感冒，发热，咳嗽，黄疸型肝炎，胆囊炎，白带，痈肿，风湿性关节炎。

【用法用量】15～30 g。

【附方】①治感冒发热、乳痈等，可配合蒲公英、银花、一见喜等药同用。②治疗湿热黄疸或腹水肿痛、小便不利者，可配合金钱草、茵陈等药同用，使水湿之邪从小便排泄。③用于风湿痹痛，可与秦艽、羌活、独活等药同用。④本品配伍蛇莓、龙葵、白花蛇舌草等药，用于肺癌以及胃肠道癌肿等症。

15.3　化学成分研究

白英的化学成分包括甾体类、生物碱类、黄酮类、萜类、蒽醌类、香豆素类等，如表15-1所示。

表15-1　白英的化学成分表

种类	化合物名称	参考文献
甾体类(非生物碱型)	16-妊娠双烯醇酮	[5]
	孕烯醇酮	[5]
	[(25*R*)-螺-3, 5-二烯]脱氧替告皂苷	[6]
	4-甲基胆甾-7-烯-3β-醇	[7]
	薯蓣皂苷元	[7]
	替告皂苷元酮	[7]
	雅姆皂苷元	[8]
	替告皂苷元	[7]
	9, 11-去氢过氧麦角甾醇	[9]
	过氧麦角甾醇	[9]
	(25*R*)-26-*O*-β-D-吡喃葡萄糖基-5(6), 20(22)-二烯-呋甾-3β, 26-二羟基	[10]
	(25*R*)-26-*O*-β-D-吡喃葡萄糖基-5α-20(22)-烯-呋甾-3β, 26-二羟基	[10]

续表

种类	化合物名称	参考文献
甾体类(非生物碱型)	薯蓣皂苷元-3-*O*-β-D-葡萄糖苷酸	[11]
	薯蓣皂苷元-3-*O*-β-D-葡萄糖苷酸甲酯	[12]
	16-妊娠双烯醇酮 3-*O*-α-L-吡喃鼠李糖基-(1→2)-β-D-吡喃葡萄糖苷糖醛酸	[5]
	薯蓣皂苷元-3-*O*-α-L-吡喃鼠李糖基-(1→2)-β-D-吡喃葡萄糖苷糖醛酸	[12]
	薯蓣皂苷元-3-*O*-α-L-吡喃鼠李糖基-(1→2)-β-D-吡喃葡萄糖醛酸甲酯	[13]
	(22*R*)-3β, 16β, 22, 26-四羟基胆甾-5-烯烃-3-*O*-α-L-吡喃鼠李糖基-(1→2)-β-D-吡喃葡萄糖苷糖醛酸	[14]
	甲基原蜘蛛抱蛋苷	[15]
	齿丝山韭皂苷 A	[10]
	薯蓣皂苷元-3-*O*-β-D-吡喃葡萄糖基-(1→2)-β-D-吡喃葡萄糖基-(1→4)-β-D-吡喃半乳糖苷	[16]
	雅姆皂苷元-3-*O*-β-D-吡喃葡萄糖基-(1→2)-β-D-吡喃葡萄糖基-(1→4)-β-D-吡喃半乳糖苷	[16]
	替告皂苷元-3-*O*-β-D-吡喃葡萄糖基-(1→2)-β-D-吡喃葡萄糖基-(1→4)-β-D-吡喃半乳糖苷	[16]
	新替告皂苷元-3-*O*-β-D-吡喃葡萄糖基-(1→2)-β-D-吡喃葡萄糖基-(1→4)-β-D-吡喃半乳糖苷	[16]
	蜘蛛抱蛋苷	[15]
	26-*O*-β-D-吡喃葡萄糖基(22*S*, 25*R* 或 *S*)-3β, 26-二羟基-22-甲氧基-呋甾-5-烯-3-*O*-α-L-吡喃鼠李糖基-(1→2)-β-D-吡喃葡萄糖醛酸苷	[17]
	甾体糖苷 SL-a	[15]
	(25*R*)-5(6)-烯-螺甾-3β-羟基-3-*O*-β-D-吡喃木糖基-(1→3)-β-D-吡喃葡萄糖基-(1→2)-β-D-吡喃葡萄糖基-(1→4)-β-D-吡喃半乳糖苷	[10]
	替告皂苷元-3-*O*-β-D-吡喃葡萄糖基-(1→2)-β-D-吡喃木糖基-(1→3)-β-D-吡喃葡萄糖基-(1→4)-β-D-吡喃半乳糖苷	[18]
	(25*R*)-5α-螺甾-3β-羟基-3-*O*-β-D-吡喃葡萄糖基-(1→3)-β-D-吡喃葡萄糖基-(1→2)-β-D-吡喃葡萄糖基-(1→4)-β-D-吡喃半乳糖苷	[18]
	26-*O*-β-D-吡喃葡萄糖基(22*S*, 25*R*)-3β, 22, 26-三羟基-5-呋甾烯-3-*O*-α-L-吡喃鼠李糖基-(1→2)-β-D-吡喃葡萄糖基-(1→3)-β-D-吡喃葡萄糖醛酸苷	[15]
	呋喃甾醇苷Ⅶ	[16]
	呋喃甾醇苷Ⅷ	[16]
	呋喃甾醇苷Ⅴ	[16]
	呋喃甾醇苷Ⅵ	[16]
甾体类(生物碱型)	澳洲茄二烯	[8]
	澳洲茄胺	[19]
	氢化勒帕茄次碱	[19]
	蜀羊泉碱	[19]
	(25*S*)-5-茄甾烯-3β, 23β-二醇-3-*O*-β-D-吡喃半乳糖苷	[20]
	白英素 A	[21]
	白英素 B	[21]
	澳洲茄碱	[8]
	16, 23-环氧-22, 26-环亚胺-胆甾醇-22(N), 23, 25-三烯-3β-羟基-3-*O*-β-D-吡喃葡萄糖基-(1→2)-β-D-吡喃葡萄糖基-(1→6)-β-D-吡喃半乳糖苷	[10]
	(25*S*)-5-茄甾烯-3β, 23β-二醇-3-*O*-β-D-吡喃葡萄糖基-(1→2)-β-D-吡喃葡萄糖基-(1→4)-β-D-吡喃半乳糖苷	[20]
	(25*S*)-茄甾-3β, 23β-二醇-3-*O*-β-D-吡喃葡萄糖基-(1→2)-β-D-吡喃葡萄糖基-(1→4)-β-D-吡喃半乳糖苷	[20]
	木糖基苦茄碱	[8]
	木糖基澳洲茄边碱	[8]

续表

种类	化合物名称	参考文献
甾体类(生物碱型)	(25*S*)-5-茄甾烯-3β, 23β-二醇-3-*O*-β-D-吡喃葡萄糖基-(1→2)-β-D-吡喃木糖基-(1→3)-β-D-吡喃葡萄糖基-(1→4)-β-D-吡喃半乳糖苷	[20]
	(25*S*)-茄甾-3β, 23β-二醇-3-*O*-β-D-吡喃葡萄糖基-(1→2)-β-D-吡喃木糖基-(1→3)-β-D-吡喃葡萄糖基-(1→4)-β-D-吡喃半乳糖苷	[20]
	白英素 C	[18]
生物碱类	尿嘧啶	[13]
	β-吲哚羧基酸	[13]
	胸苷	[13]
	尿苷	[13]
	N-(4-氨基正丁基)-3-(3-羟基-4-甲氧基-苯基)-*E*-丙烯酰胺	[22]
	N-(4-氨基正丁基)-3-(3-羟基-4-甲氧基-苯基)-*Z*-丙烯酰胺	[22]
	腺苷	[22]
	香豆酰基酪胺	[23]
	N-顺式阿魏酰酪胺	[13]
	N-反式阿魏酰酪胺	[13]
	N-反式阿魏酰奥克巴胺	[13]
	番木鳖碱	[19]
	N-反式-阿魏酰基-3-甲基多巴胺	[24]
	3-(4-羟基-3-甲氧苯基)-*N*-[2-(4-羟苯基)-2-甲氧乙基]丙烯酰胺	[19]
	大豆脑苷 I	[7]
	1-*O*-β-D-吡喃葡萄糖基-(2*S*, 3*R*, 4*E*, 8*Z*)-2-[(2-羟基十六酰)酪胺]-4, 8-十八碳二烯基-1, 3-二醇	[13]
黄酮类	大豆素	[25]
	刺芒柄花素	[25]
	芹菜素	[24]
	柚皮素	[26]
	汉黄芩素-5, 7-二羟基-8-甲氧基黄酮	[10]
	槲皮素	[27]
	大豆苷	[25]
	芒柄花苷	[25]
	染料木苷	[25]
	芹菜素-7-*O*-β-D-葡萄糖苷	[22]
	5-羟基芒柄花苷	[25]
	芹菜素-7-*O*-β-D-芹糖(1→2)-β-D-葡萄糖苷	[22]
	刺槐素-7-*O*-芸香糖苷	[7]
	芦丁	[23]
萜类	去氢催吐萝芙木醇	[28]
	布卢姆醇 A	[28]
	lyratol F	[29]
	苍术内酯 I	[9]
	去氢假虎刺酮	[9]
	lyratol E	[29]
	solajiangxin C	[30]

续表

种类	化合物名称	参考文献
萜类	lyratol D	[28]
	lyratol A	[31]
	lyratol B	[31]
	solajiangxin B	[30]
	solajiangxin A	[30]
	lyratol C	[28]
	solajiangxin I	[32]
	7-hydroxylsolajiangxin I	[32]
	solajiangxin H	[32]
蒽醌类	1, 3, 5-三羟基-7-甲基-蒽醌	[7]
	1, 5-二羟基-3-甲氧基-7-甲基-蒽醌	[7]
	大黄素甲醚-8-*O*-β-D-葡萄糖苷	[7]
香豆素类	莨菪亭	[11]
	香豆雌酚	[33]
	9-hydroxy-2′, 2′-dimethylpyrano [5′, 6′, 2, 3]-coumestan	[33]
	solalyratin A	[33]
	木兰苷	[13]
其他类	对羟基苯甲醛	[11]
	赤藓糖醇	[11]
	对羟基苯甲酸	[25]
	异香草醛	[7]
	原儿茶酸	[25]
	香草酸	[25]
	阿拉伯呋喃糖苷乙酯	[25]
	咖啡酸	[27]
	丁香醛	[11]
	甘露醇	[11]
	丁香酸	[11]
	白藜芦醇	[22]
	葛根呋喃	[33]
	4, 7, 2′-三羟基-4-甲氧基异黄酮	[34]
	2-羟基-3-甲氧基苯甲酸葡萄糖酯	[6]
	lyratin B	[34]
	lyratin A	[34]
	绿原酸	[35]
	lyratin C	[34]
	β-谷甾醇	[27]
	solalyratin B	[33]
	熊果酸	[25]
	阿魏酸二十二酯	[7]
	3-甲氧基-5-[(8′*S*)-3′-甲氧基-4′-羟基-苯丙醇]-*E*-苯丙烯醇-4-*O*-β-D-葡萄糖	[22]
	胡萝卜苷	[27]

15.4　药理活性研究

白英具有抗肿瘤、抑菌、镇痛消炎、抗氧化、抗过敏等药理活性。

抗肿瘤作用。白英对多种类型肿瘤均具有抗性。在肝癌方面, Guan 等[35]研究白英乙醇提取物对小鼠 S180 肉瘤的抑制作用。研究结果表明, 白英的乙醇提取物能够升高血清中白细胞介素-2(IL-2)和肿瘤坏死因子-α(TNF-α)的含量, 抑制肿瘤, 说明白英的抗肿瘤作用可能与其增加机体免疫有关。在肺癌方面, Xiao 等[36]研究白英提取物对肺癌荷瘤小鼠的抗肿瘤作用, 研究结果显示, 白英提取物可提高肺癌荷瘤小鼠体内自然杀伤细胞(NK cell)活性和增加淋巴 T 细胞(CD4)的数量, 抑制肿瘤, 这也说明, 其抗肿瘤的作用可能与增强免疫有关。此外, 对宫颈癌、胃癌、乳腺癌、白血病、结肠癌、人骨肉癌等肿瘤也具有抑制作用[37-41]。

抑菌作用。赵锦慧等[42]以白英水提取物为材料, 对大肠杆菌和金黄色葡萄球菌两种人类常见的病原菌开展体外抑菌实验。研究结果表明, 白英提取物对两种菌均有体外抑制作用, 且其对大肠杆菌的抑制效果好于金黄色葡萄球菌。但是, 其体内抑菌作用需要开展进一步的研究。

镇痛消炎作用。费逸明等[43]以白英的水提取物和乙醇提取物为试材, 研究其对小鼠的镇痛消炎作用。研究结果表明, 其水提取物和乙醇提取物可减少乙酸致小鼠扭体次数, 延长小鼠舔足时间, 减轻二甲苯致小鼠耳郭肿胀程度, 减小角叉菜胶致足跖肿胀程度。但水提取物作用强于乙醇提取物。这说明白英有一定的镇痛抗炎作用, 且其水提取物的镇痛抗炎作用比乙醇提取物效果明显。

抗过敏作用。Bookyung 等[44]研究白英水提液对小鼠过敏症状的影响。研究结果表明该水提液对由化合物 48/80(*N*-甲基-对甲氧基苯乙胺和甲醛缩合产生的聚合物)导致的过敏性休克抑制率为 100%, 每克小鼠体重给药(口服水提取液)0.05 mg 对皮肤过敏症的抑制率为 69.30%。此外, 该水提液还可以抑制由化合物 48/80 引起的腹腔肥大细胞组织胺的过敏, 化合物 48/80 诱导的小鼠腹膜肥大细胞组胺释放量也与白英剂量成正比。

15.5　研 究 实 例

根据相关报道的文献, 简单阐述白英乙醇提取物对四氯化碳诱导的急性肝损伤的保护作用的实例[45]。

15.5.1　实验材料

白英、Wistar 大鼠、四氯化碳、乙醚、苏木精-伊红(HE)染液、超氧化物歧化酶(SOD)、过氧化氢酶(CAT)、丙二醛酶(MDA)测定试剂盒、考马斯亮蓝蛋白测定试剂盒、多聚甲醛(上海华美生物公司)、酶联免疫检测(RT2100C, 美国)、显微镜及摄像机(Nikon)、Microfuge22R 台式冷冻离心机(Beckman Coulter)、全自动生化分析仪(Beckman Coulter)、真彩色病理显微图像分析系统(CH30RF200)。

15.5.2 实验方法

15.5.2.1 药品制备

取干燥的白英 400 g 加 3000 mL 70%乙醇，用萃取机萃取 3 h，将取得的萃取液用滤纸过滤，用回转真空浓缩机，上清液 45 ℃减压浓缩，经冷冻干燥得粉末，使用时以蒸馏水或生理盐水配制。

15.5.2.2 动物分组

Wistar 大鼠 50 只，清洁级，雄性，平均体重(200±30) g，随机分成五组，即为 A 组(对照组)、B 组(CCl_4组)、C 组(150 mg/kg 白英水提液+ CCl_4组)、D 组(300 mg/kg 白英水提液+ CCl_4组)、E 组(50 mg/kg 水飞蓟素+CCl_4组)，每组 10 只。

15.5.2.3 给药 CCl_4 注射制作方法

对 A 组至 E 组大鼠分别用相应剂量的药物灌胃 7 天(其中 A 组灌胃相同剂量的生理盐水)，每次灌胃 0.5 mL，最后 1 天 A 组腹腔注射生理盐水，余各组腹腔注射 CCl_4 1 mL/kg。16 h 后乙醚麻醉打开胸腔取血，取肝脏。

15.5.2.4 血清 ALT、AST、ALP 测定和肝组织病理学观察

大鼠打开胸腔后，从左心室直接抽血 5 mL，37 ℃温浴 10 min，3000 r/min 离心，10 min，取上血清 1000 μL，全自动生化分析仪测定丙氨酸氨基转移酶(ALT)、天门冬氨酸氨基转移酶(AST)、碱性磷酸酶(ALP)。肝组织学观察在同一部位切取 1 块肝组织，以 10%甲醛固定后制备石蜡切片，HE 染色，在光镜下观察肝组织变化。

15.5.3 实验结果

15.5.3.1 白英水提液对血清中 ALT、AST、ALP 含量的影响

与 A 组比较，B 组血清中 ALT、AST、ALP 的含量显著增加，差异有统计学意义($P<0.05$)。与 B 组比较，C、D、E 组 ALT、AST、ALP 下降，差异有统计学意义($P<0.05$)(表 15-2)。

表 15-2 白英水提液对 CCl_4 所致肝损伤大鼠血清中 ALT、AST、ALP 活性影响

组别	例数/例	ALT/(U/L)	AST/(U/L)	ALP/(U/L)
A 组	10	48.56±2.53	103.25±13.32	159.51±16.34
B 组	10	104.46±11.63	223.27±25.85	370.42±40.63
C 组	10	89.12±10.65	209.46±21.46	340.30±39.56
D 组	10	75.46±8.75	160.38±17.39	280.42±30.43
E 组	10	60.73±7.31	140.96±15.13	220.30±25.38

15.5.3.2 白英水提液对肝匀浆 SOD、CAT 与 MDA 的影响

与A组比较,B组胞浆和线粒体中的SOD、CAT活性降低,且 MDA 的含量升高,差异显著($P<0.05$)。与B组比较,C、D、E组胞浆中 SOD、CAT 的活性显著增加,而MDA的含量显著降低,差异显著($P<0.05$);线粒体中的 CCl_4 活性增加,MDA 含量降低,差异不显著($P>0.05$);C、D组胞浆和线粒体中 SOD、CAT 活性均显著增加,差异显著($P<0.05$),MDA 含量降低,差异不显著($P>0.05$)(表 15-3)。

表 15-3 白英水提液对 CCl_4 诱导大鼠肝组织中 SOD、CAT 与 MDA 的影响

组别	例数/例	SOD/(U/mL)	CAT/(U/mL)	MDA/(nmol/mL)
A组	10	136.78±23.33	84.34±24.35	4.56±1.12
B组	10	76.81±15.77	45.51±15.34	11.34±1.79
C组	10	95.47±17.81	57.53±13.85	9.95±1.27
D组	10	119.81±17.46	73.85±20.31	7.29±1.47
E组	10	121.20±18.76	76.06±24.49	6.79±1.46

15.5.3.3 白英水提液对肝组织变性坏死的影响

B 组肝细胞气球样变性,液化性坏死,变性坏死范围几乎波及全小叶,有多种炎症细胞浸润。C、D组变性坏死明显减少,炎症细胞数减少。

15.6 临床使用与产品开发

15.6.1 临床使用

白英汤是赵凤达教授治疗类风湿性关节炎的经验方,为探讨其确切疗效,王智明等[46]用白英汤联合西药治疗寒湿瘀血阻络、肝肾亏虚型类风湿性关节炎患者 30 例,并与西药治疗的 30 例作对照,观察患者临床症状、体征变化情况,以及红细胞沉降率(ESR)、类风湿因子(RF)、C 反应蛋白(CRP)、$CD4^+$、$CD8^+$、$CD4^+/CD8^+$、手或足 X 射线摄片等项目,取得了较好疗效。

15.6.1.1 白英汤的组成

白英 10 g,豨莶草 20 g,伸筋草 30 g,狗脊 10 g,淫羊藿 10 g,制附片 10 g,忍冬藤 15 g,白芍 15 g,桂枝 9 g,细辛 3 g,炙麻黄 6 g,桑寄生 30 g,当归 10 g,制乳香 10 g,制没药 10 g,清风藤 6 g。

15.6.1.2 使用方法

每剂药物均先用冷水浸泡 20 min,然后煎 30 min,取 200 mL 药液,煎 2 次,将药液混合,早晚饭后各温服 200 mL。共 3 个月。

15.6.1.3 观察项目

观察项目包括临床症状、体征和实验室检查指标。其中临床症状包括关节肿胀指数(关节肿胀指数=关节肿胀程度分数×肿胀关节数)、关节压痛指数(关节压痛指数=关节压痛程度分数×压痛关节数)、疼痛指数(疼痛指数=疼痛程度分数×疼痛关节数)、关节功能活动分数、晨僵时间(min)、双手平均握力(mmHg)、X 射线分级。实验室检查指标包括 ESR、RF、CRP、$CD4^+$、$CD8^+$、$CD4^+/CD8^+$、手或足 X 射线摄片检查。

15.6.2 产品开发

白英消疹止痒凝胶剂：该产品是从纯天然植物白英中运用现代的制药工艺技术与设备提取制成的。产品质量稳定，外用治疗慢性湿疹、接触性皮炎、过敏性皮炎以及瘙痒性皮肤病。

15.7 总结与展望

白英作为一种传统的中草药，具有清热利湿、解毒消肿的功效。随着对其研究的不断深入，其现代药理活性也得到很好的研究。在今后的研究中，我们需对其药理活性展开进一步研究，并开展大量的临床实验，开发更多的优质产品。

参 考 文 献

[1] 浙江省食品药品监督管理局. 浙江省中药炮制规范[M]. 北京：中国医药科技出版社, 2015: 200.

[2] 中国科学院中国植物志编辑委员会. 中国植物志[M]. 第 67 卷. 北京：科学出版社, 1978: 86.

[3] 张琰. 药用植物白英栽培技术[J]. 中国林副特产, 2011, 11(4): 29.

[4] 浙江省食品药品监督局. 浙江省中药炮制规范[M]. 北京：中国医药科技出版社, 2005: 286.

[5] Sun L X, Fu W W, Ren J, et al. Cytotoxic constituents from *Solanum lyratum*[J]. Arch Pharm Res, 2006, 29(2): 135.

[6] Kang S Y, Sung S H, Park J H, et al. A phenolic glucoside and steroidal sapogenins of *Solalum lyratum*[J]. Yakhah Hoechi, 2000, 44(6): 534.

[7] 杨丽, 冯锋, 高源. 白英的化学成分研究[J]. 中国中药杂志, 2009, 34(14): 1805.

[8] 臧雅丽. 白英抗肿瘤活性成分研究[D]. 北京：中国中医科学院硕士学位论文, 2008.

[9] Yu S M, Kim H J, Woo E R, et al. Some sesquiterpenoids and 5α, 8α-epidioxysterols from *Solanum lyratum*[J]. Arch Pharm Res, 1994, 17(1): 1.

[10] 吕佳. 白英化学成分研究[D]. 长春：长春中医药大学硕士学位论文, 2012.

[11] 任燕, 张德武, 戴胜军. 白英的化学成分[J]. 中国天然药物, 2009, 7(3): 203.

[12] Sun L X, Fu W W, Li W, et al. Diosgenin glucuronides from *Solanum lyratum* and their cytotoxicity against tumor cell lines[J]. Z Naturforsch C, 2006, 6(3/4): 171.

[13] 尹海龙, 李建, 董俊兴. 白英的化学成分研究：Ⅱ[J]. 军事医学, 2013, 37(4): 279.

[14] Yahara S, Ohtsuka M, Nakano K, et al. Studies on the constituents of solanaceous plants. Ⅷ. A new steroidal glu- curonide from Chinese *Solanum lyratum*[J]. Chem Pharm Bull, 1989, 37(7): 1802.

[15] Yahara S, Murakami N, Yamasaki M, et al. Studies on the constituents of *Solanum* plants. Parts 6. Furostanol glucuronide from *Solanum lyratum*[J]. Phytochemistry, 1985, 24(11): 2748.

[16] Murakami K, Saijo R, Nohara T, et al. Studies on the constituents of *Solanum* plants. Ⅰ. On the constituents of the stem parts of *Solanum lyratum* Thunb[J]. Yakugaku Zasshi, 1981, 101(3): 275.
[17] Yahara S, Morooka M, Ikeda M, et al. Two new steroidal glucuronides from *Solanum lyratum* Ⅱ[J]. Planta Med, 1986, 52(6): 496.
[18] Ye W C, Wang H, Zhao S X, et al. Steroidal glycoside and glycoalkaloid from *Solanum lyratum*[J]. Biochem Syst Ecol, 2001, 29(4): 421.
[19] Sun L X, Qi W, Yang H Y, et al. Nitrogen-containing compounds from *Solanum lyratum* Thunb[J]. Biochem Syst Ecol, 2011, 39(3): 203.
[20] Murakami K, Ezima H, Takaishi Y, et al. Studies on the constituents of *Solanum* plants. Ⅴ. The constituents of *S. lyratum* Thunb. Ⅱ[J]. Chem Pharm Bull, 1985, 33(1): 67.
[21] Lee Y Y, Hsu F L, Nohara T. Two new soladulcidine glycosides from *Solanum lyratum*[J]. Chem Pharm Bull, 1997, 45(8): 1381.
[22] 李瑞玲. 白英化学成分的提取、分离和结构鉴定[D]. 郑州: 郑州大学硕士学位论文, 2006.
[23] 杨敬芝, 郭贵明, 周立新, 等.白英化学成分的研究[J]. 中国中药杂志, 2002, 27(1): 42.
[24] 任燕, 沈莉, 戴胜军.白英中的黄酮及酰胺类化合物[J]. 中国中药杂志, 2009, 34(6): 721.
[25] 尹海龙, 李建, 李箐晟, 等.白英的化学成分研究[J]. 军事医学科学院院刊, 2010, 34(1): 65.
[26] 王林江. 抗癌抗疟疾中草药化学成分的研究[D]. 郑州: 郑州大学硕士学位论文, 2004.
[27] 孙立新, 李凤荣, 王承军, 等.白英化学成分的分离与鉴定[J]. 沈阳药科大学学报, 2008, 25(5): 364.
[28] Ren Y, Shen L, Zhang D W, et al. Two new sesquiterpenoids from *Solanum lyratum* with cytotoxic activities[J]. Chem Pharm Bull, 2009, 57(4): 408.
[29] Yue X D, Qu G W, Li B F, et al. Two new C13-norisoprenoids from *Solanum lyratum*[J]. J Asian Nat Prod Res, 2012, 14(5): 486.
[30] Yao F, Song Q L, Zhang L, et al. Solajiangxins A-C, three new cytotoxic sesquiterpenoids from *Solanum lyratum*[J]. Fitoterapia, 2013, 89(9): 200.
[31] Dai S J, Shen L, Ren Y. Two new eudesmane-type sesquiterpenoids from *Solanum lyratum*[J]. Nat Prod Res, 2009, 23(13): 1196.
[32] Li G S, Yao F, Zhang L, et al. New sesquiterpenoid derivatives from *Solanum lyratum* and their cytotoxicities[J]. J Asian Nat Prod Res, 2014, 16(2): 129.
[33] Zhang D W, Yang Y, Yao F, et al. Solalyratins A and B, new anti-inflammatory metabolites from *Solanum lyratum*[J]. J Nat Med, 2012, 66(2): 362.
[34] Zhang D W, Li G H, Yu Q Y, et al. New anti-inflammatory 4-hydroxyisoflavans from *Solanum lyratum*[J]. Chem Pharm Bull, 2010, 58(6): 840.
[35] Guan Y, Zhao H, Yan X, et al. A study on anti-tumour effect of *Solanum lyratum* Thunb extract in S180 tumour-bearing mice[J]. Afr J Tradit Complement Altern Med, 2013, 10(5): 345.
[36] Xiao Z M, Wang A M, Wang X Y, et al. A study on the inhibitory effect of *Solanum lyratum* Thunb extract on Lewis lung carcinoma lines[J]. Afr J Tradit Complement Altern Med, 2013, 10(6): 444.
[37] 严杰, 潘瑞乐, 唐劲天, 等. 白英甾体皂苷组分抗肿瘤作用初步研究[J]. 中华中医药学刊, 2008, 26(5): 930.
[38] 万福生, 吴剑, 李华, 等. 白英水提物诱导人胃癌SGC-7901细胞凋亡的实验研究[J]. 中药材, 2009, 32(2): 245.
[39] 孙立新, 任靖, 王敏伟, 等. 白英抗肿瘤活性部位筛选[J]. 沈阳药科大学学报, 2005, 22(3): 210.
[40] Hsu S C, Lu J H, Kuo C L, et al. Crude extracts of *Solanum lyratum* induced cytotoxicity and apoptosis in a human colon adenocarcinoma cell line: Colo 205[J]. Anticancer Res, 2008, 28(2A): 1045.
[41] Lin Y T, Huang A C, Kuo C L, et al. Induction of cell cycle arrest and apoptosis in human osteosarcoma U-2OS cells by *Solanum lyratum* extracts [J]. Nutr Cancer, 2013, 65(3): 469.
[42] 赵锦慧, 师杨, 葛红莲, 等. 中草药白英提取物的体外抑菌作用研究[J]. 周口师范学院学报, 2012, 29(2): 87-88.
[43] 费逸明, 龚纯贵. 白英提取物镇痛抗炎作用的实验研究[J]. 药学实践杂志, 2009, 07(2): 111-114.

[44] Bookyung K, Insup H. Abolition of anaphy-lactic shock by *Solarium lyratumt* Thumb[J]. Immunophamac, 1997, 19(11/12): 729.
[45] 李国天. 白英乙醇提取物对四氯化碳诱导的急性肝损伤的保护作用[J]. 中国实用医药, 2015, 10(19): 8-9.
[46] 王智明, 赵凤达. 白英汤联合西药治疗寒湿瘀血阻络、肝肾亏虚型类风湿性关节炎的临床研究[J]. 甘肃中医, 2008, 21(1): 26-28.

第 16 章　石 壁 果 果

16.1　植 物 资 源

石壁果果，即石杉科(Huperziaceae)石杉属植物蛇足石杉[*Huperzia serrata* (Thunb. ex Murray) Trev.]的多年生全草，为畲族常用药材。蛇足石杉又名蛇足石松、千层塔等。

16.1.1　植物形态及资源分布

蛇足石杉是多年生土生植物。茎直立或斜生，高 10～30 cm，中部直径 1.5～3.5 mm，枝连叶宽 1.5～4.0 cm，2～4 回二叉分枝，枝上部常有芽孢。叶螺旋状排列，疏生，平伸，狭椭圆形，向基部明显变狭，通直，长 1～3 cm，宽 1～8 mm，基部楔形，下延有柄，先端急尖或渐尖，边缘平直不皱曲，有粗大或略小而不整齐的尖齿，两面光滑，有光泽，中脉突出明显，薄革质。孢子叶与不育叶同形；孢子囊生于孢子叶的叶腋，两端露出，肾形，黄色[1]。

蛇足石杉在全国除西北地区部分省区、华北地区外均有分布。生于海拔 300～2700 m 的林下、灌丛下、路旁。亚洲其他国家(如日本、朝鲜半岛、泰国、越南、老挝、柬埔寨、印度、尼泊尔、缅甸、斯里兰卡、菲律宾、马来西亚、印度尼西亚等)、太平洋地区、俄罗斯、大洋洲、中美洲有分布。模式标本采自日本，存于瑞典[1]。

16.1.2　栽培繁育关键技术

蛇足石杉属阴生蕨类植物，适宜的生态环境为中亚热带常绿阔叶林和南亚热带季风常绿阔叶林及其退化的次生生态系统，人工柳杉林或阴坡的人工杉木林、毛竹林也有利于其生长。自然条件下，常与金发藓及暖地大叶藓等苔藓类植物伴生，喜湿润、荫蔽环境，在土层深厚、疏松肥沃、排水良好、富含腐殖质的沙壤土中生长良好[2]。

种苗繁育：自然环境下，蛇足石杉主要通过孢子和生殖芽进行繁殖。但由于孢子繁殖周期长，而生殖芽繁殖则较少出现。由于其茎节发根能力较好，且操作方便，因而生产上主要是通过扦插进行繁殖。

扦插方法为扦插前 2～3 天浇透水，结合喷施高锰酸钾进行消毒。待土壤相对湿度达 75%左右时，按株行距 3 cm×5 cm，深 5～6 cm 开沟，将插条斜插于沟内，露出土面部分约 1/3，覆土压实，扦插后浇足定根水。

种植技术：2～3 月当气温超过 15 ℃时，选择阴天或雨后进行移栽(整地时注意覆膜)。幼苗高 20 cm 时即可定植，定植前适当控水，进行蹲苗。定植后淋足定根水，连续淋水至返青(雨天除外)，其间如遇雨天还需注意排涝。蛇足石杉为多年生植物，忌干旱喜阴湿环境，可与其他作物套种。

田间管理：定植后及时检查，发现死苗或缺苗应及时补苗，并维持土壤适宜湿度(相对湿度为 70%左右)。待至快封行时，除去地膜，中耕除草，并追施一次稀薄腐熟人畜粪尿。此后每月施肥 1 次，交叉施用适量稀薄的腐熟人畜粪尿和复合肥 150～200 kg/hm^2。

病虫害管理：蛇足石杉抗病虫害能力强，一般不感病，偶发病害主要为根腐病，一般是由于土质过于潮湿或被地下害虫咬伤或培土施肥碰伤所致。发现病株，立即拔除，并在周围撒施生石灰，同时做好排水工作，防止病菌蔓延成灾。偶发虫害主要有蚜虫，可用粘虫黄板诱杀，或用 0.36%苦参碱水剂或 10%吡虫啉水分散性粒剂 1000～1500 倍液喷雾防治。

16.2　典籍记载与应用[3-5]

【采收加工】夏末、秋初采收，除去泥土，晒干。

【入药部位】全草。

【炮制】取原药，除去杂质，抢水洗净，稍晾，切段，干燥。

【药材性状】茎呈方柱形，有纵沟纹；质坚硬，折断面纤维性，内有白色的髓。叶多脱落或破碎，展平后呈卵圆形或卵状披针形，先端钝或尖，基部渐狭，边缘有不规则牙齿或近全缘，下面有腺点。假总状花序微被毛，花冠脱落；苞片倒针形，宿萼钟状，膜质，有网纹，外被柔毛。宿萼内含小坚果。搓碎后有强烈香气，味辛，有清凉感。

【性味】苦、辛、微甘，平；小毒。

【功效与主治】散瘀消肿，止血生肌，镇痛，杀虱。主治瘀血肿痛，跌打损伤，坐骨神经痛，神经性头痛，烧烫伤。民间用以灭虱，灭臭虫，治疗蛇咬伤等。

【用法用量】内服：水煎服，5～15 g；或捣烂取汁服。外用：适量，煎水洗；或捣烂敷患处；或研末撒于患处；或调敷患处。本品有小毒，中毒时可出现头昏、恶心、呕吐等症状，内服不宜过量。

【注意事项】孕妇禁服。

【附方】①治肺痈吐脓血：蛇足石杉鲜叶 30 g，捣烂绞汁，蜂蜜调敷。②治劳伤咳血，胸闷：蛇足石杉全草 30 g，水煎服。

16.3　化学成分研究

蛇足石杉含多种化学成分，已报道的有 120 余种，具体如表 16-1 所示[6]。

表 16-1　蛇足石杉化学成分表

序号	化合物	参考文献
1	石杉碱甲	[7, 8]
2	石松碱	[9]
3	lycoposerramine G	[10]
4	lycoposerramine L	[10]

续表

序号	化合物	参考文献
5	lycoposerramine M	[10]
6	lycoposerramine N	[10]
7	石松灵碱	[9]
8	6α-hydroxylycopodine	[9]
9	serratezomine C	[11]
10	6α-hydroxyserratidine	[12]
11	4α-hydroxyserratidine	[12]
12	4α, 6α-dihydroxyserratidine	[12]
13	serratidine	[12]
14	lycoposerramine K	[10]
15	石杉碱戊	[13]
16	石杉碱己	[13]
17	lycoposerramine I	[10]
18	lycoposerramine H	[10, 14]
19	lycoposerramine O	[10]
20	石杉碱 O	[14]
21	lycoposerramine J	[10]
22	棒石杉宁碱	[15]
23	石杉碱庚	[13]
24	lycoposerramine F	[10]
25	光泽石松灵碱	[6, 16]
26	6β-羟基石杉碱甲	[17]
27	马尾杉碱 M	[18]
28	石杉碱乙	[8]
29	*N*-甲基石杉碱乙	[19]
30	蛇足石杉碱	[19]
31	异福定碱	[18]
32	石松定碱	[20]
33	huperzine U	[21]
34	*N*, *N*-dimethylhuperzine A	[22]
35	法氏石松碱	[23]
36	lycoposerramine P	[24]
37	2β-hydroxylycothunine	[25]
38	8α-hydroxylycothunine	[25]
39	石松丢宁碱	[25]
40	huperzine I	[26]
41	lycoposerramine Q	[24]
42	serratinidine	[27]
43	11α-hydroxyfawcettidine	[25]
44	2α, 11α-dihydroxyfawcettidine	[25]

续表

序号	化合物	参考文献
45	8α, 11α-dihydroxyfawcettidine	[25]
46	lycoposerramine C	[24]
47	蛇足石杉新碱	[28]
48	macleanine	[29]
49	huperzine S	[21]
50	phlegmariurine A	[24]
51	lycoposerramine E	[24]
52	huperzine T	[21]
53	7α, 11α-dihydroxyphlegmariurine B	[30]
54	11α-hydroperoxyphlegmariurine B	[31]
55	2α-hydroxyphlegmariurine B	[32]
56	7α-hydroxyphlegmariurine B	[30]
57	11α-hydroxyphlegmariurine B	[30]
58	7-hydroperoxyphlegmariurine B	[31]
59	马尾杉碱乙	[31]
60	8α-hydroxyphlegmariurine B	[32]
61	8β-hydroxyphlegmariurine B	[33]
62	phlegmariunine B	[33]
63	2-oxophlegmariurine B	[34]
64	11-oxophlegmariurine B	[34]
65	huperzine R	[35]
66	lycoflexine	[24]
67	lycoposerramine D	[24]
68	lycoposerramine U	[24]
69	千层塔宁碱	[16]
70	千层塔碱	[36]
71	千层塔他尼定碱	[15]
72	8-去氧千层塔宁碱	[37]
73	serratezomine B	[11]
74	huperserratinine	[38]
75	huperzine H	[39]
76	huperzine W	[40]
77	serratezomine A	[11]
78	lycoposerramine A	[41]
79	lycoposerramine S	[24]
80	huperzine P	[23]
81	huperzine Q	[42]
82	*N*-oxyhuperzine Q	[42]
83	lucidine B	[15]
84	oxolucidine B	[43]

续表

序号	化合物	参考文献
85	huperzine V	[44]
86	蛇足石杉碱乙	[45]
87	马尾杉碱 N	[17]
88	huperzine J	[46]
89	huperzine K	[46]
90	huperzine L	[46]
91	21α-hydroxyserrat-14-en-3β-yl *p*-dihydrocoumarate	[47]
92	21α-hydroxyserrat-14-en-3β-yldihydrocaffeate	[47]
93	21α-hydroxyserrat-14-en-3β-yl propanedioic acid monoester	[47]
94	3α, 21α-dihydroxyserrat-14-en-24-oic acid	[47]
95	16-oxo-3α, 21β-dihydroxyserrat-14-en-24-al	[47]
96	16-oxo-3α, 21β-dihydroxyserrat-14-en-24-oic acid	[47]
97	16-oxo-21β-hydroxyserrat-14-en-3α-yl acetate	[47]
98	16-氧代双表千层塔烯二醇	[47-49]
99	3α, 21β, 24-trihydroxyserrat-14-en-16-one	[47]
100	3β, 21β-dihydroxyserrat-14-en-16-one	[47]
101	16-氧代千层塔烯三醇	[47]
102	千层塔尼醇	[47]
103	3β-hydroxyserrat-14-en-21-one	[47]
104	3β, 21α-dihydroxyserrat-14-en-24-ol	[47]
105	3β, 21β-dihydroxyserrat-14-en-24-ol	[47]
106	3α, 21β-dihydroxyserrat-14-en-24-ol	[47]
107	3β, 21β-dihydroxyserrat-14-en-29-ol	[47]
108	3α, 21β-dihydroxyserrat-14-en-24, 29-diol	[47]
109	serrat-14-en-3β, 21β, 29-triol	[49]
110	serrat-14-en-3α, 21β, 24, 29-tetraol	[49]
111	serrat-14-en-3β, 21α, 24-triol	[49]
112	serrat-14-en-3β, 21β, 24-triol	[49]
113	千层塔烯二醇-21-乙酸乙酯	[47]
114	21-表千层塔烯二醇-3-乙酸乙酯	[47]
115	千层塔烯二醇-3-乙酸乙酯	[47]
116	21-表千层塔烯二醇	[47]
117	千层塔烯二醇	[47, 48]
118	21β-hydroxyserrat-14-en-3α-ol	[47]
119	14β, 15β-epoxy-3β-hydroxyserratan-21β-ol	[50]
120	14β, 15β-epoxy-3β-hydroxyserratan-21α-ol	[50]
121	14β, 15β-epoxy-3β-hydroxyserratan-21α-ol-3β-*O*-acetate	[50]
122	14β, 15β-epoxyserratan-3β, 21β, 29-triol	[49]

16.4 药理活性研究

石杉碱甲(hup-A)是蛇足石杉的主要成分，现代药理活性研究也主要围绕其展开。石杉碱甲具有较强的抗氧化活性，对胆碱酯酶有较强的抑制作用，且还具有保护神经细胞和抗凋亡的功效。

抗氧化作用。石杉碱甲能够提高过氧化氢酶和 GSH-Px 的活性，抑制由于 Aβ(β-淀粉样蛋白)的积累而维持脑细胞氧化还原系统的稳态。Aβ 的神经毒性作用导致氧自由基增加，损伤神经细胞膜和线粒体 DNA，产生氧化应激反应。梁妍琦等[34]将神经细胞与石杉碱甲预先孵育 2 h 然后再与 Aβ 孵育，可使 Aβ 产生的毒性明显减弱，细胞存活率及抗氧化酶活力明显上升，丙二醛(MDA)水平下降。该实验表明石杉碱甲的抗 Aβ 神经毒性与其能提高细胞的抗氧化能力有关。

胆碱酯酶抗性。王月娥等[50]采用二硫基双硝基苯甲酸(DTNB)法测定石杉碱甲对大鼠红细胞膜、血清及猪血的胆碱酯酶活力测试。结果表明，石杉碱甲对 AchE 的抑制作用是毒扁豆碱(Phys)的 3 倍，加兰他敏(Gal)的 30 倍；口服石杉碱甲 0.36 mg/kg 后，大鼠全脑乙酰胆碱酯酶达到最大抑制，其作用时间长达 360 min。Hartving 等[51]开展大鼠整体实验，研究结果表明，石杉碱甲对皮层、海马、中膈、延脑、小脑的 AchE 活动均有明显抑制作用并呈剂量依赖性，且该抑制作用为竞争性和非竞争性混合的选择性抑制。此外，胆碱能系统是维持人的短期记忆力和注意力所必需的，已证实使用胆碱酯酶抑制剂可有效改善胆碱能系统功能。因而，石杉碱甲还具有增强记忆保持和促进记忆再现的作用。

保护神经细胞和抗凋亡。随着近年研究的不断深入，石杉碱甲作为一种高效高选择性的中枢乙酰胆碱酯酶抑制剂，不仅有调控神经生长因子的表达与分泌、抗谷氨酸受体的作用，还可以通过对抗谷氨酸引发的兴奋毒性、抗细胞凋亡、抗氧化等多条途径保护细胞，对多种神经退行性疾病有潜在的治疗作用[52]。

16.5 研 究 实 例

根据相关报道的文献，简单阐述蛇足石杉中石杉碱甲、乙和丙含量测定的实例[53]。

16.5.1 实验材料

实验仪器：岛津 LC-20AT 高效液相色谱仪、岛津 AUY120 型电子天平、德国 BINDER 电热烘箱、Milipore 超纯水处理系统、KQ-250E 型超声波清洗器。

实验试剂：石杉碱甲、乙、丙标准品(Sigma)为色谱纯，甲醇为色谱纯，乙酸铵、冰醋酸、酒石酸及其他试剂均为分析纯。

实验材料：采自湖南永顺县杉木河、古丈县高望界、保靖县白云山和凤凰县两头羊，经吉首大学张代贵高级实验师鉴定为蛇足石杉。

16.5.2 实验方法

16.5.2.1 样品制备

标准品混合溶液配制：精密称取石杉碱甲、乙和丙标准品 100 mg，分别置于 100 mL 容量瓶中，用色谱纯级甲醇溶解并定容至刻度，摇匀，质量浓度分别为 100 μg/mL。精密吸取上述标准品母液，分别稀释成 6 组浓度梯度的石杉碱甲、乙和丙混合溶液(μg/mL)：a(0.5、0.2、0.2)、b(2.0、1.0、1.0)、c(4.0、2.0、2.0)、d(6.0、4.0、3.0)、e(8.0、6.0、4.0)、f(10.0、8.0、5.0)。4 ℃保存。

供试品溶液制备：将采自 4 个样地的蛇足石杉样品清洗干净，各选取 10 棵具有 2 个二叉分支的完整植株(20～25 cm)，每个样地的材料等分成 3 份，各组间植株大小相近；同样选择 15 棵植株，分别收集根、茎、叶；选好的材料置于烘箱中 50 ℃烘干，然后用研钵充分研碎，再次置于烘箱中 50 ℃烘至恒重。精密称取 0.2 g 粉末置于 100 mL 具塞锥形瓶中，加入 2%的酒石酸 20 mL，称定，超声萃取 1 h，再称重，用 2%酒石酸补足失重。经 0.45 μm 滤膜过滤，即得供试品溶液。

16.5.2.2 液相色谱检测

色谱条件：色谱柱为 Diamonsil C_{18}(250 mm×4.6 mm，5 μm)；流动相为甲醇-0.08 mol/L 乙酸铵溶液(32∶68，体积比；冰醋酸调 pH 至 5.8)；流速 1 mL；检测波长 308 nm；柱温 25 ℃；进样量 20 μL。

样品检测：取供试品溶液和标准品混合溶液，按相应色谱条件进行测定，利用峰面积外标法计算石杉碱甲、乙和丙的含量。

16.5.3 结果与分析

16.5.3.1 色谱分离

在本色谱条件下，石杉碱甲、乙和丙各组分分离良好，峰形对称，无拖尾现象，不受样品中其他成分干扰，理论塔板数按石杉碱甲计不低于 6000。标准品混合溶液和供试品溶液中石杉碱甲、乙和丙的保留时间分别为 11.76 min、6.79 min 和 7.93 min，整个过程仅需 13 min。

16.5.3.2 样品石杉碱含量测定

分别对 4 个样地的蛇足石杉全草粉末进行处理，HPLC 测定，采用外标法定量：$\rho_{石}=A_{石}/A_{标}\times\rho_{石}$，换算得供试品中石杉碱的含量。结果表明，永顺县杉木河蛇足石杉全草中石杉碱甲、乙、丙的含量分别为(0.518±0.006)‰、(0.325±0.004)‰、(0.046±0.001)‰；古丈县高望界蛇足石杉全草中石杉碱甲、乙、丙含量分别为(0.513±0.005)‰、(0.317±0.004)‰、(0.042±0.001)‰；保靖县白云山蛇足石杉全草中石杉碱甲、乙、丙含量分别为(0.504±0.006)‰、(0.312±0.003)‰、(0.040±0.001)‰；凤凰县两头羊蛇足石杉全草中石杉碱甲、乙、丙含量分别为(0.510±0.004)‰、(0.315±0.005)‰、(0.043±0.001)‰。4个样地之间的石杉碱甲、乙、丙含量无显著差异。

同理测定了不同样地三种石杉碱在蛇足石杉根、茎和叶中的分布情况，由表16-2可知，4个样地植株不同部位的石杉碱甲、乙和丙含量存在显著差异。即在蛇足石杉的叶、茎、根中，石杉碱甲和乙的分布规律一致，均为叶>茎>根，且叶和茎中的含量明显高于根中含量；石杉碱丙的含量则为根大于叶和茎。

表16-2　不同样地不同部位蛇足石杉中石杉碱甲、乙和丙含量的测定结果

不同样地	不同部位	石杉碱甲/%	石杉碱乙/%	石杉碱丙/%
永顺县杉木河	根	0.203	0.151	0.088
	茎	0.457	0.278	0.035
	叶	0.582	0.395	0.037
古丈县高望界	根	0.195	0.135	0.085
	茎	0.435	0.246	0.033
	叶	0.560	0.370	0.031
保靖县白云山	根	0.184	0.127	0.079
	茎	0.433	0.244	0.030
	叶	0.546	0.365	0.034
凤凰县两头羊	根	0.180	0.124	0.090
	茎	0.438	0.253	0.035
	叶	0.552	0.375	0.036

16.6　临床使用与产品开发

16.6.1　临床使用

石杉碱甲是从蛇足石杉中分离出来的，随着对其研究的不断深入，研究者对其开展大量的临床实验，实验结果显示石杉碱甲对多种老年痴呆症有效。

张振馨等[54]选择来自全国15个中心的202例早老性痴呆患者，随机给予石杉碱甲或安慰剂治疗12周。其中石杉碱甲组100例，0.4 mg/d；安慰剂组102例。临床实验表明，石杉碱甲可显著改善早老性痴呆患者的认知功能、行为和心境症状以及日常生活活动能力和总体功能，并具有良好的安全性。而且，李宁等[55]和张哲君[56]均研究发现，联合用药可提高石杉碱甲的功效。因而，联合用药将会是早老性痴呆的治疗方向。

此外，脑血管病变[57, 58]、多梗死性痴呆[59, 60]、轻度认知功能障碍[61]、其他认知记忆功能障碍[62-64]等方面的临床实验表明，石杉碱甲对其均有良好的效果，且联合用药可以较好提高其功效。

16.6.2　产品开发

石杉碱甲片/胶囊：石杉碱甲制剂(片剂或胶囊)常见中文名有福定碱、哈伯因、竹林安特等。该制剂适用于治疗中、老年良性记忆障碍及各型痴呆、记忆认知功能及情绪行为障碍，还可用于治疗重症肌无力。使用中，对本药过敏者、严重心动过缓、低血压、心绞痛、癫痫、哮喘、肠梗阻、肾功能不全、尿路梗阻者禁用，且本品应慎与碱性药物配伍。

16.7 总结与展望

蛇足石杉具有清热解毒、生肌止血、散瘀消肿等功效，其主要成分石松类生物碱石杉碱甲已被广泛研究，并已开发成产品。但研究表明，联合用药可以提高石杉碱甲的治疗功效，因而，在今后的研究中，应加大对其联合用药方面的研究，并研发更多优质高效的生物制剂。

参考文献

[1] 中国科学院中国植物志编辑委员会. 中国植物志[M]. 北京: 科学出版社, 2004: 17.

[2] 韦荣昌, 闫志刚, 马小军, 等. 蛇足石杉种植关键技术[J]. 江苏农业科学, 2013, 41(10): 222-223.

[3] 罗迎春, 孙庆文. 贵州民族常用天然药物第二卷[M]. 贵阳: 贵州科技出版社, 2013: 86.

[4] 安徽省食品药品监督局. 安徽省中药饮片炮制规范 2005 年版[M]. 合肥: 安徽人民出版社, 2006: 232.

[5] 杨卫平, 夏同珩. 新编中草药图谱及常用配方[M]. 第 1 卷. 贵阳: 贵州科技出版社, 2010: 86.

[6] 袁经权, 周小雷, 王硕, 等. 蛇足石杉化学成分和药理作用研究进展[J]. 中草药, 2012, 43(2): 399-407.

[7] 徐择邻, 储宾孟, 栾新慧, 等. 福定碱的结构测定[J]. 解放军医学杂志, 1985, 10(4): 263-264.

[8] 刘嘉森, 俞超美, 周有作, 等. 石杉碱甲和石杉碱乙的化学研究[J]. 化学学报, 1986, 44(10): 1035-1040.

[9] 袁珊琴, 冯锐, 顾国明. 蛇足石杉生物碱成分的研究(III)[J]. 中草药, 1995, 26(3): 115-117.

[10] Takavama H, Katakawa K, Kitajima M, et al. Ten new *Lycopodium* alkaloids having the lycopodane skeleton isolated from *Lycopodium serratum* Thunb[J]. Chem Pharm Bull, 2003, 51: 1163-1169.

[11] Morita H, Arisaka M, Yoshida N, et al. Serratezomines A C, new alkaloids from *Lycopodium serratum* var. *serratum*[J]. J Org Chem, 2000, 65: 6241-6245.

[12] Tan C H, Ma X Q, Jiang S H, et al. Three new hydroxylated serratidine alkaloids from *Huperzia serrata*[J]. Nat Prod Lett, 2002, 16: 149-153.

[13] 王保德, 王建, 孙海芳, 等. 几个石松类生物碱的质谱分析[J]. 有机化学, 2001, 21(8): 606-610.

[14] 王保德, 滕宁宁, 朱大元. 石杉碱 O 的结构鉴定[J]. 有机化学, 2000, 20(5): 812-814.

[15] Inubushi Y, Ishii H, Yasui B, et al. Studies on the constituents of domestic *Lycopodium* plants[J]. Yakugaku Zasshi, 1967, 87: 1394-1403.

[16] Ma X Q, Jiang S H, Zhu D Y. Alkaloid patternsin *Huperzia* and some related genera of Lycopodiaceae sensu lato occurring in China and their contribution to classification[J]. Biochem Syst Ecol, 1998, 26: 723-728.

[17] 袁珊琴, 赵毅民. 蛇足石杉生物碱成分的研究(Ⅳ)[J]. 中草药, 2000, 31(7): 498-499.

[18] 袁珊琴, 赵毅民. 蛇足石杉生物碱成分的研究(Ⅵ)[J]. 中草药, 2003, 34(7): 595-596.

[19] 袁珊琴, 魏同泰. 蛇足石杉生物碱成分的研究[J]. 药学学报, 1988, 23(7): 516-520.

[20] 袁珊琴, 冯锐, 顾国明. 蛇足石杉生物碱成分的研究(Ⅱ)[J]. 中草药, 1994, 25(9): 453-454.

[21] Tan C H, Ma X Q, Chen G F, et al. Huperzines S, T, U: New lycopodium alkaloids from *Huperzia*

serrata[J]. Can J Chem, 2003, 81: 315-318.

[22] Hu P, Gross M L, Yuan S Q, et al. Massspectrometric differentiation of huperzinine, *N*, *N*-dimethylhuperzine A and *N*-methylhuperzine B[J]. Org Mass Spectr, 1992, 27: 99-104.

[23] Tan C H, Jiang S H, Zhu D Y, et al. A novel *Lycopodium* alkaloid from *Huperzia serrata*[J]. Tetrahedron Lett, 2000, 41: 5733-5736.

[24] Takavama H, Katakawa K, Kitajima M, et al. Seven new *Lycopodium* alkaloids lycoposerramines-C, -D, -E, -P, -Q, -S, -U, from *Lycopodium serratum* Thunb[J]. Tetrahedron Lett, 2002, 43: 8307-8311.

[25] Kazuaki K, Akiko N, Noriyuki K, et al. Fawcettimine-related alkaloids from *Lycopodium serratum*[J]. J Nat Prod, 2007, 70: 1024-1028.

[26] Gao W Y, Wang B D, Li Y M, et al. A new alkaloid and arbutin from the whole plant of *Huperzia serrata*[J]. Chin Chem Lett, 2000, 18: 614-616.

[27] Yasui B, Ishii H, Harayama T, et al. Structure of serratinidine: Correlation with serratinine[J]. Tetrahedron Lett, 1966, 33: 3967-3973.

[28] 袁珊琴, 赵毅民, 冯锐. 蛇足石杉新碱的结构鉴定[J]. 药学学报, 2002, 37: 946-949.

[29] Ayer W A, Ma Y T, Liu J S, et al. Macleanine, a unique type of dinitrogenous *Lycopodium* alkaloid[J]. Can J Chem, 1994, 72: 128-130.

[30] Tan C H, Wang B D, Jiang S H, et al. New *Lycopodium* alkaloids from *Huperzia serrata*[J]. Planta Med, 2002, 68: 188-190.

[31] Tan C H, Ma X Q, Zhou H, et al. Two novel hydroperoxylated *Lycopodium* alkaloids from *Huperzia serrata*[J]. Acta Bot Sin, 2003, 45: 118-121.

[32] 谭小健, 王海顷, 蒋华良, 等. 8α-OH 马尾杉碱 B 的结构鉴定-NMR 谱分析及密度泛函理论研究[J]. 化学学报, 2000, 58: 1386-1392.

[33] 袁珊琴, 赵毅民. 蛇足石杉中一个新的 Phlegmariurine 型生物碱[J]. 药学学报, 2003, 38(8): 596-598.

[34] Tan C H, Chen G F, Ma X Q, et al. Three new phlegmariurine B-type *Lycopodium* alkaloids from *Huperzia serrata*[J]. J Asian Nat Prod Res, 2002, 4: 227-231.

[35] Tan C H, Chen G F, Ma X Q, et al. Huperzine R, a novel 15-carbon *Lycopodium* alkaloid from *Huperzia serrata*[J]. J Nat Prod, 2002, 65: 1021-1022.

[36] 张秀尧, 王惠. 蛇足草(千层塔)的化学成分研究[J], 中草药, 1990, 21(4): 146-147.

[37] 李军, 韩燕艺, 刘嘉森. 千层塔生物碱的研究[J]. 中草药, 1987, 18(2): 50-51.

[38] Zhu D Y, Jiang S H, Huang M F, et al. Huperserratinine from *Huperzia serrata*[J]. Phytochemistry, 1994, 36: 1069-1072.

[39] Gao W Y, Li Y M, Wang B D, et al. Huperzine H, a new *Lycopodium* alkaloid from *Huperzia serrata*[J]. Chin Chem Lett, 1999, 10: 463-466.

[40] Tan C H, Ma X Q, Chen G F, et al. Huperzine W, a novel 14 carbons *Lycopodium* alkaloid from *Huperzia serrata*[J]. Chin Chem Lett, 2002, 13: 331-332.

[41] Takayama H, Katakawa K, Kitajima M, et al. A new type of *Lycopodium* alkaloid, lycoposerramine-A, from *Lycopodium serratum* Thunb[J]. Org Lett, 2001, 3: 4165-4167.

[42] Tan C H, Ma X Q, Chen G F, et al. Two novel *Lycopodium* alkaloids from *Huperzia serrata*[J]. Helv Chim Acta, 2002, 85: 1058-1061.

[43] Ayer W A, Browne L M, Nakahara Y, et al. A new type of *Lycopodium* alkaloid. The $C_{30}N_3$ alkaloids from *Lycopodium lucidulum*[J]. Can J Chem, 1979, 57: 1105-1107.

[44] Liu H Q, Tan C H, Jiang S H, et al. Huperzine V, a new *Lycopodium* alkaloid from *Huperzia serrata*[J]. Chin Chem Lett, 2004, 15: 303-304.

[45] 袁珊琴, 赵毅民, 冯锐. 蛇足石杉生物碱成分的研究(Ⅴ)[J]. 军事医学科学院院刊, 2001, 25(1): 57-58.

[46] Gao W Y, Li Y M, Jiang S H, et al. Three *Lycopodium* alkaloid *N*-oxides from *Huperzia serrata* [J]. Planta Med, 2000, 66: 664-667.

[47] Zhou H, Tan C H, Jiang S H, et al. Serratene-type triterpenoids from *Huperzia serrata* [J]. J Nat Prod, 2003, 66: 1328-1332.

[48] 李军, 韩燕艺, 刘嘉森. 千层塔中三萜成分的研究[J]. 药学学报, 1988, 23(7): 549-552.
[49] Zhou H, Li Y S, Tong X T, et al. Serratane-type triterpenoids from *Huperzia serrata*[J]. Nat Prod Res, 2004, 18(5): 453-459.
[50] 王月娥, 岳冬贤, 唐希灿. 石杉碱甲的抗胆碱酯酶作用[J]. 中国药理学报, 1986, 7: 110.
[51] Hartving P, Wiklund L, Aquilonius S M, et al. Clinical Pharmacokinetics of Centrally Acting Cholinesteraee Inhibitors[M]. Boston: Birkhauser, 1991: 68.
[52] 梁妍琦, 唐希灿. 治疗阿尔采末病药物石杉碱甲的多靶点药理作用[J]. 新疆医科大学学报, 2006, 29(2): 97-100.
[53] 杜次, 彭清忠, 田向荣, 等. 湘西蛇足石杉中石杉碱甲、乙和丙含量的测定[J]. 广西植物, 2013, 33(3): 406-409.
[54] 张振馨, 王新德, 陈清棠, 等. 石杉碱甲治疗阿尔茨海默病的有效性和安全性的多中心双盲随机对照试验[J]. 中华医学杂志, 2002, 82(14): 941-944.
[55] 李宁, 刘欣, 万争艳. 双益平综合治疗阿尔茨海默病的临床观察[J]. 中国民康医学, 2008, 20(9): 912-913.
[56] 张哲君. 石杉碱甲联合尼莫同治疗老年性痴呆的临床观察[J]. 中国现代医生, 2007, 45(13): 23-24.
[57] 任雁京. 哈伯因治疗老年血管性痴呆的临床观察[J]. 中西医结合心脑血管病杂志, 2007, 5(8): 745-746.
[58] 郑国玲, 崔贵祥, 李义召. 石杉碱甲治疗血管性痴呆的临床研究[J]. 山东大学学报(医学版), 2006, 44(8): 840-842.
[59] 唐慧玲. 哈伯因治疗多梗死性痴呆的疗效观察[J]. 中国实用神经疾病杂志, 2008, 11(10): 109-110.
[60] 宋志秀, 田小军. 石杉碱甲对多梗死性痴呆认知功能的改善[J]. 中国社区医师, 2008, 10(1): 28-30.
[61] 程熙, 顾慎为. 石杉碱甲治疗轻度认知功能障碍疗效观察[J]. 海峡药学, 2008, 20(2): 50-51.
[62] 常蜀英, 陈世铭, 曹起龙, 等.石杉碱甲改善中老年语词记忆障碍的临床研究[J]. 医药导报, 2002, 21(5): 263-265.
[63] 高玉峰, 李静, 蒙华庆, 等. 哈伯因对抑郁症认知功能和生活质量的影响[J].重庆医学, 2007, 36(6): 483-485.
[64] 黄长煌, 邓晓明, 杨左兵. 氯氮平联合石杉碱甲治疗精神分裂症记忆功能障碍的疗效比较[J]. 四川精神卫生, 2007, 20(2): 69-70.

第 17 章　坛　头　刷

17.1　植 物 资 源

坛头刷，即石松科(Lycopodiaceae)垂穗石松属植物垂穗石松[*Palhinhaea cernua* (L.) Vasc. et Franco]的全草，为畲族习用药材。垂穗石松又名过山龙、灯笼草、伸筋草、铺地蜈蚣等。

17.1.1　植物形态及资源分布

《中国植物志》中记载[1]，垂穗石松是中型至大型土生植物，主茎直立，高达 60 cm，圆柱形，中部直径 1.5～2.5 mm，光滑无毛，多回不等位二叉分枝；主茎上的叶螺旋状排列，稀疏，钻形至线形，长约 4 mm，宽约 0.3 mm，通直或略内弯，基部圆形，下延，无柄，先端渐尖，边缘全缘，中脉不明显，纸质。侧枝上斜，多回不等位二叉分枝，有毛或光滑无毛；侧枝及小枝上的叶螺旋状排列，密集，略上弯，钻形至线形，长 3～5 mm，宽约 0.4 mm，基部下延，无柄，先端渐尖，边缘全缘，表面有纵沟，光滑，中脉不明显，纸质。孢子囊穗单生于小枝顶端，短圆柱形，成熟时通常下垂，长 3～10 mm，直径 2.0～2.5 mm，淡黄色，无柄；孢子叶卵状菱形，覆瓦状排列，长约 0.6 mm，宽约 0.8 mm，先端急尖，尾状，边缘膜质，具不规则锯齿；孢子囊生于孢子叶腋，内藏，圆肾形，黄色。

本种也可根据被毛情况分为两个变型，垂穗石松(原变型)和毛枝垂穗石松(变型)。在我国长江以南各省多有分布。较之垂穗石松，毛枝垂穗石松枝被毛，且其分布更偏南。

17.1.2　栽培繁育关键技术

垂穗石松主要通过孢子或分株繁殖。

孢子繁殖：孢子收集后需尽快播种，为刺激其萌发，播种前可用 300 mg/L 的赤霉素(GA_3)溶液处理 15 min。育苗土壤多用腐叶土、泥炭土、河沙等混合配制而成，常用配方为腐叶土、壤土、河沙按 6∶2∶2 的比例混合。以上各原料必须过筛后拌匀，蒸汽灭菌后才能使用。播种用的育苗容器也必须消毒。播种后，温度要控制在 25 ℃、空气湿度 80%以上，每天光照 4 h 以上，从播种到出叶需要 2～3 个月。当孢子体长出 3～4 片叶后移栽，仍用混合土作为基质，苗高 10～15 cm 时栽入花盆。

该植物是酸性土壤的指示植物，对酸碱很敏感，宜栽于排水良好，酸度高的黄壤坡地。如盆栽须选用山地黄壤，略为深植，盆底多填碎瓦，以利排水。栽后浇足水置于阴处，待长势恢复再移放阳地，平时叶面喷水即可，到土壤干透时再浇水。

分株繁殖：由于垂穗石松主根不发达，分株繁殖必须在原地切断，待不定根自根茎下面生出才可分植。分植一旦成活，营养枝即萌生分枝，如环境适宜，培育 1 年可盆栽或绿化。垂穗石松耐瘠薄干旱，培育管理较为简易，除控制杂草外，在生长季节浇 1～2 次肥水。在低海拔坡地绿化，干旱炎热天要适当灌溉。

17.2　典籍记载与应用

【药用部位】全草。

【采收炮制】夏、秋两季茎叶茂盛时采收，除去杂质，洗净，切段，干燥。

【药材性状】呈段状。茎圆柱形，略弯曲，可见黄白色细根；切面皮部浅黄色，木部类白色。叶密生，条状披针形，黄绿色至浅黄棕色，先端渐尖呈芒状，全缘，无毛。孢子囊穗有时可见，直立棒状，具柄，常2～6个总状排序；孢子叶边缘有细锯齿，内含1孢子囊。气微，味淡。

【性味与归经】微苦、辛，温。归肝、脾、肾经。

【功效与主治】祛风湿，舒筋活络。用于关节酸痛，屈伸不利。

【用法用量】内用：煎服，9～12 g。外用：煎水洗或研末调敷。

【附方】[2]

(1) 治跌打损伤，调和筋骨：坛头刷 20 g，水煎服。

(2) 治带状疱疹：坛头刷适量，捣碎，加适量米醋，敷患处。

(3) 治虚痨病，咳嗽，吐血，小便不利，遗精：铺地蜈蚣 1 两，公猪小肚 1 个(去浊洗净)。和水适量，炖 1 h 服。日服 1 次。连服 3～5 次。

(4) 治吐血：铺地蜈蚣 1 两。捣烂，开水冲服。

(5) 治肝炎，黄疸：鲜铺地蜈蚣 1～2 两。煎服，每日 1～2 次。

(6) 治痢疾：鲜铺地蜈蚣 1～2 两，红糖半两。加水煎服，1 日 2 次。

(7) 治蛇缠疮：伸筋草焙干研粉，加麻油、冰片调敷患处。

(8) 治小便不利、梦遗失精：鲜铺地蜈蚣 1 两，鲜海金沙草 1 两。水煎服。

17.3　化学成分研究

垂穗石松含多种化学成分，已报道的有 20 余种，具体如表 17-1 所示。

表 17-1　垂穗石松化学成分表

序号	化合物	参考文献
1	羟基垂石松碱(lycocernuine)	[3]
2	*N*-甲基石杉碱(*N*-methylhuperzine)	[3]
3	石杉碱乙	[3]
4	千层塔萜烯二醇(serratenediol)	[3-6]
5	21-表千层塔烯二醇(21-episerratenediol)	[3, 6]
6	α-芒柄花根萜醇(α-onocerin)	[3, 5, 6]
7	21-表千层塔萜三醇(21-episerratriol)	[3-5]
8	伸筋草萜三醇(lycoclavanol)	[3, 4]

续表

序号	化合物	参考文献
9	垂石松酸甲(lycernuic acid A)	[3-5]
10	伸筋草萜宁醇(lyclaninol)	[3]
11	16-氧代伸筋草萜三醇(16-oxolycoclavanol)	[4]
12	灯笼草碱(cernuine)	[5]
13	千层塔萜三醇(serratriol)	[5]
14	16-氧-21-表千层干塔萜三醇	[5]
15	16-氧石松醇	[5]
16	垂石松酸 B(lycernuic acid B)	[5]
17	灯笼草苷(cernoside)	[5]
18	β-谷甾醇	[5]
19	豆甾醇	[5]
20	菜油甾醇(campesterol)	[4, 5, 7]
21	垂石松酸 D(lycernuic acid D)	[6]
22	palhinua A	[7]
23	氧化铺地蜈蚣碱(cernuine *N*-oxide)	[7]
24	*N*-demethy-huperzinine	[7]
25	蛇足石杉碱(huperzinine)	[7]
26	α-obcurine	[7]

17.4 药理活性研究

垂穗石松具祛风湿，舒筋络，活血，止血等功效。戴克敏等[3]发现垂穗石松提取物对豚鼠离体肠平滑肌有兴奋作用、抗血小板凝聚作用。罗芒生用过山龙，配合蜡梅花、柳叶治疗跌打损伤。

此外，贺立中等[8]将垂穗石松用超滤法制成注射液，并用其治疗大鼠实验性矽肺，对染尘大鼠腹腔注射给药 5 周，解剖测定各指标，结果显示，该注射液对大鼠实验性矽肺具较好疗效。而田景锡[9]则用过山龙复方(由过山龙、野菊、金银花藤、黄芪、甘草等几味纯天然植物药组成)治疗乙型肝炎，通过 1000 多例过山龙治疗乙肝病例观察发现，该复方具有抑制乙肝病毒、恢复肝功能、促进乙肝大小三阳转阴且不复发反弹的效果。孙章钧[10]用垂穗石松治疗带状疱疹 30 例也取得满意效果。

17.5 研 究 实 例

根据相关文献，简单阐述垂穗石松抗菌活性及其活性物质研究的实例[11]。

17.5.1 实验材料

植物材料：垂穗石松。

层析试剂: 柱层析硅胶(100～200 目和 200～300 目), 薄层层析硅胶 GF254(青岛海洋化工厂生产)。层析用 100～200 目中性氧化铝(国药集团化学试剂有限公司生产)。

分析纯: 甲醇、丙酮、石油醚、三氯甲烷、乙酸乙酯、乙醇、正丁醇等。

核磁共振所用溶剂: 氘代甲醇(CD_3OD), 氘代二甲基亚砜(DMSO-d_6)。

标准对照药剂: 125 g/L 氯霉素注射液(上海现代哈森药业有限公司生产)。

其他常用试剂: 氢氧化钠、盐酸、蔗糖、葡萄糖、牛肉膏、蛋白胨、琼脂粉、蒸馏水等。

17.5.2 实验方法

17.5.2.1 植物提取物制备

采用有机溶剂浸提法。植物材料洗净、风干后再烘干至发脆, 将其粉碎。用 5 倍量的甲醇浸泡植物干粉, 期间搅拌 2～3 次, 24 h 后抽滤。浸提 2 次, 将 2 次滤液合并后用旋转蒸发仪减压浓缩, 得膏状粗提物, 置于 4 ℃冰箱中保存, 备用。

17.5.2.2 植物活性成分分离与鉴定

初步分离: 植物材料的甲醇粗提物用液-液萃取法分离。先用一定量的蒸馏水溶解一定质量粗提物, 置于分液漏斗中, 再加入等量的石油醚, 充分摇匀后置于铁架台上静置一段时间, 待分层稳定后, 用烧杯从分液漏斗下端接水层, 石油醚层则从漏斗上部倒出。相同方法萃取三次, 合并三次石油醚层, 用旋转蒸发仪减压浓缩至膏状并称量。再用同样的方法依次从水层中萃取得到乙酸乙酯层、正丁醇层萃取物。

硅胶层析: 植物甲醇粗提物或萃取物先用 100～200 目硅胶进行柱层析分离, 通过薄层层析检测合并相同或相似的馏分, 对各组分进行活性测定后确定活性馏分。经过多次硅胶柱层析分离得到以活性化合物为主要物质的馏分, 并用中性氧化铝进行层析脱色, 再用高效液相色谱仪进行检测、纯化, 最终获得纯化合物。

化学结构鉴定: 分离得到的化合物, 测定并解析其核磁共振谱(NMR)、质谱(MS), 再参考相关文献进行结构鉴定。

NMR: 以氘代甲醇、氘代 DMSO 为溶剂, 测定 ^{1}H-NMR、^{13}C-NMR 和 DEPT135°谱。

MS: 采用电子轰击 ESI-MS 质谱法。

17.5.2.3 生物活性测定

(1) 动物病原菌的抑制活性测定: 通过带毒平板法和滤纸片扩散法测定动物病原菌的抑制活性。

(2) 动物病原菌的最低抑制浓度(MIC)测定: 参照对动物病原菌的抑制活性测定方法, 将样品配成一系列浓度, 制成一系列浓度的带毒培养平板, 37 ℃条件下培养 72 h 后, 观察结果, 以不长菌的最低浓度为药液对动物病原菌的 MIC。

(3) 植物病原真菌菌丝生长的抑制活性测定: 参照陈年春[12]采用菌丝生长速率法测定。把样品配成一定浓度的药液(溶剂为丙酮和水, 体积比 1∶1)。在无菌洁净工作台中,把 1 mL 药液(对照组用空白溶剂代替)与 9 mL 热溶马铃薯葡萄糖琼脂培养基(PDA 培养基)混合均匀，倒入直径为 9 cm 的培养皿中制成厚薄均匀的带药培养基。在已活化的供试菌边缘，用直径为 0.4 cm 的无菌打孔器切取菌饼，并接到带药培养基上(菌丝面朝下)，每个培养皿接 3 个菌饼(品字形分布)，每个处理设 3 个重复。置于(27±1)℃光照培养箱中培养 72 h 后，用十字交叉法测量菌落直径，根据下列公式计算抑制率。

抑制率(%)=(对照菌落直径–处理菌落直径)÷对照菌落直径×100%

菌落直径(cm)= 测量直径–0.4

测定有效中浓度(EC_{50})时，配制 5 个系列浓度的药液，测定各个浓度的抑菌率，用最小二乘法求出毒力回归方程、有效中浓度。

17.5.3 实验结果

17.5.3.1 垂穗石松甲醇提取物对 15 种供试动物病原菌的抑制活性

用带毒培养基法测定垂穗石松甲醇提取物对 14 种细菌和白色念珠菌的 72 h 抑制活性，结果见表 17-2。由表可知，当提取物的浓度为 10 mg/mL 时，其对革兰氏阳性菌的抑制活性较革兰氏阴性菌好。7 种革兰氏阳性菌中，只有炭疽杆菌不能被完全抑制; 7 种革兰氏阴性菌中，只有伤寒沙门氏菌、痢疾志贺氏菌、普通变形杆菌被完全抑制; 而该提取物也不能完全抑制白色念珠菌。

表 17-2 垂穗石松甲醇提取物对 15 种供试动物病原菌的抑制活性

供试动物病原菌	革兰氏	阳性对照	阴性对照	垂穗石松甲醇提取物
伤寒沙门氏菌	G^-	+++	---	---
痢疾志贺氏菌	G^-	+++	---	---
普通变形杆菌	G^-	+++	---	---
铜绿假单胞菌	G^-	+++	---	+++
大肠杆菌	G^-	+++	---	+++
产气肠杆菌	G^-	+++	---	+++
乙型副伤寒沙门氏菌	G^-	+++	---	+++
溶壁微球菌	G^+	+++	---	---
枯草芽孢杆菌	G^+	+++	---	---
蜡样芽孢杆菌	G^+	+++	---	---
藤黄微球菌	G^+	+++	---	---
金黄色葡萄球菌	G^+	+++	---	---
巨大芽孢杆菌	G^+	+++	---	---
炭疽杆菌	G^+	+++	---	+++
白色念珠菌	无	+++	---	+++

注: 提取物浓度为 10 mg/mL; 每个处理设 3 个重复，“-”表示不长菌，“+”表示长菌; “无”表示不属于 G^-、G^+。

17.5.3.2 垂穗石松甲醇提取物对 10 种供试动物病原菌的最低抑制浓度

基于 17.5.3.1 节的结果，将垂穗石松甲醇提取物及氯霉素按倍数稀释配成一系列梯度浓度，制成带毒平板，其中植物提取物终浓度为 10 mg/mL、8 mg/mL、6 mg/mL、4 mg/mL、2 mg/mL、1 mg/mL、0.5 mg/mL、0.25 mg/mL、0.125 mg/mL，氯霉素终浓度为 0.5 mg/mL、0.25 mg/mL、0.125 mg/mL、0.0625 mg/mL、0.03125 mg/mL、0.01563 mg/mL、0.00781 mg/mL、0.00391 mg/mL、0.00195 mg/mL，测定了不同植物甲醇提取物和氯霉素 72 h 对不同菌的 MIC，结果见表 17-3。由表可知，氯霉素对 10 种动物病原菌的活性远好于垂穗石松粗提物的活性，其 MIC 均在 0.0078～0.25 mg/mL 之间。垂穗石松甲醇提取物对革兰氏阳性菌的抑制效果比革兰氏阴性菌的好。其中，该提取物对枯草芽孢杆菌、蜡样芽孢杆菌、藤黄微球菌的抑制效果相对较好。

表 17-3　垂穗石松甲醇提取物对 10 种供试动物病原菌的最低抑制浓度(单位: mg/mL)

供试动物病原菌	氯霉素	垂穗石松甲醇提取物
伤寒沙门氏菌	0.00781	8
痢疾志贺氏菌	0.25	8
普通变形杆菌	0.00781	10
铜绿假单胞菌	0.25	—
溶壁微球菌	0.00781	10
枯草芽孢杆菌	0.00781	4
蜡样芽孢杆菌	0.00781	4
藤黄微球菌	0.00781	4
金黄色葡萄球菌	0.01563	10
巨大芽孢杆菌	0.01563	8

注：每个处理设 3 个重复；“—”表示未测定。

17.5.3.3　垂穗石松甲醇提取物对 9 种植物病原真菌菌丝生长的抑制活性

采用菌丝生长速率法测定了浓度为 10 mg/mL 时垂穗石松甲醇提取物对 9 种植物病原真菌菌丝 72 h 的抑制活性，结果见表 17-4。由表可知，垂穗石松的甲醇提取物能完全抑制烟草黑胫病菌菌丝的生长，对水稻胡麻叶斑病菌菌丝生长具有促进作用，但仅对甘蓝黑斑病菌、甘蔗凤梨病菌、烟草黑胫病菌的菌丝生长抑制率高于 50%。

表 17-4　垂穗石松甲醇提取物对 9 植物病原真菌菌丝的抑制活性

供试动物病原菌	抑制率($\bar{x}$±SD)/%
金橘砂皮病菌	24.22±3.58e
烟草黑胫病菌	100.00±0.00a
茶轮斑病菌	34.11±1.40d
甘蓝黑斑病菌	51.19±0.78b
玉米大斑病菌	39.65±0.44c
玉米小斑病菌	34.07±1.65d
水稻胡麻叶斑病菌	–14.19±1.94g
辣椒炭疽病菌	15.96±1.84f
甘蔗凤梨病菌	52.17±0.72b

注：数据为 3 次重复平均值；每列数据后字母相同者，表示在 5%水平上差异不显著。

17.5.3.4 垂穗石松甲醇提取物对供试植物病原真菌菌丝的毒力

为进一步明确垂穗石松甲醇提取物的抑菌效果，基于 17.5.3.3 节的结果，测定对真菌菌丝生长抑制率大于 50%的植物提取物对相应供试病原真菌菌丝的毒力。结果见表 17-5。由表可知，垂穗石松提取物对甘蔗凤梨病菌菌丝的毒力最低，EC_{50} 为 9.9518 mg/mL，对烟草黑胫病菌毒力最高，EC_{50} 为 2.7552 mg/mL。

表 17-5 垂穗石松甲醇提取物对供试植物病原真菌菌丝的毒力

供试植物真菌	供试植物	毒力回归方程	相关系数 r	EC_{50}(95%置信限)/(mg/mL)
烟草黑胫病菌	垂穗石松	y=4.2604+1.6803x	0.9884	2.7552(1.9992～3.5115)
甘蓝黑斑病菌	垂穗石松	y=3.6416+1.3746x	0.9877	9.7320(6.0227～13.4412)
甘蔗凤梨病菌	垂穗石松	y=3.7785+1.2241x	0.9979	9.9518(5.2935～14.6101)

注：数据是由 5 个系列浓度处理所得的结果用最小二乘法算得。

17.6 临 床 使 用

用垂穗石松治疗各种带状疱疹 30 例，取得了较好的效果，方法如下。

17.6.1 病例介绍

30 例患者均来自门诊，年龄最小 18 岁，最大 65 岁；发病部位：躯干部 22 例(73.3%)，头面部 5 例(16.7%)，四肢 3 例(10.0%)；病程最长 4 个月，最短 10 天，其中 10～30 天 24 例，30 天以上 6 例；带状疱疹后期疼痛 15 例。

17.6.2 治疗方法

(1) 内服：以垂穗石松 30 g 加水适量煎汤，每日 1 剂，分早晚两次服。必要时可加用龙胆泻肝汤或胃苓汤加减煎服。连续用药至疼痛消失，疱疹消退为止。

(2) 外用：取板蓝根 50 g 煎汤加少许食盐，待温和后用此汤将患处清洗干净，用垂穗石松烧灰存性研末调茶油搽抹患处，每日 1 次，连续用药至疼痛消失，疱疹结痂干燥脱落为止。

17.6.3 治疗结果

以“治愈”、“好转”、“无效”为 3 个等级，衡量治疗效果。其中，治愈指疼痛消失，皮疹结痂、干涸、脱落。好转指疼痛减轻，无新疹出现。无效指疼痛无减轻，仍有新疹出现。

30 个病例中，治愈 23 例(76.7%)，有效 6 例(20.0%)，无效 1 例(3.3%)，总有效率 96.7%。

17.7 总结与展望

垂穗石松具有祛风湿，舒筋络，活血，止血等功效。随着研究的不断深入，各种临床实验的开展，垂穗石松逐渐被广泛认识。但现在对其有效成分的分离纯化分析研究还相对较少，且药剂开发也较少。在今后的工作中，应加大在这方面的研究，并开展药剂研发，提高其市场推广价值。

参 考 文 献

[1] 中国科学院中国植物志编辑委员会. 中国植物志[M]. 第 6 卷.第 1 分册. 北京: 科学出版社, 2004: 70.
[2] 佘华丽, 李建良, 雷后兴. 畲族药用蕨类植物资源调查[J]. 中国民族医药杂志, 2014, 4: 36-38.
[3] 戴克敏, 潘德济, 程彰华, 等. 伸筋草类药用植物资源的初步研究[J]. 植物资源与环境, 1992, 1(1): 36-43.
[4] 张娟娟, 郭志坚, 潘德济, 等. 垂穗石松的化学成分研究[J]. 中草药, 1997, 3: 139-140.
[5] 叶盛英, 杨本明, 杜欣, 等. 中药伸筋草研究概况[J]. 药学实践杂志, 2009, 27(1): 18-20.
[6] 杨舜伊, 蒋金和, 刘莹. 垂穗石松化学成分的研究[J]. 云南师范大学学报, 2010, 30(3): 55-58.
[7] 张东博. 四种药用植物中生物碱类化学成分的结构及生物活性研究[D]. 兰州: 兰州大学博士学位论文, 2015.
[8] 贺立中, 黄泽华, 王惠茄. 伸筋草注射液的制备及其对大鼠实验性矽肺的疗效[J]. 中草药, 1995, 27(5): 286-289.
[9] 田景锡. 苗药过山龙复方治疗乙型肝炎疗效观察[J]. 中国民族民间医药, 2011, 12: 4.
[10] 孙章钧. 垂穗石松治疗带状疱疹[J]. 中国乡村医药杂志, 2004, 11(10): 45.
[11] 张秀珍. 4 种植物抗菌活性及活性物质研究[D]. 桂林: 广西师范大学硕士学位论文, 2014.
[12] 陈年春. 农药生物测定技术[M]. 北京: 北京农业大学出版社, 1990: 66-68.

第 18 章　伤　皮　树

18.1　植 物 资 源

伤皮树，即榆科(Ulmaceae)榆属植物榔榆(*Ulmus parvifolia* Jacq.)的干燥根、树皮和叶，为畲族常用药材。榔榆又名小叶榆、构树榆、红鸡油等，除作为药用外，也是一种重要的绿化和用材树种。

18.1.1　植物形态及资源分布

榔榆为落叶乔木，冬季叶变为黄色或红色宿存至第二年新叶开放后脱落，高达 25 m，胸径可达 1 m；树冠广圆形，树干基部有时成板状根，树皮灰色或灰褐，裂成不规则鳞状薄片剥落，露出红褐色内皮，近平滑，微凹凸不平；当年生枝密被短柔毛，深褐色；冬芽卵圆形，红褐色，无毛。叶质地厚，披针状卵形或窄椭圆形，稀卵形或倒卵形，中脉两侧长宽不等，长 1.7～8(常 2.5～5) cm，宽 0.8～3(常 1～2) cm，先端尖或钝，基部偏斜，楔形或一边圆，叶面深绿色，有光泽，除中脉凹陷处有疏柔毛外，余处无毛，侧脉不凹陷，叶背色较浅，幼时被短柔毛，后变无毛或沿脉有疏毛，或脉腋有簇生毛，边缘从基部至先端有钝而整齐的单锯齿，稀重锯齿(如萌发枝的叶)，侧脉每边 10～15 条，细脉在两面均明显，叶柄长 2～6 mm，仅上面有毛。花秋季开放，3～6 数在叶腋簇生或排成簇状聚伞花序，花被上部杯状，下部管状，花被片 4，深裂至杯状花被的基部或近基部，花梗极短，被疏毛。翅果椭圆形或卵状椭圆形，长 10～13 mm，宽 6～8 mm，除顶端缺口柱头面被毛外，余处无毛，果翅稍厚，基部的柄长约 2 mm，两侧的翅较果核部分为窄，果核部分位于翅果的中上部，上端接近缺口，花被片脱落或残存，果梗较管状花被为短，长 1～3 mm，有疏生短毛。花果期 8～10 月[1]。

榔榆分布于河北、山东、江苏、安徽、浙江、福建、台湾、江西、广东、广西、湖南、湖北、贵州、四川、陕西、河南等省区。生于平原、丘陵、山坡及谷地。喜光，耐干旱，在酸性、中性及碱性土上均能生长，但以气候温暖，土壤肥沃、排水良好的中性土壤为最适宜的生境。日本、朝鲜也有分布。

18.1.2　栽培繁育关键技术

榔榆喜光、耐干旱，在偏酸性、中性及偏碱性土壤中均能生长，但以气候温暖、土壤肥沃、排水良好的立地条件最为适宜。

种苗繁育：榔榆种苗繁育以播种繁殖、埋根繁育为主[2]，还可以进行硬枝扦插[3]育苗。

播种繁育为秋季采收成熟种子，阴干，低温干燥保存，于次年 3 月上旬播种。播种前种子可与湿砂混拌，每天翻动两次，几天后等小部分种子出现白色根点时立即播种。选择光照充足、土壤肥沃、排灌便利的田地作为育苗圃地，并于播种前施足基肥(每亩地施复合肥 50 kg，腐熟的饼肥 100 kg)，深翻土壤。播种采用条播的形式，按行距 30 cm，每 3 行做床。

埋根繁育为在冬季至春季芽萌动前，选 1～2 年生的健壮根，剪成 15 cm 左右的短节，上端剪口要平，下端剪口斜剪成马蹄形(剪下 24 h 内保持伤口干燥)，置于河沙中贮存。翌年的 3 月上中旬进行埋根育苗，其株行距以 30 cm×40 cm 为宜。埋根时把种根垂直或略倾斜埋于苗床内，深度以种根顶端低于地平 1 cm 为宜，然后浇透水，搭好拱棚，上覆 40%的遮阳网和塑膜，一般 20 天即可发芽出土。

种植技术：幼苗长出初生、高 4～5 cm 时，移入营养袋培育，苗高 30～40 cm 出圃种植。在林区以株行距 2～3 m×3 m，亦宜与针、阔叶树混交[4]。

病虫害管理：椤榆虫害较多，常见的有榆叶金花虫、介壳虫、天牛、刺蛾和蓑蛾等。可喷洒 80%敌敌畏 1500 倍液防治；天牛危害树干，可用石硫合剂堵塞虫孔。

18.2 典籍记载与应用

【采收加工】根、树皮全年可采，叶夏秋采，鲜用或晒干[5]。

【药用部位】根、树皮、叶。

【炮制】取原药，除去杂质，喷潮，洗净，润透，切成厚片，干燥[6]。

【药材性状】树皮红褐色或绿褐色，为不规则鳞状薄片。气微弱；味苦[7]。

【性味】甘，寒，无毒，苦[7]。

【功效与主治】清热解毒，消肿止血[5]。痈疽疔疖、背痈、风毒流注、痢疾、热淋、小儿秃疮、乳腺炎、白带[6]。

【用法用量】根 30～60 g，树皮 15～30 g，水煎服，叶外用捣烂敷患处。

【附方】①风毒流注：椤榆根 60 g，草珊瑚根、勾儿茶各 30 g，水煎服；另用鲜叶适量，捣烂敷患处。②小儿秃疮：椤榆树皮研末，调醋涂患处。③痈疽疔疖：椤榆叶适量，初起未成脓者加红糖或酒糟，捣烂烤温敷患处，已成脓者捣烂调蜜敷。

18.3 化学成分研究

椤榆含多种化学成分，已报道的有 10 余种，具体如表 18-1 所示。

表 18-1 椤榆的化学成分

序号	化合物	参考文献
1	黏液质	[8-10]
2	淀粉	[8-10]
3	鞣质	[8-10]
4	豆甾醇	[8-10]
5	纤维素	[8-10]
6	半纤维素	[8-10]

续表

序号	化合物	参考文献
7	果胶	[8-10]
8	油脂	[8-10]
9	7-羟基卡达烯醛	[10]
10	3-甲氧基-7-羟基卡达烯醛	[10]
11	曼宋酮 C	[10]
12	曼宋酮 G	[10]
13	曼宋酮 E	[10]
14	8-甲基-5-异丙基-2-羟基-3-萘甲酸	[10]
15	裂叶榆萜	[10]
16	8-甲基-5-异丙基-2-萘酚	[10]

18.4 临 床 使 用

榔榆在临床上主要用于治疗创伤出血、外科手术出血、慢性骨髓炎、疖痈等[11]。

(1) 创伤出血、外科手术出血: 本品根皮碾成细粉, 高压消毒, 撒敷创面。嵊州市人民医院共治 67 例各种出血症, 均有效。病例: 患者男性, 61 岁。头部跌伤、昏迷人民医院, 诊断为左硬脑膜外出血, 开颅探查, 发现脑膜中动脉破裂出血, 静脉窦出血, 应用电灼、明胶海绵、缝合, 均不能止血, 改用榔榆根皮粉撒敷即止, 愈后无后遗症。

(2) 慢性骨髓炎: 河北医科大学第三医院共治疗慢性骨髓炎 87 例。治愈率 74.7%, 总有效率 86.2%。疗程最短 20 天, 贴膏药 15 次, 最长 4 个月, 贴膏药 100 次。

膏药的制法及用法: 用榆树枝、柳树枝、槐树枝、桃树枝、桑树枝各一尺多长, 截成若干段, 乳香、没药各 1.2 两, 香油 1 斤、樟丹 0.5 斤。香油熬沸后, 将五种树枝入油炸焦, 过滤去渣, 再入乳香、没药, 熬至滴水成珠, 然后搅入樟丹, 凉后成膏, 摊纸上备用。先将创口局部清洁, 每日或隔日换贴膏药一次, 创口较小者, 局麻下扩创引流后用药, 无明显死骨者可搔刮窦道, 出现死骨者配合手术治疗。

18.5 总结与展望

榔榆作为一种中药材, 具有清热解毒、消肿止血的功效。但当前榔榆的开发市场主要是绿化苗木及板材利用, 其作为中药材的开发还需要进一步深入研究。在今后的工作中, 应加大对其化学成分、现代药理活性等方面的研究, 进而开发出优质高效的药剂。

参 考 文 献

[1] 中国科学院中国植物志编辑委员会. 中国植物志[M]. 北京: 科学出版社, 1998: 376.
[2] 王国枢, 张建军. 榔榆育苗及大苗培育技术[J]. 安徽林业科技, 2014, 40(1): 78-79.
[3] 陈开森, 欧雪婷, 郭华, 等. 榔榆硬枝扦插繁殖试验[J]. 福建农业科技, 2015, 05: 30-32.

[4] 徐英宝, 郑永光. 广东省城市林业优良树种及栽培技术[M]. 广州: 广东科技出版社, 2005: 238.
[5] 福建省医药研究所. 福建药物志第一册[M]. 福州: 福建人民出版社, 1979: 33.
[6] 浙江省食品药品监督管理局. 浙江省中药炮制规范[M]. 浙江: 浙江科技出版社, 2005.
[7] 徐鸿华, 潘超美. 中草药图谱五[M]. 广州: 广东科技出版社, 2007: 126.
[8] 汪毅. 精编中草药图谱便携本(1)[M]. 贵阳: 贵州科技出版社, 2012: 79.
[9] 中国医学科学院药物研究所. 中草药有效成分的研究(第一分册)[M]. 北京: 人民卫生出版社, 1972: 428.
[10] 赵汝能. 甘肃中草药资源志下[M]. 贵阳: 甘肃科学技术出版社, 2007: 655.
[11]《浙南本草新编》编写组. 浙南本草新编[M]. 温州: 浙江温州地区浙南印刷厂, 1975: 40-41.

第19章　石　差　豆

19.1　植 物 资 源

石差豆，即骨碎补科(Davalliaceae)阴石蕨属植物阴石蕨[*Humata repens* (L.f.) Diels][1]的干燥全草，为畲族常用药材。

阴石蕨为多年生植物。植株高 10～20 cm，根状茎长而横走，粗 2～3 mm，密被鳞片；鳞片披针形，长约5 mm，宽1 mm，红棕色，伏生，盾状着生。叶远生；柄长5～12 cm，棕色或棕禾秆色，疏被鳞片，老则近光滑；叶片三角状卵形，长5～10 cm，基部宽3～5 cm，上部伸长，向先端渐尖，二回羽状深裂；羽片 6～10 对，无柄，以狭翅相连，基部一对最大，长 2～4 cm，宽 1～2 cm，近三角形或三角状披针形，钝头，基部楔形，两侧不对称，下延，常略向上弯弓，上部常为钝齿牙状，下部深裂，裂片 3～5 对，基部下侧一片最长，1～1.5 cm，椭圆形，圆钝头，略斜向下，全缘或浅裂；从第二对羽片向上渐缩短，椭圆披针形，斜展或斜向上，边缘浅裂或具不明显的疏缺裂。叶脉上面不见，下面粗而明显，褐棕色或深棕色，羽状。叶革质，干后褐色，两面均光滑或下面沿叶轴偶有少数棕色鳞片。孢子囊群沿叶缘着生，通常仅于羽片上部有 3～5 对；囊群盖半圆形，棕色，全缘，质厚，基部着生。

产浙江(普陀山)、江西(龙南、寻乌)、福建(龙岩、连城、南靖)、台湾、广东(高要、惠阳、增城、新丰、乐昌、大埔、饶平、珠江口沿海岛屿)、海南(白沙、保亭、陵水、琼中、乐东)、广西(瑶山、武鸣)、四川(峨眉山、屏山)、贵州(独山、兴仁)、云南(景洪、马关)。生溪边树上或阴处石上，海拔 500～1900 m。也分布于日本、印度、斯里兰卡、东南亚、波利尼西亚、澳大利亚至东非的马达加斯加。模式植物产地：日本。

19.2　典籍记载与应用[2-4]

【采收加工】全年可采挖，除去须根、叶柄，洗净，鲜用或干燥。

【药材性状】根茎类圆柱形，表面具紫棕色的膜质鳞片，盾状着生，长短不一，直径 1～3 mm。叶片皱缩，完整者展平后斜卵状三角形，长 4～9 cm，宽 3～5 cm，先端渐尖，基部不缩狭，多二回羽状分裂，羽片 6～8 对，无柄，基部下延于叶轴两侧形成狭翅，基部 1 对最大，不对称，叶革质，两面无毛或沿叶轴有极稀疏棕色鳞片。孢子囊群近叶缘生。气微，味淡，微甘。

【性味】味甘、淡，性平。

【功效】活血止痛，清热利湿，续筋接骨。

【主治】风湿痹痛，腰肌劳损，跌打损伤，牙痛，吐血，便血，尿路感染，白带，痈疮肿毒。

【用法用量】内服煎汤, 30～60 g; 外用适量, 鲜品捣敷。

【宜忌】①《泉州本草》: 因虚劳引致瘫患者不可用。②《闽东本草》: 脏寒者忌用, 多服令人泻。

【附方】

(1) 治中风口眼㖞斜、瘫痪及气血虚弱、头痛目眩: 阴石蕨干全草为末。每次一钱, 泡酒服。(《泉州本草》)

(2) 治风湿性关节酸痛或腰背风湿痛: 阴石蕨干全草四两。浸酒一斤, 频服。(《泉州本草》)

(3) 治腰肌劳损、关节酸痛: 阴石蕨根茎三两。水煎服。(《浙江民间常用草药》)

(4) 治扭伤: 阴石蕨鲜根茎去毛, 捣烂, 敷伤处。(《福建中草药》)

(5) 治肺痈: 鲜阴石蕨根茎一至二两。水煎, 调冰糖服。(《福建中草药》)

(6) 治乳痈: 鲜阴石蕨根茎适量, 捣烂外敷。(《福建中草药》)

(7) 治带状疱疹: 鲜阴石蕨根茎, 捣烂绞汁, 调雄黄末少许, 搽抹患处。(《福建中草药》)

(8) 治风火牙痛, 扁桃体炎: 阴石蕨根三至五钱。水煎服。(《实用中草药》)

(9) 治牙龈肿痛: 阴石蕨根茎三至五钱(鲜者倍用)。煎汤去渣, 同鸡蛋煮服。(《闽东本草》)

(10) 治咯血、荨麻疹: 阴石蕨根茎三两。水煎, 加白糖适量, 早晚空腹服。(《浙江民间常用草药》)

【名家论述】

(1)《本草拾遗》: "根: 浸酒除风破血; 主溪毒, 煮食之。"

(2)《本草图经》: "根: 主走注风, 散血止痛, 其节亦堪单用, 捣筛取末, 酒温服之。"

(3)《生草药性备要》: "根茎: 祛风除湿。浸酒捽筋骨。"

(4)《岭南采药录》: "根: 煅灰, 沸水冲服。治哮喘, 气痛, 肚痛; 为末治蛇疮。"

(5)《江西民间草药》: "根茎: 治妇人黄白带, 湿热黄疸, 手脚拘挛骨节痛。"

(6)《浙江民间草药》: "根茎: 善治风痹, 止吐血。"

(7)《泉州本草》: "全草: 祛风镇痉, 退风湿热, 止痛解毒。治中风口眼㖞斜, 瘫痪, 风湿性疼痛。"

(8)《闽东本草》: "根茎: 治喉蛾, 白喉肿痛, 牙龈肿痛, 心烦, 淋病; 外敷手足脱臼。"

(9)《广西药植名录》: "根茎: 治跌打, 咳嗽, 黄病, 小儿疳积。"

(10) 广州空军《常用中草药手册》: "全草: 祛风散湿, 凉血利尿。治破伤风, 风湿性关节炎, 慢性腰腿痛, 腰肌劳损, 血尿。"

19.3　总结与展望

作为民间草药, 阴石蕨具有活血止痛、清热利湿、续筋接骨等作用, 良好的药用价值使其得以广泛应用。但目前未见该植物化学成分和药理研究方面的相关报道, 为了充分开发药用资源，今后可加大相关方面的研究力度。

参 考 文 献

[1] 中国科学院中国植物志编辑委员会. 中国植物志[M]. 第 6 卷. 北京: 科学出版社, 1999: 307.
[2] 国家中医药管理局中华本草编委会. 中华本草第二卷[M]. 上海: 上海科学技术出版社, 1999: 218.
[3] 雷后兴, 李建良. 中国畲药学[M]. 北京: 人民军医出版社, 2014: 52-53.
[4] 南京中医药大学. 中药大辞典(上册)[M]. 上海: 上海科学技术出版社, 2005: 1362-1363.

第20章 牛 乳 柴

20.1 植 物 资 源

牛乳柴，即桑科(Moraceae)榕属植物天仙果[*Ficus erecta* Thunb. var. *beecheyana* (Hook. et Arn.) King]的干燥根，为畲族常用药材。

天仙果为落叶小乔木或灌木，高2～7 m；树皮灰褐色，小枝密生硬毛。叶厚纸质，倒卵状椭圆形，长7～20 cm，宽3～9 cm，先端短渐尖，基部圆形至浅心形，全缘或上部偶有梳齿，表面较粗糙，疏生柔毛，背面被柔毛，侧脉5～7对，弯拱向上，基生脉延长；叶柄长1～4 cm，纤细，密被灰白色短硬毛。托叶三角状披针形，膜质，早落。榕果单生叶腋，具总梗，球形或梨形，直径1.2～2 cm，幼时被柔毛和短粗毛，顶生苞片脐状，基生苞片3，卵状三角形，成熟时黄红至紫黑色；雄花和瘿花生于同一榕果内壁，雌花生于另一植株的榕果中；雄花有柄或近无柄，花被片3或2～4，椭圆形至卵状披针形，雄蕊2～3枚；瘿花近无柄或有短柄，花被片3～5，披针形，长于子房，被毛，子房椭圆状球形，花柱侧生，短，柱头2裂；雌花花被片4～6，宽匙形，子房光滑有短柄，花柱侧生，柱头2裂。花果期5～6月。

产于广东(及沿海岛屿)、广西、贵州、湖北(武汉、十堰)、湖南、江西、福建、浙江、台湾。生于山坡林下或溪边。日本、越南也有分布。

20.2 典籍记载与应用

【采收加工】全年可采挖根，鲜用或干燥。

【性味】味甘、辛，性温。

【功效】益气健脾，活血通络，祛风除湿。

【主治】劳倦乏力，食少，乳汁不下，脾虚白带，脱肛，月经不调，头风疼痛，跌打损伤，风湿性关节炎。

【用法用量】内服煎汤，30～60 g，外用适量，捣敷。

【附方】治毒蛇咬伤后昏迷不醒：根皮、叶捣烂，冲入热酒闷片刻，取药酒灌服(《广西民族药简编》)。

20.3 研 究 实 例

目前尚未见天仙果化学成分和药理活性研究方面的相关报道。笔者根据相关的文献报道，简单阐述天仙果根总黄酮提取工艺研究的实例[1]。

20.3.1 研究材料

野生天仙果，于2010年8月中旬采自遂昌白马山国家森林公园，经丽水市食品药品检验所李建良副主任中药师鉴定为天仙果。

20.3.2 实验方法

20.3.2.1 样品的预处理

随机选取20株天仙果，取根部，水洗、晾晒后置60 ℃烘箱中烘干，粉碎，混匀，过3号筛，装保鲜袋，冷藏备用。

20.3.2.2 供试品溶液制备

精密称定天仙果根粉末 1.000 g，置 100 mL 容量瓶中，按设计的工艺条件(乙醇溶液、料液比、提取时间和提取次数)超声辅助(功率250 W，频率40 kHz)提取，真空抽滤，放冷，用相同浓度的乙醇溶液定容至容量瓶刻度，摇匀，得供试品溶液。

20.3.2.3 对照品溶液的制备

精密称取 120 ℃干燥至恒重的芦丁对照品适量，加浓度为 70%的乙醇制成浓度为0、0.10 mg/mL、0.20 mg/mL、0.30 mg/mL、0.40 mg/mL和0.50 mg/mL的溶液，即得。

20.3.2.4 线性关系的考察

精密量取对照品溶液1.0 mL，分别置于一组10 mL容量瓶中，分别加4.0 mL浓度为70%的乙醇、0.3 mL浓度为5%的$NaNO_2$溶液，摇匀静置5 min，接着加0.3 mL浓度为10%的$Al(NO_3)_3$溶液，摇匀静置5 min，然后加3.0 mL浓度为4%的NaOH溶液，最后用浓度为70%的乙醇定容至刻度，摇匀，放置15 min，以不加对照品溶液为空白，在510 nm波长处测定吸光度。以芦丁溶液浓度(c)为横坐标，吸光度(A)为纵坐标，用最小二乘法作线性回归，计算线性回归方程。

20.3.2.5 总黄酮的测定

根据刘力恒等[2]和陈化等[3]的方法对总黄酮进行提取和测定，并通过单因素和正交实验进行分析。

20.3.3 实验结果与分析

(1) 供试液总黄酮的检识实验结果表明，盐酸-镁粉反应显红色；硼氢化钠反应显红色；三氯化铝反应显黄色并有荧光；氨水反应呈黄褐色荧光，表明含有总黄酮成分。

(2) 由线性关系的考察，计算得线性回归方程为：$y = 1.3200x–0.0071(R = 0.9994)$。实验结果表明，在0～0.05 mg/mL范围内，芦丁浓度与吸光度的线性关系良好。

(3) 单因素实验。

乙醇浓度在 30%～50%时，总黄酮的得率增加；当乙醇浓度超过 70%时，总黄酮的得率随乙醇浓度增加而下降。所以取浓度 50%～70%乙醇作为提取溶剂较好。

总黄酮得率在料液比为 1∶5～1∶20 时呈上升趋势，但在 1∶20～1∶25 时变化不明显。从经济角度出发，选择料液比在 1∶15～1∶25 时较好。

提取时间在 15～75 min 时，总黄酮得率呈上升趋势，但在 75 min 后呈下降趋势。故时间以 45～75 min 较佳。

提取次数与总黄酮得率呈正相关，综合考虑成本及提取效率的因素，提取次数以 2 次较好。

(4) 正交实验。

由实验结果可知，4 个因素影响从大到小依次为：料液比>乙醇浓度>提取时间>提取次数。料液比与总黄酮得率呈正相关，料液比越高，天仙果根内外的总黄酮浓度差增高，所以总黄酮得率增加；在乙醇浓度为 50%时提取得率最大，其原因可能是天仙果根总黄酮中的苷类含量较高，提取溶剂乙醇的浓度超过 50%时，总黄酮的溶解性下降；另外提取时间对总黄酮提取得率也有一定影响，随着提取时间的延长，提取得率略有提高。最终决定以天仙果根总黄酮得率为指标，超声辅助提取溶剂为浓度 50%乙醇溶液，料液比 1∶20，提取 2 次，每次 60 min。

(5) 天仙果根的总黄酮含量。

以选择料液比 1∶20、提取次数 2 次、提取时间 60 min、提取溶剂乙醇浓度 50%为条件进行验证实验，重复 3 次，测得天仙果根总黄酮得率平均值为 27.83 mg/g。

20.3.4 结论

实验利用超声波(功率 250 W，频率 40 kHz)辅助技术提取天仙果根中的总黄酮，其最佳工艺条件为：提取溶剂为浓度 50%乙醇溶液，料液比 1∶20，提取 2 次，每次 60 min，在此工艺条件下，天仙果根的总黄酮得率为 27.83 mg/g。按照研究的提取工艺条件从天仙果根中提取总黄酮，可以获得较高的得率，值得进行进一步的研究。

20.4 总结与展望

天仙果具有益气健脾、活血通络等功效，并得到广泛应用。虽然研究发现其含有大量的总黄酮，但该植物在化学成分及现代药理方面仍有待进一步的研究。

参考文献

[1] 王喜周，应跃跃，张昊，等. 天仙果根总黄酮提取工艺研究[J]. 安徽农业科学, 2013, 41(2): 601-603.
[2] 刘力恒，王立升，王天文，等. 小叶榕叶总黄酮含量测定、鉴别及其对羟自由基清除作用的研究[J]. 时珍国医国药, 2008, 19(5): 1078-1080.
[3] 陈化，吴迎椿. 超声波提取小叶榕总黄酮及鉴别[J]. 时珍国医国药, 2008, 19(7): 1677-1678.

第21章　白 鸡 骨 草

21.1　植 物 资 源

白鸡骨草，即苋科(Amaranthaceae)牛膝属植物牛膝(*Achyranthes bidentata* Blume.)的干燥根，为畲族常用药材。白鸡骨草又名牛膝、怀牛膝[1]。

牛膝为多年生草本，高 70～120 cm；根圆柱形，直径 5～10 mm，土黄色；茎有棱角或四方形，绿色或带紫色，有白色贴生或展开柔毛，或近无毛，分枝对生。叶片椭圆形或椭圆披针形，少数倒披针形，长 4.5～12 cm，宽 2～7.5 cm，顶端尾尖，尖长 5～10 mm，基部楔形或宽楔形，两面有贴生或展开柔毛；叶柄长 5～30 mm，有柔毛。穗状花序顶生及腋生，长 3～5 cm，花期后反折；总花梗长 1～2 cm，有白色柔毛；花多数，密生，长 5 mm；苞片宽卵形，长 2～3 mm，顶端长渐尖；小苞片刺状，长 2.5～3 mm，顶端弯曲，基部两侧各有 1 卵形膜质小裂片，长约 1 mm；花被片披针形，长 3～5 mm，光亮，顶端急尖，有 1 中脉；雄蕊长 2～2.5 mm；退化雄蕊顶端平圆，稍有缺刻状细锯齿。胞果矩圆形，长 2～2.5 mm，黄褐色，光滑。种子矩圆形，长 1 mm，黄褐色。花期 7～9 月，果期 9～10 月。

除东北外全国广布。生于山坡林下，海拔 200～1750 m。朝鲜、苏联、印度、越南、菲律宾、马来西亚、非洲均有分布。

21.2　典籍记载与应用

【生态环境】生于山坡疏林下、沟边、路旁阴湿处。亦有零星栽培。

【采收加工】11 月采挖根，洗净，干燥。

【炮制】

(1) 牛膝：除去杂质，洗净，润透，除去残留芦头，切段，干燥。

(2) 酒牛膝：取净牛膝段，照酒炙法(将净选或切制后的药物，加入一定量酒拌炒)炒干。

【药材性状】根类圆柱形，长 5～20 cm，直径 2～6 cm，表面灰棕色，具纵皱纹，有的可见横向皮孔。质硬稍韧，易折断，断而稍平坦，黄棕色，异型维管束点状，排列成 2～4 轮。气微，味微甘。

【性味】味苦、酸，性平。

【功效】补肝肾，强筋骨，活血通经引血(火)下行，利尿通淋。

【主治】腰膝酸软，下肢痿软，血滞经闭，痛经，产后血瘀腹痛，胞衣不下，热淋，血淋，跌打损伤，疮肿恶疮，咽喉肿痛。

【用法用量】服煎汤，5～15 g 或浸酒；外用适量，捣敷、捣汁滴鼻或研末撒入牙缝。

【注意事项】中气下陷，脾虚泄泻，下元不固，梦遗滑精，月经过多及孕妇禁服。

【附方】

(1) 小儿行迟：三岁不能行者，用此便走。五加皮五钱，牛膝、木瓜二钱半，为末。每服五分，米饮入酒二、三点调服。(《全幼心鉴》)

(2) 胞衣不下：冬葵子一合，牛膝一两，水二升，煎一升服。(《千金方》)

(3) 妊妇胎动，母欲死，子尚在，以此下之：水银、朱砂各半两。研膏。以牛膝半两，水五大盏。煎汁，入蜜调服半匙。(《圣惠方》)

21.3 化学成分研究

近年来，对牛膝的化学成分和作用机理的研究取得了一些进展，具体如下。

21.3.1 皂苷类

牛膝中含有多种皂苷类成分，多为以齐墩果酸为苷元的三萜皂苷。郭胜民等[2]从牛膝正丁醇萃取总皂苷部位中分离得到化合物牛膝皂苷 A，但并未详述该化合物结构；王晓娟等[3]采用乙醇提取，硅胶低压柱分离法获得两个新皂苷单体：牛膝皂苷Ⅰ和牛膝皂苷Ⅱ；Nikolov 等[4]从牛膝中分离得到一种齐墩果酸型三萜皂苷；王广树等[5]从牛膝中分离得到两个皂苷单体：牛膝皂苷Ⅲ和牛膝皂苷Ⅳ。

21.3.2 甾酮类

牛膝中所含甾酮多为昆虫变态活性甾酮，目前已分离到的甾酮有：牛膝甾酮、蜕皮甾酮、旌节花甾酮 A[5]、旌节花甾酮 D、漏芦甾酮 B[6]、水龙骨甾酮 B[7]、2β, 3β, 20β, 22α, 25-五羟基-8, 14-二烯-胆甾-6-酮[8]、牛膝甾酮 A、紫茎牛膝甾酮[9]。2011 年有研究[10]报道又从牛膝中新发现了 3 个带呋喃环的甾酮：niuxixinsterone A、B 和 C。

21.3.3 多糖类化合物

多糖被认为是牛膝的第三类活性成分。其中具有免疫活性的肽多糖 ABAB，由(1→4)-D-葡萄糖酸和(1→4)-D-半乳糖酸残基组成主链，其中肽的含量占 24.7%，主要由甘氨酸、谷氨酸、门冬氨酸和丝氨酸组成[11]。牛膝中水溶性寡聚糖 AbS，由葡萄糖和甘露糖组成[12]。

21.3.4 其他类化学成分

牛膝中还含有有机酸，如杜鹃花酸、琥珀酸、软脂酸；生物碱，如小檗碱、巴马亭、黄连碱、表小檗碱、甜菜碱；黄酮，如芦丁、槲皮素-3-*O*-葡萄糖苷、山柰酚-3-*O*-葡萄糖苷；环二肽，如环(酪氨酸-亮氨酸)和环(亮氨酸-异亮氨酸)；甾醇，如 α-菠甾醇、α-菠甾醇葡萄糖苷、β-谷甾醇、胡萝卜苷、豆甾醇以及挥发油、氨基酸、5-羟甲基糠醛等成分[9, 13, 14]。

21.4 药理活性研究

21.4.1 抗骨质疏松

目前骨质疏松症的防治主要以抑制骨吸收为主，牛膝中的三萜皂苷类成分可以抑制破骨细胞形成从而发挥抗骨质疏松的作用。于大永等[15]以牛膝中三萜皂苷进行抑制破骨细胞形成的实验显示：竹节参苷Ⅳa、竹节参苷Ⅳa 丁酯、竹节参苷Ⅳa 甲酯、竹节参苷Ⅴ、木鳖子皂苷Ⅰb 有较强的抑制活性，且抑制作用具有可逆性。李建新等[16]发现牛膝醇提液的乙酸乙酯、正丁醇部位具有骨吸收亢进抑制作用，活性成分为三萜皂苷类，并以齐墩果酸的葡萄糖酸苷活性最强，其中正丁醇部位对大鼠双侧卵巢摘除模型的骨密度降低具有明显的防治作用，且未见雌激素样副作用。

21.4.2 对血液系统的作用

牛膝对血液系统的影响表现为具有抗凝血、改善血液流变学、抗动脉粥样硬化以及降血压作用。毛平等[17]发现牛膝多糖能延长小鼠凝血时间(CT)、大鼠血浆凝血酶原时间(PT)、白陶土部分凝血活酶时间(KPTT)。司力等[18]发现牛膝总苷可显著改善急性血瘀模型大鼠的全血黏度、血浆黏度、纤维蛋白原含量、血细胞比容、血栓长度及重量、血小板黏附率。牛膝能有效降低血清中血清甘油三酯(TG)、总胆固醇(TC)水平，并且能减轻脂质对血管壁内皮细胞的损伤。吴旭，杨研华等发现牛膝中蜕皮甾酮[19]及总皂苷[20]能有效保护实验性内皮细胞的损伤，从而起到抗动脉粥样硬化的作用。钟广伟等[21]研究认为牛膝与平肝息风药配伍用于降压时，可能上调了血管脂联素的表达，对动脉血管重构具有明显的逆转作用。王丽君等[22]发现牛膝总皂苷能明显降低卒中型自发性高血压大鼠(SHRsp)卒中后血压，证明三萜皂苷可能是其降压活性成分。

21.4.3 对糖代谢及糖尿病的作用

郭新民等[23, 24]发现牛膝水煎液可以降低 2 型糖尿病(DM)大鼠肝脏胰岛素酶(IDE)基因以及 2 型 DM 大鼠脑组织 p75 基因的表达。其中 IDE 活性升高是胰岛素抵抗的原因之一，而 p75 基因可以独立介导胞内信号传递，诱导细胞凋亡，使胰岛 β 细胞凋亡增加，胰岛 β 细胞功能受损。陈秋等[25, 26]发现牛膝中蜕皮甾酮能够增加 HepG2 细胞对葡萄糖的消耗量，且这种作用是非胰岛素依赖性的；在胰岛素抵抗细胞模型中蜕皮甾酮能增加胰岛素的敏感性，改善体内糖代谢。薛胜霞等[27]认为牛膝多糖及其衍生物具有降糖作用，并且以硫酸酯衍生物降糖效果最佳。糖尿病会引发严重并发症累积多器官系统损害，尤其是肾脏，栾海艳等[28]发现牛膝多糖通过降低肾脏转化生长因子-β1(TGF-β1)对糖尿病肾病有一定的防治。最近研究还发现牛膝多糖可以上调 Survivin 表达，降低 Bax 表达，对糖尿病大鼠视网膜病变具有一定的保护作用[29]。

21.4.4　对神经生长的作用

牛膝中多肽类物质对神经生长具有保护作用。Shen 等[30]发现牛膝多肽(ABPP)对 *N*-甲基-D-天冬氨酸(NMDA)诱导的海马神经元细胞凋亡以及受损的小鼠坐骨神经具有保护作用，加快家兔受损的腓总神经的再生。他们认为 ABPP 可以抑制 NMDA 受体过度刺激所引发的 Bax 蛋白高表达、caspase-3 活性、细胞内氧自由基种类(ROS)以及线粒体功能障碍，从而发挥神经保护作用[31]。此外，郭新民等[32]发现牛膝水煎液能增加 2 型糖尿病大鼠神经生长因子基因 mRNA 的表达。韦相兰等[33]发现高剂量牛膝能上调重型颅脑损伤大鼠脑组织 Oestin 的表达，对重型颅脑损伤大鼠神经干细胞的再生有促进作用。

21.4.5　其他药理学研究

牛膝多糖具有调节免疫、抗肿瘤作用，其抗肿瘤活性主要是通过调节机体免疫机制实现的。报道显示牛膝多糖对粒细胞、巨噬细胞、单核细胞、红细胞、自然杀伤细胞和 T 细胞具有活性并且能增强机体体液免疫，诱导白细胞介素、肿瘤坏死因子、干扰素等免疫因子高表达。牛膝中蜕皮甾酮可抑制脑内乙酰胆碱酯酶活性，增加脑内乙酰胆碱含量，从而对中枢胆碱神经能系统产生积极的影响，发挥增强记忆的作用。牛膝总皂苷还具有抗炎、镇痛以及兴奋子宫、抗生育的作用[34]。

21.5　研究实例

根据相关报道的文献，本节阐述牛膝根部水提物化学成分分离鉴定的实例[35]。

21.5.1　实验材料

牛膝购自河南省武陟县医药总公司，由谢宗万研究员鉴定为苋科植物牛膝的干燥根。

21.5.2　提取与分离

将牛膝 3 kg 切断，以 10 L、6 L、6 L 蒸馏水浸渍 3 次，每次 24 h。过滤，合并水浸渍液，蒸发浓缩至干，得浸膏 1840 g。该浸膏溶于水中，以水饱和的正丁醇萃取 4 次。正丁醇层回收溶剂后得 72 g。取正丁醇萃取部分 52 g，以硅胶 H 拌样，并干法装柱，加压 147.5 kPa 进行柱层色谱，以氯仿-甲醇混合溶剂(20∶1～1∶1)梯度洗脱。根据薄层色谱结果合并具有相同斑点的洗脱部分，将斑点较单一的部分再次进行低压柱层色谱，并经重结晶，得各化合物。在 20∶1 洗脱部分得化合物Ⅰ(20 mg)，10∶1 洗脱部分得化合物Ⅱ(80 mg)，5∶1 洗脱部分得化合物Ⅲ(200 mg)，3∶1 洗脱部分得化合物Ⅳ(130 mg)。正丁醇萃取后的水溶液以浓 NaOH 溶液碱化至 pH=10，析出结晶，该结晶经盐酸溶解、NaOH

碱化的反复结晶处理，得化合物Ⅴ(500 mg)。

21.5.3 鉴定

化合物Ⅰ：无色针晶，mp 137～140 ℃，Liebermann-Burchard 反应阳性。分子式为 $C_{29}H_{50}O$。IR ν_{max}^{KBr} (cm^{-1}): 3426(OH), 2962, 2935, 2875, 1634(C═C), 1463, 1373, 1057。EI-MS *m/z*(相对丰度, %): 414(M^+, 56), 399(M-CH_3, 20), 396(M-H_2O, 33), 391(22), 329(25), 303(35), 273(21), 255(37), 231(21), 213(36), 43(100)。与文献[36]报道的数据相符，故确定该化合物为β-谷甾醇。

化合物Ⅱ：无色针晶，mp 187～189 ℃。元素分析(%): C, 41.54; H, 5.25(计算值: C, 40.68; H, 5.08)。分子式为 $C_4H_6O_4$。IR ν_{max}^{KBr} (cm^{-1}): 3250～2500(COOH), 1700(C═O), 1420, 1310, 1200, 920。^{1}H-NMR(CD_3OD) δ 2.50(s)，未见 COOH 峰。^{13}C-NMR(CD_3OD) δ 29.83 (CH_2), 176.14(COOH)。红外光谱及薄层色谱显示与琥珀酸对照品一致，故确定化合物Ⅱ为琥珀酸。

化合物Ⅲ: 无色针晶, mp 150～152 ℃。Molish 反应阳性，间苯二酚反应阳性。元素分析(%): C, 51.45; H, 8.45(计算值: C, 50.85; H, 8.47)。分子式为 $C_{10}H_{20}O_6$。IR ν_{max}^{KBr} (cm^{-1}): 3440, 2960, 2850, 1445, 1375, 1190, 1115, 1055, 908, 860。EI-MS *m/z*(相对丰度, %): 206, 1066($C_{10}H_{20}O_6$-CH_2OH, 63), 163(M^+-OC_4H_9, 10), 149(71), 145(11), 133(16), 127(7), 133(10), 103(55), 85(46), 77(65), 73(C_4H_9O, 83), 60(68), 57(C_4H_9, 91), 43(C_3H_7, 83), 41(90), 31(CH_2OH, 100), 29(C_2H_5, 75)。^{1}H-NMR(CD_3OD) δ 0.88(3H, t, *J* = 7.4 Hz, CH_3), 1.35(2H, m, CH_2), 1.49(2H, m, CH_2), 3.44(2H, m, CH_2), 3.59(1H, dd, *J*=1.6 Hz, 10.7 Hz, 6′-H), 3.64(1H, d, *J* = 11.3 Hz, 1′-H), 3.69(1H, d, *J* = 11.3 Hz, 1′-H), 3.70(1H, dd, *J* = 1.6 Hz, 10.7 Hz, 6′-H), 3.72(1H, dd, *J* = 1.6 Hz, 9.9 Hz, 4′-H), 3.78(1H, m, 5′-H), 3.85(1H, d, *J* = 9.9 Hz, 3′-H)。^{1}H-^{1}HCOSY 证明存在 $CH_3CH_2CH_2CH_2O$-和 O-$^{1'}$CHH-$^{2'}$C-$^{3'}$CH-$^{4'}$CH-$^{5'}$CH- $^{6'}$CHH-O 两条结构片段。^{13}C-NMR(D_2O)和 DEPT 谱图推定相关信号归属为 δ 16.0(4, CH_2), 21.7(3, CH_3), 34.2(2, CH_2), 63.7(1, CH_2), 64.2(1′, CH_2), 66.7(6′, CH_2), 71.1(3′, CH), 72.0(5'CH), 72.5(4′, CH), 103.3(2′, C)。化合物Ⅲ和 D-果糖同时点在 Merck 高效薄层色谱板上，经 50～60 ℃的 HCl 蒸气熏 20 min，除去残余的 HCl，用丙酮-水(96∶4)展开，苯胺二苯胺显色剂喷雾，烘烤，结果在相同 R_f 值处均显棕红色斑点，证明糖原部分为果糖。参照文献[37]数据，则鉴定化合物Ⅲ为正丁基-β-D-吡喃果糖苷。

化合物Ⅳ: 无色针晶，mp 236～238 ℃。分子式为 $C_4H_5N_4O_3$。IR ν_{max}^{KBr} (cm^{-1}): 3440, 3345, 3220, 3065, 1780, 1715, 1660, 1530, 1185。EI-MS *m/z*(相对丰度, %): 158(M^+, 1), 141(2), 130(12), 115(5), 100(3), 87(17), 60(54), 44(100), 43(40)。上述数据与文献[38]报道的数据相符，并与对照品一致，因此确认为尿囊素。

化合物Ⅴ：白色针晶，灼烧实验认为是无机物，金属元素定性分析显示大量元素为 Mg 和 P 元素。镁盐和磷酸盐的鉴别实验[39]均为阳性，由此推断为磷酸镁。

21.6 临 床 使 用

用于扩张子宫颈管。取直径 0.2～0.3 cm 的干品切削成 7～9 cm 长的圆形小棒, 前端钝圆, 洗净, 晾干, 尾端用丝线扎住, 用高压蒸汽消毒后备用。术前准备及手术操作按妇科常规。宫颈固定后, 用探针探察宫颈的方向及大小, 经产妇一般宫口较松, 无需扩张颈管, 可直接用阴道长钳挟牛膝前端插入 6～8 cm(必须达子宫内口 1～2 cm), 尾端及丝线外露, 然后用无菌纱布填塞阴道。术后可照常活动。经 12～24 h 后拉出牛膝, 行刮宫术。据 78 例观察, 插牛膝后颈管部有充血、软化、松弛等变化, 宫口扩大; 部分病例在刮宫时感觉胎盘组织与宫壁黏着较松, 似有剥离现象。对人工早孕流产, 过期流产及葡萄胎等以牛膝插入代替金属棒扩张颈管, 具有一定的优越性, 可以缩短手术时间、减少患者痛苦。

21.7 总结与展望

综上所述, 目前对牛膝的化学成分和药理活性的研究已经比较深入, 这为牛膝临床开发和应用提供了重要依据。但作为传统的强筋骨和活血化瘀药, 其活性成分和作用机理尚未完全清楚, 尤其是其抗凝血作用的研究还基本停留在粗提物阶段, 对其活性成分也存在分歧, 抗凝机理也未做科学、系统的评估, 值得进一步探索。

参 考 文 献

[1] 浙江省食品药品监督管理局. 浙江省中药炮制规范[M]. 北京: 中国科技医药出版社, 2015: 18-19.
[2] 郭胜民, 车锝平, 范晓雯, 等. 怀牛膝皂苷 A 对动物子宫平滑肌的作用[J]. 西安医科大学学报, 1997, 18(2): 216-218.
[3] 王晓娟, 朱玲珍. 牛膝皂苷的化学成分研究[J]. 第四军医大学学报, 1996, 17(6): 427-430.
[4] Nikolov S, Phan T-H, Asenov I. A triterpenesaponin from *Achyranthes bidentata* Bl[J]. Farmatsiya, 1991, 41(2): 14.
[5] 王广树, 丛登立, 杨锦竹, 等. 牛膝中三萜皂苷的研究[J]. 中国药物化学杂志, 2005, 15(4): 224-226.
[6] 赵婉婷, 孟大利, 李铣, 等. 牛膝的化学成分[J]. 沈阳药科大学学报, 2007, 24(4): 207-210.
[7] 孟大利, 侯柏玲, 汪毅, 等. 中药牛膝中的植物甾酮类成分[J]. 沈阳药科大学学报, 2006, 23(9): 562-564.
[8] 林大专, 王广树, 杨晓虹, 等. 牛膝中新蜕皮甾酮类成分的研究[J]. 中国药学杂志, 2006, 41(17): 1295-1297.
[9] 孟大利. 中药牛膝化学成分及其生物活性的研究[D]. 沈阳: 沈阳药科大学博士学位论文, 2004: 10-28.
[10] Wang Q-H, Yang L, Jiang H, et al. Three new phytoecdysteroids containing a furan ring from the roots of *Achyranthes bidentata* Bl[J]. Molecules, 2011, 16: 5989-5997.
[11] 方积年, 张志花, 刘柏年. 牛膝多糖的化学研究[J]. 药学学报, 1990, 25(7): 526-529.
[12] 惠永正, 邹卫, 田庚元. 牛膝根中一活性寡糖(AbS)的分离和结构研究[J]. 化学学报, 1989, 47: 621-622.
[13] 孟大利, 李铣, 熊印华, 等. 中药牛膝中化学成分的研究[J]. 沈阳药科大学学报, 2002, 19(1): 27-30.
[14] 汪涛, 崔书亚, 索有瑞, 等. 怀牛膝水溶性化学成分研究[J]. 中国中药杂志, 2004, 29(7): 649-651.
[15] 于大永, 吕晓超, 史丽颖, 等. 牛膝中三萜皂苷抑制破骨细胞分化作用的研究[J]. 中国中医骨伤科

杂志, 2011, 19(3): 9-13.
[16] 李建新, 门田重利. 牛膝的抗骨吸收活性成分[J]. 亚太传统医药, 2006, (1): 77-78.
[17] 毛平, 夏卉莉, 袁秀荣, 等. 怀牛膝多糖抗凝血作用实验研究[J]. 时珍国医国药, 2000, 11(12): 1075-1076.
[18] 司力, 黄世福, 李涛, 等. 牛膝总苷对急性血瘀模型大鼠血液流变性指标的影响[J]. 中医药临床杂志, 2007, 19(4): 356-357.
[19] 吴旭, 王武军. 蜕皮甾酮对亚砷酸钠致内皮细胞凋亡的保护作用[J]. 第一军医大学学报, 2003, 23(11): 1219-1221.
[20] 杨研华, 尹莲, 朱晓勤, 等. 牛膝总皂苷的制备及其保护尿酸钠致血管内皮细胞损伤的作用[J]. 中医药信息, 2010, 27(2): 15-18.
[21] 钟广伟, 李炜, 陈民敬, 等. 天麻、钩藤、石决明、牡蛎、牛膝混合剂对高血压大鼠血管重构的影响[J]. 中华高血压杂志, 2008, 16(9): 812-816.
[22] 王丽君, 朱焰, 廖矛川. 牛膝总皂苷对卒中型自发性高血压大鼠的影响[J]. 中国中药杂志, 2011, 36(9): 1239-1241.
[23] 包海花, 郭新民, 聂影. 怀牛膝对 2 型糖尿病大鼠肝脏 IDE 基因 mRNA 表达的影响[J]. 中国优生与遗传杂志, 2005, 13(11): 24-25.
[24] 董琦, 郭新民, 聂影, 等. 怀牛膝对 2 型糖尿病大鼠脑组织 p75 基因表达的影响[J]. 中医药学报, 2007, 35(6): 20-21.
[25] 陈秋, 夏永鹏, 邱宗荫. 蜕皮甾酮对 HepG2 细胞葡萄糖消耗的影响[J]. 中国药理学通报, 2005, 21(11): 1385-1362.
[26] 陈秋, 夏永鹏, 邱宗荫. 蜕皮甾酮对胰岛素抵抗细胞模型胰岛素敏感性和糖代谢的影响[J]. 中国药理学通报, 2006, 22(4): 460-464.
[27] 薛胜霞, 金丽琴, 贾东明, 等. 牛膝多糖衍生物对糖尿病大鼠血糖及血脂的影响[J]. 中国药学杂志, 2009, 44(2): 107-110.
[28] 栾海艳, 高艳华, 赵晓莲, 等. 牛膝多糖对糖尿病肾脏保护作用的研究[J]. 黑龙江医药科学, 2008, 31(1): 56.
[29] 杨旭东, 张杰, 包海花. 牛膝多糖对糖尿病大鼠视网膜细胞凋亡的影响[J]. 中国中医眼科杂志, 2011, 21(1): 8-10.
[30] Shen H-M, Yuan Y, Ding F, et al. The protective effects of *Achyranthes bidentata* polypeptides against NMDA-induced cell apoptosis in cultured hippocampal neurons through differential modulation of *NR2A*-and *NR2B*-containing NMDA receptors[J]. Brain Res Bulletin, 2008, 77: 274-281.
[31] Shen H-M, Yuan Y, Ding F, et al. *Achyranthes bidentata* polypeptides confer neuroprotection through inhibition of reactive oxygen species production, Bax expression, and mitochondrial dysfunction induced by overstimulation of *N*-methyl-D-aspartate receptors[J]. J Neurosci Res, 2010, 88: 669-679.
[32] 郭新民, 聂影, 包海花. 怀牛膝对 2 型糖尿病大鼠脑神经生长因子基因表达的影响[J]. 中国优生与遗传杂志, 2006, 14(2): 9-10.
[33] 韦相兰, 黄李平, 李凯, 等. 怀牛膝对重型颅脑损伤大鼠脑组织 Nestin 表达的影响[J]. 四川医药, 2011, 29(5): 59-61.
[34] 赵婉婷, 孟大利, 李铣, 等. 牛膝的化学成分[J]. 沈阳药科大学学报, 2007, 24(4): 207-210.
[35] 巢志茂, 尚尔金, 何波, 等. 牛膝水提取物化学成分的研究[J]. 中国药学杂志, 1999, 34(9): 587.
[36] 韦松, 梁鸿, 赵玉英, 等. 怀牛膝中化合物的分离鉴定[J]. 中国中药杂志, 1997, 22(5): 293.
[37] Zhang C, Xu X, Li C. Fructosides from *Cynomorium somgaricum*[J]. Phytochemistry, 1996, 41(3): 975.
[38] 卢颖, 江佩芬. 土鳖虫化学成分的研究[J]. 中国中药杂志, 1992, 17(8): 487.
[39] 国家药典委员会. 中国药典[M]. 附录 13. 北京: 中国医药科技出版社, 1995.

第 22 章 铁 丁 头

22.1 植 物 资 源

铁丁头，即蓼科(Polygonaceae)金线草属植物金线草[*Antenoron filiforme* (Thunb.) Roberty et Vautier]或短毛金线草[*Antenoron filiforme* (Nakai) Hara]的干燥全草[1]，为畲族常用药材。铁丁头又名人字草、天油草。

金线草，多年生草本。根状茎粗壮。茎直立，高 50～80 cm，具糙伏毛，有纵沟，节部膨大。叶椭圆形或长椭圆形，长 6～15 cm，宽 4～8 cm，顶端短渐尖或急尖，基部楔形，全缘，两面均具糙伏毛；叶柄长 1～1.5 cm，具糙伏毛；托叶鞘筒状，膜质，褐色，长 5～10 mm，具短缘毛。总状花序呈穗状，通常数个，顶生或腋生，花序轴延伸，花排列稀疏；花梗长 3～4 mm；苞片漏斗状，绿色，边缘膜质，具缘毛；花被 4 深裂，红色，花被片卵形，果时稍增大；雄蕊 5；花柱 2，果时伸长，硬化，长 3.5～4 mm，顶端呈钩状，宿存，伸出花被之外。瘦果卵形，双凸镜状，褐色，有光泽，长约 3 mm，包于宿存花被内。花期 7～8 月，果期 9～10 月。

金线草产于陕西南部、甘肃南部、华东、华中、华南及西南地区。生于山坡林缘、山谷路旁，海拔 100～2500 m。朝鲜、日本、越南也有分布。

短毛金线草(变种)与原变种的主要区别是叶顶端长渐尖，两面疏生短糙伏毛。产于甘肃南部、陕西南部、华东、华中、华南及西南地区。生于山坡林下、林缘、山谷湿地，海拔 150～2200 m。朝鲜、日本也有。

22.2 典籍记载与应用

【采收加工】夏、秋季采收全草、根茎，洗净，鲜用或干燥。

【炮制】取原药，除去杂质，洗净，切段，干燥。

【药材性状】

金线草：茎圆柱形，不分枝或上部分枝，具细纵皱纹，有长糙伏毛。叶多卷曲，具柄，完整叶展平后呈椭圆形或倒卵形，先端急尖或短渐尖，基部宽楔形，托叶鞘膜质，筒状，顶端截形，有条纹，具短缘毛，叶两面及托叶鞘均被长糙伏毛。根茎为不规则结节状条块，长 2～12 cm，节部略膨大，表面红褐色，有细纵皱纹，并具多数根痕及须根，顶端有茎痕或残留茎基。质坚硬，不易折断，断面不平坦，粉红色，髓部色稍深。

短毛金线草：茎圆柱形，不分枝或上部分枝，具细纵皱纹，有短伏毛或无毛。叶多卷曲，具柄，完整叶展平后呈椭圆形或长椭圆形，先端长渐尖，基部楔形，托叶鞘膜质，筒状，顶端截形，有条纹，具短缘毛，叶两面被疏毛或无毛。根茎为不规则结节状条块，长 2～12 cm，节部略膨大，表面红褐色，有细纵皱纹，并具多数根痕及须根，顶端有茎痕或残留茎基。质坚硬，不易折断，断面不平坦，粉红色，髓部色稍深。

【性味】味辛、苦，性凉，小毒。

【功效】凉血止血，清热利湿，散瘀止痛。

【主治】咳血，吐血，便血，血崩，泄泻，痢疾，胃痛，经期腹痛，产后血瘀腹痛，跌打损伤，风湿痹痛。

【用法用量】内服煎汤，9～30 g；外用适量，煎水洗或捣敷。

【注意事项】孕妇慎服。

【附方】

(1) 治经期腹痛，产后淤血腹痛：金线草一两，甜酒一两。加水同煎，红糖冲服。(江西《草药手册》)

(2) 治初期肺痨咳血：金线草茎叶一两。水煎服。(江西《草药手册》)

(3) 治风湿骨痛：人字草、白花九里明各适量。煎水洗浴。(《广西中药志》)

(4) 治皮肤糜烂疮：金线草茎叶水煎洗患处。(江西《草药手册》)

(5) 治胃痛：金线草茎叶水煎服。(《陕西草药》)

(6) 治结石：金线草茎叶沸水冲服。(《四川草药》)

【备注】同属植物短毛金线草亦同供药用。

22.3 化学成分研究

赵友兴等[2]从金线草的乙醇提取物中共分离鉴定了 11 个化合物，分别为龙脑-5-羟基-2-*O*-β-D-吡喃葡萄糖苷(Ⅰ)、腺苷(Ⅱ)、1-*O*-β-D-吡喃葡萄糖基-2-(9^{Δ}-十六酰胺基)-3, 4, 12-三羟基正十八烷醇(III)、鼠李黄素(Ⅳ)、槲皮素-3-*O*-β-D-吡喃半乳糖苷(Ⅴ)、鼠李黄素-3-*O*-β-D-吡喃半乳糖苷(Ⅵ)、山柰酚-3-7-*O*-α-L-吡喃鼠李糖苷(Ⅶ)、豆甾醇(Ⅷ)、正二十九烷酸(Ⅸ)、胡萝卜苷(Ⅹ)、β-谷甾醇(Ⅺ)。

22.4 药理活性研究

黄勇其等[3]利用金线草茎叶水提物和根水提物对小鼠进行炎症反应、痛反应及断尾出血时间实验，结果显示，金线草具有抗炎、镇痛及抗凝血的药理作用，且根的毒性小于茎叶。

22.5 研 究 实 例

根据相关文献报道，简单阐述金线草乙醇提取物中化学成分分离鉴定的实例如下[2]。

22.5.1 实验材料

实验所用金线草采自江西省乐安县公溪镇，由中国科学院昆明植物研究所李嵘博士鉴定为蓼科金线草属植物金线草，标本存放于中国科学院昆明植物研究所植物化学与西部资源持续利用国家重点实验室。

22.5.2 提取与分离

金线草的干燥全草 2.0 kg，粉碎后用 95%乙醇回流提取 3 次，每次 3 h，滤液合并浓缩得到 310 g 粗提物，取 260 g 经硅胶柱层析(石油醚-丙酮梯度洗脱)得到 4 个部位：Fr.1(45 g)、Fr.2(2 g)、Fr.3(8 g)、Fr.4(5 g)。Fr.1(45 g)经硅胶柱反复层析(石油醚-丙酮=14∶1～5∶1)得化合物Ⅸ(10 mg)、Ⅷ(10 mg)、Ⅺ(31 mg)。Fr.2(2 g)经硅胶柱反复层析(氯仿-甲醇-水=8∶2∶0.1)得化合物Ⅰ(7 mg)、Ⅲ(19 mg)、Ⅹ(35 mg)。Fr.3(8 g)与 Fr.4(5 g)分别再经硅胶柱反复层析(氯仿-甲醇-水=8∶3∶0.2)与 Sephadex LH-20 柱层析(氯仿-甲醇=1∶1)得到化合物Ⅱ(18 mg)、Ⅳ(7 mg)、Ⅴ(130 mg)、Ⅵ(46mg)、Ⅶ(5 mg)。

22.5.3 结构鉴定

化合物Ⅰ：黄色黏稠状液体。FAB-MS *m/z*: 331[M-H]⁻。^{1}H-NMR(500 MHz, CD_3OD), δ 4.91(1H, d, J = 7.9 Hz, H-1′), 4.04～4.31(2H, m, H-2, 5), 3.51～3.86(6H, m, H-2′, 3′, 4′, 5′, 6′), 1.07(3H, s, H-8), 0.92(3H, s, H-10), 0.84(3H, s, H-9); ^{13}C-NMR(125 MHz, CD_3OD), δ 102.9(C-1′), 82.9(C-2), 78.2(C-3′), 77.9(C-5′), 75.9(C-2′), 75.1(C-5), 71.7(C-4′), 62.8(C-6′), 53.5(C-4), 51.0(C-1), 50.1(C-7), 39.7(C-6), 34.3(C-3), 21.3(C-8), 20.4(C-9), 13.4(C-10)。以上数据与文献[4]对照，鉴定该化合物为龙脑-5-羟基-2-*O*-β-D-吡喃葡萄糖苷。

化合物Ⅱ：浅黄色结晶，mp 234～236 ℃。$[\alpha]_D^{21}$ +61.7°(c 0.7, H_2O)。FAB-MS *m/z*: 267[M-H]⁻。^{1}H-NMR(500 MHz, C_5D_5N), δ 8.38(1H, s, H-2), 8.03(1H, s, H-8), 7.27(2H, s, NH_2), 6.61(1H, d, J = 5.9 Hz, H-1′), 4.03～5.33(5H, m, H-2′, 3′, 4′, 5′); ^{13}C-NMR(125 MHz, C_5D_5N), δ 156.9(C-6), 153.7(C-2), 149.7(C-4), 121.5(C-5), 90.3(C-1′), 87.6(C-4′), 75.4(C-3′), 72.2(C-2′), 62.9(C-5′)。以上数据与文献[5]对照，鉴定该化合物为腺苷。

化合物Ⅲ: 白色无定形粉末。$[\alpha]_D^{25}$+178.6°(c 0.14, H_2O)。FAB-MS *m/z*: 730[M-H]⁻。^{1}H-NMR(500 MHz, C_5D_5N), δ 5.42(1H, dt, J = 16.7 Hz, 6.5 Hz, H-9′), 5.36(1H, dt, J=16.7 Hz, 6.7 Hz, H-10′), 4.95(1H, d, J=7.5 Hz, H-1″), 0.86(6H, t, H-18, 16′); ^{13}C-NMR(125 MHz, C_5D_5N), δ 175.1(C-1′), 130.2(C-10′), 130.0(C-9′), 104.9(C-1″), 77.9(C-5″), 77.8(C-3″), 75.2(C-3), 74.5(C-2″), 71.8(C-4, 12), 70.8(C-4″), 69.8(C-1), 62.0(C-6″), 51.1(C-2), 34.9(C-2′), 29.5～30.8(CH_2 链), 26.0(C-3′), 13.6(C-18, 16′)。以上数据与文献[6]对照，鉴定该化合物为 1-*O*-β-D-吡喃葡萄糖基-2-(9^{Δ}-十六酰胺基)-3, 4, 12-三羟基正十八烷醇。

化合物Ⅳ: 黄色无定形粉末。FAB-MS *m/z*: 315[M-H]⁻。^{1}H-NMR(400 MHz, CD_3OD), δ 8.01(1H, d, J = 2.0 Hz, H-2′), 7.65(1H, dd, J = 2.0 Hz, 8.5 Hz, H-6′), 6.89(1H, d, J=8.5 Hz, H-5′), 6.37(1H, d, J = 2.0 Hz, H-8), 6.16(1H, d, J=2.0 Hz, H-6), 3.96(3H, s, OCH_3); ^{13}C-NMR(100 MHz, CD_3OD), δ 179.2(C-4), 159.0(C-7), 158.5(C-9), 151.0(C-5), 148.7(C-4′), 148.6(C-2), 146.5(C-3′), 133.5(C-3), 123.8(C-6′), 123.1(C-1′), 116.1(C-5′), 114.3(C-2′), 105.4(C-10), 100.4(C-6), 95.2(C-8), 56.8(OCH_3)。以上数据与文献[7]对照，鉴定该化合物为鼠李黄素。

化合物Ⅴ: 黄色无定形粉末。FAB-MS *m/z*: 463[M-H]⁻。^{1}H-NMR(500 MHz, C_5D_5N),

δ 8.47(1H, d, J = 1.7 Hz, H-2′), 8.10(1H, dd, J = 1.7 Hz, 8.4 Hz, H-6′), 7.26(1H, d, J = 8.4 Hz, H-5′), 6.63～6.69(2H, m, H-6, 8), 6.08(1H, d, J = 7.8 Hz, H-1″); ^{13}C-NMR(125 MHz, C_5D_5N), δ 178.9(C-4), 165.9(C-7), 162.7(C-5), 157.8(C-9), 157.6(C-2), 149.4(C-4′), 146.8(C-3′), 135.1(C-3), 122.8(C-6′), 122.3(C-1′), 117.9(C-5′), 116.3(C-2′), 105.4(C-10), 105.2(C-1″), 99.8(C-6), 94.6(C-8), 77.7(C-5″), 75.5(C-3″), 73.4(C-2″), 69.8(C-4″), 61.9(C-6″)。以上数据与文献[8]对照，鉴定该化合物为槲皮素-3-*O*-β-D-吡喃半乳糖苷。

化合物Ⅵ：黄色无定形粉末。FAB-MS *m/z*: 477[M-H]$^-$。^{1}H-NMR(400 MHz, CD_3OD), δ 8.03(1H, d, J = 1.8 Hz, H-2′), 7.55(1H, dd, J = 8.4 Hz, 1.8 Hz, H-6′), 6.88(1H, d, J = 8.4 Hz, H-5′), 6.38(1H, d, J = 1.7 Hz, H-8), 6.18(1H, d, J=1.7 Hz, H-6), 5.35(1H, d, J = 7.8 Hz, H-1″), 3.95(3H, s, OCH_3); ^{13}C-NMR(100 MHz, CD_3OD), δ 179.4(C-4), 165.9(C-7), 163.0(C-5), 158.5(C-9), 158.4(C-2), 150.8(C-4′), 148.4(C-3′), 135.3(C-3), 122.9(C-6′), 122.7(C-1′), 116.2(C-5′), 114.6(C-2′), 105.7(C-10), 104.2(C-1″), 99.9(C-6), 94.8(C-8), 77.3(C-5″), 75.0(C-3″), 73.0(C-2″), 69.9(C-4″), 61.9(C-6″), 57.0(OCH_3)。以上数据与文献[9]对照，鉴定该化合物为鼠李黄素-3-*O*-β-D-吡喃半乳糖苷。

化合物Ⅶ：黄色针状结晶，mp 202～203 ℃。FAB-MS *m/z*: 577[M-H]$^-$。^{1}H-NMR (400 MHz, CD_3OD), δ 7.44(3H, J = 8.7 Hz, H-2′, 6′), 6.95(2H, d, J = 8.7 Hz, H-3′, 5′), 6.74(1H, d, J = 2.5 Hz, H-6), 6.48(1H, d, J = 2.5 Hz, H-8), 5.41(2H, m, H-1″, 1), 1.20(3H, d, J = 7.1 Hz, H-6), 0.95(3H, d, J = 7.0 Hz, H-6″); ^{13}C-NMR(100 MHz, CD_3OD), δ 179.8(C-4), 163.5(C-7), 162.9(C-5), 161.8(C-4′), 159.8(C-2), 158.1(C-9), 136.5(C-3), 132.0(C-2′, 6′), 122.4(C-1′), 116.6(C-3′, 5′), 107.5(C-10), 103.5(C-1), 100.5(C-1″), 99.8(C-6), 95.6(C-8), 73.6(C-4″), 73.1(C-4), 72.1(C-2″, 3″, 3), 71.9(C-2), 71.7(C-5″), 71.3(C-5), 18.1(C-6), 17.7(C-6″)。以上数据与文献[10]对照，鉴定该化合物为山柰酚-3, 7-*O*-α-L-吡喃鼠李糖苷。

化合物Ⅷ：白色无定形粉末。EI-MS *m/z*: 412[M]$^+$。^{1}H-NMR(500 MHz, $CDCl_3$), δ 5.34(1H, d, J = 4.9 Hz, H-6), 5.12(1H, dd, J = 8.7 Hz, 15.1 Hz, H-22), 4.98(1H, dd, J = 8.3 Hz, 15.1 Hz, H-23), 3.52(1H, m, H-3), 1.26(3H, s, H-21), 1.02(3H, s, H-18), 1.00(3H, s, H-19), 0.82(3H, t, H-29), 0.72, 0.81(6H, d, J = 7.2 Hz, H-26, 27); ^{13}C-NMR(125MHz, $CDCl_3$), δ 140.7(C-5), 138.3(C-22), 129.2(C-23), 121.7(C-6), 71.8(C-3), 56.8(C-14), 55.9(C-17), 51.2(C-24), 50.1(C-9), 42.2(C-13), 42.2(C-4), 40.5(C-20), 39.6(C-12), 37.2(C-1), 36.5(C-10), 31.9(C-25), 31.9(C-8), 31.6(C-7), 29.7(C-2), 28.9(C-16), 25.4(C-28), 24.3(C-15), 21.2(C-26), 21.1(C-21), 21.0(C-11), 19.4(C-19), 18.9(C-27), 12.2(C-29), 12.0(C-18)。以上数据与文献[11]对照，鉴定该化合物为豆甾醇。

化合物Ⅸ：白色无定形粉末。EI-MS *m/z*: 438[M]$^+$。^{1}H-NMR(400 MHz, $CDCl_3$), δ 2.28(2H, t, J = 5.9 Hz, H-2), 1.25(2H, brs), 0.86(3H, t, J = 6.7 Hz, H-29)。以上数据与文献[12]对照，鉴定该化合物为正二十九烷酸。

化合物Ⅹ：白色无定形粉末。FAB-MS *m/z*: 575[M-H]$^-$。喷 10%硫酸-乙醇显色剂加热为紫红色，在氯仿-丙酮、氯仿-甲醇、氯仿-甲醇-水三种不同展开条件下，其 R_f 值和显色行为与胡萝卜苷标准品一致，鉴定该化合物为胡萝卜苷。

化合物Ⅺ：白色针晶。EI-MS *m/z*: 414[M]$^+$。喷 10%硫酸-乙醇显色剂加热为紫红色。在石油醚-乙酸乙酯、石油醚-丙酮、氯仿-丙酮三种不同展开条件下，其 R_f 值和显色行为与谷甾醇一致，与文献[13]对照，鉴定该化合物为 β-谷甾醇。

22.6　总结与展望

目前对金线草的化学成分和药理活性研究都较少，已报道的抗炎、镇痛和抗凝血等药理活性研究也是基于粗提取物的，应继续加强化学成分研究，并在此基础上开展深入的药理活性研究。

参考文献

[1] 浙江省食品药品监督管理局. 浙江省中药炮制规范[M]. 北京：中国医药科技出版社, 2005: 559.

[2] 赵友兴, 李红芳, 马青云, 等. 金线草化学成分研究[J]. 中药材, 2011, 34(5): 704-707.

[3] 黄勇其, 骆红梅, 陈秀芬, 等. 金线草药理作用初步研究[J]. 中成药, 2004, 26(11): 918-921.

[4] Kitajima J, Okamura C, Ishikawa T, et al. Monoterpenoid glycosides of *Glehnia littoralis* root and rhizoma[J]. Chem Pharm Bull, 1998, 46(10): 1595-1598.

[5] Moyroud E, Strazewski P. L-ribonucleosides from L-xylose[J]. Tetrahedron, 1999, 55(5): 1277-1284.

[6] Kong L D, Abliz Z, Zhou C X. Glycosides and x-anthineoxidase inhibitors from *Conyza bonariensis*[J]. Phytochemistry, 2001, 58(4): 645-651.

[7] Wagner H, Chari V M. ^{13}C-NMR-spektren naturlich vorkommender flavonoide[J]. Tetrahedron Lett, 1976, 17(21): 1799-1802.

[8] Markham K R, Ternai B, Stanley R, et al. Carbon-^{13}NMR studies of flavonoids III naturally occurring flavonoid glycosides and their acylated derivatives[J]. Tetrahedron, 1978, 34(9): 1389-1397.

[9] Miliauskas T A, van Beek P R, Venskutonis P R, et al. Antioxidant activity of *Potentilla fruticosa*[J]. J Sci Food Agric, 2004, 84(15): 1997-2009.

[10] Nakano K, Takatani M, Tomimatsu T, et al. Four kaempferol glycosides from leaves of *Cinnamomum sieboldii*[J]. Phytochemistry, 1983, 22(12): 2831-2833.

[11] Dupont M P, Liabres G, Delaude C, et al. Sterolic and triterpenoidic constituents of stem bark of *Drypetes gossweileri*[J]. Planta Med, 1997, 63: 282-284.

[12] Brown H C, Iyer R R, Bhat N G, et al. Organoboranes for synthesis. 13. Simple, efficient syntheses of long-chain alcohols and carboxylic acids[J]. Tetrahedron, 1992, 48(42): 9187-9194.

[13] Seo S, Uomori A, Iwatani K, et al. Biosynthesis of sitosterol from [methyl-$^2H_3$] methionine in tissue cultures of *Physalis peruviana* [J]. Phytochemistry, 1992, 31(9): 3029-3031.

第23章　山　苍　子

23.1　植 物 资 源

山苍子，是樟科(Lauraceae)木姜子属植物山鸡椒[*Litsea cubeba* (Lour.) Pers.]的根、叶和果实，为畲族常用药材。山鸡椒又名荜澄茄[1]、姜母柴。

山鸡椒，落叶灌木或小乔木，高达8～10 m；幼树树皮黄绿色，光滑，老树树皮灰褐色。小枝细长，绿色，无毛，枝、叶具芳香味。顶芽圆锥形，外面具柔毛。叶互生，披针形或长圆形，长4～11 cm，宽1.1～2.4 cm，先端渐尖，基部楔形，纸质，上面深绿色，下面粉绿色，两面均无毛，羽状脉，侧脉每边6～10条，纤细，中脉、侧脉在两面均突起；叶柄长6～20 mm，纤细，无毛。伞形花序单生或簇生，总梗细长，长6～10 mm；苞片边缘有睫毛；每一花序有花4～6朵，先叶开放或与叶同时开放，花被裂片6，宽卵形；能育雄蕊9，花丝中下部有毛，第3轮基部的腺体具短柄；退化雌蕊无毛；雌花中退化雄蕊中下部具柔毛；子房卵形，花柱短，柱头头状。果近球形，直径约5 mm，无毛，幼时绿色，成熟时黑色，果梗长2～4 mm，先端稍增粗。花期2～3月，果期7～8月。

产于广东、广西、福建、台湾、浙江、江苏、安徽、湖南、湖北、江西、贵州、四川、云南、西藏。生于向阳的山地、灌丛、疏林或林中路旁、水边，海拔500～3200 m。东南亚各国也有分布。

23.2　典籍记载与应用

【采收加工】7～8月当果实青色布有白色斑点，用手捻碎有强烈生姜味时，采收，干燥；深秋采挖根，抖尽泥土，干燥；夏、秋季采收叶，鲜用或干燥。

【药材性状】果实类球形，直径4～6 mm。表面棕褐色或黑褐色，有网状皱缩。基部偶有宿萼及果梗。除去外皮可见硬脆的果核，种子1，子叶2，黄棕色，富油性，气芳香，味微辛、微苦。

根圆锥形，长短直径不一。表面棕色至棕褐色，有皱纹及颗粒状突起。质轻泡，易折断，断面灰褐色，横切面有导管孔。气香，味辛辣。

叶多卷曲或皱缩，易破碎。完整叶展平后披针形或长椭圆形，表面棕色或棕绿色，长4～11 cm，宽1.5～3 cm，先端渐尖，基部楔形，全缘，羽状网脉下面稍突起。质硬脆。气芳香，味辛凉。

【性味】味辛、微苦，性温。

【功效】果实：温中止痛，行气活血，平喘，利尿。根：祛风散寒，除湿，温中，理气止痛。叶：理气散结，解毒消肿，止血。

【主治】果实：脘腹冷痛，食积气胀，反胃呕吐，中暑吐泻，泄泻痢疾，寒疝腹痛，哮喘，寒湿水臌，小便不利，疮疡肿毒，牙痛，寒湿痹痛，跌打损伤。

根：感冒头痛，心胃冷痛，腹痛吐泻，脚气，孕妇水肿，风湿痹痛，跌打损伤。近用于脑血栓形成。

叶：痈疽肿毒痛，乳痈，蛇虫咬伤，外伤出血，脚肿。

【用法用量】果实：内服煎汤，1.5～3 g；外用适量，研末调敷。根：内服煎汤，15～30 g；外用适量，煎水洗。叶：外用适量，鲜品捣敷或煎水洗。

【注意事项】果实：实热及阴虚火旺者禁服。

【附方】

(1) 治感寒腹痛：山鸡椒四至五钱。水煎服。(《湖南药物志》)

(2) 治水泻腹痛：山鸡椒研末，开水吞服一钱。(《贵州民间药物》)

(3) 治发痧气痛：山鸡椒、青藤香、蜘蛛香各一钱。研末，酒吞服。(《贵州民间药物》)

(4) 治消化不良，胸腹胀：山鸡椒烘干，研末，每次吞服三至五分。(《贵州民间药物》)

(5) 治关节痛：山鸡椒一两，雄黄五钱，鸡屎二两。捣烂，炒热，布包，揉擦痛处。(《湖南药物志》)

(6) 治疔疮：山鸡椒捣绒外敷。(《贵州民间药物》)

23.3 化学成分研究

迄今为止，山鸡椒中已分离鉴定出 65 个非挥发性化合物(表 23-1, **1～65**)，主要为生物碱，尤其是阿朴啡类生物碱，以及少量的黄酮、木脂素、甾体等。同时，作为一种樟科芳香性药用植物，山鸡椒富含挥发油，众多学者报道，通过 GC-MS 鉴定其挥发油成分达 70 多种，主要为单萜和倍半萜类。

23.3.1 生物碱类

虽然化学成分的多寡和研究目的与检测手段相关，但从已报道的数据分析，生物碱是本种植物的压倒性优势成分。到目前为止，有 36 个异喹啉类生物碱(**1～36**)被分离鉴定。从结构类型上分析，绝大多数是阿朴啡类生物碱，包括部分与高氯酸形成有机盐(表 23-1)。因此阿朴啡类生物碱是山鸡椒中名副其实的主要和特征性成分。

此类生物碱的活性明显，受到学者的广泛关注。如化合物 **20**、**23** 和 **24** 具有抗金黄色葡萄球菌和抗真菌 *Altemaria alternata* 与 *Cercospora nicotianae* 的活性，**25** 和 **26** 对 6 种肿瘤细胞株表现出显著的细胞毒性[2]。化合物 **36** 能够抑制血小板聚集和血栓素 B_2 的形成，表明其具有抗血栓活性[3]。化合物 **2** 和 **19** 有抗菌活性，且 **19** 显示显著的抗金黄色葡萄球菌活性等[4]。药理活性结果为山鸡椒广泛的传统药用、食品调味及防腐应用等方面提供了科学依据。

表 23-1　山鸡椒中分离鉴定的非挥发性化合物

编号	化合物	植物部位	参考文献
1	波尔定	地上部分，茎	[4, 9]
2	异波尔定	地上部分，茎	[4, 9]
3	*N*-甲基六驳碱	根，茎	[5, 9]
4	*N*-甲基钓樟卡品	茎	[9]
5	异紫堇定碱(右旋异紫堇定)	地上部分	[4]
6	lirioferine	地上部分，茎	[4, 9]
7	去甲异波尔定(石槲碱)	地上部分	[4]
8	lorisocorydine	茎	[9]
9	新木姜子碱	茎	[9]
10	六驳碱	根，茎	[5, 9]
11	norlirioferine	地上部分	[4]
12	nilsonirine	地上部分	[4]
13	muricinine	地上部分	[4]
14	isodomesticine	茎	[9]
15	竹叶椒碱	茎	[10]
16	芒籽香碱	根	[5]
17	(+)-isoboldine β-*N*-oxide	地上部分	[4]
18	(+)-8-methoxyl-isolaurenine *N*-oxide	树皮	[2]
19	(+)-*N*-(methoxycarbonyl)-*N*-norboldine	地上部分	[4]
20	(+)-*N*-(methoxycarbonyl)-*N*-norglaucine	树皮，根	[2, 11]
21	(+)-*N*-(methoxycarbonyl)-*N*-norlauroscholtzine	根	[11]
22	*N*-(methoxycarbonyl)-*N*-norisoboldine	地上部分	[4]
23	(+)-*N*-(methoxycarbonyl)-*N*-nordicentrin	树皮	[2]
24	(+)-*N*-(methoxycarbonyl)-*N*-norpredicentrine	树皮	[2]
25	(+)-*N*-(methoxycarbonyl)-*N*-norbulbodione	树皮	[2]
26	(+)-*N*-(methoxycarbonyl)-*N*-norisocorydione	树皮	[2]
27	格拉齐文(奥可梯木种碱)	茎	[9]
28	木兰箭毒碱	茎	[10]
29	(–)-oblongine	茎	[10]
30	(–)-8-*O*-methyloblongine	茎	[10]
31	牛心果碱(瑞枯灵)	地上部分	[4]
32	*N*-methylcoclaurine	地上部分	[4]
33	(–)-litcubinine	茎	[12]
34	(–)-litcubine	茎	[12]
35	oxonantenine	果实	[13]
36	litebamine	树干	[3]
37	*N*-反式阿魏酰-3-甲氧基酪胺	根	[5, 6]
38	*N*-顺式阿魏酰-3-甲氧基酪胺	根	[5]
39	*N*-反式香豆酰酪胺	枝，根	[6, 7]
40	*N*-反式阿魏酰酪胺	枝，根	[6, 7]

续表

编号	化合物	植物部位	参考文献
41	山鸡椒胺甲	根	[7]
42	*N*-反式芥子酸酪胺	枝	[8]
43	1, 2-二氢-6, 8-二甲氧-7-1-(3, 5-二甲氧基-4-羟苯基)-N^1, N^2-双-[2-(4-羟苯基)乙基]-2, 3-萘酰胺	枝	[6]
44	槲皮素	根	[7]
45	木犀草素	根	[7]
46	芹菜素-7-*O*-β-D-葡萄糖苷	根	[7]
47	木犀草素-7-*O*-β-D-葡萄糖苷	根	[7]
48	灰叶素	果实	[14]
49	(−)-divanillyltetrahydrofuranferulate	枝	[8]
50	(+)-9′-*O*-(*E*)-feruloyl-5, 5′-dimethoxylariciresinol	枝	[8]
51	阿魏酸	根	[7]
52	*trans*-3, 4, 5 -trimethoxylcinnamyl alcohol	果实	[13]
53	香草酸	果实	[13]
54	(6*R*)-3, 7-dimethyl-7-hydroxy-2-octen-6-olide	果实	[13]
55	litseacubebic acid	果实	[13]
56	4, 4-二甲基-1, 7-庚二酸	枝	[8]
57	6, 7-二羟基-3, 7-二甲基-2-辛烯酸	根	[7]
58	fumaric acid	枝	[8]
59	正二十四碳酸	根	[5]
60	棕榈酸	根	[7]
61	2, 5-二甲氧基苯醌	枝	[6]
62	2, 6-二甲氧基苯醌	枝	[6]
63	β-谷甾酮	枝	[6]
64	β-谷甾醇	根, 枝, 果实	[5, 6, 14]
65	β-胡萝卜苷	根	[5]

此外, 还从该植物中报道了 7 个酰胺类生物碱(**37**～**43**), 包括从根中分离鉴定的 *N*-反式阿魏酰-3-甲氧基酪胺(**37**)[5, 6]、*N*-顺式阿魏酰-3-甲氧基酪胺(**38**)[5]、*N*-反式香豆酰酪胺(**39**)、*N*-反式阿魏酰酪胺(**40**)[6, 7]、山鸡椒胺甲(**41**)[7], 以及从山鸡椒枝中分离鉴定的酰胺类成分 **42**[8]和 **43**[6]。

23.3.2　黄酮类

从该植物中分离到 5 个黄酮类: 从根中报道的槲皮素(**44**)、木犀草素(**45**)、芹菜素-7-*O*-β-D-葡萄糖苷(**46**)、木犀草素-7-*O*-β-D-葡萄糖苷(**47**)[7], 以及来自果实少见的灰叶素(**48**)[14]。相关药理研究表明 **48** 有一定毒性, 其在果实中含量较高, 可能是山鸡椒果实具有一定毒性的主要因素[15]。

23.3.3 其他类

除生物碱类和黄酮类外，本植物中还报道了少量的木脂素、脂肪酸、甾体等其他类成分，在根、枝和果实中均有分布[5-8, 13, 14](表 23-1)。

23.3.4 挥发油

作为樟科芳香性药用植物之一，山鸡椒的挥发油一直是重点研究对象，一方面因为其含量高，容易获得，是香水和香料的主要原料之一；另一方面挥发油显示显著而又广泛的药理活性，备受药学工作者的关注。对山鸡椒挥发油的研究进展，已有文献从山鸡椒不同部位、不同产地和野生与栽培的挥发油成分的研究做了详细总结。研究指出，不同部位山鸡椒挥发油成分存在很大差异：果实中挥发油的主要成分是柠檬醛(69.22%)；根中挥发油的主要成分是柠檬醛(34.70%)、3, 7-二甲基-6-辛烯醛(26.56%)和 3, 7-二甲基-2-辛烯-1-醇(21.81%)；叶中挥发油的主要成分是柠檬醛(19.05%)、3, 7-二甲基-6-辛烯醛(16.74%)和桉叶素(13.80%)。山鸡椒雄花和雌花中的挥发油组分在一定程度上有较大差别。总之，不同产地挥发油成分存在某种组分及含量的差异，野生与栽培主要成分基本相同[16]。

23.4 药理活性研究

山鸡椒挥发油、提取物和单体化合物在心血管疾病、抗肿瘤、抗炎免疫、平喘抗过敏、抗氧化、抗菌、杀虫等方面都显示活性。

23.4.1 对心血管系统作用

主要表现为抑制血小板聚集，改善心肌缺血和改善脑血栓三方面。研究表明[17]，山鸡椒注射液用于治疗脑血栓和冠心病患者，可使患者血小板表面活性下降，对聚集性血小板有显著解聚作用。山鸡椒挥发油的主要成分——柠檬醛对 ADP-胶原诱导的大鼠血小板聚集有明显抑制作用($P<0.01$)，大鼠口服柠檬醛也能抑制花生四烯酸(AA)诱导的血小板聚集，同时也抑制因血小板聚集产生的 TXA_2 样物质释放[18]。另外，生物碱 **36** 及其 *N*-同系物也具有抑制血小板聚集活性[3]。

果实的水提物能改善血液流速变化，延缓实验性体内血栓形成，有一定的抗凝血作用，对 ADP-胶原诱导的血小板聚集均有抑制作用，而果实挥发油未显示明确的效果[19]。

除抑制血小板聚集外，化合物 **36** 及其同系物还具有抑制乙酰胆碱酯酶和 5′-三磷酸腺苷(ATP)的释放，及抑制兔血小板中花生四烯酸和胶原诱导的血栓素 B_2 形成等效果，表明山鸡椒生物碱具有潜在的心血管保护作用[3]。

山鸡椒油对实验性心肌缺血损伤和异丙肾上腺素(Iso)致心肌梗死样坏死有保护作用：能降低家兔急性心肌缺血 ST 段抬高，减少病理性 Q 波数目和 N-BT 染色显示的心肌梗死面积，降低血游离脂肪酸(FFA)水平；对 Iso 导致的大鼠实验性心肌梗死样坏死也能降低 ST 段总下移数并防止 Q 波和减少严重心律失常的发生率[20]。此外，果实油亦能增加离体兔心冠脉流量，降低小鼠整体耗氧量，改善垂体后叶素所致家兔实验性心肌缺血和 Iso 所致大鼠心肌缺血性心电图，舒张离体猪心正常冠脉和肾上腺及去甲肾上腺缩管的冠脉[21]。山鸡椒水提液对小鼠低压耐缺氧力有显著提高的作用，降低整体耗氧，增加兔心冠脉流量作用明显，显示其具有提高低压耐缺氧力、降低整体耗氧量、增加冠脉灌流等作用[22]。小鼠注射山鸡椒油后，其耐缺氧能力得到提升。山鸡椒油对 Iso 引起的心肌耗氧增加及氰化钾、亚硝酸钠中毒引起的组织缺氧均有一定的缓解作用[23]。上述实验结果皆显示明确的抗心肌缺血活性，为山鸡椒用于开发治疗心绞痛药物提供了一定的依据。

另外，根挥发油对 118 例随机脑血栓患者进行治疗，有效率为 92.4%，治愈率为 53.4%。研究发现，山鸡椒注射液能使患者微血管管壁扩张，血流流态改善，且观察到抑制血栓形成和分解血栓，综合显示山鸡椒注射液对于脑血栓有确切疗效[24]。

23.4.2　抗肿瘤作用

有研究分别对叶和果实的挥发油进行了细胞毒活性筛选，对口腔鳞状细胞 OEC-M1、肝癌细胞 J5 和肺腺癌细胞 A549 三种人癌细胞的测试结果显示，果实挥发油可降低三种细胞株的存活时间，其 IC_{50} 分别约为 50 mg/L、50 mg/L、100 mg/L，表明果实挥发油对此三种细胞株有一定的细胞毒活性[25]。而果实挥发油的主成分为柠檬醛，进一步推测柠檬醛具有潜在的细胞毒活性。和此前报道的柠檬醛对人乳腺癌细胞 MCF-7 有细胞毒活性结果类似[26]。

除挥发油外，山鸡椒生物碱也显示一定的细胞毒活性。经 MTT 法测定化合物 **18**、**20**、**23**、**25** 和 **26** 对人胃癌细胞(BGC-823)、人肝癌细胞(HepG2)、人乳腺癌细胞(MCF-7)、人胃腺癌细胞(SGC-7901)、人皮肤癌细胞(SK-MEL-2)和卵巢癌细胞(SK-OV-3)的细胞毒活性。结果显示，生物碱 **25**、**26** 对所有受试细胞株表现出中等活性，IC_{50} 分别为 9.5～12.2 μmol/L，9.8～12.0 μmol/L[27]。

23.4.3　对类风湿关节炎的作用

根水煎剂可缓解Ⅱ型胶原蛋白诱导的胶原诱导性关节炎(CIA)大鼠关节肿胀，抑制 CIA 大鼠血清 TNF-α 及 IL-1β 水平，且呈量效关系。推测根用于类风湿性关节炎的作用机制与其下调血清 TNF-α 及 IL-1β 水平相关[28]。根乙醇和水提取物口服给弗氏完全佐剂(CFA)诱导性关节炎大鼠后，大鼠体重恢复，胸腺和脾脏指标还原，关节组织病理有所改善，体内环氧合酶-2(COX-2)和 5-脂氧合酶(5-LOX)的表达降低，血清中 TNF-α、IL-1β 和 IL-6 水平显著下降，IL-10 显著增加，显示出对关节炎的抑制作用[29]。另外，茎的甲醇提取物能抑制脂多糖(LPS)诱导的巨噬细胞 RAW264.7 中 NO 和前列腺素 $E_2(PGE_2)$的生成，可以明显降低过氧化物酶催化氧化氯产生 HOCl 和 O_2^-，显示出一定的抗炎免疫作用[30]。

23.4.4 平喘抗过敏作用

水提物柠檬醛可明显延长氯化乙酰胆碱-磷酸组胺喷雾引起的豚鼠哮喘潜伏期，延长小鼠咳嗽反应潜伏期，减少咳嗽次数，增加小鼠呼吸道酚红分泌量，抑制乙酰胆碱对豚鼠离体气管平滑肌的收缩作用，并使乙酰胆碱所致气管平滑肌量效曲线右移。提示柠檬醛气雾剂具有一定的平喘、镇咳、祛痰作用及支气管解痉作用[31]。

早期研究发现，果实挥发油具有明显的抗过敏作用，对慢反应物质(SRS-A)所致豚鼠肠离体收缩亦有明显的阻断作用。除支气管扩张作用外，果实挥发油还可能作用于过敏介质的形成与释放，起到抗过敏作用。虽然果实挥发油含柠檬醛部分对豚鼠离体气管平滑肌的松弛作用明显强于不含柠檬醛部分，但不同柠檬醛含量的山鸡椒挥发油的相关作用无明显差异，由此可知，柠檬醛并非山鸡椒挥发油平喘的唯一有效成分[32]。此外，果实萃取物抗致敏豚鼠回肠肌过敏性收缩反应作用明显，其效果与阳性对照药物盐酸赛庚啶相当[33]。

23.4.5 抗氧化作用

有报道树皮挥发油的抗氧化活性，超过合成抗氧化剂丁基羟基回香醚(BHA)的 2 倍，优于姜和肉桂的挥发油。将提取过挥发油的树皮粉渣萃取物进行抗氧化性能测定，仍显示有抗氧化作用，但效果低于挥发油，其中氯仿部位的作用约相当于 BHA 抗氧化作用的 75%[34]。多种抗氧化活性检测方法显示，山鸡椒提取物中含有强有效成分。山鸡椒能减少 H_2O_2 的水平，与抗坏血酸和 α-生育酚等多种数据比较分析发现，山鸡椒挥发油或不含挥发油的水、乙醇、甲醇、氯仿和正丁醇等部分提取物，都表现出稳定的抗氧化活性[35-37]。

尽管如此，抗氧化活性，无论体内还是体外研究，都不应该在相关药学研究中得到过高的期待。有学者指出[38]，喜氧生物(aerobes)能持续不断地产生活性粒子，并通过自身合成抗氧化剂以调节活性粒子的平衡，因此既能让活性氧发挥其生物学功能，又能最大限度地减少氧化伤害。这种氧化还原平衡有助于解释为什么饮食和药物中的抗氧化剂的摄入对预防疾病的效果有限，尽管氧化损伤对人类疾病病理发展有很大贡献。

23.4.6 其他作用

山鸡椒还在神经系统、镇痛、乌头碱经皮渗透影响、抗病原体和杀虫等方面发挥作用。

小鼠口服山鸡椒油，能显著延长戊巴比妥诱导的睡眠时间和增加张开双臂的时间，且梯度给药组相比生理盐水组进入张开双臂放松状态的数量增加，提示山鸡椒油潜在的抗焦虑作用。在甩尾实验中，大剂量给药后显示山鸡椒油具有强效的中枢镇痛作用[39]。果实超临界 CO_2 萃取物对冰醋酸所致的小鼠扭体疼痛显示有镇痛作用，其高、中、低剂量组扭体次数都少于空白组，有显著性差异($P<0.05$ 或 $P<0.01$)，且药物各剂量组的镇痛活性表现出一定的量效关系[40]。李艳杰等[41]报道，7%的荜澄茄能明显促进乌头碱的经皮

渗透作用。

另有多篇文献报道，山鸡椒挥发油还具有强效广谱抗真菌和抗细菌作用，且柠檬醛为其抗菌的主要成分[42, 43]，挥发油还具有强效杀螨虫、蚊子和蚂蚁作用[44, 45]。

23.5 研究实例

根据相关报道的文献，简单阐述山鸡椒中挥发油成分测定的实例[46]。

23.5.1 实验材料

样品采自温州市茶山镇大罗山，经温州医科大学林观样老师鉴定为樟科植物山鸡椒，标本保存在温州医科大学附属第一医院中药房标本室。

23.5.2 实验方法与结果

23.5.2.1 挥发油的提取

将切碎后的山鸡椒叶子200 g置于1000 mL的圆底烧瓶中，用挥发油提取器提取5 h，油水经石油醚萃取回收石油醚，无水硫酸钠处理后过滤，得淡黄色精油 1mL 备用，具有特殊香气。

23.5.2.2 GC-MS 分析

精油用乙酸乙酯稀释，进行 GC-MS 分析，色谱柱为 HP-5MS(30 cm×0.25 mm×0.25 μm)，升温程序为：柱起始温度 50 ℃，保持 5 min，以 5 ℃/min 升温到 260 ℃，保持 5 min，载气为高纯 He，载气流速为 1.0 mL/min，进样口温度为 250 ℃，进样量 1 μL，分流比 20∶1。质谱条件：离子源 EI 源，电子能量 70 eV，离子源温度为 230 ℃，四极杆温度为 150 ℃，扫描范围 40～550 amu，溶剂延迟为 5.0 min。

23.5.2.3 定性分析结果

取山鸡椒叶挥发油 1 μL(乙酸乙酯溶解)，利用 GC-MS 分析鉴定，所得质谱信息通过 HP MSD 化学工作站检索 Nist 5.0 标准质谱图库，并结合有关文献人工图谱解析，鉴定出了 42 个化合物。

23.5.2.4 峰相对含量分析

通过 HP MSD 化学工作站数据处理系统，按峰面积归一化法进行，求出化学成分在挥发油中的百分含量，列于表 23-2。

23.5.3 讨论

从山鸡椒叶挥发油中，共鉴定出 42 种化合物，主要成分为 α-蒎烯(17.04%)、桉树脑(15.92%)和桧烯(12.87%)，还有一定量的 β-榄香烯、γ-榄香烯、石竹烯及其氧

表 23-2 山鸡椒叶挥发油的化学成分

编号	化合物	相对面积/%
1	侧柏烯	0.41
2	α-蒎烯	17.04
3	桧烯	12.87
4	β-侧柏烯	3.46
5	β-萜品烯	0.42
6	β-蒎烯	1.11
7	β-月桂烯	1.33
8	α-水芹烯	0.12
9	(+)-4-蒈烯	1.33
10	桉树脑	15.92
11	枞油烯	2.36
12	3-蒈烯	0.12
13	γ-萜品烯	2.05
14	顺式-β-萜品醇	6.22
15	反式-1-甲基-4-(1-异丙基)-2-环己烯-1-醇	0.24
16	(*R*)-β-香茅醇	0.86
17	龙脑甲酸盐	0.39
18	(*R*)-4-萜品醇	7.20
19	α-萜品醇	9.24
20	6, 7-二氢香叶醇	0.13
21	β-柠檬醛	0.24
22	α-柠檬醛	0.24
23	异萜品烯	0.07
24	β-榄香烯	3.23
25	石竹烯	4.53
26	α-桉叶烯	0.36
27	别香橙烯	0.12
28	α-石竹烯	1.10
29	香橙烯	0.12
30	4a, 8-二甲基-2-异丙烯基-1, 2, 3, 4, 4a, 5, 6, 7-八氢萘	0.42
31	大根香叶烯 D	1.20
32	2, 10, 10-三甲基三环[7.1.1.0(2, 7)]十-碳-6-烯-8-酮	1.73
33	α-人参烯	0.08
34	2-(1-环戊-1-烯基-1-甲基乙基)环戊酮	0.23
35	*E*-橙花叔醇	0.31
36	γ-榄香烯	0.28
37	石竹烯氧化物	0.34
38	1-(3-亚甲基环戊基)-乙酮	0.12
39	喇叭烯	0.12
40	γ-古芸烯	2.18
41	反反-法呢醇	0.11
42	植物醇	0.05

化物，还有少量α-柠檬醛和β-柠檬醛。成分主要为芳香化合物、萜类、醇、酯以及烷、酮等。

α-蒎烯具有镇咳和祛痰的作用，同时对真菌也有抑菌和杀菌作用；桉树脑具有发汗、兴奋的作用，也用于配制牙膏香精。

γ-榄香烯与β-榄香烯均为抗癌活性物质。β-榄香烯是国家二类非细胞毒性的抗肿瘤新药，具有抗瘤谱广泛、疗效确切、毒副作用轻微等特点。临床上广泛用于治疗恶性浆膜腔积液、肺癌、消化道肿瘤、脑瘤以及其他浅表性肿瘤。石竹烯具有一定的平喘作用，可用于治疗老年慢性支气管炎，石竹烯氧化物可治疗皮肤霉菌病，尤其适用于短期治疗甲霉菌病，同时还具有镇痛、清热解毒、利尿消肿的功效。柠檬醛具有抗细菌、抗真菌的作用，而且对心脑血管疾病的防治方面也有疗效。

23.6 总结与展望

综上所述，山鸡椒具有温中止痛、行气活血和解毒消肿等功能，有较高的经济和药用价值。现代化学成分和药理学研究成果，为其传统用药和相关经济价值提供了科学依据。但笔者认为对山鸡椒的药学研究仍不够全面，今后可加强其成分、药理和药效等研究，并开展临床使用和产品开发方面的研究。

参 考 文 献

[1] 浙江省食品药品监督管理局. 浙江省中药炮制规范[M]. 北京: 中国医药科技出版社, 2015: 140.

[2] 张水英, 郭强, 高小力, 等. 樟科药用植物山鸡椒的化学成分和药理活性研究进展[J]. 中国中药杂志, 2014, 39(5): 769-776.

[3] Huang C H, Huang W J, Wang S J, et al. Litebamine, a phenanthrene alkaloid from the wood of *Litsea cubeba*, inhibits ratsmouth muscle cell adhesion and migration on collagen[J]. Eur J Pharmacol, 2008, 596: 25.

[4] Feng T, Xu Y, Cai X H, et al. Antimicrobially active isoquinolinealkaloids from *Litsea cubeba*[J]. Planta Med, 2009, 75: 76.

[5] 朱超兰, 杨培明. 豆豉姜的化学成分分离和结构鉴定[J]. 中国医药工业杂志, 2007, 38(8): 558.

[6] 陈湛娟, 毕和平, 范超君, 等. 山苍子枝的化学成分研究[J]. 林产化学与工业, 2013, 33(4): 133.

[7] 陈佳, 朱超兰, 许海燕, 等. 豆豉姜的化学成分研究. Ⅱ. 甲醇提取物的氯仿部位和乙酸乙酯部位[J]. 中国医药工业杂志, 2010, 41(7): 504.

[8] 陈湛娟, 毕和平. 山苍子化学成分的分离鉴定[C]. 海口: 第九届全国天然有机化学学术会议, 2011: 79.

[9] Lee S S, Chen C K, Chen I S, et al. Additional isoquinoline alkaloids from *Litsea cubeba*[J]. J Chin Chem Soc, 1992, 39: 453.

[10] Lee S S, Lin Y J, Chen C K, et al. Quaternary alkaloids from *Litsea cubeba* and *Cryptocarya konishii*[J]. J Nat Prod, 1993, 56(11): 1971.

[11] Feng T, Zhang R T, Tan Q G, et al. Two new isoquinoline alkaloids from *Litsea cubeba*[J]. Z Naturforsch, 2009, 64: 871.

[12] Lee S S, Chen C K, Huang F M. Two dibenzopyrrocoline alkaloids from *Litsea cubeba*[J]. J Nat Prod, 1996, 59: 80.

[13] Yang Y, Jiang J Z, Qimei L B, et al. The fungicidal terpenoids and essential oil from *Litsea cubeba* in

Tibet[J]. Molecules, 2010, 15: 7075.

[14] 张娅南, 王飞. 荜澄茄果实的化学成分研究[J]. 吉林医药学院学报, 2009, 30(2): 84.

[15] 高桂枝, 苑姗姗, 虞梅. 紫穗槐协同杀虫成分分离及其毒力研究[J]. 现代农药, 2008, 7(5): 43.

[16] 翁耿. 山苍子化学成分与药理作用研究概述[J]. 海峡药学, 2013, 25(1): 45.

[17] 曾庆其, 王文瑜. 山鸡椒注射液对血小板影响的电子显微镜观察研究[J]. 中成药研究, 1983, 12: 24.

[18] 胡祖光, 尹钟洙, 陈淑华, 等. 柠檬醛对大鼠及人血小板聚集作用的影响[J]. 中药药理与临床, 1988, 4(1): 16.

[19] 许青媛, 于利森, 张小莉, 等. 毕澄茄粗提物对实验性体内血栓形成及凝血系统的影响[J]. 中药药理与临床, 1991, 7(6): 29.

[20] 陈修, 胡卓伟, 汤显良, 等. 山苍子油对实验性心肌梗塞动物缺血性损伤的保护作用[J]. 湖南医学院学报, 1983, 18(4): 388.

[21] 王崇云, 陈敬炳, 芦水珍, 等. 山鸡椒治疗冠心病有效成分的研究[J]. 中药药理与临床, 1985, 5(1): 127.

[22] 孙松浩, 李常春, 李成, 等. 山苍子水提液的有关药理实验研究[J]. 海峡药学, 2010, 22(1): 44.

[23] 付宁廷, 张宝凤, 刘明月. 山苍子油及其滴丸的抗缺氧作用[J]. 沈阳药学院学报, 1988, 5(4): 279.

[24] 杨遇正, 张祥义, 吕如棣. 山鸡椒治疗脑血栓形成 118 例疗效观察[J]. 中西医结合杂志, 1984, 4(12): 740.

[25] Ho C L, Ou J P, Liu Y C, et al. Compositions and *in vitro* anti-cancer activities of the leaf and fruit oils of *Litsea cubeba* from Taiwan[J]. Nat Prod Commun, 2010, 5: 617.

[26] Chaouki W, David Y, Leger B L, et al. Citral inhibits cell proliferation and induces apoptosis and cell cycle arrest in MCF-7 cells[J]. Fund Clin Pharmacol, 2009, 23: 549.

[27] Zhang W, Hu J F, Lv W W, et al. Antibacterial, antifungal and cytotoxic isoquinoline alkaloids from *Litsea cubeba*[J]. Molecules, 2012, 17: 12950.

[28] 张佩蓉, 狄洪震. 山苍子根煎剂对 CIA 大鼠血清 TNF-α、IL-1β 水平影响[J]. 中国血液流变学杂志, 2008, 18(3): 328.

[29] Zhang Q Y, Han T, Qin L P. Inhibitory effects of the root extract of *Litsea cubeba* (Lour.) Pers. on adjuvant arthritis in rats[J]. J Ethnopharmacol, 2013, 147(2): 327.

[30] Choi E M, Hwang J K. Effects of methanolic extract and fractions from *Litsea cubeba* bark on the production of inflammatory mediators in RAW264. 7 cells[J]. Fitoterapia, 2004, 75(2): 141.

[31] 殷志勇, 王秋娟, 贾莹. 山苍子水提物柠檬醛抗哮喘作用的实验研究[J]. 中国临床药理学与治疗学, 2006, 11(2): 197.

[32] 钱伯初, 龚维桂, 陈迁, 等. 山苍子油平喘与抗过敏药理研究[J]. 药学学报, 1980, 15(10): 584.

[33] 王姿媛, 何泽民, 姜笑寒. 荜澄茄超临界萃取物工艺筛选及药效学研究[J]. 时珍国医国药, 2008, 19(7): 1722.

[34] 余伯良. 山苍子精油及其残渣萃取物抗氧化活性的研究[J]. 林产化学与工业, 1998, 18(2): 21.

[35] Hwang J K, Choi E M, Lee J H. Antioxidant activity of *Litsea cubeba*[J]. Fitoterapia, 2005, 76(7/8): 84.

[36] 程超. 山苍子油的抗氧化作用[J]. 食品研究与开发, 2005, 26(4): 155.

[37] 顾仁勇, 刘莹莹. 山苍子精油抑菌及抗氧化作用的研究[J]. 食品科学, 2006, 27(11): 86.

[38] Barry H. Free radicals and antioxidants-*quo vadis*[J]. Trends Pharmacol Sci, 2011, 32(3): 125.

[39] Chen C J, Tseng Y H, Chu F H, et al. Neuropharmacological activities of fruit essential oil from *Litsea cubeba* Persoon[J]. J Wood Sci, 2012, 58: 538.

[40] 汤杰, 万进, 施春阳. 荜澄茄超临界二氧化碳提取工艺及其镇痛活性评价[J]. 中南药学, 2008, 6(3): 301.

[41] 李艳杰, 白一岑, 马云淑. 荜澄茄等 3 种挥发油对乌头碱经皮渗透的影响[J]. 中华中医药杂志, 2008, 23(1): 40.

[42] 张明发, 沈雅琴. 荜澄茄及其有效成分柠檬醛的抗病原体作用[J]. 上海医药, 2011, 32(10): 475.

[43] Silva C B, Guterres S S, Weisheimer V, et al. Antifungal activity of the lemongrass oil and citral against

Candida spp[J]. Braz J Infect Dis, 2008, 12(1): 63.

[44] Jiang Z, Akhtar Y, Bradbury R, et al. Comparative toxicity of essential oils of *Litsea pungens* and *Litsea cubeba* and blends of their major constituents against the cabbage looper, *Trichoplusia ni*[J]. J Agric Food Chem, 2009, 57: 4833.

[45] Pumnuan J, Chandrapatya A, Insung A. Acaricidal activities of plant essential oils from three plants on the mushroom mite, *Luciaphorus perniciosus* Rack (Acari: Pygmephoridae)[J]. Pakistan J Zool, 2010, 42: 247.

[46] 王陈翔, 林观样, 周子晔. GC-MS 法测定山鸡椒叶中挥发油成分[J]. 中华中医药学刊, 2011, 29(8): 1898-1899.

第24章　山　　枣

24.1　植物资源

山枣，即蔷薇科(Rosaceae)山楂属植物野山楂(*Crataegus cuneata* Sieb. et Zucc.)的干燥根和果实，为畲族常用药材。山枣又名山楂根、不哩。

野山楂为落叶灌木，高可达 15 m，分枝密，通常具细刺，刺长 5～8 mm；小枝细弱，圆柱形，有棱，幼时被柔毛，一年生枝紫褐色，无毛，老枝灰褐色，散生长圆形皮孔；冬芽三角卵形，先端圆钝，无毛，紫褐色。叶片宽倒卵形至倒卵状长圆形，长 2～6 cm，宽 1～4.5 cm，先端急尖，基部楔形，下延连于叶柄，边缘有不规则重锯齿，顶端常有 3 或稀 5～7 浅裂片，上面无毛，有光泽，下面具稀疏柔毛，沿叶脉较密，以后脱落，叶脉显著；叶柄两侧有叶翼，长 4～15 mm；托叶大形，草质，镰刀状，边缘有齿。伞房花序，直径 2～2.5 cm，具花 5～7 朵，总花梗和花梗均被柔毛。花梗长约 1 cm；苞片草质，披针形，条裂或有锯齿，长 8～12 mm，脱落很迟；花直径约 1.5 cm；萼筒钟状，外被长柔毛，萼片三角卵形，长约 4 mm，约与萼筒等长，先端尾状渐尖，全缘或有齿，内外两面均具柔毛；花瓣近圆形或倒卵形，长 6～7 mm，白色，基部有短爪；雄蕊 20；花药红色；花柱 4～5，基部被绒毛。果实近球形或扁球形，直径 1～1.2 cm，红色或黄色，常具有宿存反折萼片或 1 苞片；小核 4～5，内面两侧平滑。花期 5～6 月，果期 9～11 月。

本种广泛分布在我国中部、东部和南部各省区，产于浙江、江苏、安徽、河南、湖北、江西、湖南、云南、贵州、广东、广西、福建等地区。多生于山谷、多石湿地或山地灌木丛中。

野山楂果实多肉，同山楂一样可供生食，酿酒或制果酱，入药有健胃、消积化滞之效；嫩叶还可以代茶，茎叶煮汁可洗漆疮。

24.2　典籍记载与应用

【采收加工】秋季果实成熟时采摘果实、种子，干燥；全年可采挖根，洗净，切片，干燥。

【药材性状】果实呈类球形，直径 0.8～1.5 cm。表面棕色至棕红色，具细密皱纹。顶端凹陷，有花萼残痕，基部有短果梗或果梗痕。果肉薄。气微，味微酸涩。

【性味】果实：味酸、甘，性微温。根：味甘，性平。

【功效】果实：健脾消食，活血化瘀。根：消积和胃，祛风，止血，消肿。

【主治】果实：食滞肉积，脘腹胀痛，产后瘀痛，漆疮，冻疮。根：食积，反胃，痢疾，风湿痹痛，咯血，痔漏，水肿。

【用法用量】果实：内服煎汤，9～12 g；外用适量，煎水洗擦。根：内服煎汤，10～15 g；

外用适量，煎水熏洗。

24.3　化学成分研究

山楂属植物的化学成分研究，以山楂最为充分。已有的研究表明，山楂的化学成分主要包括有机酸类、黄酮类和甾体类化合物等[1-5]。有机酸类主要包括三萜类和其他有机酸类，其中三萜酸中以熊果烷型的熊果酸、齐墩果烷型的齐墩果酸和山楂酸在山楂果中含量较多。从山楂中分离得到的黄酮类化合物主要有：(–)-表儿茶素、(+)-表儿茶素、矢车菊素、缔纹天竺苷、无色缔纹天竺苷、二聚无色矢车菊素、洋芹素和木犀草素等。此外，山楂叶中还含有胡萝卜苷、β-谷甾醇和豆甾醇等甾体类化合物以及氨基酸等对人体有益的成分。

与山楂比较，野山楂的化学成分研究报道相对较少。麻铭川等[6]从野山楂叶水溶性部分分离鉴定出 5 个化合物：牡荆素-2″-*O*-鼠李糖苷、牡荆素-4″-*O*-鼠李糖苷、原儿茶醛、没食子酸和羟基苯甲酸。尹爱武等[7]从野山楂茎中分离鉴定出 9 个化合物：棕榈酸、硬脂酸、β-谷甾醇、槲皮素、芦丁、熊果酸、胡萝卜苷、柠檬酸和儿茶素。另有研究表明野山楂果实中含有三萜类化合物野山楂醇(cuneataol)[8]、熊果酸和齐墩果酸[9]。袁瑾等[10]分析了野山楂果实的营养成分，发现野山楂中富含粗纤维且糖分含量低，同时还含有多种维生素、矿质元素和人体必需的氨基酸，对人体非常有利。

24.4　药理活性研究

山楂性温，胃酸、甘，归脾、胃、肝经，具有消食化积、活血化瘀的功效，临床上多用于食滞不化和产后瘀阻腹痛[11]。目前，山楂的果、叶、花、根以及茎等多个组织部位的药理作用均得到了广泛研究，取得了大量的研究成果。相比较而言，野山楂的相关研究不多。由于野山楂和山楂功效极其相似，将山楂和野山楂的相关研究成果(主要为山楂的研究成果)一并总结于下面的章节。

24.4.1　对消化系统的作用

研究表明山楂含有维生素 C、维生素 B2 以及多种有机酸，口服山楂能增加胃中消化酶的分泌，增强酶的活性，促进消化。山楂还含有胃蛋白酶激动剂，促进蛋白酶活性。同时，山楂含有淀粉酶，能增强胰脂肪酶的活性，促进肠蠕动，从而达到消食开胃、增进食欲的作用[12]。

24.4.2　对心血管系统的作用

24.4.2.1　降血脂作用

山楂及山楂黄酮提取物可以治疗家兔和大鼠的高脂血症，且无不良影响[13]。山楂黄酮通过调节动物脂代谢相关基因的转录调控动物脂代谢途径[14]。山楂黄酮还能显著提高降脂酶活性，从而降低血液中总胆固醇(TC)、甘油三酯(TG)的水平[15]，不同剂量的山楂黄酮均能显著降低血清 TC 和 TG 含量[16]。山楂籽油能够不同程度降低小鼠血清中 TC、TG、低密度脂蛋白胆固醇(LDL-C)和动脉硬化指数(AI), 并明显提高高密度脂蛋白胆固醇(HDL-C)水平。熊果酸是山楂三萜类物质的主要成分, 具有抗氧化和降低血脂的作用, 以保护血管内皮, 能够防止血管粥样硬化的形成, 同时具有一定的抗衰老作用[17]。

24.4.2.2　降血压作用

山楂的乙醇提取物有助于降低猫血压, 可以加强戊巴比妥钠中枢抑制作用, 以利于降压[1]。山楂中的黄酮成分对血管平滑肌细胞(VSMCs)钙离子通道具有阻滞作用, 这很可能与其降血压功效有关[18]。

24.4.2.3　强心作用

山楂黄酮可以提高心脏肌肉的力量, 促进心脏搏动, 增加心脏血量输出, 从而达到降低心率的作用。山楂黄酮此项功能可能是通过抑制磷酸二酯酶的作用而完成的[19]。另有报道指出山楂中的三萜类和黄酮类成分具有加强和调节心肌、增强心室和心房运动及冠血流量、减慢心率的作用。山楂提取物、醇提取物和黄酮衍生物可增加实验动物心肌收缩力, 同时也可增加实验动物心肌损伤后的心肌收缩力; 山楂中的总黄酮、黄烷及其聚合物能显著降低结扎冠状动脉大鼠和家兔的血清磷酸肌酸激酶活性, 显著缩小结扎冠状动脉大鼠的心肌梗死[1]。

24.4.2.4　抗心律不齐

山楂黄酮和皂苷能对抗静脉注射乌头碱引起的心律不齐, 山楂中三萜类化合物能增加冠状血管血流量, 并提高心肌对强心苷的作用敏感性, 增加心排出量, 减弱心肌应激性和传导性, 具有抗心室颤动、心房颤动和阵发性心律失常等作用[20]。另有研究表明山楂籽黄酮提取物能明显降低三氯甲烷诱导的小鼠室颤发生率, 减缓因乌头碱诱发的大鼠心律失常, 并延缓心律失常的发生[21]。

24.4.2.5　保护血管内皮细胞

山楂总黄酮对人内皮细胞损伤具有显著的缓解作用。山楂叶黄酮可以保护缺氧的人脐静脉内皮细胞, 该作用可能是通过降低细胞内钙离子和一氧化氮的水平来进行[22]。

24.4.2.6　抗凝血作用

山楂的槲皮素能扩张冠脉、肾和肠系膜血管, 舒张支气管平滑肌, 国外已应用于临床治疗血栓性疾病、血管痉挛性疾病和慢性支气管炎。实验证明, 槲皮素有降低凝血酶和活化血小板作用, 也可降低内皮细胞培育液中内皮素量, 升高细胞内皮环鸟苷-磷酸的量, 起到抗凝血作用[1]。

24.4.3　抗菌消炎作用

山楂果中果胶、黄酮类化合物、不饱和脂肪酸等多种化学成分具有一定的抗菌消炎作用，其中不饱和脂肪酸中的亚麻酸同时还具有较强的抗炎作用，对风湿性关节炎和皮肤炎症可改善症状，对志贺痢疾杆菌、福氏痢疾杆菌、宋内氏痢疾杆菌等有较强的抗菌作用；对金黄色葡萄球菌、乙型链球菌、大肠杆菌、变形杆菌、炭疽杆菌、白喉杆菌、伤寒杆菌、绿脓杆菌等也有一定的抗菌作用。一般山楂的化学成分对革兰氏阳性菌作用强于革兰氏阴性菌[1]。

24.4.4　防癌抗肿瘤作用

山楂提取液能阻断合成亚硝胺，且对黄曲霉素 B1 的致突变作用有显著抑制效果[1]，具有一定的防癌效果。山楂果总黄酮提取物可以抑制肿瘤细胞的生长。研究发现山楂果总黄酮对人的喉癌细胞 Hep-2 的生长有显著抑制作用，对正常细胞生长没有明显影响[23]；山楂叶总黄酮对人类单核肿瘤细胞有明显的抑制作用，且在高浓度下对肿瘤细胞具有毒性[24]。

24.4.5　抗氧化功能

山楂黄酮提取物能够有效清除 DPPH 自由基，能够有效减轻辐照肉糜的脂肪氧化[25]。山楂原花青素有着很强的清除羟基自由基(·OH)和超氧阴离子自由基($\cdot O_2^-$)的作用，还可抑制脂质过氧化，且其抑制能力远大于维生素 E[26]。伍胶等研究了山楂黄酮对微波辐射大鼠的抗氧化作用，发现其具有良好的抗氧化作用，说明山楂黄酮是一种良好的抗微波辐射的保健食品和药品的原材料[27]。

24.4.6　护肝功能

山楂黄酮类化合物对多种原因引起的肝损伤具有显著的保护作用，尤其是金丝桃苷能够很好地改善肝功能。研究发现山楂叶总黄酮能减少非酒精性脂肪性肝炎大鼠脂质过氧化反应，减少细胞因子对肝细胞的损伤[28, 29]；另有证据表明大果山楂黄酮提取物对大鼠实验性肝损伤具有一定程度的预防作用和抗肝纤维化作用[30]。

24.4.7　护脑功能

大脑对人体至关重要，山楂黄酮对于大脑的缺血缺氧相关疾病有着良好的改善和辅助治疗作用。山楂总黄酮不同剂量静脉注射均可显著降低大鼠局灶性脑缺血损伤后脑含水量，对大脑缺血性损伤有良好的保护作用[31]。同年有研究结果也证实了山楂叶总黄酮能减轻大鼠脑缺血再灌注造成的损伤，并推测其作用机制可能与抑制自由基的生成，减少因为自由基及 NO 神经毒性而导致的细胞死亡有关[32]。

24.4.8　降血糖作用

用山楂水煎剂灌喂高脂饲料喂食所致肥胖的大鼠，发现大鼠空腹血清胰岛素和丙二醛水平明显降低，表明山楂水煎剂对高脂饮食大鼠具有调节糖代谢、改善胰岛素抵抗及增强机体抗脂质过氧化作用等功效[33]。喂饲糖尿病模型小鼠不同剂量的山楂叶总黄酮后，血清中果糖胺和山梨醇水平明显降低，血糖水平也随着降低，证明了山楂叶总黄酮具有降血糖的功效[34]。

24.4.9　其他作用

含有野山楂根的水煎产物浓缩物的血清能够在体外改善弱精子症患者精子运动能力，可能对弱精子症有一定的治疗功效，这一作用很可能是通过野山楂根中的黄酮清除自由基、调节精液氧化抗氧化体系平衡来实现的[35]。另有研究表明野山楂根水煎剂能够拮抗雷公藤多苷对雄性大鼠的生殖损伤作用，提高不育症模型雄鼠的生育力[36]。

24.5　产 品 开 发

山楂在保健食品方面有多种开发利用途径。山楂可以直接鲜食，也可以作为原料生产加工山楂片、山楂卷、山楂条、山楂糕、山楂酱、山楂罐头、山楂果汁、山楂酒等各种食品。同时山楂还可用于制备保健茶，如以山楂、决明子以及何首乌配制的山楂茶，具有降血脂、软化血管的作用；由山楂和丹参为主原料加工而成的山参茶是一种防治高血压、高血脂、动脉硬化的保健饮品；山楂片 15 g 加菊花 10 g、决明子 15 g 水制代茶，可制成菊楂决明茶，能润肠通便、降压降血脂，适于高血压兼冠心病患者饮用；山楂 15 g 与罗布麻叶 6 g、五味子 5 g 及冰糖制成降压茶，久服可降低血脂、血压，防治冠心病；山楂 15 g 加荷叶 12 g，水煎代茶制成山楂荷叶茶，能降压降血脂，扩张血管，适于高血压兼高血脂患者饮用；山楂 10 g、肉桂 6 g 加红糖，可制成桂皮山楂茶，能温经散寒、活血化瘀，适用于妇女有寒邪、月经延期及痛经；山楂、金银花、菊花各 500 g 加蜂蜜 5 kg 制成双花饮，能清热解毒、生津润燥、祛风消积，适用于暑热烦渴、心烦怔忡、头目眩晕、头痛目赤等症[37]；荷橘茶是由荷叶、橘叶、山楂叶等制成的袋泡茶，具有活血化瘀、清热利尿之功效，临床上也用作心绞痛的辅助治疗[38]。近年来，山楂还作为中草药饲料添加剂使用，按一定比例将山楂或山楂粉加入禽畜饲料中，可以降低饲料消耗、防治疾病、提高成活率、促进动物生长发育、提高经济效益[39]。

除此之外，山楂已被成功开发成多种临床医药。如以山楂、六神曲(麸炒)、麦芽(炒)制成的山楂丸，可以消积化滞，用于食积、肉积，停滞不化，痞满腹胀，饮食减少；健胃消食片即以山楂、太子参、陈皮、山药、麦芽(炒)为主要成分制作而成，健胃利脾，用于脾胃虚弱所致的食积，脘腹胀满和消化不良等症。消瘀片(由丹参、山楂组成)用于治疗高脂血症所致的动脉粥样硬化症[40]；冠心宁片(每片含山楂原生药 3.1 g)临床上用于治疗高胆固醇血症[40]；降脂益康胶囊是由纳豆粉和山楂叶总黄酮制成的天然保健食品，适合于患有高脂血症、动脉硬化和冠心病人群服用[41]。益心酮(即山楂叶总黄酮制剂)制剂有益心酮糖衣片、分散片、口服液、软胶囊等剂型。其中金甲益心酮片不仅具有改善心血管的供血作用，同时还具有改善脑血管的供血作用，是临床上较为理想的治疗冠心病心绞痛药物[42]; 益心酮软胶囊具有很好的缓解心绞痛的作用, 可以用于冠心病患者的治疗, 其机制可能为扩张冠状动脉, 降低血液黏度及血脂, 降低纤维蛋白原浓度, 抑制血小板聚集等[43]。心安胶囊是从山楂叶中提取的黄酮类物质制成的胶囊, 具有扩张血管、抗心肌缺血性损伤、抗心律失常及降血脂的作用, 临床常用于治疗冠心病、心绞痛、胸闷心悸、高血压等[41]。

24.6　总结与展望

山楂是一种常用的药食两用药材, 全身都是宝, 应用非常广泛。虽然山楂在保健食品和医药方面的应用和产品开发均比较成熟, 但总体来说山楂在保健食品领域的开发更为广阔, 食用量远远大于药用量。现代国内外医药界研究证明, 山楂富含多种防治心血管等疾病疗效显著的物质, 对心血管系统有多方面的药理作用, 具有降低血脂、扩张冠状动脉、改善心肌代谢、降低血压、抗心律失常、强心、抗动脉粥样硬化、减肥及络合或捕获自由基, 防止机体脂质过氧化反应等作用。例如, 山楂黄酮是一类有效的天然抗氧化剂, 极具开发前景。特别是山楂叶总黄酮在治疗心血管疾病方面的突出疗效和较低的不良反应, 若能充分利用山楂叶这一可再生资源去研发生产新药, 经济效益和社会效益巨大, 前景广阔。

因为野山楂与山楂在外观形态与药理功效方面都较为接近, 所以野山楂植物化学成分和药理活性的深入研究及产品开发等方面都可以借鉴山楂的成功经验。在畲药中, 野山楂除了果实, 根也可作为药用部位, 在后续的研究中, 应注意不同药用部位间的差异性研究, 关注其特殊化学成分和药理活性。

参考文献

[1] 靳庆霞. 浅析山楂的化学成分及药理作用[J]. 内蒙古中医药, 2014, 36: 066.

[2] 寇云云. 山楂中三萜类化合物提取与成分分析[D]. 秦皇岛: 河北科技师范学院硕士学位论文, 2012.

[3] 曹会凯. 山楂中黄酮类化合物的提取及成分分析[D]. 秦皇岛: 河北科技师范学院硕士学位论文, 2013.

[4] 李晓玲, 张小民. 山楂叶的营养及开发价值[J]. 山西林业, 2005, (1): 21-22.

[5] 时岩鹏, 丁杏苞. 山楂化学成分的研究[J]. 中草药, 2000, 31(3): 173-174.

[6] 麻铭川, 顾正兵. 野山楂水溶性部分化学成分研究[J]. 中国药业, 2003, 12(12): 35-35.

[7] 尹爱武, 黄赛金. 野山楂茎化学成分研究[J]. 天然产物研究与开发, 2012, 24(7): 897-899.

[8] Ikeda T, Ogawa Y, Nohara T. A new triterpenoid from *Crataegus cuneata*[J]. Chem Pharm Bull, 1999, 47: 1487-1488.

[9] 邹盛勤, 陈武. 高效液相色谱-光电二极管阵列检测器法测定野山楂中两组分的含量[J]. 食品科学, 2007, 27(11): 438-440.

[10] 袁瑾, 李霁良, 钟惠民. 野山楂的营养成分[J]. 云南大学学报(自然科学版), 2000, 2(2): 158.

[11] 宋立人, 洪恂, 丁绪亮. 现代中药学大辞典[M]. 北京: 人民卫生出版社, 2001.

[12] 孙翠玉. 山楂的研究进展[J]. 基层中药杂志, 2001, 15(5): 53-54.

[13] 李义奎. 中药药理学[M]. 北京: 中国中医药出版社, 1992: 126.

[14] 谢伟华, 孙超, 刘淑敏, 等. 山楂黄酮对高脂血模型小鼠血脂及生脂基因转录表达的影响[J]. 中国

中药杂志, 200, 34(2): 224-229.

[15] 张曼. 山楂对高脂血症小鼠血脂及脂蛋白酯酶和肝酯酶的影响[J]. 贵阳中医学院学报, 2012, 34(2): 167-168.

[16] 肖婷. 山楂对高血脂大鼠模型血脂水平的影响[J]. 现代医药卫生, 2011, 27(13): 1927-1928.

[17] 李贵海, 孙敬勇. 山楂降血脂有效成分的实验研究[J]. 中草药, 2002, 33(1): 50-52.

[18] 苏金平, 刘干中, 彭继道. 五种中草药对钙通道阻滞作用的初步研究[J]. 中药药理与临床, 2006, 22(6): 45-46.

[19] 周玲, 邓琳, 赵湜. 山楂总黄酮抗心肌缺血作用及机制[J]. 中国生化药物杂志, 2011, 32(6): 475-477.

[20] 聂国钦. 山楂概述[J]. 海峡药学, 2001, 13(增刊): 77-79.

[21] 唐小荷, 陈震翼. 山楂籽黄酮提取物抗实验性心律失常作用的研究[J]. 齐鲁药事, 2012, 31(6): 321-322.

[22] 兰文军, 葛亚坤, 郑筱祥. 山楂叶总黄酮对缺氧人脐静脉内皮细胞细胞毒、NO 和 Ca^{2+} 水平的调控作用[J]. 航天医学与医学工程, 2005, 18(3): 157-160.

[23] 张妍, 李厚伟, 孙建平, 等. 山楂果总黄酮的提取分离及体外抗肿瘤活性[[J]. 中草药, 2004, 35(7): 787-789.

[24] 唐世英, 胡桂才, 杨凤国, 等. 山楂叶总黄酮对人类单核肿瘤细胞增殖的影响[J]. 中药新药与临床药理, 2010, 21(3): 269-270.

[25] 汪晓鸣, 刘超, 曹磊, 等. 山楂黄酮提取物对辐照肉糜脂肪氧化的抑制能力[J]. 核农学报, 2011, 25(3): 0514-0517.

[26] 金宁, 刘通讯. 山楂原花青素的抗氧化活性研究[J]. 食品与发酵工业, 2007, 33(1): 45-47.

[27] 伍胶, 胡艳颖, 曹发正, 等. 山楂黄酮对微波辐射大鼠抗氧化作用的研究[J]. 吉林医药学院学报, 2012, 33(6): 370-372.

[28] 严茂祥, 陈芝芸, 何蓓晖. 山楂叶总黄酮对非酒精性脂肪性肝炎大鼠肝组织 NF-κB 及其抑制物表达的影响[J]. 中华中医药杂志(原中国医药学报), 2009, 24(2): 139-143.

[29] 严茂祥, 陈芝芸, 高晓倩, 等. 山楂叶总黄酮对非酒精性脂肪性肝炎大鼠肝组织 TNF-α、Leptin 和 IL-8 表达的影响[J]. 中华中医药杂志(原中国医药学报), 2010, 217(6): 519-521.

[30] 潘莹, 张林丽. 大果山楂黄酮提取物对四氯化碳致大鼠慢性肝损伤的保护作用[J]. 时珍国医国药, 2008, 19(2): 318-319.

[31] 王燕霖, 龚小妹, 张建勇, 等. 山楂总黄酮注射液对大鼠大脑中动脉血栓所致局部脑缺血性损伤的保护作用[J]. 中国现代医药杂志, 2010, 12(6): 66-67.

[32] 李红, 张爽, 纪影实, 等. 山楂叶总黄酮对大鼠局灶性脑缺血再灌注损伤的保护作用[J]. 中草药, 2010, 41(5): 794-797.

[33] 闫君宝, 金龙, 汪江碧, 等. 山楂对高脂饮食大鼠糖代谢及抗氧化作用的影响[J]. 四川中医, 2005, 23(1): 19-20.

[34] 叶希韵, 张隆, 沈菊, 等. 山楂叶总黄酮对糖尿病小鼠糖脂代谢的影响[J]. 中草药, 2006, 36(11): 1683-1686.

[35] 胡廉, 熊承良. 野山楂根含药血清对弱精子症患者精子运动参数影响的体外研究[J]. 中国中药杂志, 2006, 31(4): 333-335.

[36] 胡廉, 徐惠敏, 熊锦文, 等. 野山楂根拮抗雷公藤多苷对雄性大鼠生殖损伤作用的研究[J]. 中国中药杂志, 2006, 31(18): 1521-1525.

[37] 蒋福勇. 山楂资源的开发与利用简述[J]. 南方园艺, 2011, 22(1): 56-58.

[38] 苗明三. 荷橘茶药效学研究[J]. 中医研究, 1997, 10(3): 22-24.

[39] 卢玉飞, 蔡晶晶, 李军, 等. 山楂在饲料资源开发中的利用[J]. 饲料与畜牧: 新饲料, 2011, (2): 32-34.

[40] 谷建人. 山楂及其复方制剂的降血脂作用和制剂研究进展[J]. 中国药业, 2003, 12(2): 75-77.
[41] 宋玉超, 连超杰, 雷海民. 山楂叶及其制剂对心血管作用的研究进展[J]. 现代药物与临床, 2011, 26(1): 25-28.
[42] 李庭凯. 金甲益心酮片治疗冠心病心绞痛临床观察[J]. 山西中医, 2002, 18(6): 11-12.
[43] 郑前娟, 王丽媛, 郑立文. 益心酮软胶囊治疗冠心病 43 例疗效观察[J]. 长春中医药大学学报, 2008, 24(3): 296.

第 25 章　野　割　绳

25.1　植物资源

野割绳，为豆科(Leguminosae)葛属植物葛[*Pueraria lobata* (Willd.) Ohwi]的干燥根，为畲族常用药材。野割绳别名葛根、野葛根、野葛藤、葛绳。

葛为粗壮藤本，长可达 8 m，全体被黄色长硬毛，茎基部木质，有粗厚的块状根。羽状复叶具 3 小叶；托叶背着，卵状长圆形，具线条；小托叶线状披针形，与小叶柄等长或较长；小叶三裂，偶尔全缘，顶生小叶宽卵形或斜卵形，长 7～15(～19) cm，宽 5～12(～18) cm，先端长渐尖，侧生小叶斜卵形，稍小，上面被淡黄色、平伏的疏柔毛。下面较密；小叶柄被黄褐色绒毛。总状花序长 15～30 cm，中部以上有颇密集的花；苞片线状披针形至线形，远比小苞片长，早落；小苞片卵形，长不及 2 mm；花 2～3 朵聚生于花序轴的节上；花萼钟形，长 8～10 mm，被黄褐色柔毛，裂片披针形，渐尖，比萼管略长；花冠长 10～12 mm，紫色，旗瓣倒卵形，基部有 2 耳及一黄色硬痂状附属体，具短瓣柄，翼瓣镰状，较龙骨瓣为狭，基部有线形、向下的耳，龙骨瓣镰状长圆形，基部有极小、急尖的耳；对旗瓣的 1 枚雄蕊仅上部离生；子房线形，被毛。荚果长椭圆形，长 5～9 cm，宽 8～11 mm，扁平，被褐色长硬毛。花期 9～10 月，果期 11～12 月。

我国南北各地有产，除新疆、青海及西藏外，分布几遍全国。生于山地疏或密林中。东南亚至澳大利亚亦有分布。

25.2　典籍记载与应用

【采收加工】冬季叶片发黄后采挖块根，洗净，刮去外粗皮，切纵片，鲜用或干燥；立秋后当花未全部开放时采收，干燥；夏、秋季采收叶、藤茎，洗净，鲜用或干燥；秋季果实成熟时采收种子，干燥。

【药材性状】块根呈纵切的长方形厚片或小方块，长 5～35 cm，厚 0.5～1 cm。外皮淡棕色，有纵皱纹，粗糙。切面黄白色，纹理不明显。质韧，纤维性强。气微，味微甜。

【性味】块根：味甘、辛，性平。花：味甘，性凉。叶：味甘、微涩，性凉。藤茎：味甘，性寒。种子：味甘，性平。

【功效】块根：解肌退热，发表透疹，生津止渴，升阳止泻。花：解酒醒脾，止血。叶：止血。藤茎：清热解毒，消肿。种子：健脾止泻，解酒。

【主治】块根：外感发热，头项强痛，麻疹初起，疹出不畅，温病口渴，消渴病，泄泻，痢疾，高血压，冠心病。花：伤酒烦热口渴，头痛头晕，脘腹胀痛，呕逆吐酸，不思饮食，吐血，肠风下血。叶：外伤出血。藤茎：喉痹，疮痈疖肿。种子：泄泻，痢疾，饮酒过度。

【用法用量】块根：内服煎汤, 10～15 g；外用适量，捣敷。花：内服煎汤, 3～9 g。叶：外用适量，捣烂敷。藤茎：内服煎汤, 5～10 g，鲜品 30～60 g；外用适量，烧存性研末调敷。种子：内服煎汤, 10～15 g。

25.3 化学成分研究

野割绳是传统药材，其基原植物葛的主要成分是淀粉、膳食纤维和异黄酮类化合物[1]，以及人体所必需的氨基酸和多种矿质元素[2]。国内外学者已从葛中分离鉴定出多种化学成分，主要包括黄酮类、三萜类和芳香类化合物等[3, 4]。

25.3.1 黄酮类化合物

葛中黄酮类物质总量可达 12%，主要为异黄酮类化合物，黄酮类化合物含量相对较少。其中主要的化合物为葛根素、大豆苷(又名黄豆苷, daidzin)、大豆苷元等[4]。葛中主要异黄酮类化合物列于表 25-1 中。

表 25-1 葛中主要异黄酮类化合物

化合物名称	植物部位	参考文献
葛根素	根/藤	[5, 6]
3′-羟基葛根素	根	[7]
3′-甲氧基葛根素	根	[8]
葛根素木糖苷	根	[9]
葛根素芹菜糖苷	根	[7, 9]
puerarin-4′-*O*-glucoside	花/叶	[10]
大豆苷	根/藤	[6, 7]
daidzein-4′, 7-diglucoside	根	[7]
daidzein-4′-diglucoside	根	[11]
daidzein-7-*O*-(6″-omalonyl)glucoside	根	[8]
大豆苷元	根/藤	[6, 7]
芒柄黄花素	根/花	[7]
芒柄花苷	根/花	[9]
金雀花异黄素	根/花	[6, 7]
染料木素苷	根	[6, 7]
genistein-8-*C*-apiosy(1-6)glucoside	根	[7]
genistein-8-*C*-glucoside	根/茎	[8]
鹰嘴豆芽素 A	根	[6]
3′-hydroxyl-4′-*O*-glucosylpuerarin	根	[8]
3′-methoxydaidzin	根	[8]
3′-methoxy-6″-*O*-xylosylpuerarin	花/叶	[10]

续表

化合物名称	植物部位	参考文献
尼泊尔鸢尾素(irisolidone)	花	[10]
irisolidone-7-*O*-glucoside	花/叶	[10]
葛花苷(kakkalide)	花	[10]
印度黄檀苷(sissotorin)	花/叶	[10]
3′-methoxydaidzein	根	[8]
3′-hydroxyl-4′-methyldaidzin	根	[8]
4′-methoxy puerarin	根	[8]
4′, 7-dihydroxy-6-methoxy isoflavone	花	[10]
4′, 5, 7-dihydroxy-6-methoxyisoflavone	花	[10]
6″-*O*-malonyldaidzin	根	[8]
异甘草素	根/藤	[7]
coumestan	根	[1]

25.3.2 三萜类化合物

葛中三萜类化合物含量也较为丰富，已经分离得到的三萜类化合物主要包括以葛根皂醇(kudzusapogenol)A、B、C 命名的新型齐墩果烷型皂角精醇[12]，槐二醇，大豆皂醇等[13-15]。该物种中已得到分离鉴定的主要三萜类化合物列于表 25-2 中。

表 25-2 葛中主要三萜类化合物

化合物名称	植物部位	参考文献
槐二醇(sophradiol)	根	[12]
cantoniensistriol	根	[12]
大豆皂醇 A(soyasapogenol A)	根	[12]
大豆皂醇 B(soyasapogenol B)	根	[12]
葛根皂醇 A(kudzusapogenol A)	根	[12]
葛根皂醇 B(kudzusapogenol B)	根	[12]
葛根皂醇 C(kudzusapogenol C)	根	[12]
kudzusapogenol C methyl ester	根	[12]
kudzusaponin SA1	根	[13]
kudzusaponin SA2	根	[13]
kudzusaponin SA3	根	[13]
kudzusaponin C1	根	[13]
kudzusaponin B1	根	[13]
acetyl-kaikasaponin Ⅲ	根	[13]
acetyl-soyasaponin Ⅰ	根	[13]
soyasaponin Ⅰ	根	[13]
subproside Ⅴ	根	[13]
kudzusaponin A1	根	[13]

续表

化合物名称	植物部位	参考文献
kudzusaponin A2	根	[13]
kudzusaponin A4	根	[13]
kudzusaponin A5	根	[13]
kudzusaponin A3	根	[13]
kudzusaponin SA4	根	[13]
kudzusaponin SB1	根	[13]
大豆皂苷 A3(soyasaponin A3)	根	[13]
大豆皂苷Ⅰ(soyasaponin Ⅰ)	根	[13]
槐花皂苷III(kaikasaponin III)	花/叶	[10]

25.3.3　芳香类及其他化合物

葛中还含有芳香类、葛酚苷类、有机酸及酯类等化合物，包括葛酚苷 A、葛酚苷 B[16]、kuzubutenolide A[17]、coumestol[7]、葛香豆雌酚(puerarol)[18]、尿囊素、5-甲基海因(5-methylhydantoin)、生物碱卡塞因、花生酸(arachidicacide)[1]等。葛根挥发油主要是脂肪酸及酯类，如 7, 10-十八碳二烯酸甲酯、(*Z*, *Z*, *Z*)-8, 11, 14-二十碳三烯酸、十六酸甲酯、(*Z*, *Z*, *Z*)-十八碳三烯酸甲酯和二十四酸甲酯等。

25.4　药理活性研究

药理研究表明，葛根中葛根素、大豆苷、大豆素等成分具有多种生理活性，已经广泛用于临床治疗，其中葛根素是葛根的最主要有效成分之一。近年来，对葛根药理作用进行了广泛研究，取得显著进展，现综述如下，以供相关研究和应用参考。

25.4.1　对脑缺血再灌注损伤的保护作用

脑缺血再灌注损伤是引起缺血性脑血管疾病(ischemic cerebrovascular disease, ICVD)的重要因素，该疾病急性期病理生理机制非常复杂，主要包括：①自由基生成增多；②兴奋性氨基酸毒性；③细胞信号转导(包括 Ca^{2+}超载和 NO 损伤)；④能量代谢障碍；⑤免疫炎症损伤；⑥其他因素[19-21]。研究表明，葛根尤其是其主要成分葛根素对脑缺血损伤具有多种保护作用，临床上广泛用于脑缺血治疗，具有明显的疗效[22-24]。葛根素对脑缺血的保护机制主要是通过包括扩张脑血管，增加脑血流量，改善脑微循环，清除自由基，抗氧化，抑制炎症反应，抑制细胞凋亡，促进新血管生成等多方面作用完成[25]。

25.4.2　对心血管的作用

葛根素已广泛用于治疗心绞痛、心肌梗死、心律失常等疾病，对心血管有多方面的功效。

(1) 葛根素具有β-肾上腺受体阻滞作用，可以扩张血管、降低血压[26, 27]；

(2) 葛根素还具有抑制血管平滑肌细胞异常增殖和调节心肌细胞中一氧化氮的含量及其合成酶的作用，减慢心率，降低心肌耗氧量，同时又有扩张冠状动脉、增加冠状动脉血流量、改善心肌供氧作用，临床上常用于治疗心绞痛，具有较好疗效[28-30]；

(3) 葛根素对缺血心肌有保护作用，它能促进缺血心肌侧支循环的建立，包括侧支的开放和新生侧支的形成，改善微循环，从而增加组织血流灌注，减缓心肌缺血状况，使心绞痛患者心肌缺血面积缩小，进而减轻甚至避免心绞痛的发作[31]；

(4) 葛根素具有明显的抗心律失常作用，可以使心肌梗死的患者溶栓治疗后再灌注心律失常的发生率明显下降[32]，葛根素可能是通过抑制心肌细胞膜上离子通道电流来实现该作用[33, 34]；

(5) 葛根素可以抑制血小板聚集，修复内皮细胞，从而抑制血栓形成，减少冠心病患者附壁血栓形成，解除冠状动脉痉挛；还可使冠心病患者血清SOD活力提高，加速清除自由基[35]。葛根素药理作用广泛，在治疗冠心病、心绞痛、心肌梗死、心律失常、高血压、动脉粥样硬化等多方面具有临床价值。在冠心病常规治疗中，加用葛根素不但能够减少硝酸酯类、β-受体阻滞剂的用量，而且能改善临床症状，减少毒副反应。

25.4.3 神经保护作用

葛根素可以促进实验性脑缺血后谷氨酸脱羧酶(GAD67)mRNA的表达，具有神经保护作用，有助于神经功能的恢复，对缺血后的脑组织有保护作用[36]。热休克蛋白70(HSP70)与蛋白质翻译修饰过程中的折叠过程相关，具有保护应急状态下细胞损伤的功能。Fas系统是介导细胞凋亡的主要途径之一。葛根素能诱导热休克蛋白70高表达以及下调Fas蛋白的表达，减少细胞凋亡[37, 38]。葛根素还可以拮抗钙离子超载，提高细胞膜脂质的流动性，从而起到保护脑神经细胞的作用[39]。

25.4.4 降血糖作用

葛根用于治疗糖尿病历史非常悠久，它不仅可以降血糖，还可以有效改善糖尿病的并发症[40]。现代药理研究表明，葛根素可以通过恢复胰岛素的敏感性，提高胰岛素敏感系数，增强自由基清除能力，降低血糖和血脂含量等机制来改善糖尿病大鼠的胰岛素抵抗现象[41, 42]。葛根素还能提高脂肪细胞内葡萄糖转运蛋白4的表达，从而提高外周组织对葡萄糖的利用与摄取，促进肝糖原合成，从而达到降低血糖的功效[43]。葛根素具有扩张微血管、增加微循环的功效，可以使早期病变的糖尿病患者的血流状态、管袢形态、襻周状态得到明显改善[44]。葛根素还可以显著提高糖尿病患者周围神经的传导速度，改善其麻木、刺痛、感觉过敏等异常症状[45]。

25.4.5 降血脂作用

葛根素可以降低高脂血症大鼠血清中甘油三酯含量，并使血浆中高密度脂蛋白含量和高密度脂蛋白与甘油三酯比值升高，可见葛根素具有降低血脂的功能[46]。葛根素可以改善糖尿病患者由非酶糖基化反应和自由基代谢紊乱导致的血脂异常症状，它能抑制蛋白质的非酶糖基化反应，减少糖基化终末产物的生成，降低脂质蛋白糖化交联，并阻断高糖环境中糖基化蛋白引起的一系列连锁氧化反应，从而起到调节大鼠血脂含量，抗氧化及抗糖基化作用[47]。

25.4.6　保肝护肝作用

乙醇在肝脏代谢过程中生成大量的还原型辅酶 I (NADH)，使细胞内的还原氧化比值即 NADH/烟酰胺腺嘌呤二核苷酸(NAD^+)增高，因而依赖于 NADH/NAD^+的正常代谢可能发生异常。葛根的异黄酮成分抑制 NADH 生成，从而改善肝细胞代谢，减少各种毒性物质的积蓄，发挥解酒功能[48]。急性酒精中毒时，机体内的 β-内啡肽增多，肝脏组织受损，且血清中谷胱甘肽-S-转移酶、丙二醛和 P-选择素也升高。研究表明，葛根素可以抑制急性酒精中毒大鼠体内的上述物质的增多，显著改善肝脏组织细胞浊肿、脂变的现象，保护肝细胞[49]。葛根素还可以通过减轻乙醇造成的脂质过氧化损伤来保护肝脏，但过高剂量的葛根素可能会在肝脏组织中积累，造成损伤，因此在应用葛根素保护乙醇所致的急性肝损伤时应加以注意[50]。

25.4.7　雌激素样作用

葛根素为葛根中的一种异黄酮类化合物，其提取物可作为激素替代品，对于防治女性更年期综合征及绝经后雌激素水平减退所导致的疾病有重要意义[40]。有研究表明服用葛根黄酮胶囊可以使更年期女性患者体内雌性激素升高，甚至可以恢复至正常水平，且患者因雌激素水平下降导致的咽干不适等症也得到缓解，对低激素水平所致的咽黏膜干燥、萎缩具有良好的治疗作用[51]。研究表明许多具有雌激素样活性的异黄酮都能通过减少骨吸收、促进骨形成、增加骨密度等起到改善骨质代谢的作用[52]。体外实验证实葛根素具有促进成骨细胞的增殖与分化，抑制破骨细胞的骨吸收作用[53, 54]。葛根异黄酮可以促进去卵巢大鼠骨质疏松性骨折的愈合，且其骨矿含量、骨矿密度和骨生物力学强度均有不同程度的改善，具有临床治疗雌激素不足导致骨质疏松骨折的潜力[55]；葛根素还可以促进脐带间充质干细胞增殖及成骨分化[56]；注射葛根素能够抑制拔牙窝周围剩余牙槽嵴的吸收并保存牙槽嵴的高度[57]。可见，葛根素具有雌激素样作用。

25.4.8　抗氧化作用

研究表明葛根素可以提高缺血再灌注肝脏中的 SOD 活性，显著降低组织细胞中的氧自由基含量，减少 MDA 和 NO 的生成，从而抑制脂质过氧化反应，间接降低内皮素水平，抑制多形核白细胞的黏附聚集，从而保护肝脏组织细胞[58]。研究还发现葛根素可以使游泳运动训练后大鼠血液中的 SOD 活性增高，MDA 含量和肝酶的活性下降，可见葛根素可以有效改善运动训练后机体的抗氧化系统，减少脂质过氧化反应，缓解过度运动造成的机体组织细胞的损伤，从而提高运动能力[59]。

25.4.9 抗炎、提高免疫力作用

炎症反应的发生与各类炎症介导因子如 TNF-α、内皮素、白细胞介素-2、白细胞介素-6 以及白细胞介素-8 等的生成与释放密切相关[40]。研究表明葛根素衍生物羟乙葛根素可以显著降低局灶性缺血再灌注损伤模型大鼠外周血和脑组织中的内皮素-1 和白细胞介素-6 等炎症介导因子的含量，通过减轻白细胞介素-6 等介导的炎症反应等途径对缺血性脑损伤发挥保护作用[60]。葛根素通过抑制 TNF-α 和白细胞介素-6 的生成与释放，降低血浆中 TNF-α 和白细胞介素-6 水平，对阻塞性黄疸大鼠起保护作用，增强机体免疫功能[61]。在葛根素的干预下，肺纤维化模型大鼠的肺纤维组织中的总胶原纤维和 I 型胶原纤维的形成受到抑制，对组织纤维化有促进作用的 TGF-β 的 mRNA 的表达也得到抑制，抑制了炎症反应和成纤维细胞的增殖[62]。

25.4.10 其他作用

葛根还具有保护红细胞变形、增强机体造血系统功能；防治肾炎、肾衰；拮抗组胺和乙酰胆碱；抑菌抗病毒等作用，在此不一一详述。

综上所述，葛根具有多种功效，其主要成分葛根素已成为临床治疗各种心脑血管疾病如心绞痛、急性心梗、高血压、肺心病、心力衰竭、脑梗死等疾病的良药，同时对糖尿病、高脂血症等具有明显疗效，已广泛用于临床疾病的防治。

25.5 产 品 开 发

葛根含有丰富的淀粉、矿物质和氨基酸，又有铁、锌、钙、磷、钾、镁、铜、硒、锰、银等 10 多种人体所必需元素，被广泛应用于食品、保健品行业，目前国内外已将葛根开发成葛粉、葛糊、葛根糖、葛根口服液、葛根面包、葛根粉丝、葛根面条、葛根饮料、葛根冰淇淋、葛根罐头、葛粉红肠等系列保健食品。

葛根能够降低心肌耗氧量，增加冠脉、脑血流量，缓解心绞痛，具有抗心律失常、抗氧化、增强机体免疫力、降糖降脂等多种作用，目前国内已开发生产出多种药用制剂。

(1) 葛根素：从葛根中提取的异黄酮类化合物，剂型有注射液、胶囊剂和片剂，主要用于心肌梗死、冠心病、心绞痛、视网膜动静脉阻塞、突发性耳聋等症。

(2) 葛根素浸膏粉：从葛根中提取、除杂、喷雾干燥制成，剂型有颗粒剂和粉剂。用于外感发热头痛、项背强痛，口渴，消渴，麻疹不透，热痢，泄泻，高血压颈项强痛。

(3) 愈风宁心片：葛根经加工制成的浸膏片。用于高血压头晕，头痛，颈项疼痛，冠心病，心绞痛，神经性头痛，早期突发性耳聋等症。

(4) 心血宁片：主要成分为葛根、山楂。用于冠状动脉硬化心脏病、心绞痛、高血脂及高血压引起的颈项强痛等症。

(5) 葛根芩连片：主要成分为葛根、黄芩、黄连、甘草。用于泄泻痢疾，身热烦渴，下利臭秽[63]。

此外还有多种含葛根成分的中成药。如脑得生片(丸)由三七、川芎、红花、葛根、山楂五味中药组成，具有活血化瘀，通经活络，用于淤血阻络所致的眩晕、中风、脑动脉硬化、缺血性中风及脑出血后遗症，临床应用广泛，疗效确切。目前已通过中国食品药品监督管理局审批进入正式生产的剂型有脑得生片、脑得生分散片、脑得生咀嚼片、脑得生丸、脑得生滴丸、脑得生浓缩丸、脑得生颗粒、脑得生胶囊、脑得生袋泡茶[64]。

25.6 总结与展望

葛作为药食两用药材，具有很高的食用价值和药用价值。我国葛资源丰富，但利用不足，浪费现象严重。目前国内外对葛的研究和利用主要集中于葛根淀粉和葛根素上，研发的葛根产品品种繁多。葛根主要活性成分葛根素具有疗效好，毒副作用小，药理作用广泛的特点，具有广阔的发展前景和临床应用价值。但葛根素的水溶性较差，使其在研究和临床应用上受到很大的限制。相信通过不断深入地探索和研究，葛根素将更好地应用于医药和食品行业中。另外，葛根素具有诸多优良的药理活性，被广泛应用于临床的各个方面，但是其作用机制的研究还不够深入，应开展分子生物学、作用靶点等的研究，以便在分子水平阐明其作用机制。除了葛根素，还应对葛进行全面研究，扩大药用部位，这对综合利用该植物药用资源有很重要的意义。

参 考 文 献

[1] 董英, 徐斌, 林琳, 等. 葛根的化学成分研究[J]. 食品与机械, 2006, 21(6): 85-88.

[2] 王立梅. 安化产野葛营养成分分析及产品研制[D]. 长沙：中南林业科技大学硕士学位论文, 2014.

[3] Ho C-T. Antioxidative, anticancer and antiinflammatory properties of isoflavones from kudzu (*Pueraria lobata*) root [D]. New Brunswick: Rutgers, The State University of New Jersey, 2003.

[4] 蔡琳. 葛根的化学成分, 药理及临床作用的研究进展[J]. 山东化工, 2014, 43(8): 40-41.

[5] Kazohiro H, Makoto M, Kaoru N, et al. Phenolic glucosides from the root of *Pueraria lobala*[J]. Phytochemistry, 1997, 46(5): 92.

[6] Koichi T, Hideji I. Isoflavonoids and the other constituents in callus tissues of *Pueraria lobala*[J]. Chem Pharm Bull, 1982, 30(4): 1496.

[7] Junei K, Junichi F, Junko C. Studies on the constituents of *Pueraria lobata* Ⅲ. Isoflavonoids and related compounds in the roots and the voluble stems[J]. Chem Pharm Bull, 1987, 35(12): 4846-4850.

[8] Hirakura K, Morita M, Nakajima K. Phenolic glucosides from the root of *Pueraria lobata*[J]. Phytochemistry, 1997, (5): 921-928.

[9] Mira J. Antioxidative, anticancer and antiinflammatory properties of isoflavones from kudzu (*Pueraria lobata*) root[D]. New Brunswick: Rutgers The State University of New Jersey, 2003

[10] Rong H, Stevens J F, DeinzerM L, et al. Identification of isoflavones in the roots of *Pueraria lobata*[J]. Planta Medica, 1998, (64): 620.

[11] Sang Y, Shi H, Min Z. Studies on chemical constituents from root of *Pueraria omeiensis* (Ⅱ)[J] .Chin Tradit Herbal Drugs, 2002, (9): 776-778.

[12] Kinjo J, Miyamoto I, Murakami K, et al. Oleanene-sapogenols from puerariae radix[J]. Chem Pharm

Bull, 1985, (33): 1293.

[13] Arao T, Kinjo J, Nohara T, et al. Oleanene-type triterpene glycosides from puerariae radix. Ⅱ. Isolation of saponins and the application of tandem mass spectrometry to their structure determination[J]. Chem Pharm Bull, 1995, 43(7): 1176-1179.

[14] Arao T, Idzu T, Kinjo J, et al. Oleanene-type triterpene glycosides from puerariae radix. Ⅲ. Three new saponins from Pueraria thomsonii[J]. Chem Pharm Bull, 1996, 44(10): 1970-1972.

[15] Arao T, Kinjo J, Nohara T, et al. Oleanene-type triterpene glycosides from puerariae radix.Ⅳ. Six new saponins from *Pueraria lobata*[J]. Chem Pharm Bull, 1997, 45(2): 362-366.

[16] Nohara T, Kinjo J, Furusanwa J, et al. But-2-enolides from *Pueraria lobata* and revised structures of puerosides A, B and sophoroside A[J]. Phytochemistry, 1993, 33(5): 1207.

[17] Kinjo J E, Takeshita T, Abe Y. Studies on the constituents of *Pueraria lobata* Ⅵ. Chemical constituents in the flower and leaves[J]. Chem Pharm Bull, 1988, 36(3): 1174-1179.

[18] Ohshima Y, Okuyama T, Takahashi K, et al. Isolation and high performance liquid chromatography (HPLC) of isoflavonoids from the *Pueraria* root [J]. Pmanta Medica, 1988, 54(3): 250-254.

[19] 张春颖, 杜贵友, 崔海峰, 等. 复方葛根素对猫离体颈总动脉条的影响[J]. 中国中药杂志, 2003, 28(12): 1199-1199.

[20] 段书, 李毅夫, 罗小岚, 等. 葛根素对心力衰竭患者心功能及氧化型低密度脂蛋白的影响[J]. 湖南医科大学学报, 2000, 25(2): 176-178.

[21] 王培源. 大鼠局灶性脑缺血再灌注氧化应激机制及葛根黄酮的保护作用[D]. 合肥: 安徽医科大学硕士学位论文, 2006.

[22] 谢卫民. 葛根素注射液治疗脑梗死 30 例分析[J]. 实用心脑肺血管病杂志, 2011, 19(2): 244.

[23] 谢宁, 王静. 葛根素联合阿魏酸钠治疗急性脑梗死的疗效观察[J]. 医学综述, 2011, 17(14): 2232-2233.

[24] 张环宇, 李大伟, 史彩虹. 葛根素的临床应用研究进展[J]. 现代药物与临床, 2012, 27(1): 75-78.

[25] 何正光. 葛根素对大鼠脑缺血再灌注损伤的保护作用及机制研究[D]. 重庆: 重庆医科大学硕士学位论文, 2006.

[26] 吕欣然, 陈淑梅, 孙塘. 葛根对 β-肾上腺素能受体阻滞作用的研究[J]. 药学学报, 1980, 15(4): 218.

[27] 王磊一, 赵爱平. 葛根素对猫离体血管平滑肌的作用[J]. 中国药理学报, 1994, 15(2): 180-182.

[28] 刘冬梅. 葛根素对心血管作用的研究[J]. 天津中医学院学报, 2004, 23(1): 47-48.

[29] 许铁洲, 李佩璋, 王宁夫, 等. 葛根素对血管平滑肌细胞增殖及 Bcl-2 蛋白和凝血酶受体 mRNA 表达的影响[J]. 中国动脉硬化杂志, 2006, 14(2): 123-126.

[30] 温葭, 陈士林, 郝雪娜. 葛根素对心肌细胞一氧化氮影响的研究[J]. 中国心血管病研究杂志, 2006, 4(10): 777-779.

[31] 刘启功, 王琳, 陆再英, 等. 葛根素抗心肌缺血及其机理的实验研究[J]. 临床心血管病杂志, 1998, 14(5): 292.

[32] 唐雄修, 汪克林, 何树发. 葛根素防治再灌注心律失常的临床观察[J]. 现代医院, 2006, 6(11): 10-11.

[33] 陈悦, 黄霞, 卫琮玲. 葛根素对豚鼠乳头肌动作电位及延迟整流钾电流的影响[J]. 中国药学杂志, 2006, 41(10): 747-749.

[34] 张华, 马兰香, 杨星昌, 等. 葛根素对大鼠心肌细胞离子通道的影响[J]. 医学争鸣, 2006, 03: 249-251.

[35] 刘冬梅. 葛根素对心血管作用的研究[J]. 天津中医学院学报, 2004, 23(1): 47-48.

[36] 齐中华, 刘群. 葛根素对实验性脑缺血 GAD67mRNA 表达变化的影响[J]. 中风与神经疾病杂志, 2006, 23(2): 207-209.

[37] 杨嘉珍, 潘洪平, 莫祥兰, 等. 葛根素对大鼠急性脑缺血损伤的保护作用及对 HSP70 表达的影响[J]. 中成药, 2006, 28(4): 563-564.

[38] 潘洪平, 杨嘉珍, 莫祥兰, 等. 葛根素对大鼠脑缺血再灌注损伤后 Fas 蛋白表达的影响[J]. 中国现代应用药学, 2007, 23(6): 433-435.

[39] 吴艳, 万华印. 葛根素对培养脑细胞缺氧/再给氧损伤的保护作用[J]. 中国药理学通报, 2006, 22(9): 1130-1133.

[40] 郑伟. 葛根及葛根素对衰老小鼠皮肤总抗氧化能力和羟自由基抑制率影响的实验研究[D]. 沈阳: 辽宁中医药大学硕士学位论文, 2012.

[41] 吕俊华, 张世平, 潘竞锵. 葛根素对 D-半乳糖诱导糖基化模型大鼠血糖和肝肾功能的影响[J]. 中国新药杂志, 2006, 15(18): 1548-1551.

[42] 陶树高, 谭海荣, 潘甜美, 等. 葛根素增强2型糖尿病-胰岛素抵抗大鼠胰岛素敏感性和抗氧化作用[J]. 医药世界, 2006, (7): 61-64.

[43] 张雷, 陈立梅, 倪红霞, 等. 葛根素影响链脲佐菌素诱导糖尿病大鼠脂肪细胞葡萄糖转运蛋白 4 的表达[J]. 中国临床康复, 2006, 10(39): 135-138.

[44] 高桂琴, 李清, 陈俊. 葛根素对 2 型糖尿病患者甲襞微循环的影响[J]. 微循环学杂志, 2006, 16(3): 31-32.

[45] 胡秀萍, 李成乔. 注射用葛根素治疗 2 型糖尿病周围神经病变 60 例临床分析[J]. 齐齐哈尔医学院学报, 2006, 27(1): 37.

[46] 彭少君, 陈晓. 葛根素对大鼠血脂水平影响的研究[J]. 时珍国医国药, 2007, 17(12): 2516.

[47] 李强翔, 钟惠菊, 龚汉仁, 等. 葛根素对糖尿病大鼠血脂的影响[J]. 山东医药, 2006, 46(25): 27-28.

[48] 边亦斌, 关世铃. 复方麝香注射液联合葛根素治疗重度酒精中毒疗效观察[J]. 中国中医急症, 2006, 15(10): 1096.

[49] 赵敏, 杜艳秋, 李长喻. 葛根素对急性酒精中毒大鼠保护作用的实验研究[J]. 中国现代医学杂志, 2006, 16(17): 2610-2612.

[50] 顾呈华, 刘协. 葛根素对酒精诱发小鼠急性肝损伤的保护作用[J]. 江苏预防医学, 2006, 17(3): 69-70.

[51] 段晓东, 于华, 金洪林, 等. 葛根总黄酮治疗低雌激素咽黏膜病变的临床应用研究[J]. 黑龙江医学, 2009, (5): 333-334.

[52] 吴琳琳. 葛根素对人牙周膜干细胞成骨分化作用的影响[D]. 广州: 南方医科大学硕士学位论文, 2013.

[53] Blair H C, Jordan S E, Peterson T G, et al. Variable effects of tyrosine kinase inhibitors on avian osteoclastic activity and reduction of bone loss in ovariectomized rats[J]. J Cell Biochem, 1996, 61(4): 629-637.

[54] 郑高利, 方晓林. 葛根异黄酮对去卵巢大鼠骨矿密度和骨强度的影响[J]. 中草药, 2001, 32(5): 422-425.

[55] 周强, 付庭斌. 葛根素对去卵巢大鼠骨质疏松性骨折愈合的促进作用[J]. 中国临床康复, 2006, 10(27): 45-47.

[56] 蔡花, 吴乐乐, 孙晓春, 等. 葛根素对脐带间质干细胞增殖与成骨分化的作用[J]. 药学学报, 2011, 46(6): 738-741.

[57] 金为旭, 苗波. 局部注射葛根素对鼠拔牙后剩余牙槽嵴吸收影响的实验研究[J]. 北京口腔医学, 2010, 18(2): 77-79.

[58] 雒光强. 葛根素预处理在大鼠肝脏缺血再灌注损伤中的抗氧化作用[J]. 中国实用医药, 2009, 4(4): 53-55.

[59] 吴剑波, 钟星明, 江丽霞, 等. 葛根素对运动训练大鼠血液某些生化指标的影响[J]. 时珍国医国药, 2007, 17(12): 2431-2432.

[60] 王姿颖, 魏欣冰, 张斌, 等. 羟乙葛根素降低大鼠脑缺血再灌注损伤内皮素-1 和白细胞介素-6 的水平[J]. 中国生化药物杂志, 2006, 27(5): 280-282.

[61] 马静, 王淑静, 马文国, 等. 葛根素对阻塞性黄疸大鼠保护作用实验研究[J]. 齐齐哈尔医学院学报,

2006, 27(9): 1032-1033.
[62] 陈珍旭, 吴蓉易, 张淑玉, 等. 葛根素对实验性大鼠肺纤维化影响[J]. 临床肺科杂志, 2006, 11(4): 423-426.
[63] 江立虹. 葛根开发现状及前景分析[J]. 中国林副特产, 2004, 73(6): 59-60.
[64] 宋恬. 脑得生软胶囊的药学研究[D]. 武汉: 湖北中医学院硕士学位论文, 2008.

第 26 章　天雷不打石

26.1　植 物 资 源

天雷不打石，即大戟科(Euphorbiaceae)算盘子属植物算盘子[*Glochidion puberum* (L.) Hutch.]的根、叶和果，为畲族常用药材。天雷不打石又名雷打柿、金瓜柴、馒头柴。

算盘子为直立灌木，高 1～5 m，多分枝，小枝灰褐色，小枝、叶片下面、萼片外面、子房和果实均密被短柔毛。叶片纸质或近革质，长圆形、长卵形或倒卵状长圆形，稀披针形，长 3～8 cm，宽 1～2.5 cm，顶端钝、急尖、短渐尖或圆，基部楔形至钝，上面灰绿色，仅中脉被疏短柔毛或几无毛，下面粉绿色；侧脉每边 5～7 条，下面凸起，网脉明显；叶柄长 1～3 mm；托叶三角形，长约 1 mm。花小，雌雄同株或异株，2～5 朵簇生于叶腋内，雄花束常着生于小枝下部，雌花束则在上部，或有时雌花和雄花同生于一叶腋内。雄花：花梗长 4～15 mm；萼片 6，狭长圆形或长圆状倒卵形，长 2.5～3.5 mm；雄蕊 3，合生呈圆柱状。雌花：花梗长约 1 mm；萼片 6，与雄花的相似，但较短而厚；子房圆球状，5～10 室，每室有 2 颗胚珠，花柱合生呈环状，长宽与子房几相等，与子房接连处缢缩。蒴果扁球状，直径 8～15 mm，边缘有 8～10 条纵沟，成熟时带红色，顶端具有环状而稍伸长的宿存花柱：种子近肾形，具三棱，长约 4 mm，朱红色。花期 4～8 月，果期 7～11 月。

产于浙江、陕西、甘肃、江苏、安徽、江西、福建、台湾、河南、湖北、湖南、广东、海南、广西、四川、贵州、云南和西藏等省区，生于海拔 300～2200 m 山坡、溪旁灌木丛中或林缘。

26.2　典籍记载与应用

【采收加工】秋季采收果实，干燥；全年可采收根，洗净，切片，鲜用或干燥；夏、秋季采收叶，鲜用或干燥。

【药材性状】果实扁球形，形如算盘珠，常具 8～10 条纵沟。表面红色或红棕色，被短柔毛，先端具环状稍伸长的宿存花柱。内有数颗种子，种子近肾形，具纵棱，表面红褐色。

【性味】果实：味苦，性凉，小毒。根：味苦，性凉，小毒。叶：味苦、涩，性凉，小毒。

【功效】果实：清热除湿，解毒利咽，行气活血。根：清热利湿，行气活血，解毒消肿。叶：清热利湿，解毒消肿。

【主治】果实：痢疾，泄泻，黄疸，疟疾，淋浊，带下，咽喉肿痛，牙痛，疝痛，产后腹痛。根：感冒发热，咽喉肿痛，咳嗽，牙痛，湿热泻痢，黄疸，淋浊，带下，风湿麻痹，腰痛，疝气，痛经，闭经，跌打损伤，痈肿，瘰疬，蛇虫咬伤。叶：湿热泻痢，黄疸，淋浊，带下，发热，咽喉肿痛，痈疮疖肿，漆疮，湿疹，虫蛇咬伤。

【用法用量】果实：内服煎汤，9～15 g。根：内服煎汤，15～30 g；外用适量，煎水熏洗。叶：内服煎汤，6～9 g，鲜品 30～60 g；外用适量，煎水熏洗或鲜品捣敷。

【注意事项】根：孕妇禁服。叶：孕妇禁服。

26.3　化学成分研究

据文献报道，算盘子属植物中的化学成分有萜类、生物碱类、黄酮类、甾体类等，其中羽扇豆烷型三萜是该属植物的特征化合物。相比较而言，对天雷不打石(算盘子)的相关研究不多，因此下文介绍天雷不打石的同时将列出一些其他算盘子属植物的化学成分以作参考(表 26-1)。

表 26-1　算盘子属植物中已分离鉴定的化合物

化合物类型	化合物名称	植物来源	参考文献
萜类	puberoside A	算盘子地上部分	[1]
	puberoside B	算盘子地上部分	[1]
	puberoside C	算盘子地上部分	[2]
	puberoside D	算盘子地上部分	[2]
	puberoside E	算盘子地上部分	[2]
	glochicoccin A	红算盘子(*G. coccineum*)根茎	[3]
	glochicoccin B	红算盘子根茎	[3]
	glochicoccin C	红算盘子根茎	[3]
	glochicoccin D	算盘子	[4]
		红算盘子根茎	[3]
	phyllaemblic acid	算盘子	[4]
		红算盘子根茎	[3]
	phyllaemblic acid methyl ester	红算盘子根茎	[3]
	glochicoccinosides A	红算盘子根茎	[3]
	glochicoccinosides B	红算盘子根茎	[3]
	glochinin A	算盘子	[4]
	羽扇豆酮烯	毛果算盘子(*G. eriocarpum*)根茎	[5]
	算盘子酮	香港算盘子(*G. zeylanicum*)茎皮	[6]
		厚叶算盘子(*G. hirsutum*)	[7]
		毛果算盘子根茎	[5]
		红算盘子根茎	[8]
		艾胶算盘子(*G. lanceolarium*)地上部分	[9]
		四裂算盘子(*G. assamicum*)枝叶	[10]
	算盘子酮醇	香港算盘子茎皮	[6]
		厚叶算盘子	[7]
		毛果算盘子根茎	[5]
		艾胶算盘子地上部分	[9]

续表

化合物类型	化合物名称	植物来源	参考文献
萜类	算盘子二醇	香港算盘子茎皮	[6]
		厚叶算盘子	[7]
		毛果算盘子根茎	[5]
		红算盘子根茎	[8]
		艾胶算盘子地上部分	[9]
		四裂算盘子枝叶	[10]
	算盘子三醇	艾胶算盘子地上部分	[9]
	羽扇豆-20(29)-烯-1β, 3β-二醇	香港算盘子茎皮	[6]
		厚叶算盘子	[7]
		毛果算盘子根茎	[5]
		艾胶算盘子地上部分	[9]
		四裂算盘子枝叶	[10]
	羽扇豆-20(29)-烯-3α, 23-二醇	圆果算盘子(*G. sphaerogynum*)根茎	[5]
		厚叶算盘子	[7]
		红算盘子根茎	[8]
		艾胶算盘子地上部分	[9]
		四裂算盘子枝叶	[10]
	羽扇豆醇	厚叶算盘子	[7]
		艾胶算盘子地上部分	[9]
		四裂算盘子枝叶	[10]
	表羽扇豆醇	红算盘子根茎	[8]
	3-表羽扇豆醇	艾胶算盘子地上部分	[9]
		毛果算盘子根茎	[5]
	3β, 19α, 23α-三羟基-12-烯-28-齐墩果酸	红算盘子根茎	[8]
	2β, 3β, 23α-三羟基-12-烯-28-齐墩果酸	红算盘子根茎	[8]
	21β-苯甲酰氧基-齐墩果烷-12-烯-3β, 16β, 23, 28-四醇	四裂算盘子枝叶	[10]
	21β-苯甲酰氧基-齐墩果烷-12-烯-3β, 16β, 28-三醇	四裂算盘子枝叶	[10]
	21β-2′*Z*-肉桂酰氧基-齐墩果烷-12-烯-3β, 16β, 23, 28-四醇	四裂算盘子枝叶	[10]
	21β-[(2′*Z*-3′-苯基-1′-羰基-2′-丙烯基)氧化]-齐墩果烷-12-烯-3β, 16β, 23, 28-四醇	四裂算盘子枝叶	[10]
	21β-2′*E*-肉桂酰氧基-齐墩果烷-12-烯-3β, 16β, 23, 28-四醇	四裂算盘子枝叶	[10]
	21β-[(2′*E*-3′-苯基-1′-羰基-2′-丙烯基)氧化]-齐墩果烷-12-烯-3β, 16β, 23, 28-四醇	四裂算盘子枝叶	[10]
	3β-齐墩果酸	四裂算盘子枝叶	[10]
	3β, 1β-齐墩果酸正丁酯	四裂算盘子枝叶	[10]
	古柯二醇	四裂算盘子枝叶	[10]
	2β, 3α-二羟基-齐墩果酸	四裂算盘子枝叶	[10]
	3-*E*-*p*-香豆酰基白桦脂酸	四裂算盘子枝叶	[10]
黄酮类	3-*O*-(3-甲基没食子酰)没食子儿茶素	厚叶算盘子	[11]
	3-*O*-没食子酰基没食子儿茶素	厚叶算盘子	[11]

续表

化合物类型	化合物名称	植物来源	参考文献
黄酮类	没食子儿茶素	厚叶算盘子	[11]
	儿茶素	厚叶算盘子	[11]
	岩白菜素	厚叶算盘子	[12]
	异牡荆素	厚叶算盘子	[12]
	isovitexin 7-*O*-xyloside	厚叶算盘子	[12]
	4-*O*-ethylgallic acid	厚叶算盘子	[12]
	3-*O*-methylgallic acid	厚叶算盘子	[12]
	(2*R*, 3*R*)-dihydromyricetin-4′-*O*-(3″-*O*-methyl)-gallate	*G. sumatranum*	[13]
	(2*R*, 3*R*)-dihydromyricetin-3′-*O*-(3″-*O*-methyl)-gallate	*G. sumatranum*	[13]
	(2*R*, 3*R*)-dihydromyricetin-4′-*O*-gallate	*G. sumatranum*	[13]
	(2*R*, 3*R*)-dihydromyricetin-3′-*O*-gallate	*G. sumatranum*	[13]
	(2*R*, 3*R*)-dihydromyricetin	*G. sumatranum*	[13]
	牡荆素	算盘子地上部分	[14]
	没食子酸	算盘子地上部分	[14]
		厚叶算盘子	[7]
	4-*O*-乙基没食子酸	算盘子地上部分	[14]
挥发油类	正庚醛	算盘子果实	[15]
	diethyl-carbanic acid methyl ester	算盘子果实	[15]
	己酸	算盘子果实	[15]
	diethyl-carbanic acid chloride	算盘子果实	[15]
	壬醛	算盘子果实	[15]
	辛酸	算盘子果实	[15]
	癸醛	算盘子果实	[15]
	壬酸	算盘子果实	[15]
	癸酸	算盘子果实	[15]
	butyl-hydroxytoluene	算盘子果实	[15]
	丁香酚	算盘子果实	[15]
	α-雪松醇	算盘子果实	[15]
	β-姜黄酮	算盘子果实	[15]
	桉油精	算盘子果实	[15]
	菲	算盘子果实	[15]
	6, 10, 14-三甲基-2-十五烷酮	算盘子果实	[15]
	十五烷酸	算盘子果实	[15]
	棕榈酸	算盘子果实	[15]
	十七烷酸	算盘子果实	[15]
	硬脂酸	算盘子果实	[15]
	二十三烷	算盘子果实	[15]
甾体类	胡萝卜苷	算盘子地上部分	[14]
	β-谷甾醇	算盘子地上部分	[14]
		算盘子枝叶	[16]
		艾胶算盘子地上部分	[9]

续表

化合物类型	化合物名称	植物来源	参考文献
甾体类	β-谷甾醇	四裂算盘子枝叶	[10]
	谷甾醇	厚叶算盘子	[7]
	7-氧基-β-胡萝卜苷	算盘子枝叶	[16]
	β-胡萝卜苷	算盘子枝叶	[16]
	麦角甾-4-烯-6α-醇-3-酮	四裂算盘子枝叶	[10]
木脂素类	丁香脂素	算盘子地上部分	[14]
其他类	算盘子交酯	渐尖算盘子(*G. Acuminatum*)叶	[17]
	算盘子异交酯	渐尖算盘子叶	[17]
	渐尖氨基糖苷	渐尖算盘子叶	[17]
	渐尖算盘子糖苷 A	渐尖算盘子叶	[17]
	渐尖算盘子糖苷 B	渐尖算盘子叶	[17]
	渐尖算盘子糖苷 C	渐尖算盘子叶	[17]
	渐尖算盘子糖苷 D	渐尖算盘子叶	[17]
	decoumaroylibotanolide	厚叶算盘子	[12]
	n-butyl-α-D-fructofuranoside	厚叶算盘子	[12]
	n-butyl-β-D-fructofuranoside	厚叶算盘子	[12]
	β-D-吡喃半乳糖-(3→3)-*O*-β-D-吡喃半乳糖	算盘子地上部分	[14]
	(*Z*)-3-己烯-D-吡喃半乳糖	算盘子地上部分	[14]
	(*E*)-2-己烯-D-吡喃半乳糖	算盘子地上部分	[14]
	对羟基苯甲酸	四裂算盘子枝叶	[10]
	十六碳酸	四裂算盘子枝叶	[10]

26.4　药理活性研究

迄今为止, 国内外对算盘子属植物的药理活性研究不多。现将该属植物的药理活性相关研究成果综述如下。

26.4.1　抗肿瘤活性和细胞毒活性

算盘子属植物中的三萜成分对一些细胞如癌细胞具有一定的细胞毒活性。有研究团队检测并比较了毛果算盘子中分离出来的 5 种化合物 3-表羽扇豆醇、算盘子酮、算盘子酮醇、算盘子二醇、羽扇豆-20(29)-烯-1β, 3β-二醇和从圆果算盘子中分离出来的羽扇豆-20(29)-烯-3α, 23-二醇对人乳腺癌细胞(MCF-7)、人大细胞肺癌细胞(NCI-H-460)和人神经癌细胞(SF-268)三种癌细胞生长的影响。发现羽扇豆-20(29)-烯-3α, 23-二醇、算盘子酮醇和算盘子二醇三种化合物具有最强的抑制作用, 且对三种细胞均有抑制效果, 3-表羽扇豆醇也能抑制三种细胞, 但效果较前三者次之, 而羽扇豆-20(29)-烯-1β, 3β-二醇只能抑制 MCF-7 细胞, 且只有中等强度。进一步研究表明算盘子酮醇和算盘子二醇还能通过介导细胞凋亡抑制癌细胞恶性繁殖[5]。除了上述三种细胞, 算盘子中三萜成分对其他癌细胞也有抑制作用。药理实验表明红算盘子中分离得到的算盘子二醇、羽扇豆-20(29)-烯-3α,

23-二醇、算盘子酮和表羽扇豆醇对人肝癌 BEL-7402 细胞表现出毒性作用，而 3β, 19α, 23α-三羟基-12-烯-28-齐墩果酸和 2β, 3β, 23α-三羟基-12-烯-28-齐墩果酸对非小细胞肺癌 A-549 细胞有一定程度的细胞毒作用[8]。刘晓庆[10]从四裂算盘子分离鉴定了包括萜类、甾体类等近 20 个化合物，抗细胞(早幼粒白血病细胞，人肝癌细胞 HL-60)毒活性实验显示部分化合物如 21β-苯甲酰氧基-齐墩果烷-12-烯-3β, 16β, 28-三醇对实验细胞具有中等强度的抑制作用。此外还发现香港算盘子中分离得到的算盘子二醇对小鼠的皮肤肿瘤有强的抑制作用[6]。可见，算盘子属植物具有潜在的抗癌功效。

26.4.2　抑菌作用

早于20世纪六七十年代，国内已有报道将算盘子叶的水煎剂用于抑制肠道细菌[18]，80年代有报道将算盘子制剂用于治疗细菌性痢疾、急性胃肠炎等疾病，均显示有较好的疗效[19, 20]。可见当时的国人已经知晓算盘子具有抑菌作用。现代病理学研究结果显示从算盘子属植物 *G. sumatranum* 分离出来的(2*R*, 3*R*)-dihydromyricetin-4′-*O*-(3″-*O*-methyl)-gallate 和(2*R*, 3*R*)-dihydromyricetin-4′-*O*-gallate 对绿脓假单胞菌和金黄色酿脓葡萄球菌有抗菌作用。香港算盘子根水提取液对细菌 *Flavobacterium tegecticola* 有抑制作用[21]。王春娟等[22]考察了二十多种中草药提取物的体外抗临床常见病原菌活性，发现艾胶算盘子等物种的冷提物对金黄色葡萄球菌、耐甲氧西林金黄色葡萄球菌以及大肠埃希菌都具有较好的抑制作用。

26.4.3　抗炎镇痛作用

算盘子提取物能明显抑制角叉菜胶引起的大鼠足跖致炎的肿胀，且与模型组相比组胺含量均具有显著性差异；算盘子提取物还能明显提高热刺激小鼠给药后痛阈值。说明算盘子提取物具有明显的抗炎、镇痛作用，其作用可能与降低炎症部位组胺含量有关[23]。另有研究表明算盘子地上部分提取物可以显著降低溃疡性结肠炎模型大鼠细胞因子 TNF-α和 IL-6 的水平，有治疗溃疡性结肠炎的前景[24]。

26.4.4　其他作用

除上述作用之外，算盘子属植物还有抗氧化作用。据报道毛果算盘子叶提取物具有体外清除 DPPH 自由基、超氧阴离子自由基、羟基自由基的能力，具有抗氧化损伤保护作用的潜力，其中 20%乙醇提取部位的体外抗氧化能力最强[25]。一些专利也报道了该属植物及其复方可以治疗一些疾病，如慢性和急性骨髓炎、乙型肝炎等[26]。

26.5　总结与展望

天雷不打石(算盘子)具有多种药用价值，作为天然药物在国内外都有着长期和广泛的应用，其治疗范围包括感冒发热、疟疾、肠胃炎、消化不良、痢疾、风湿性关节炎、跌打损伤、妇科疾病、皮肤病、咳嗽、肝炎、口腔炎、疮疡溃烂等多种病症。现代药理研究该属植物有抗癌、抗菌、抗炎镇痛、清除自由基等药理作用。但对其化学成分和有效成分以及相关药理活性研究较少，有必要对其药效物质基础和药理活性进行深入研究，对充分利用和保护宝贵的野生植物资源具有重要意义。

参 考 文 献

[1] Zhang Z, Gao Z L, Fang X, et al. Two new triterpenoid saponins from *Glochidion puberum*[J]. J Asian Nat Prod Res, 2008, 10(11): 1029-1034.

[2] Zhang Z, Fang X, Wang Y H, et al. Puberosides C–E, triterpenoid saponins from *Glochidion puberum*[J]. J Asian Nat Prod Res, 2011, 13(9): 838-844.

[3] Xiao H T, Hao X Y, Yang X W, et al. Bisabolane-type sesquiterpenoids from the rhizomes of *Glochidion coccineum*[J]. Helvetica Chimica Acta, 2007, 90(1): 164-170.

[4] Liu M, Xiao H T, He H, et al. A novel lignanoid and norbisabolane sesquiterpenoids from *Glochidion puberum*[J]. Chem Nat Compd, 2008, 44(5): 588-590.

[5] Puapairoj P, Naengchomnong W, Kijjoa A, et al. Cytotoxic activity of lupane-type triterpenes from *Glochidion sphaerogynum* and *Glochidion eriocarpum* two of which induce apoptosis[J]. Planta Med, 2005, 71(3): 208-213.

[6] Tanaka R, Kinouchi Y, Wada S, et al. Potential anti-tumor promoting activity of lupane-type triterpenoids from the stem bark of *Glochidion zeylanicum* and *Phyllanthus flexuosus*[J]. Planta Med, 2004, 70(12): 1234-1236.

[7] 杨金，羊晓东，杨姝，等. 厚叶算盘子的化学成分研究[J]. 云南大学学报(自然科学版), 2006, 28(5): 432-434.

[8] 肖海涛，王跃虎，郝小燕，等. 红算盘子中三萜类化学成分及其细胞毒活性研究[J]. 时珍国医国药, 2008, 19(8): 1931-1932.

[9] 杨彩霞，张正凯，刘宁，等. 艾胶算盘子的化学成分研究[J]. 中草药, 2012, 43(8): 1471-1474.

[10] 刘晓庆. 四裂算盘子和棉叶麻疯树化学成分及生物活性研究[D]. 兰州：兰州大学硕士学位论文, 2011.

[11] 杨金，羊晓东，杨姝，等. 厚叶算盘子中黄烷醇类成分的研究[J]. 中国中药杂志, 2007, 32(7): 593-596.

[12] 杨金，羊晓东，吴海燕，等. 厚叶算盘子的化学成分研究(Ⅱ)[J]. 天然产物研究与开发, 2008, 19(6): 986-988.

[13] Yin S, Sykes M L, Davis R A, et al. New galloylated flavanonols from the Australian plant *Glochidion sumatranum*[J]. Planta Med, 2010, 76(16): 1877-1881.

[14] 张桢，刘光明，何红平. 植物算盘子三萜化学成分研究[J]. 大理学院学报：综合版, 2008, 7(2): 5-6.

[15] 张赛群，龙光明，梁妍. 算盘子果中挥发油的化学成分研究[J]. 贵阳医学院学报, 2007, 32(3): 273.

[16] 肖怀，张桢，何文姬. 药用植物算盘子化学成分的初步研究[J]. 大理学院学报：综合版, 2009, 8(10): 1-2.

[17] Otsuka H, Takeda Y, Hirata E, et al. Glochidiolide, isoglochidiolide, acuminaminoside, and glochidacuminosides A-D from the leaves of *Glochidion acuminatum* Muell[J]. Chem Pharm Bull, 2004, 52(5): 591-596.

[18] 邱明庆，何晓青，赖东耀. 算盘子叶，野南瓜根对九种肠道菌抗菌作用的实验报告[J]. 江西医学院学报, 1962, 1: 003.

[19] 宁喜光，宁俊华. 算盘子和杠板归治疗急性细菌性痢疾[J]. 中医杂志, 1984, 25(9): 1-41.

[20] 古远明，李日初. 算盘子水煎剂治疗急性胃肠炎 34 例观察[J]. 中西医结合杂志, 1989, 10: 028.

[21] Sharma J V C, Malleswari G, Rao J V, et al. Antimicrobial activity of root extracts of *Glochidion zylanicum*[J]. Int J Chem Sci, 2010, 8(2): 1088-1090.

[22] 王春娟，左国营，王根春，等. 26 种云南中草药的体外抗菌活性筛选[J]. 中华中医药杂志, 2014,

29(1): 113-116.

[23] 黄爱军. 算盘子提取物抗炎镇痛作用的实验研究[J]. 湖北民族学院学报: 医学版, 2010, (4): 17-19.

[24] 丁水平, 丁水生. 算盘子对溃疡性结肠炎大鼠细胞因子的影响[J]. 医药导报, 2002, 21(2): 76-77.

[25] 胡敦全, 韩志祥, 胡建华. 毛果算盘子叶抗氧化活性部位筛选[J]. 湖北中医药大学学报, 2014, 16(4): 51-54.

[26] 刘宁. 算盘子属植物的化学成分和药理活性研究进展以及艾胶算盘子的化学成分研究[D]. 兰州: 西北师范大学硕士学位论文, 2012.

第 27 章　鸭　掌　柴

27.1　植 物 资 源

鸭掌柴, 即五加科(Araliaceae)树参属植物树参[*Dendropanax dentiger* (Harms) Merr.]的干燥根茎, 为畲族常用药材。树参又名枫荷梨、半边枫、半架风。

据《中国植物志》记载[1], 树参为乔木或灌木, 高 2～8 m。叶片厚纸质或革质, 密生粗大半透明红棕色腺点(在较薄的叶片才可以见到), 叶形变异很大, 不分裂叶片通常为椭圆形, 稀长圆状椭圆形、椭圆状披针形、披针形或线状披针形, 长 7～10 cm, 宽 1.5～4.5 cm, 有时更大, 先端渐尖, 基部钝形或楔形, 分裂叶片倒三角形, 掌状 2～3 深裂或浅裂, 稀 5 裂, 两面均无毛, 边缘全缘, 或近先端处有不明显细齿一至数个, 或有明显疏离的牙齿, 基脉三出, 侧脉 4～6 对, 网脉两面显著且隆起, 有时上面稍下陷, 有时下面较不明显; 叶柄长 0.5～5 cm, 无毛。伞形花序顶生, 单生或 2～5 个聚生成复伞形花序, 有花 20 朵以上, 有时较少; 总花梗粗壮, 长 1～3.5 cm; 苞片卵形, 早落; 小苞片三角形, 宿存; 花梗长 5～7 mm; 萼长 2 mm, 边缘近全缘或有 5 小齿; 花瓣 5, 三角形或卵状三角形, 长 2～2.5 mm; 雄蕊 5, 花丝长 2～3 mm; 子房 5 室; 花柱 5, 长不及 1 mm, 基部合生, 顶端离生。果实长圆状球形, 稀近球形, 长 5～6 mm, 有 5 棱, 每棱又各有纵脊 3 条; 宿存花柱长 1.5～2 mm, 在上部 1/2、1/3 或 2/3 处离生, 反曲; 果梗长 1～3 cm。花期 8～10 月, 果期 10～12 月。

广布于浙江东南部、安徽南部、湖南南部、湖北(利川)、四川东南部、贵州西南部、云南东南部、广西、广东、江西、福建和台湾, 为本属分布最广的种。生于常绿阔叶林或灌丛中, 海拔自几十米至 1800 m。

27.2　典籍记载与应用

【采收加工】深秋及冬季采收根, 洗净, 鲜用或干燥。

【药材性状】根圆柱形, 稍弯曲或扭曲, 多分枝, 长短不一, 直径 0.5～3 cm。表面浅棕色或灰棕色, 有细纵皱纹, 皮孔横向延长或类圆形。质坚脆, 易折断, 断面不平整, 皮部灰黄色, 木部黄白色。气微香, 味淡。

【性味】味甘、辛, 性温。

【功效】祛风除湿, 活血消肿。

【主治】风湿痹痛, 偏瘫, 头痛, 月经不调, 跌打损伤, 疮肿。

【用法用量】内服煎汤, 15～45 g 或浸酒; 外用适量, 捣敷或煎水洗。

【注意事项】孕妇慎用。

27.3　化学成分研究

树参为常用的民间草药，是人参、三七等名贵药材的近缘植物[2]，有着悠久的民间用药历史。然而，树参化学成分方面的报道很少，截至目前，树参属 80 余种植物中也仅有几种植物有相关研究报道。已有研究表明树参属植物的化学成分主要有多炔类、皂苷、萜类和挥发油等。现将本属植物化学成分研究的情况总结如下。

27.3.1　多炔类

天然多炔类成分是非常重要的植物次生代谢产物，具有抗癌、抗菌和抗疲劳等活性[3]。树参属植物主要多炔类化合物列于表 27-1 中。

表 27-1　树参属植物中主要多炔类化合物

化合物名称	植物来源	参考文献
16(*R*)-hydrocyoctadeca-9(*Z*)-17-dien-12, 14-diynoic acid	*D. trifidus*	[4]
cis-9, 17-octadecadiene-12, 14-diyne-1, 16-diol	*D. trifidus*	[4]
(9*Z*, 16*S*)-16-hydroxy-9, 17-octadecadiene-12, 14-diynoic acid	*D. morbifera* 叶	[5]
cis-9, 17-octadecadiene-12, 14-diyne-1, 16-diol	*D. trifidus* 叶	[6]
16-hydroxy-*cis*-9, 17-octadecadiene-12, 14-diynoic acid	*D. trifidus* 叶	[6]
cis-9, *trans*-16-octadecadiene-12, 14-diynoic acid	*D. trifidus* 叶	[6]
cis-1, 9, 16-heptadecatriene-4, 6-diyne-3, 8-diol	*D. arboreus* 叶	[7]
镰叶芹醇(falcarinol)	*D. arboreus* 叶	[8]
dehydrofalcarinol	*D. arboreus* 叶	[8]
diynene	*D. arboreus* 叶	[8]
镰叶芹二醇(falcarindiol)	*D. arboreus* 叶	[8]
去氢镰叶芹醇	*D. arboreus* 叶	[8]
dendroarboreol A	*D. arboreus* 叶	[8]
dendroarboreol B	*D. arboreus* 叶	[8]

27.3.2　皂苷类化合物

皂苷类化合物在五加科植物中广泛分布，如本科中贵重药材人参、三七等所含的皂苷类成分得到了系统的研究。经研究，树参属植物中也含有皂苷类化合物，其嫩叶芽中皂苷含量可达人参根总皂苷含量的 3 倍左右[9]。树参以及树参属植物中已得到分离鉴定的主要皂苷类化合物见表 27-2，可见本种已发现的皂苷类化合物种类还很少，亟须进一步的研究。

表 27-2 树参属植物中主要的皂苷类化合物

化合物名称	植物来源	参考文献
鹅掌楸苷	树参根茎	[10]
oleifolioside A	*D. morbifera* 茎	[11]
oleifoliosides B	*D. morbifera* 茎	[11]
花青苷(C3Xgal)	*D.trifidus* 果实	[12]

27.3.3 萜类化合物

萜类化合物是从树参属植物中分离得到最多的一类化学成分，在该属植物的花、叶、果实及树皮中较为常见。迄今为止，多种萜类成分已分离得到，尤以倍半萜居多。具体各种萜类成分列于表 27-3 中。

表 27-3 树参属植物中主要萜类化合物

化合物类别	化合物名称	植物来源	参考文献
倍半萜	α-蛇床烯(α-selinene)	*D. trifidus* 叶、树皮、果实	[13]
		D. morbifera	[14]
	β-蛇床烯(β-selinene)	*D. trifidus* 叶、树皮、果实	[13]
		D. morbifera	[14]
		D. morbifera 花	[15]
	α-新丁香三环烯	*D. trifidus* 叶、树皮、果实	[13]
	石竹烯	*D. trifidus* 叶、果实	[13]
	(*E*)-石竹烯[(*E*)-caryophyllene]	*D.gonatopodus* 叶	[16]
	β-石竹烯	*D. trifidus* 叶、果实	[13]
	异丁香烯	*D. trifidus* 叶	[13]
	β-人参烯	*D. trifidus* 叶、树皮、果实	[13]
	石竹素	*D. trifidus* 叶	[13]
	α-荜澄茄油烯(α-cubebene)	*D. morbifera* 花	[15]
	β-荜澄茄油烯(β-cubebene)	*D. morbifera* 花	[15]
	γ-荜澄茄油烯(γ-cubebene)	*D. morbifera* 花	[15]
	γ-荜澄茄烯(γ-cadinene)	*D. trifidus* 叶、树皮、果实	[13]
	δ-荜澄茄烯(δ-cadinene)	*D. trifidus* 叶、树皮、果实	[13]
		D. morbifera	[14]
		D.gonatopodus 叶	[16]
	α-可巴烯(α-copaene)	*D. morbifera* 花	[15]
		D.gonatopodus 叶	[16]
	β-可巴烯(β-copaene)	*D. morbifera* 花	[15]
	大根香叶烯 D(germacrene D)	*D. trifidus* 树皮	[13]
		D. morbifera	[14]
	α-依兰烯	*D. trifidus* 叶、树皮、果实	[13]
	γ-依兰烯	*D. trifidus* 叶、树皮、果实	[13]
	β-波旁烯(β-bourbonene)	*D. trifidus* 叶	[13]
		D. morbifera 花	[15]

续表

化合物类别	化合物名称	植物来源	参考文献
倍半萜	卡拉烯	*D. trifidus* 树皮	[13]
	β-蒎烯(pinene)	*D. trifidus* 叶	[13]
	γ-榄香烯(γ-elemene)	*D. trifidus* 叶	[13]
	β-榄香烯(β-elemene)	*D. morbifera*	[14]
		D. morbifera 花	[15]
	γ-榄香烯(γ-elemene)	*D. morbifera* 花	[15]
	α-蛇麻烯	*D. trifidus* 叶、果实	[13]
	金合欢醇(farnesol)	*D. morbifera* 花	[15]
	β-金合欢烯(β-farnesene)	*D. trifidus* 叶、果实	[13]
		D. morbifera 花	[15]
	香橙烯(aromadendrene)	*D.gonatopodus* 叶	[16]
	别香橙烯(alloaromadendrene)	*D.gonatopodus* 叶	[16]
	桉油烯醇(spathulenol)	*D.gonatopodus* 叶	[16]
	兰桉醇(globulol)	*D.gonatopodus* 叶	[16]
	valerianol	*D.arboreus* 叶	[17]
三萜类	dendropanoxide	*D. morbifera* 叶	[5]
		D. morbifera 茎	[11]
	α-香树素(α-amyrin)	*D. morbifera* 叶	[5]
		D. morbifera 茎	[11]
	β-香树素(β-amyrin)	*D. morbifera* 叶	[5]
		D. morbifera 茎	[11]
	木栓酮(friedelin)	树参根	[18]
	α-glutinol	*D. morbifera* 叶	[5]
	无羁萜	树参枝茎	[2]
单萜	t-罗勒烯(t-ocimene)	*D. morbifera* 花	[15]
	萜品油烯(terpinolene)	*D.gonatopodus* 叶	[16]

萜类化合物是树参属植物茎、叶、花、树皮和果实中挥发油成分的主成分，如 *D. morbifera* 花中倍半萜化合物 γ-榄香烯含量达 18.59%[15]; *D.gonatopodus* 叶中单萜化合物萜品油烯含量达 14.8%[16]; valerianol 在 *D.arboreus* 叶片中含量达 21.2%[17]。

27.3.4　其他类化合物

树参属植物中其他类化合物列于表 27-4 中。

表 27-4　树参属植物中其他类化合物

化合物名称	植物来源	参考文献
反式植醇(*trans*-phytol)	*D. morbifera* 叶	[5]
β-谷甾醇(β-sitosterol)	*D. morbifera* 叶	[5]
	树参枝茎	[2]

续表

化合物名称	植物来源	参考文献
rutin	*D. morbifera* 叶	[19]
icariside E5	树参根	[18]
syringin	树参根	[18]
synapic aldehyde 4-*O*-β-D-glucopyranoside	树参根	[18]
coniferaldehyde 4-*O*-β-D-glucopyranoside	树参根	[18]
trans-p-coumaric acid	树参根	[18]
myristyl alcohol	树参根	[18]
friedelin	树参根	[18]
十六碳酸	树参枝茎	[2]
单油酸甘油酯	树参枝茎	[2]
二十二碳酸	树参枝茎	[2]
正三十烷醇	树参枝茎	[2]
硬脂酸	树参枝茎	[2]
丁香醛	树参枝茎	[2]
阿魏醛	树参枝茎	[2]
β-胡萝卜醛	树参枝茎	[2]
莨菪亭	树参枝茎	[2]
芥子醛	树参枝茎	[2]
槲皮素	树参枝茎	[2]
木犀草素	树参枝茎	[2]
芥子醛苷	树参枝茎	[2]
阿魏酸	树参枝茎	[2]
(*E*)-桂皮酸	树参枝茎	[2]
(*E*)-对羟基桂皮酸	树参枝茎	[2]
杜仲树脂醇双吡喃葡萄糖苷	树参枝茎	[2]
丁香树脂醇双葡萄糖苷	树参枝茎	[2]
丁香酚芸香糖苷	树参枝茎	[2]
咖啡酸	树参枝茎	[2]
淫羊藿苷 E5	树参枝茎	[2]

27.4　药理活性研究

药理研究表明，树参属植物的粗提物具有显著的抗心律失常、抗癌、抗真菌、抗动脉粥样硬化等药理作用。树参在民间常用来治疗风湿性及类风湿性关节炎、臂丛神经炎、小儿麻痹后遗症、瘫痪、偏头痛、痈疖、扭伤、月经不调等疾病[2]。然而树参的药理活性研究方面较少，本节将综合本属植物的相关研究进行总结。

27.4.1　抗心律失常

研究表明树参叶水提物灌胃给药对乌头碱、$CaCl_2$ 诱发的小鼠心律失常和 $BaCl_2$ 所致的大鼠心律失常均有明显的保护作用；静脉注射给药能显著缩短肾上腺素诱发的麻醉兔心律失常的持续时间，还能明显推迟哇巴因性豚鼠离体心脏心律失常和心电消失的出现[20]。

27.4.2 抗癌作用

药理实验结果表明 *Dendropanax* cf. querceti 叶粗提物可以抑制人肝癌细胞 Hep-G2、人表皮癌细胞 A-431 和大鼠肝癌细胞 H-4IIE 三种癌细胞株，进一步研究表明活性成分为三萜类化合物羽扇豆醇，羽扇豆醇的细胞毒活性通过抑制 DNA 拓扑异构酶 II (topoisomerase II)完成[21]。*D. arboreus* 叶粗提物具有体外细胞毒活性，且该植物细胞毒活性主要依赖于多炔类成分镰叶芹醇，其他分离得到的化学成分如 dehydrofalcarinol、diynene、镰叶芹二醇、dendroarboreol A 和 dendroarboreol B 也具有细胞毒活性[8]。另有研究表明 *D. arboreus* 叶粗提物能够对人肝癌细胞 Hep-G2、人表皮癌细胞 A-431、大鼠肝癌细胞 H-4IIE 和小鼠白血病细胞系 L-1210 四种细胞株具有细胞毒活性，而对正常肝细胞则无细胞毒活性，具有很好的抗癌潜力[7]。

27.4.3 抑真菌杀虫作用

多项研究表明植物挥发油为重要的天然杀虫剂资源[22, 23]，富含多种挥发油成分的树参属植物也具有杀虫功效。报道指出 *D. morbifera* 花挥发油总提物对埃及伊蚊 4 龄幼虫具有很好的灭杀作用[15]。而从 *D. morbifera* 中分离鉴定的 oleifolioside B 和 dendropanoxide 对氯喹敏感型恶性疟原虫具有显著的抑制作用[11]。天然的多炔类成分很多具有抗真菌作用，*D. trifidus* 叶中提取得到的多炔类化合物 16(*R*)-hydrocyoctadeca-9(*Z*)-17-dien-12, 14-diynoic acid 和 *cis*-9, 17-octadecadiene-12, 14-diyne-1, 16-diol 具有良好的抗真菌效果[4, 24]。

27.4.4 抗氧化活性

研究表明树参枝茎乙酸乙酯和正丁醇萃取部位以及从中分离得到的大多数酚类化合物具有显著的 DPPH 自由基清除能力，其中槲皮素、木犀草素和咖啡酸的 DPPH 清除能力强于经典的抗氧化剂 L-抗坏血酸[2]。

27.4.5 降血脂作用

韩国学者研究[25]发现 *D. morbifera* 叶的挥发油总提物能显著地降低高脂食物饲养的雄性 Wistard 大鼠血清中的总胆固醇、低密度脂蛋白胆固醇、甘油三酯的水平，同时能显著地提升高密度脂蛋白胆固醇水平，且呈现一定的剂量依赖性。可见 *D. morbifera* 具有显著的降血脂活性，有望开发成为新型安全有效的防治心血管疾病的候选药物。

27.4.6 抗补体活性

韩国学者从 *D. morbifera* 叶中分离得到的 1 个多炔类化合物聚乙炔和 6 个其他化合

物，并发现该多炔类化合物具有显著的抗补体活性，而其他化合物不具有抗补体活性[5]。

27.4.7 其他作用

国内学者用树参麻木汤和树参麻黄防己汤治疗痹证(风湿性关节炎)，发现疗效显著，治愈率达 90%左右，其中树参麻木汤对风寒湿痹型、湿热痹阻型、痰淤痹阻型、络损血瘀型四型痹证具有良好镇痛、消肿作用，效果显著[26, 27]。此外，树参还具有抗肝炎病毒、肝脏保护作用，能够治疗脂肪肝、肝炎和肝硬化。树参提取物能够对抗紫外线，抑制酪氨酸酶活性，减少黑色素的生成，起到美白作用。还有抗氧化、调解性功能、治疗前列腺炎等作用[2]。

27.5 总结与展望

树参为较常用的畲药，有着悠久的民间用药历史，资源丰富，且作为人参的近缘植物具有潜在的药用研究价值，但迄今为止树参的化学成分以及相关的药理活性研究不多。因此有必要对树参的化学成分和药理活性进行系统深入的研究，阐明主要的活性物质基础和药理作用机制，结合畲药与现代药学研究技术，为畲药用药提供理论指导，同时为有效合理开发和综合利用树参资源提供重要的参考价值。

参考文献

[1] 中国科学院中国植物志编辑委员会. 中国植物志[M]. 第 54 卷. 北京: 科学出版社, 1978: 54.

[2] 郑莉萍. 树参化学成分的提取分离及抗氧化活性的研究[D]. 福州: 福建中医药大学硕士学位论文, 2010.

[3] Hansen L, Boll P M. Polyacetylenes in Araliaceae: Their chemistry, biosynthesis and biological significance[J]. Phytochemistry, 1986, 25(2): 285-293.

[4] Kawazu K, Noguchi H, Fujishita K, et al. Two new antifungal compounds from *Dendropanax trifidus*[J]. Tetrahedron Lett, 1973, 14(33): 3131-3132.

[5] Park B Y, Min B S, Oh S R, et al. Isolation and anticomplement activity of compounds from *Dendropanax morbifera*[J]. J Ethno Pharmaeol, 2004, 90(2): 403-408.

[6] Oka K, Saito F, Yasuhara T, et al. The allergens of *Dendropanax trifidus* Makino and *Fatsia japonica* Decne. et Planch. and evaluation of cross-reactions with other plants of the Araliaceae family[J]. Contact Dermatitis, 1999, 40(4): 209-213.

[7] Setzer W N, Green T J, Whitaker K W, et al. A cytotoxic diacetylene from *Dendropanax arboreus*[J]. Planta Med, 1995, 61(5): 470-471.

[8] Bernart M W, Cardellina J H, Balaschak M S, et al. Cytotoxic falcarinol oxylipins from *Dendropanax arboreus*[J]. J Nat Prod, 1996, 59(8): 748-753.

[9] 范仲先. 保健菜——树参菜[J]. 资源开发与市场, 2009, 25(6): 537-537.

[10] 国家中医药管理局中华本草编委会. 中华本草第五卷[M]. 上海: 上海科学技术出版社, 1999: 754.

[11] Chung I M, Kim M Y, Park S D, et al. In vitro evaluation of the antiplasmodial activity of *Dendropanax morbifera* against chloroquine-sensitive strains of *Plasmodium falciparum*[J]. Phytother Res, 2009, 23(11): 1634-1637.

[12] Ishikura N. A survey of anthocyanins in fruits of some angiosperms, I[J]. J Plant Res, 1975, 88(1): 41-45.

[13] Yoshihara K, Hirose Y. The sesquiterpenes of *Dendropanax trifidus*[J]. Bull Chem Soc Jpn, 1978,

51(11): 3395-3396.

[14] Ahn J C, Kim S H, Kim M Y, et al. Seasonal variations in yields of Hwangchil lacquer and major sesquiterpene compounds from selected superior individuals of *Dendropanax morbifera* Lév[J]. J Plant Biol, 2003, 46(1): 38-40.

[15] Chung I M, Seo S H, Kang E Y, et al. Chemical composition and larvicidal effects of essential oil of *Dendropanax morbifera* against Aedes aegyptil[J]. Biochem Syst Ecol, 2009, 37(4): 470-473.

[16] Setzer W-N. Essential oil composition of dendropanax gonatopodus from monteverde, Costa Rica. An ab initio examination of aromadendrane sesquiterpenoids[J]. Nat Prod Commun, 2008, 3(9): 1557-1561.

[17] Pino J A, Marbot R, Payo A, et al. Leaf oil of *Dendropanax arboreus* L. from Cuba[J]. J Essent Oil Res, 2005, 17(5): 547-548.

[18] Zhou Z, He X, Feng L, et al. Chemical constituents from the roots of *Dendropanax chevalieri*[J]. Biochem Syst Ecol, 2013, 48: 271-273.

[19] Park S E, Sapkota K, Choi J H, et al. Rutin from *Dendropanax morbifera* Leveille protects human dopaminergic cells against rotenone induced cell injury through inhibiting JNK and p38 MAPK signaling[J]. Neurochem Res, 2014, 39(4): 707-718.

[20] 黄敬耀, 刘春梅, 齐丕骝, 等. 树参叶抗心律失常作用的研究[J]. 中国中药杂志, 1989, 14(6): 47.

[21] Moriarity D M, Huang J, Yancey C A, et al. Lupeol is the cytotoxic principle in the leaf extract of *Dendropanax* cf. querceti[J]. Planta Med, 1998, 64(4): 370-372.

[22] Adebayo T A, Gbolade A A, Olaifa J I. Comparative study of toxicity of some essential oils to larvae of three mosquito species[J]. Niger J Nat Prod Med, 1999, 3(1): 74-76.

[23] Gbolade A A, Oyedele A O, Sosan M-B, et al. Mosquito repellent activities of essential oils from two Nigerian *Ocimum* species[J]. J Tropical Med Plants, 2000, 1(1/2): 146-148.

[24] Avalos J, Maibach H I. Dermatologic Botany[M]. Boca Raton, Florida, USA: CRC Press, 2000.

[25] Chung I M, Kim M Y, Park W H, et al. Antiatherogenic activity of *Dendropanax morbifera* essential oil in rats[J]. Die Pharmazie- Int J Pharm Sci, 2009, 64(8): 547-549.

[26] 刘日才, 郭元敏. 树参麻木汤治疗痹证 63 例临床观察[J]. 中国中医药科技, 2006, 12(6): 334.

[27] 郭元敏, 徐有水, 刘日才. 树参麻黄防己汤治疗痹证 58 例[J]. 实用中医药杂志, 2007, 23(3): 152.

第28章 山 当 归

28.1 植 物 资 源

山当归，即伞形科(Umbelliferae)植物紫花前胡的根或全草，为畲族常用药材。紫花前胡的植物科属分类，《中国植物志》[1]将其归为当归属(*Angelica*)，拉丁名 *Angelica decursiva* (Miq.) Franch. et Sav.；而2010年及2015年版《中国药典》[2, 3]则将其归为前胡属(*Peucedanum* L.)，拉丁名 *Peucedanum decursivum* (Miq.) Maxim.。山当归又名陌生草、大香头或大猫脚趾。

《中国植物志》记载[1]紫花前胡为多年生草本，根圆锥状，有少数分枝，径1～2 cm，外表棕黄色至棕褐色，有强烈气味。茎高1～2 m，直立，单一，中空，光滑，常为紫色，无毛，有纵沟纹。根生叶和茎生叶有长柄，柄长13～36 cm，基部膨大成圆形的紫色叶鞘，抱茎，外面无毛；叶片三角形至卵圆形，坚纸质，长10～25 cm，一回三全裂或一至二回羽状分裂；第一回裂片的小叶柄翅状延长，侧方裂片和顶端裂片的基部联合，沿叶轴呈翅状延长，翅边缘有锯齿；末回裂片卵形或长圆状披针形，长5～15 cm，宽2～5 cm，顶端锐尖，边缘有白色软骨质锯齿，齿端有尖头，表面深绿色，背面绿白色，主脉常带紫色，表面脉上有短糙毛，背面无毛；茎上部叶简化成囊状膨大的紫色叶鞘。复伞形花序顶生或侧生，花序梗长3～8 cm，有柔毛；伞辐10～22，长2～4 cm；总苞片1～3，卵圆形，阔鞘状，宿存，反折，紫色；小总苞片3～8，线形至披针形，绿色或紫色，无毛；伞辐及花柄有毛；花深紫色，萼齿明显，线状锥形或三角状锥形，花瓣倒卵形或椭圆状披针形，顶端通常不内折成凹头状，花药暗紫色。果实长圆形至卵状圆形，长4～7 mm，宽3～5 mm，无毛，背棱线形隆起，尖锐，侧棱有较厚的狭翅，与果体近等宽，棱槽内有油管1～3，合生面油管4～6，胚乳腹面稍凹入。花期8～9月，果期9～11月。

本种产于我国多个省区，如浙江、江西、广西、广东、辽宁、河北、陕西、河南、四川、湖北、安徽、江苏等。生长于山坡林缘、溪沟边或杂木林灌丛中。

紫花前胡根称前胡，入药，为解热、镇咳、祛痰药，用于感冒、发热、头痛、气管炎、咳嗽、胸闷等症。果实可提制芳香油、具辛辣香气。幼苗可作春季野菜。

白花前胡(*Peucedanum praeruptorum* Dunn)与紫花前胡性状相似，两者常被混淆，但两者也存在明显区别，且分别属于不同的属。据《中国植物志》记载白花前胡同样属于伞形科，但属于前胡属(*Peucedanum*)。白花前胡多年生草本，高0.6～1 m。根茎粗壮，径1～1.5 cm，灰褐色，存留多数越年枯鞘纤维；根圆锥形，末端细瘦，常分叉。茎圆柱形，下部无毛，上部分枝多有短毛，髓部充实。基生叶具长柄，叶柄长5～15 cm，基部有卵状披针形叶鞘；叶片轮廓宽卵形或三角状卵形，三出式二至三回分裂，第一回羽片具柄，柄长3.5～6 cm，末回裂片菱状倒卵形，先端渐尖，基部楔形至截形，无柄或具短柄，边缘具不整齐的3～4粗或圆锯齿，有时下部锯齿呈浅裂或深裂状，长1.5～6 cm，宽

1.2～4 cm，下表面叶脉明显突起，两面无毛，或有时在下表面叶脉上以及边缘有稀疏短毛；茎下部叶具短柄，叶片形状与茎生叶相似；茎上部叶无柄，叶鞘稍宽，边缘膜质，叶片三出分裂，裂片狭窄，基部楔形，中间一枚基部下延。复伞形花序多数，顶生或侧生，伞形花序直径 3.5～9 cm；花序梗上端多短毛；总苞片无或 1 至数片，线形；伞辐 6～15，不等长，长 0.5～4.5 cm，内侧有短毛；小总苞片 8～12，卵状披针形，在同一小伞形花序上，宽度和大小常有差异，比花柄长，与果柄近等长，有短糙毛；小伞形花序有花 15～20；花瓣卵形，小舌片内曲，白色；萼齿不显著；花柱短，弯曲，花柱基圆锥形。果实卵圆形，背部扁压，长约 4 mm，宽 3 mm，棕色，有稀疏短毛，背棱线形稍突起，侧棱呈翅状，比果体窄，稍厚；棱槽内油管 3～5，合生面油管 6～10；胚乳腹面平直。花期 8～9 月，果期 10～11 月。

白花前胡产于我国多个省区，生长于海拔 250～2000 m 的山坡林缘、路旁或半阴性的山坡草丛中。

白花前胡根供药用，为常用中药。能解热、祛痰、治感冒咳嗽、支气管炎及疖肿。根含多种香豆精类(为白花前胡醋甲、乙、丙、丁等)。

中药前胡的来源主要为前胡属植物，紫花前胡曾作为前胡的正品之一应用多年。1965 年版到 2000 年版的各版《中国药典》均称前胡来源于白花前胡和紫花前胡。从 2005 年版《中国药典》开始，前胡的来源仅收录白花前胡一种，而 2010 年版《中国药典》起则将紫花前胡以药材名“紫花前胡”单列出来[2-4]。紫花前胡在历史上还被长期用作当归的替代品[2]。运用 SDS-PAGE 进行电泳分离后两者根总蛋白带型可显示出明显差异[5]。新兴的 DNA 条形码技术从 DNA 水平上进一步证实了两者的亲缘关系。刘春生等运用 DNA 条形码技术对当归属和前胡属 5 种植物核 DNA 的 ITS 序列进行测定并进行 NJ 系统进化树分析，发现紫花前胡、白芷和骨缘当归聚为一组，而泰山前胡和白花前胡聚为另一组[6]。运用改进的 DNA 条形码技术进一步证实了紫花前胡和白花前胡确实处于进化树的两个分支，紫花前胡与朝鲜当归处于进化树同一分支[7]。另外，从紫花前胡与当归相近的进化关系可以从一定角度解释为何紫花前胡别名为山当归并被当作当归的替代品。紫花前胡和白花前胡在化学成分以及临床应用上亦存在差异(见 28.3 节和 28.4 节)，两者不能完全等同，应分别入药，但其药理及临床应用方面可以互相参考。

28.2 典籍记载与应用[8, 9]

【采收加工】秋、冬季采收，洗净，干燥。

【药材性状】根多呈不规则圆柱形、圆锥形或纺锤形，主根较细，有少数支根，长 3～15 cm，直径 0.8～1.7 cm。表面棕色至黑棕色，根头部偶有残留茎基和膜质叶鞘残基，有浅直细纵皱纹，可见灰白色横向皮孔样突起的点状须根痕。质硬，断面类白色，皮部较窄，散有少数黄色油点。

【性味】味苦、辛，性微寒。

【功效】降气化痰，散风清热。

【主治】痰热咳喘，咯痰黄稠，风热咳嗽痰多。

【用法用量】内服煎汤, 3～9 g。

【注意事项】阴虚咳嗽、寒饮咳嗽者慎服。

28.3　化学成分研究

与白花前胡相比, 紫花前胡的化学成分研究报道较少, 已有的报道主要集中于香豆素和挥发油的成分鉴定。其中在香豆素类成分中, 线形呋喃香豆素的紫花前胡苷(nodakenin, NDK)含量最高, 为紫花前胡的主要成分[10]。挥发油成分种类相比于香豆素类成分多一些, 目前已经分离鉴定出数十种化学成分。紫花前胡中根和花挥发油化学成分差别显著[11], 在紫花前胡挥发油中鉴定出一种特殊成分冰片基氯, 是目前已鉴定的挥发油成分中唯一的氯代物, 该化合物只在紫花前胡中检出, 含量在 1%以上, 在白花前胡中未检测到[12]。表 28-1 中列出的为目前为止已分离鉴定的紫花前胡的各类化学成分。

表 28-1　紫花前胡中已分离鉴定的化合物

类型	化合物名称	来源	参考文献
香豆素类	紫花前胡苷	全株	[13]
		根	[10, 14]
	紫花前胡素	全株	[15]
		根	[12, 16-18]
	紫花前胡次素	根	[17, 18]
		全株	[19, 20]
	前胡醇	根	[21]
	3, 4-dihydrodecursinol	根	[21]
	AD-Ⅰ	根	[18]
	AD-Ⅱ	根	[18]
	andelin	根	[22]
	异佛手柑内酯	根	[23]
	佛手柑内酯	根	[23]
	茴芹内酯	根	[23]
	异茴芹内酯	根	[23]
	二氢欧山芹醇乙酯	根	[23]
	牛防风素	根	[23]
	前胡香豆素 E	根	[23]
	花椒毒素	根	[23]
	甲氧基欧芹酚	根	[23]
	补骨脂素	根	[23]
	3′(*S*)-hydroxy-4′(*R*)-angeloyloxy-3′, 4′-dihydroxanthyletin	根	[24]
	3′(*S*)-acetoxy-4′(*R*)-hydroxy-3′, 4′-dihydroxanthyletin	根	[24]
	3′(*S*)-acetoxy-4′(*R*)-angeloyloxy-3′, 4′-dihydroxanthyletin	根	[24]
	Pd-C-Ⅳ	根	[24]
	Pd-C-Ⅱ	根	[24]
		全株	[19, 20]

续表

类型	化合物名称	来源	参考文献
香豆素类	(+)-3′*S*-decursinol	根	[24]
	(+)-*trans*-decursidinol	根	[24]
		全株	[19]
	二氢欧山芹醇当归酸酯	根	[14]
	伞形酮	全株	[13, 15]
		根	[14]
	umbelliferone 6-carboxylic acid	全株	[13, 25]
		根	[14]
	紫花前胡苷元	全株	[13, 15]
		根	[14]
	edulisin Ⅱ	全株	[19, 20]
	Pd-C-Ⅲ	全株	[19, 20]
	4-hydroxy Pd–C-Ⅲ	全株	[19]
	Pd-C-Ⅰ	全株	[19, 20]
	3′-angeloyloxy-4′-hydroxy-3′, 4′-dihydroxanthyletin	全株	[20]
	cis-3′-acetyl-4′-angeloylkhellactone	全株	[15]
	3′(*R*)-*O*-acetyl-4′(*S*)-*O*-tigloylkhellactone	全株	[15]
	对羟基苯甲酸(*p*-hydroxybenzoic acid)	全株	[15]
挥发油类	正己醛	根	[11, 12]
	异壬烷	根	[11]
	壬烷	根	[11, 12]
		花	[11]
	α-蒎烯	根	[11, 12]
		花	[11]
	莰烯	根	[11, 12]
		花	[11]
	(−)-β-蒎烯[(−)-β-pinene]	根	[11, 12]
		花	[11]
	β-水芹烯	根	[11, 12]
		花	[11]
	桧烯	根, 花	[11]
	β-月桂烯	根	[11, 12]
		花	[11]
	α-水芹烯	根	[11, 12]
		花	[11]
	3-蒈烯	根	[11, 12]
	对伞花烃	根	[11]
	D-柠檬烯	根, 花	[11]
	柠檬烯	根, 花	[11]
	顺式-β-罗勒烯	花	[11]
	γ-萜品烯	根	[11, 12]
		花	[11]

续表

类型	化合物名称	来源	参考文献
挥发油类	正癸醇	花	[11]
	2, 3, 3-三甲基辛烷	根	[11]
	萜品油烯	花	[11]
		根	[12]
	正十一烷	根	[11, 12]
	十六烷	花	[11]
	4 -松油醇	根, 花	[11]
	4-(异丙基)-2-环己烯-1-酮	根, 花	[11]
	α-松油醇	根, 花	[11]
	百里香酚甲醚	根, 花	[11]
	乙酸龙脑酯	根, 花	[11]
	十五烷	根	[11]
	甘香烯	花	[11]
	环异洒剔烯	根	[11]
	依兰烯	根, 花	[11]
	可巴烯	花	[11]
	β-波旁烯	根, 花	[11]
	(–)-β-榄香烯[(–)-β-elemene]	花	[11]
	石竹烯	根	[11, 12]
		花	[11]
	β-荜澄茄油萜	根, 花	[11]
	大牻牛儿烯	根, 花	[11]
	α-石竹烯	根	[11, 12]
		花	[11]
	佛术烯	根	[11]
	依兰油烯	根, 花	[11]
	β-葎草烯/蛇麻烯	花	[11]
	α-愈创木烯	花	[11]
	花侧柏烯	根, 花	[11]
	大根香叶烯 D	根, 花	[11]
	异喇叭烯	花	[11]
	δ-杜松烯	根, 花	[11]
	α-花柏烯	根, 花	[11]
	α-依兰烯	花	[11]
	氧化石竹烯	根	[11, 12]
		花	[11]
	斯巴醇	根, 花	[11]
	库贝醇	花	[11]
	正戊醇	根	[11]
	α-杜松醇	花	[11]
	2-萘甲醚	根	[11]
	桧脑/杜松脑	花	[11]

续表

类型	化合物名称	来源	参考文献
挥发油类	六甲基乙烷	根	[12]
	2, 4-二甲基己烷	根	[12]
	降莰烷	根	[12]
	庚醛	根	[12]
	乙醛羊脂酸	根	[12]
	2-蒈烯	根	[12]
	O-甲基异丙基苯	根	[12]
	1-甲基-5-1-甲乙烯基卜环己烯	根	[12]
	反-β-罗勒烯	根	[12]
	壬醛	根	[12]
	α-龙脑烯醛	根	[12]
	(1*S*, 3*R*, 5*S*)-(–)-2(10)-蒎烯-3-醇	根	[12]
	顺式马鞭草烯醇	根	[12]
	冰片基氯	根	[12]
	4-萜品醇	根	[12]
	α-萜品醇	根	[12]
	马鞭草烯酮	根	[12]
	顺式香芹醇	根	[12]
	2-异丙基-5-甲基-苯甲醚	根	[12]
	2-异丙基-1-甲氧基-4-甲苯	根	[12]
	反-2-癸烯醛	根	[12]
	4-羟基-3-甲基-乙酰苯	根	[12]
	E, *E*-2, 4-癸二烯醛	根	[12]
	(*Z*)-β-金合欢烯	根	[12]
	大根香叶烯	根	[12]
	(*S*)-1-甲基-4-(5-甲基-1-次甲基-4-己烯基)-环己烯	根	[12]
	棕榈酸甲酯	根	[12]
	棕榈酸	根	[12]
	8, 11-亚油酸甲酯	根	[12]
	油酸甲酯	根	[12]
	9, 12-亚油酸甲酯	根	[12]
	二十一烷	根	[12]
甾体类	β-谷甾醇	根	[23]
其他类	阿魏酸	根	[23]
	香草酸	全株	[13]
	isorutarine	全株	[15]

28.4 药理活性研究

在紫花前胡的现代药理活性研究方面，国外学者研究的较多，国内研究相对较少。已有的研究主要关注紫花前胡在抗癌、抗氧化和抗炎方面的药理活性研究。

28.4.1　抗癌活性

紫花前胡的抗癌活性研究主要集中于其醇提物的细胞毒活性研究，且基本上都是韩国学者的研究成果。Cho 等[26]研究证实紫花前胡的醇提物(ethanol extract of *Angelica decursiva*, EEAD)能增加细胞凋亡过程中两个重要的含半胱氨酸的天冬氨酸蛋白水解酶(cysteinyl aspartate specific proteinase, 简称 caspase)caspase-3 和 caspase-7 的酶活性，诱导细胞凋亡，进而抑制 C6 细胞(大鼠胶质瘤细胞)增殖。EEAD 不仅对大鼠癌细胞有细胞毒活性，同时也能抑制人癌细胞的增殖。Lee 等[27]发现 EEAD 可以抑制 Saos2 细胞(人成骨肉瘤细胞)的生长，且抑制作用强弱与醇提物的浓度相关。EEAD 在诱导 Saos2 细胞程序性死亡的同时不会对正常成骨细胞造成影响。该项研究还证实 EEAD 可以提高 Saos2 细胞 caspase-3 和 caspase-7 的活性，加速 Saos2 细胞凋亡，导致癌细胞的生长抑制。Lee 等[28]还发现 EEAD 能抑制人口腔癌细胞株 KB 细胞(表皮样口癌异倍体细胞系)的增殖，该抑制作用同样通过诱导细胞凋亡来完成并具有浓度和时间效应，同时不对正常的口腔黏膜细胞产生明显毒性。EEAD 通过降低 KB 细胞株 procaspase-7 和 procaspase-9 的酶活性同时升高 caspase-7 的活性来诱导 KB 细胞凋亡。可见，紫花前胡尤其是其醇提物具有开发成抗癌药物的潜力。

28.4.2　抗炎抗氧化活性

Zhao 等[13]研究了紫花前胡全株的甲醇提取物对脂多糖(lipopolysaccharide, LPS)诱导的 RAW264.7 炎症细胞模型的影响。发现该提取物具有抗炎活性，可以抑制 LPS 诱导的 RAW264.7 细胞内 NO 的生成，同时该提取物也具有抗氧化活性并可以在体外清除 DPPH、ABTS、NO 及过氧亚硝基阴离子。该项研究还发现在分离的五种化合物中，香草酸(vanillic acid)的抗氧化能力最强。可见，紫花前胡提取物具有抗炎活性和抗氧化活性。韩国学者 Islam 等[25]则研究了从紫花前胡中分离得到的 umbelliferone 6-carboxylic acid(UMC)对 LPS 诱导的 RAW264.7 炎症细胞模型的影响，证实 UMC 具有抗炎活性。该研究指出 UMC 发挥其抗炎活性的机制主要有以下四种：①减少 LPS 诱导的 RAW264.7 炎症细胞模型中诱导型一氧化氮合酶(inducible nitric oxide synthase, iNOS)和环氧合酶-2 (cyclooxygenase-2, COX-2)的合成从而抑制 NO 和前列腺素 E2(prostaglandin E2, PGE2)的生成；②减少 LPS 诱导的 RAW264.7 炎症细胞模型中促炎细胞因子 TNF-α 的生成；③抑制早期转录因子 nuclear factor kappa B(NF-κB)的核转运；④减少活性氧自由基(ROS)的生成。最近的两项研究成果表明紫花前胡中其他成分也可以通过上述机制发挥抗炎作用，并指出在该研究中分离的多种化合物中 edulisin Ⅱ 表现出最强的抑制 NO 生成能力[19, 20]。另外，UMC 还能够抑制小鼠的角叉藻聚糖诱导的足水肿现象。可见 UMC 为紫花前胡发挥其抗炎活性的其中一种重要物质[25]。另有研究表明紫花前胡根提取物能够抑制 LPS 诱导的小鼠肺炎，该项研究还发现从该提取物中分离得到的二氢欧山芹醇当归酸酯对 IL-1β 诱导的 A549 细胞和 LPS 诱导的 MH-S 细胞具有很强的抗炎活性，该化合物能够抑制 iNOS 活性从而降低 NO 生成[14]。可见，二氢欧山芹醇山归酸酯具有开发成治疗炎性肺疾病的潜力。紫花前胡苷在紫花前胡中含量丰富，为紫花前胡的主要成分。熊友谊等[29]发现紫花前胡苷能够显著抑制气道炎性反应和气道高反应；降低血清或 BALF 中 IgE、IL-4、IL-5 和 IL-13 的水平；抑制细胞系 P65、p-P65 水平；增加细胞质 P65、IκBα 蛋白和减弱 NF-κB DNA 结合力，说明紫花前胡苷具有抗过敏性哮喘鼠气道炎性反应。Lim 等[14]也证实了紫花前胡根提取物具有抑制气道炎活性。综上所述，紫花前胡具有抗炎抗氧化活性，其中多种化合物均发挥了重要作用。

28.4.3 其他活性

研究表明紫花前胡提取物以及该提取物中分离的紫花前胡苷、紫花前胡苷元、伞形酮、*cis*-3′-acetyl-4′-angeloylkhellactone、3′(*R*)-*O*-acetyl-4′(*S*)-*O*-tigloylkhellactone、isorutarine 和对羟基苯甲酸七种化合物对 α-葡萄糖苷酶、蛋白酪氨酸磷酸酶-1B(protein tyrosine phosphatase 1B, PTP1B)、大鼠晶状体醛糖还原酶(rat lens aldose reductase, RLAR)、乙酰胆碱酯酶(acetylcholinesterase, AChE)、丁酰胆碱酯酶(butyrylcholinesterase, BchE)和淀粉样前体蛋白β位点裂解酶 1(β-site amyloid precursor protein cleaving enzyme 1, BACE1)均具有抑制作用。前三者与糖代谢或与胰岛素结合其受体相关，后三者与乙酰胆碱或淀粉样前体蛋白(APP)剪切分解相关，可见紫花前胡对糖尿病和阿尔兹海默病具有一定的治疗作用，具有开发成治疗糖尿病和阿尔兹海默病药物的潜力[15]。

紫花前胡含丰富的香豆素类化合物，此类化合物已报道具有多种药理活性。如紫花前胡苷具有祛痰的功效[30]；前胡醇和紫花前胡素具有保护神经的作用[31]；紫花前胡素、花椒毒素和补骨脂素具有抗血小板凝集作用[32]，可见紫花前胡还具有上述多种药理活性。

28.5 总结与展望

紫花前胡为重要的畲药，富含香豆素类化合物和挥发油类化合物，具有很高的药用价值。但迄今为止紫花前胡的化学成分以及相关的药理活性研究不多。有必要对紫花前胡的化学成分和药理活性进行系统深入的研究，阐明主要的活性物质基础和药理作用机制，结合畲药与现代药学研究技术，为畲药用药提供理论指导，为有效合理开发和综合利用紫花前胡资源提供重要的参考价值。

参 考 文 献

[1] 中国科学院中国植物志编辑委员会. 中国植物志[M]. 第 55 卷. 第 3 册. 北京: 科学出版社, 1992: 28.

[2] 国家药典委员会. 中华人民共和国药典[M]. 一部. 北京: 化学工业出版社, 2010: 317.

[3] 国家药典委员会. 中华人民共和国药典[M]. 一部. 北京: 化学工业出版社, 2015: 338.

[4] 单锋, 郝近大, 黄璐琦. 2010 年版《中国药典》中“紫花前胡”功效描述的商榷[J]. 中国中药杂志, 2015, 40(12): 2464-2469.

[5] 乞超, 陈振江. 聚丙烯酰胺凝胶电泳法鉴别紫花前胡与白花前胡及其伪品[J]. 湖北中医药大学学报,

2012, 2: 013.
[6] 刘春生, 王朋义, 陈自泓, 等. 紫花前胡分类位置修订的分子基础研究[J]. 中国中药杂志, 2006, 31(18): 1488-1490.
[7] 侯典云, 宋经元, 杨培, 等. 基于 ITS2 序列鉴别前胡和紫花前胡药材及其混伪品[J]. 中国中药杂志, 2014, 39(21): 4186-4190.
[8] 程文亮, 李建良, 何伯伟, 等. 浙江丽水药物志[M]. 北京: 中国农业科学技术出版社, 2014: 451.
[9] 雷后兴, 李建良. 中国畲药学[M]. 北京: 人民军医出版社, 2014: 176-177.
[10] 周婵, 罗建光, 孔令义. HPLC 法测定紫花前胡中紫花前胡苷的含量[J]. 药学与临床研究, 2010, 18(3): 253-255.
[11] 鲁曼霞, 李丽丽, 李芝, 等. 紫花前胡花和根挥发油成分分析与比较[J]. 时珍国医国药, 2015, 26(1): 74-76.
[12] 刘宇婧. 白花前胡和紫花前胡的生药学研究[D]. 长沙: 湖南中医药大学硕士学位论文, 2010.
[13] Zhao D, Islam M N, Ahn B R, et al. In vitro antioxidant and anti-inflammatory activities of *Angelica decursiva*[J]. Arch Pharmacal Res, 2012, 35(1): 179-192.
[14] Lim H J, Lee J H, Choi J S, et al. Inhibition of airway inflammation by the roots of *Angelica decursiva* and its constituent, columbianadin[J]. J Ethnopharmacol, 2014, 155(2): 1353-1361.
[15] Ali M Y, Jung H A, Choi J S. Anti-diabetic and anti-Alzheimer's disease activities of *Angelica decursiva*[J]. Arch Pharmacal Res, 2015, 38(12): 2216-2217.
[16] Hata K, Sano K. The constitution of decursin, a new coumarin isolated from the root of *Angelica decursiva* FR. et SAV.(umbelliferae)[J]. Tetrahedron Lett, 1966, 7(14): 1461-1465.
[17] Hata K, Sano K. Studies on coumarins FR. om the root of *Angelica decursiva* FR et SAV. Ⅰ. The structure of decursin and decursidin[J]. Yakugaku Zasshi: J Pharm Soc Jpn, 1969, 89(4): 549-557.
[18] Kiyonori S, Itiro Y, Isao K. Studies on coumarins from the root of *Angelica decursiva* FR. et SAV. Ⅱ. Sterostructures of decursin, decursidin, and other new pyranocoumarin derivatives[J]. Chem Pharm Bull, 1975, 23(1): 20-28.
[19] Ishita I J, Nurul I M, Kim Y S, et al. Coumarins from *Angelica decursiva* inhibit lipopolysaccharide-induced nitrite oxide production in RAW 264.7 cells[J]. Arch Pharmacal Res, 2015, 39(1): 115-126.
[20] Jung H A, Ishita I J, Islam M N, et al. Coumarins from *Angelica decursiva* inhibit lipopolysaccharide-induced nitric oxide production in RAW 264.7 cells[J]. FASEB J, 2015, 29(1 Supplement): LB475.
[21] Kiyonori S, Itiro Y, Isao K. Stereostructures of decursin, decursidin, and a new coumarin isolated from *Angelica decursiva*[J]. Chem Pharm Bull, 1973, 21(9): 2095-2097.
[22] Avramenko L G, Nikonov G K, Pimenov M G. Andelin-A new dihydropyranocoumarin from the roots of *Angelica decursiva*[J]. Chem Nat Compd, 1970, 6(2): 186-189.
[23] 孙希彩, 张春梦, 李金楠, 等. 紫花前胡的化学成分研究[J]. 中草药, 2013, 44(15): 2044-2047.
[24] 姚念环, 孔令义. 紫花前胡化学成分的研究[J]. 药学学报, 2001, 36(5): 351-355.
[25] Islam M N, Choi R J, Jin S E, et al. Mechanism of anti-inflammatory activity of umbelliferone 6-carboxylic acid isolated from *Angelica decursiva*[J]. J Ethnopharmacol, 2012, 144(1): 175-181.
[26] Cho S H, Kim D K, Kim C S, et al. Induction of apoptosis by *Angelica decursiva* extract is associated with the activation of caspases in glioma cells[J]. J Korean Soc Appl Biol Chem, 2009, 52(3): 241-246.
[27] Lee S Y, Kim C S, Cho S H, et al. The effects of *Angelica decursiva* extract in the inhibition of cell proliferation and in the induction of apoptosis in osteogenic sarcoma cells[J]. J Med Plants Res, 2009, 3(4): 241-245.
[28] Lee M H, Kim M M, Kook J K, et al. Ethanol extracts of *Angelica decursiva* induces apoptosis in human oral cancer cells[J]. Int J Oral Biol, 2010, 35(4): 215-220.
[29] 熊友谊, 时维静, 俞浩, 等. 紫花前胡苷抑制哮喘小鼠气道炎性反应和 NF-κB 信号传导通路[J]. 基础医学与临床, 2014, 34(5): 690-694.
[30] 刘元, 李星宇, 宋志钊, 等. 白花前胡丙素和紫花前胡苷祛痰作用研究[J]. 时珍国医国药, 2009,

20(5): 1049-1049.

[31] Kang S Y, Lee K Y, Sung S H, et al. Four new neuroprotective dihydropyranocoumarins from *Angelica gigas*[J]. J Nat Prod, 2005, 68(1): 56-59.

[32] Chen Y C, Chen P Y, Wu C C, et al. Chemical constituents and anti-platelet aggregation activity from the root of *Peucedanum formosanum*[J]. J Food Drug Anal, 2008, 16(3): 15-25.

第 29 章　野　仙　草

29.1　植 物 资 源

野仙草，即唇形科(Labiatae)风轮菜属植物细风轮菜[*Clinopodium gracile* (Benth.) Matsum.]的干燥全草，为畲族常用药材。野仙草又名野香草、瘦风轮、风轮菜。

《中国植物志》记载细风轮菜为纤细草本，茎多数，自匍匐茎生出，柔弱，上升，不分枝或基部具分枝，高 8～30 cm，径约 1.5 mm，四棱形，具槽，被倒向的短柔毛。最下部的叶圆卵形，细小，长约 1 cm，宽 0.8～0.9 cm，先端钝，基部圆形，边缘具疏圆齿，较下部或全部叶均为卵形，较大，长 1.2～3.4 cm，宽 1～2.4 cm，先端钝，基部圆形或楔形，边缘具疏牙齿或圆齿状锯齿，薄纸质，上面榄绿色，近无毛，下面较淡，脉上被疏短硬毛，侧脉 2～3 对，与中肋两面微隆起但下面明显呈白绿色，叶柄长 0.3～1.8 cm，腹凹背凸，基部常染紫红色，密被短柔毛；上部叶及苞叶卵状披针形，先端锐尖，边缘具锯齿。轮伞花序分离，或密集于茎端成短总状花序，疏花；苞片针状，远较花梗为短；花梗长 1～3 mm，被微柔毛。花萼管状，基部圆形，花时长约 3 mm，果时下倾，基部一边膨胀，长约 5 mm，13 脉，外面沿脉上被短硬毛，其余部分被微柔毛或几无毛，内面喉部被稀疏小疏柔毛，上唇 3 齿，短，三角形，果时外反，下唇 2 齿，略长，先端钻状，平伸，齿均被睫毛。花冠白至紫红色，超过花萼长约 1/2 倍，外面被微柔毛，内面在喉部被微柔毛，冠筒向上渐扩大，冠檐二唇形，上唇直伸，先端微缺，下唇 3 裂，中裂片较大。雄蕊 4，前对能育，与上唇等齐，花药 2 室，室略叉开。花柱先端略增粗，2 浅裂，前裂片扁平，披针形，后裂片消失。花盘平顶。子房无毛。小坚果卵球形，褐色，光滑。花期 6～8 月，果期 8～10 月。

本种产于江苏，浙江，福建，台湾，安徽，江西，湖南，广东，广西，贵州，云南，四川，湖北及陕西南部；生于路旁，沟边，空旷草地，林缘，灌丛中，海拔可达 2400 m。

29.2　典籍记载与应用

【采收加工】6～8 月采收，鲜用或干燥。

【药材性状】茎细小，直径约 1.5 mm；表面紫棕色，有纵槽，具短柔毛；质脆易断，断面黄白色。叶皱缩，破碎，表面黄棕色或淡绿色，完整者展平后卵形或圆卵形，长 1～3 cm，宽 0.8～2 cm，先端钝或急尖，基部圆形或宽楔形，边缘具锯齿，下面疏生短柔毛，叶柄长 0.5～1 cm，基部常带紫红色，密被短柔毛。轮伞花序残花萼，有时可见黄白色小坚果。气微，味微苦。

【性味】味苦、辛，性凉。

【功效】祛风清热，行气活血，解毒消肿。

【主治】感冒发热，食积腹胀，呕吐，泄泻，痢疾，白喉，咽喉肿痛，痈肿丹毒，荨麻疹，毒虫咬伤，跌打肿痛，外伤出血。

【用法用量】内服煎汤，15～30 g，鲜品 30～60 g；外用适量，捣敷或煎水洗。

29.3 化学成分研究

风轮菜属药用植物相关研究的文献报道较多，相比而言细风轮菜的相关研究比较少。由于风轮菜[*Clinopodium chinense* (Benth.) O. Ktze.]和细风轮菜较为接近，本节将对风轮菜的化学成分和药理活性方面的研究进展与细风轮菜一起进行总结，为细风轮菜植物的开发利用提供参考及科学依据。

目前已报道的风轮菜属药用植物中含有黄酮、三萜及其皂苷、挥发油、木脂素类和甾体等多种成分，其中黄酮和皂苷是该属植物的主要活性成分[1]。

29.3.1 黄酮类化合物

黄酮类化合物是风轮菜属植物的主要活性成分之一，风轮菜属植物的黄酮类化合物结构比较简单，主要分为黄酮、黄酮醇、二氢黄酮、二氢黄酮醇类等[2]。目前从该属植物中得到分离鉴定的黄酮类化合物有近 30 种。相对而言，细风轮菜中分离鉴定的黄酮类化合物成分相关研究较少，因此本节将风轮菜与细风轮菜中目前已得到分离鉴定的黄酮类化合物一起进行总结，详见表 29-1。

表 29-1 细风轮菜和风轮菜中已分离鉴定的黄酮类化合物

化合物名称	来源	参考文献
芹菜素-7-*O*-β-D-吡喃葡萄糖醛酸丁酯	风轮菜全草	[3]
木犀草素-7-*O*-β-D-吡喃葡萄糖醛酸丁酯	风轮菜全草	[3]
柚皮素-7-*O*-β-D-吡喃葡萄糖醛酸丁酯	风轮菜全草	[3]
芹菜素(apigenin)	风轮菜全草	[1, 4, 5]
木犀草素(luteolin)	风轮菜全草	[1, 5]
金合欢素(acacetin)	风轮菜全草	[1]
香蜂草苷(didymin)	细风轮菜全草	[6]
	风轮菜全草	[1, 4, 5, 7]
	风轮菜地上部分	[8]
柚皮素(naringenin)	风轮菜全草	[1, 4, 5]
染料木苷(genistin)	风轮菜全草	[1]
反式对羟基桂皮酸甲酯	风轮菜全草	[1]
反-4-(4-羟基苯基)-3-丁烯-2-酮	风轮菜全草	[1]
芹菜素-7-*O*-β-吡喃葡萄糖苷(apigenin-7-*O*-β-glucopyranoside)	细风轮菜全草	[6]
木犀草素-7-*O*-β-吡喃葡萄糖苷(luteolin-7-*O*-β-glucopyranoside)	细风轮菜全草	[1]
橙皮苷(hesperidin)	风轮菜全草	[4]

续表

化合物名称	来源	参考文献
柚皮素-7-芸香苷(nairutin)	风轮菜全草	[5, 7]
大波斯菊苷(cosmosiin)	细风轮菜全草	[9]
芹菜素-7-*O*-(6-*O*-丙二酰基)葡萄糖苷[apigenin-7-*O*-(6-*O*-malonyl)glucoside]	细风轮菜全草	[9]
芹菜素-7-*O*-芸香糖苷(apigenin-7-*O*-rutinoside)	细风轮菜全草	[9]
芹菜苷(apiin)	细风轮菜全草	[9]
木犀草素-7-*O*-葡萄糖苷(luteolin-7-*O*-glucoside)	细风轮菜全草	[9]
木犀草素-7-*O*-(6-*O*-丙二酰基)葡萄糖苷[luteolin-7-*O*-(6-*O*-malonyl)glucoside]	细风轮菜全草	[9]
柚皮素-7-*O*-芸香糖苷(naringenin-7-*O*-rutinoside)	细风轮菜全草	[9]
新圣草苷(neoeriocitrin)	风轮菜全草	[5]
柚皮素-7-芸香糖苷	风轮菜地上部分	[8]
江户樱花苷	风轮菜地上部分	[8]
异樱花素	风轮菜地上部分	[8]

29.3.2 皂苷类化合物

皂苷类化合物是风轮菜属药用植物的另一重要活性成分，目前得到分离鉴定的皂苷类多为三萜皂苷类。该属植物中三萜皂苷主要有 2 种结构骨架：①齐墩果烷型，②柴胡皂苷型[2]。风轮菜皂苷 A 为齐墩果烷型代表性成分。另有研究表明醉鱼草皂苷Ⅳ为细风轮菜中主要的皂苷类化合物，有研究表明该化合物占干燥全草的 0.38%[10]。目前细风轮菜中已分离鉴定的皂苷类化合物(其中包含风轮菜中分离得到的相关成分)见表 29-2。

表 29-2 细风轮菜和风轮菜中已分离鉴定的皂苷类化合物

化合物名称	来源	参考文献
风轮菜皂苷 A(clinopodiside A)	风轮菜全草	[4, 7, 11]
风轮菜皂苷 B(clinopodiside B)	风轮菜全草	[12]
风轮菜皂苷 C(clinopodiside C)	风轮菜全草	[12]
风轮菜皂苷 D(clinopodiside D)	风轮菜全草	[13]
风轮菜皂苷 E(clinopodiside E)	风轮菜全草	[13]
风轮菜皂苷 F(clinopodiside F)	风轮菜全草	[13]
风轮菜皂苷 G(clinopodiside G)	风轮菜全草	[13]
风轮菜皂苷 H(clinopodiside H)	风轮菜全草	[8]
醉鱼草皂苷Ⅳ(buddlejasaponin Ⅳ)	风轮菜全草	[12]
	细风轮菜全草	[14, 15]
	风轮菜地上部分	[16]
醉鱼草皂苷Ⅳa(buddlejasaponin Ⅳa)	风轮菜全草	[12]
醉鱼草皂苷Ⅳb(buddlejasaponin Ⅳb)	风轮菜全草	[12]
clinoposaponin Ⅰ	细风轮菜全草	[14]
clinoposaponin Ⅱ	细风轮菜全草	[14]

续表

化合物名称	来源	参考文献
clinoposaponin Ⅲ	细风轮菜全草	[14]
clinoposaponin Ⅳ	细风轮菜全草	[14]
clinoposaponin Ⅴ	细风轮菜全草	[14]
clinoposaponin Ⅸ	风轮菜地上部分	[16]
clinoposaponin Ⅹ	风轮菜地上部分	[16]
clinoposaponin Ⅺ	风轮菜地上部分	[16]
clinoposaponin ⅩⅥ	风轮菜地上部分	[16]
clinoposaponin ⅩⅨ	风轮菜地上部分	[16]
柴胡皂苷 A(saikosaponin A)	细风轮菜全草	[14]

29.3.3 挥发油类化合物

陈月圆等[17]分别研究了细风轮菜全草和地上部分的挥发油成分，分离鉴定了多种化合物(表 29-3)。在细风轮菜地上部分的挥发油中含大量的萜类，且以倍半萜为主，含量可达 70.49%，单萜则为 12.21%。其中含量较高的化合物依次为大根香叶烯 D(20.59%)、诺卡酮(8.22%)、1-辛烯-3-醇(7.74%)、β-榄香烯(7.38%)、α-佛手柑油烯(6.08%)、顺-β-法呢烯(5.47%)和石竹烯(5.17%)。

表 29-3 细风轮菜中已分离鉴定的挥发油类化合物

化合物名称	来源	参考文献
丙二醇(propylene glycol)	全草	[17]
2-己烯醛(2-hexenal)	全草	[17]
顺-3-己烯醇	全草	[17]
反-2-己烯-1-醇	全草	[17]
正己醇(1-hexanol)	全草	[17]
1-辛烯-3-醇	全草	[17]
3-辛酮	全草	[17]
3-辛醇(3-octanol)	全草	[17]
	地上部分	[18]
苯乙醛	全草	[17]
3, 7-二甲基-1, 6-辛二烯-3-醇	全草	[17]
苯乙醇	全草	[17]
1-对盂烯-8-醇	全草	[17]
3-甲基-6-甲基乙基-2-环己烯-1-酮	全草	[17]
(1*S*-内)-1, 7, 7-三甲基-乙酸酯基-[2.2.1]双环庚基-2-醇	全草	[17]
[1*S*-(1α, 2β, 4β)]-1-乙烯基-1-甲基-2, 4-二甲基乙基环己烷	全草	[17]
石竹烯(caryophyllene)	全草	[17]
	地上部分	[18]
反-7, 11-二甲基-3-亚甲基-1, 6, 10-十二碳三烯	全草	[17]

续表

化合物名称	来源	参考文献
顺-7, 11-二甲基-3-亚甲基-1, 6, 10-十二碳三烯	全草	[17]
(顺, 反)-3, 7, 11-三甲基-1, 3, 6, 10-十二碳四烯	全草	[17]
α-法呢烯	全草	[17]
(1*S*-*cis*)-1, 2, 3, 5, 6, 8α-六氢化-4, 7-二甲基-1-甲基乙基-萘	全草	[17]
反-3, 7, 11-三甲基-1, 6, 10-十二碳三烯-3-醇	全草	[17]
匙叶桉油烯醇	全草	[17]
	地上部分	[18]
石竹烯氧化物	全草	[17]
	地上部分	[18]
雪松醇	全草	[17]
[*R*-(R^*, R^*)]-α-4-二甲基-α-(4-甲基-3-戊烯基)-3-环己烯-1-甲醇	全草	[17]
α-杜松醇	全草	[17]
	地上部分	[18]
β-葎草烯	全草	[17]
反-14-十六碳烯醛	全草	[17]
顺-顺-α-红没药烯氧化物	全草	[17]
八氢-1, 4, 9, 9-四甲基-1*H*-3α, 7-亚甲基甘菊蓝	全草	[17]
乙基戊基酮(amyl ethyl ketone)	地上部分	[18]
1, 8-桉叶素(1, 8-cineol)	地上部分	[18]
顺-β-罗勒烯(*cis*-β-ocimene)	地上部分	[18]
沉香醇(linalool)	地上部分	[18]
octen-1-ol acetate	地上部分	[18]
octen-3-ol acetate	地上部分	[18]
樟脑(camphor)	地上部分	[18]
右旋冰片[(–)-borneol]	地上部分	[18]
4-松油醇(4-terpineol)	地上部分	[18]
α-松油醇(α-terpineol)	地上部分	[18]
薄荷酮(piperitone)	地上部分	[18]
乙酸冰片酯(bornyl acetate)	地上部分	[18]
4-羟基-3-甲基苯乙酮(4-hydroxy-3-methylacetophenone)	地上部分	[18]
β-榄香烯(β-elemene)	地上部分	[18]
甲基丁香酚(methyleugenol)	地上部分	[18]
佛手柑油烯(α-bergamotene)	地上部分	[18]
顺-β-法呢烯(*cis*-β-farnesene)	地上部分	[18]
香叶基丙酮(geranyl acetone)	地上部分	[18]
大根香叶烯 D(germacrene D)	地上部分	[18]
δ-杜松烯(*δ*-cadinene)	地上部分	[18]
丁香油酚乙酸酯(eugenol acetate)	地上部分	[18]
榄香醇(elemol)	地上部分	[18]
大根香叶烯 B(germacrene B)	地上部分	[18]

续表

化合物名称	来源	参考文献
trans-nerodilol	地上部分	[18]
兰桉醇(globulol)	地上部分	[18]
β-桉油醇(β-eudesmol)	地上部分	[18]
顺澳白檀醇(cis-lanceol)	地上部分	[18]
诺卡酮(nootkatone)	地上部分	[18]

29.3.4　木脂素类、甾体类、萜类以及其他类化合物

除了上述几种类型的化合物, 风轮菜属植物中还含有木脂素类、甾体类、萜类和其他类化合物等, 具体化合物名称列于表 29-4 中(含细风轮菜和风轮菜两种植物)。

表 29-4　细风轮菜和风轮菜中已分离鉴定的木脂素类、甾体类、萜类和其他类化合物

化合物类型	化合物名称	来源	参考文献
木脂素类	clinopodic acid J	细风轮菜全草	[9]
	clinopodic acid K	细风轮菜全草	[9]
	clinopodic acid L	细风轮菜全草	[9]
	clinopodic acid M	细风轮菜全草	[9]
	clinopodic acid N	细风轮菜全草	[9]
	clinopodic acid O	细风轮菜全草	[9]
	clinopodic acid P	细风轮菜全草	[9]
	clinopodic acid Q	细风轮菜全草	[9]
	迷迭香酸(rosmarinic acid)	细风轮菜全草	[9]
		风轮菜全草	[6]
	clinopodic acid I	细风轮菜全草	[9]
	clinopodic acid E	细风轮菜全草	[9]
	8-epiblechnic acid	细风轮菜全草	[9]
	lithospermic acid	细风轮菜全草	[9]
	salvianolic acid B	细风轮菜全草	[9]
	salvianolic acid A	细风轮菜全草	[9]
甾体类	β-sitosterol	风轮菜全草	[6]
	Δ^7-stigmastenol	风轮菜全草	[6]
	7-stigmastenyl-3-*O*-β-glucopyranoside	风轮菜全草	[6]
	β-谷甾醇	风轮菜地上部分	[19]
	β-胡萝卜苷(daucusterol)	风轮菜全草	[4]
萜类	2α-hydroxy oleanolic acid	风轮菜全草	[6]
	白桦脂酸(betulinic acid)	风轮菜全草	[6]
	齐墩果酸(oleanolic acid)	风轮菜全草	[6]
	熊果酸(ursolic acid)	风轮菜全草	[4]

续表

化合物类型	化合物名称	来源	参考文献
其他类	十八烷酸(stearic acid)	风轮菜全草	[6]
	十六烷酸(palmitic acid)	风轮菜全草	[6]
	肉豆蔻酸(myristic acid)	风轮菜全草	[6]
	亚麻酸	细风轮菜种子	[20]
	亚油酸	细风轮菜种子	[20]
	油酸	细风轮菜种子	[20]
	3-(3, 4-dihydroxyphenyl)-lactic acid	风轮菜全草	[6]
	myo-inositol	风轮菜全草	[6]
	(3*R*, 4a*R*, 10b*R*)-3, 10-dihydroxy-2, 2-dimethyl-3, 4, 4a, 10b-tetrahydro-2*H*-naphtho[1, 2-b]-pyran-5*H*-6-one	风轮菜全草	[5]

29.4　药理活性研究

在风轮菜属药用植物的现代药理活性研究方面已经取得了较多的研究成果，研究表明风轮菜属植物具有止血、抗癌、抑菌、抗氧化等功效，但细风轮菜的相关研究相对较少。因此本节在总结细风轮菜的药理作用的同时将其近缘植物风轮菜、荫风轮的现代药理活性研究成果一并加入，以做参考。

29.4.1　止血作用

风轮菜属植物多为民间用药，其中风轮菜和荫风轮[又名灯笼草，*Clinopodium polycephalum* (Vaniot) C. Y. Wu et Hsuan]被 2010 年版《中国药典》收载为断血流用于止血。因此与其他药理活性相比，本属植物(主要为断血流的基原植物风轮菜和荫风轮)的止血方面得到了较多的研究。断血流止血主要表现在直接(创伤)止血、间接促进凝血、收缩血管等[21]。

断血流在直接止血和间接促进凝血方面取得了大量研究结果。药理实验表明断血流总苷可显著减少早孕大鼠不完全药物流产模型的子宫出血量[22]，明显缩短小鼠断尾出血时间，减少出血量，并缩短小鼠、大鼠和犬凝血时间[23]。进一步研究表明断血流总苷可使家兔血浆复钙凝血时间(PRT)、凝血酶原时间(SPT)和白陶土部分凝血活酶时间(KPTT)均明显缩短，表明断血流总苷通过影响内源性和外源性凝血系统发挥止血功能[23]。风轮菜对家兔不同部位创伤出血和小鼠断尾出血有明显止血作用，且风轮菜止血强度高于其近缘植物荫风轮、光风轮和瘦风轮[24]。断血流口服液灌胃给药能缩短小鼠出血时间和凝血时间，拮抗肝素引起小鼠凝血时间的延长，并能兴奋大鼠在体子宫，增加子宫肌收缩力和肌张力[25]。荫风轮总苷和风轮菜总苷均可在体外明显增强二磷酸腺苷(ADP)诱导大鼠血小板聚集，提高小鼠血小板黏附率，并能明显提高大鼠血浆、血小板中环磷酸腺苷(cAMP)、血栓素 B2(TXB2)水平[26]。

除此之外，断血流在收缩血管方面的作用也得到了研究和验证。有学者发现风轮菜和荫风轮的水提浸膏、醇提浸膏、粗皂苷均可引起离体家兔、豚鼠血管收缩，其中以醇提浸膏效果最强[27]。断血流醇提物可以使离体兔耳血管灌流和大鼠在体肾脏灌流实验中的灌流量明显减少，表明断血流具有收缩血管的作用[24]。

29.4.2 抗炎活性

细叶风轮变种(*Clinopodium gracile* Matsum var. *multicaule*)水提物(WECG)对肥大细胞源性过敏性炎症具有抑制作用[28]。研究表明 WECG 可抑制复合物 48/80 诱导全身过敏性反应和免疫球蛋白 E 介导的皮肤过敏性反应；并可通过调节细胞内钙离子减少大鼠腹膜和人肥大细胞中组胺释放；同时还能减弱佛波醇 12-肉豆蔻酸酯、13-乙酸酯和钙离子载体 A23187 诱导的基因表达和细胞促炎因子如肿瘤坏死因子-α 和人肥大细胞 IL-6 的分泌。进一步研究发现 WECG 对炎性细胞因子的抑制作用依赖于核因子-κB(NF-κB)。可见细叶风轮提取物 WECG 是通过影响钙和 NF-κB 来抑制肥大细胞源性过敏性炎症。

荫风轮总苷对小鼠毛细血管通透性有显著降低作用，对小鼠二甲苯致耳肿胀模型、大鼠角叉菜胶致关节肿胀模型有轻度抑制能力，但对小鼠热板致痛和乙酸致痛无显著镇痛作用。可见荫风轮总苷具有一定的抗炎作用，但镇痛作用不明显[29]。通过无菌植入异物造成大鼠子宫炎症模型，发现荫风轮总苷可在一定程度上减轻其炎症肿胀度[30]。

29.4.3 免疫调节作用

荫风轮总苷具有免疫调节功能。研究表明其能抑制巨噬细胞吞噬功能，升高小鼠血清 IgG 水平、降低血清补体总量，但对 SRBC 致敏小鼠的溶血素抗体 IgM 的产生无明显影响，对 IgG 和 IgM 的产生无抑制作用，不能阻止免疫复合物的形成，因此推测其抗炎机制可能是通过降低补体活性、减少炎症介质释放[31]。

29.4.4 抑菌作用

风轮菜属植物的水提液具有抑制细菌的作用。研究表明荫风轮和风轮菜水提液对金黄色葡萄球菌、绿脓杆菌、痢疾杆菌、肺炎双球菌、大肠杆菌具有一定的抑制作用[32]。风轮菜水提物可以抑制金黄色葡萄球菌、大肠杆菌、铜绿假单胞菌和白色念珠杆菌，但不能抑制枯草杆菌、黑曲霉菌、青霉菌和酿酒酵母。其中，风轮菜水提液对金黄色葡萄球菌的抑制作用最强[33]。

29.4.5 抗氧化作用

风轮菜具有抗氧化作用。研究表明风轮菜活性部位(CCE)能有效清除 O_2^-、·OH 和 DPPH·自由基，其中·OH 的清除力最强，对 Fe^{2+}-VitC 诱导的肝匀浆脂质过氧化反应有明显的抑制作用，且呈浓度依赖性。此外，CCE 能明显提高高糖刺激下内皮细胞中 SOD 的水平，降低乳酸脱氢酶(LDH)活性[34]。

29.4.6 降血糖作用

风轮菜具有降血糖的作用。研究表明一定剂量的风轮菜乙醇提取物可显著降低肾上腺素所致的小鼠血糖升高，并使低下的肝糖原回升；可明显降低四氧嘧啶糖尿病小鼠的血糖及减轻四氧嘧啶对胰岛细胞的损伤；能明显降低 Fe/Cys 激发的小鼠肝匀浆中 MDA 的水平。可见风轮菜的醇提物具有显著的降血糖作用，其作用机制可能与增加肝糖原合成、减少肝糖原分解、提高机体抗脂质过氧化能力，从而减轻胰岛细胞的损伤有关，具有开发成糖尿病及其并发症治疗药物的潜力[34]。

29.4.7 其他作用

细风轮菜具有透明质酸抑制活性。透明质酸在人体多种发育和调控过程中起重要作用，透明质酸酶是透明质酸的特异性裂解酶，抑制透明质酸酶的活性可以使透明质酸不被分解，维持机体正常生理功能。研究表明，细风轮菜中的木脂素类化合物能够抑制透明质酸的活性，其中 clinopodic acid M 的抑制能力最强[9]。

细风轮菜还具有杀虫作用。研究表明细风轮菜地上部分的挥发油成分具有杀灭黄热蚊(*A. aegypti* L.)幼虫的能力，具有进一步研究开发成杀虫剂的潜力[18]。

风轮菜对血管内皮细胞具有保护作用。不同浓度的风轮菜乙醇提取物(EJCT)能明显提高 H_2O_2 和高糖损伤的内皮细胞存活率，使 H_2O_2 损伤的内皮细胞内低下的 SOD 活力回升，降低高糖诱导的内皮细胞乳酸脱氢酶释放。另外，EJCT 能增加人脐静脉内皮细胞培养液中 NO 含量。可见风轮菜乙醇提取物对血管内皮细胞具有保护作用，机制可能与其抗氧化和促进 NO 的合成有关[35]。

荫风轮具有收缩子宫的作用。荫风轮总苷可显著提高离体大鼠和家兔在体子宫的收缩幅度和子宫活动力以及子宫动脉的收缩能力。子宫收缩，可压迫子宫血管，利于子宫血管闭合，这可能是荫风轮总苷对子宫异常出血疗效显著的因素之一[30]。

29.5 产 品 开 发

目前，由风轮菜属植物风轮菜和荫风轮制成的临床制剂主要为断血流片、断血流胶囊、断血流颗粒、断血流口服液等，用于治疗各种出血性疾病。

29.6 总结与展望

目前文献报道的风轮菜属药用植物的化学成分有黄酮、三萜及其皂苷、挥发油、甾体等成分，其中黄酮、皂苷类成分为其主要活性成分，但其物质基础研究尚不充分，缺乏系统的化学成分研究。相对于同属植物的风轮菜、荫风轮，细风轮菜的研究较为粗浅。现代药理学研究表明细风轮菜、风轮菜及荫风轮具有止血、抗菌、抗炎及免疫多种生理活性，但其药理作用也不够深入，缺乏对有效部位和单体化合物的系统药理学研究，更缺乏药物作用机制的研究。我国风轮菜属药用植物资源丰富且在民间拥有悠久的药用历史，风轮菜属植物药理活性广泛，具有广阔的开发利用前景。因此，有必要对细风轮菜系统研究，进一步对其开发利用、理化性质及药理药代等方面进行研究。

参 考 文 献

[1] 钟明亮, 许旭东, 张小坡, 等. 风轮菜中黄酮类化学成分研究[C]. 海口: 中药与天然药高峰论坛暨第十二届全国中药和天然药物学术研讨会论文集, 2012: 389-391.

[2] 钟明亮, 许旭东, 余世春, 等. 风轮菜属药用植物的研究进展[J]. 中草药, 2012, 4: 043.

[3] 苗得足, 高峰, 鞠建刚. 风轮菜中黄酮苷类化合物的结构鉴定[J]. 药学与临床研究, 2014, 22(4): 342-343.

[4] 陈靖宇. 风轮菜属植物荫风轮和风轮菜的有效成分研究[D]. 北京: 中国医学科学院博士学位论文, 1997.

[5] Zhong M, Sun G, Zhang X, et al. A new prenylated naphthoquinoid from the aerial parts of *Clinopodium chinense* (Benth.) O. Kuntze[J]. Molecules, 2012, 17(12): 13910-13916.

[6] Kuo Y H, Lee S M, Lai J S. Chemical study of *Clinopodium gracile*[J]. Chinese Pharm J, 2000, 52(1): 27-34.

[7] Liu R, Kong L, Li A, et al. Preparative isolation and purification of saponin and flavone glycoside compounds from *Clinopodium chinensis* (Benth) O. Kuntze by high-speed countercurrent chromatography[J]. J Liq Chromatogr Related Technol, 2007, 30(4): 521-532.

[8] 柯樱, 叶冠. 风轮菜中一个新皂苷类化合物的结构鉴定[J]. 天然产物研究与开发, 2009, 21(3): 377-378.

[9] Aoshima H, Miyase T, Warashina T. Caffeic acid oligomers with hyaluronidase inhibitory activity from *Clinopodium gracile*[J]. Chem Pharm Bull, 2012, 60(4): 499-507.

[10] Yamamoto A, Miyase T, Ueno A, et al. Buddlejasaponins I-IV, four new oleanane-triterpene saponins from the aerial parts of *Buddleja japonica* Hemsl[J]. Chem Pharm Bull, 1991, 39(10): 2764-2766.

[11] 薛申如, 刘金旗, 王刚, 等. 风轮菜中三萜皂甙的研究[J]. 药学学报, 1992, 27(3): 207-212.

[12] Liu Z, Jia Z, Cates R G, et al. Triterpenoid saponins from *Clinopodium chinensis*[J]. J Nat Prod, 1995, 58(2): 184-188.

[13] Liu Z, Li D, Owen N L, et al. Oleanane triterpene saponins from the Chinese medicinal herb *Clinopodium chinensis*[J]. J Nat Prod, 1995, 58(10): 1600-1604.

[14] Yamamoto A, Miyase T, Ueno A, et al. Clinoposaponins I-V, new oleanane-triterpene saponins from *Clinopodium graxile* O. Kuntze[J]. Chem Pharm Bull, 1993, 41(7): 1270-1274.

[15] 陈月圆, 李典鹏, 卢凤来, 等. HPLC-ELSD法测定细风轮菜中醉鱼草苷Ⅳ的含量[J]. 农业研究与应用, 2011, (3): 22-25.

[16] Miyase T, Matsushima Y. Saikosaponin homologues from *Clinopodium* spp. The structures of clinoposaponins XII-XX [J]. Chem Pharm Bull, 1997, 45(9): 1493-1497.

[17] 陈月圆, 黄永林, 文永新, 等. 细风轮菜挥发油成分的 GC-MS 分析[J]. 精细化工, 2009, (8): 770-772.

[18] Chen X B, Liu X C, Zhou L, et al. Essential oil composition and larvicidal activity of *Clinopodium gracile* (Benth) Matsum (Labiatae) aerial parts against the *Aedes albopictus* mosquito[J]. Tropical J Pharm Res, 2013, 12(5): 799-804.

[19] 柯樱, 蒋毅, 罗思齐. 风轮菜的化学成分研究[J]. 中草药, 1999, 30(1): 10-12.

[20] 林文群, 陈忠. 细风轮菜种子化学成分研究[J]. 亚热带植物科学, 2002, 31(2): 18-20.

[21] 程霞, 陈国广, 石绍华. 止血中草药断血流的研究进展[J]. 安徽医药, 2007, 11(5): 454-456.

[22] 戴敏, 刘青云. 断血流总苷对药物流产模型大鼠子宫出血量的影响[J]. 中药材, 2002, 25(5):

342-344.
[23] 彭代银, 刘青云, 戴敏, 等. 荫风轮总苷止血作用研究[J]. 中国中药杂志, 2005, 30(12): 909-912.
[24] 刘青云, 王元勋, 戴敏, 等. 风轮菜属四种植物止血作用的比较研究[J]. 中药材, 1991, 14(5): 40-44.
[25] 韩传环, 周晓琳. 断血流口服液的药效学研究[J]. 中药药理与临床, 1998, 14(3): 27-28.
[26] 刘青云, 彭代银, 陆敏, 等. 风轮菜等总皂甙对血小板功能影响及机理研究[J]. 中国药理学通报, 1988, 4(3): 175.
[27] 刘青云, 陆敏, 彭代银, 等. 风轮菜提取物对血管作用的研究[J]. 安徽中医学院学报, 1985, 4(4): 50.
[28] Park S B, Kim S H, Suk K, et al. *Clinopodium gracile* inhibits mast cell-mediated allergic inflammation: Involvement of calcium and nuclear factor-κB[J]. Exp Biol Med, 2010, 235(5): 606-613.
[29] 彭代银, 刘青云, 戴敏, 等. 荫风轮总苷抗炎镇痛作用研究[J]. 安徽医药, 2005, 9(6): 413-415;
[30] 彭代银, 刘青云, 戴敏, 等. 荫风轮总苷对动物子宫作用的研究[J]. 中国中药杂志, 2005, 30(13): 1006-1008.
[31] 李国贤. 荫风轮总皂甙对免疫功能的抑制作用[J]. 中草药, 1993, 24(3): 138-139.
[32] 迟海东, 路金才. 风轮菜属药用植物研究进展[J]. 沈阳药科大学学报, 2006, 23(2): 123-127.
[33] 杨东娟, 马越峰, 李云, 等. 风轮菜水浸液抑菌作用的初步研究[J]. 韩山师范学院学报, 2009, (6): 71-74.
[34] 田冬娜, 吴斐华, 马世超, 等. 风轮菜乙醇提取物的降血糖作用及其机制研究[J]. 中国中药杂志, 2008, 33(11): 1313-1316.
[35] 吴斐华, 田冬娜, 刘洋, 等. 风轮菜乙醇提取物对血管内皮细胞的保护作用研究[J]. 时珍国医国药, 2010, 21(8): 2074-2076.

第 30 章 热 红 草

30.1 植 物 资 源

热红草，即唇形科(Labiaceae)鼠尾草属植物南丹参(*Salvia bowleyana* Dunn.)的干燥根[1]，为畲族常用药材。

南丹参为唇形科鼠尾草属植物，在浙江和江西等一些南方省区作丹参药用。多年生草本；根肥厚，外表红赤色，切面淡黄色。茎粗大，高约 1 m，钝四棱形，具四槽，被下向长柔毛。叶为羽状复叶，长 10～20 cm，有小叶(5)7 片，顶生小叶卵圆状披针形，长 4～7.5 cm，宽 2～4.5 cm，先端渐尖或尾状渐尖，基部圆形或浅心形或稍偏斜，边缘具圆齿状锯齿或锯齿，草质，两面除脉上略被小疏柔毛外余部均无毛，侧脉 5～6 对，与中脉在上面平坦下面明显，上面绿色，下面淡绿色，侧生小叶较小，基部偏斜；叶柄长 4～6 cm，腹凹背凸，被长柔毛。轮伞花序 8 至多花，组成长 14～30 cm 顶生总状花序或总状圆锥花序；苞片披针形，长 3～4 mm，宽约 1 mm，先端锐尖，基部楔形，两面略被短柔毛，边缘全缘，具缘毛；花梗长约 4 mm，与花序轴密被长柔毛及具腺长柔毛。花萼筒形，长 8～10 mm，外面被具腺疏柔毛及短柔毛，内面在喉部被白色长刚毛，二唇形，裂至花萼长 1/4，上唇宽三角形，长约 2 mm，宽约 5 mm，先端有靠合的 3 小齿，下唇较小，三角形，长 1.5 mm，宽约 4 mm，浅裂成 2 齿，齿三角形，靠近，先端锐尖。花冠淡紫、紫至蓝紫色，长 1.9～2.4 cm，外被微柔毛，内面靠近冠筒基部斜生毛环，冠筒长约 10 mm，伸出花萼，基部宽约 2.5 mm，向上渐宽，至喉部宽达 7 mm，冠檐二唇形，上唇略作镰刀形，两侧折合，长 8～12 mm，宽约 5 mm，先端深凹，下唇稍短，呈长方形，长约 11 mm，宽约 12 mm，3 裂，中裂片最大，倒心形，先端微缺，基部略收缩，长 3 mm，宽 6 mm，侧裂片卵圆形，较小，宽达 2 mm。能育雄蕊，伸至上唇片，花丝长约 4 mm，扁平，无毛，药隔长约 19 mm，上臂长达 15 mm，下臂长约 4 mm，二下臂药室不发育，顶端联合。花柱伸出，长达 2.8 cm，先端不相等，后裂片较短。花盘前方微膨大。小坚果椭圆形，长约 3 mm，褐色，顶端有毛。花期 3～7 月。生于山地、山谷、路旁、林下或水边，海拔 30～960 m。

30.2 典籍记载与应用

【采收加工】秋季采挖，除去茎叶及须根，洗净，晒干。

【药材性状】根茎粗短，并有残留茎基。根类圆柱形，常微卷曲，灰棕色或灰红色，直径 2～8 mm。质坚硬，易折断，断面不平坦，角质状。

【性味】味苦，性微寒。

【功能】活血化瘀；调经止痛。

【主治】主胸痹绞痛；心烦；心悸；脘腹疼痛；月经不调；痛经；经闭；产后瘀滞腹痛；

崩漏；肚脾肿大；关节痛；疝气痛；疮肿。

【用法用量】内服：煎汤，9～15 g；或入丸、散。

30.3　化学成分研究

沈建芳等[2]从南丹参根中分得 16 个化合物，经光谱和理化分析测定，鉴定了其中的 10 个，分别为丹酚酸 C(salvianolic acid C)、4-羟基-1-乙烯羧基-7-(3, 4-二羟基苯基)苯并[b]呋喃 [4-hydroxy-1-vinyl carboxy-7-(3,4-dihydroxyphenyl)benzo[b]furan]、丹参酮ⅡA (tanshinone ⅡA)、丹参酮Ⅰ(tanshinone Ⅰ)、二氢异丹参酮(dihydroisotanshinone)、7-羰基-12-羟基脱氢松香烷(7-carbonyl-12-hydroxydehydroabietane)、十八醇(octadecanol)、丹参内酯(tanshinlactone)、1，2-顺式-2-(3，4-二甲氧基-5-羟基苯基)-丙烯酸[1，2-*cis*-2-(3, 4-dimethoxy-5- hydroxyphenyl)-acrylic acid]、β-谷甾醇(β-sitosterol)。

30.4　药理活性研究

30.4.1　抗凝血作用

体外注射 0.4 g/mL 南丹参水溶性注射液具有完全性抗凝血作用。

30.4.2　抗心肌缺血作用

以 30 g(生药)/kg 剂量南丹参水溶性注射液注射至小鼠腹腔，实验表明其显著提高小鼠常压耐缺氧能力。以 3 mg(生药)/mL 浓度给离体豚鼠心脏灌流，实验表明其能显著增加冠脉流量的作用。

30.5　研 究 实 例

根据相关报道的文献，简单阐述 HPLC 法测定南丹参中丹酚酸 C 含量的实例[3]。

30.5.1　仪器与药品

高效液相色谱仪(型号：HP-1100，生产地：美国，泵：G1311A，检测器：G1315A)，丹酚酸 C 对照品(批号：111562-201009，供含量测定用，中国药品生物制品检定所提供)，南丹参药材，乙腈、甲醇为色谱纯，其他试剂均为分析纯。

30.5.2　实验方法

30.5.2.1　对照品溶液及供试品溶液的制备

取丹酚酸 C 对照品，精密称取适量，以 50%甲醇为溶剂制成每 1 mL 含约 0.1 mg 的溶液，得对照品溶液。取本品粉末(过三号筛)约 0.2 g，精密称定，置具塞锥形瓶中，精密加入 50 mL 的 50%甲醇，精密称定总质量，超声提取 45 min，放冷，再精密称定总质量，以 50%甲醇补足减失的质量，摇匀，过滤，取续滤液作为供试品溶液。

30.5.2.2 线性关系的考察

取丹酚酸 B 对照品，精密称取 7.49 mg，置 25 mL 容量瓶中，以 50%甲醇为溶剂，使完全溶解，并加至刻度，摇匀，备用(每 1 mL 含丹酚酸 C 对照品为 299.6 μg)。取此对照品溶液，分别加 50%甲醇稀释成以下浓度：11.984 g/mL、29.96 g/mL、74.9 g/mL、89.88 g/mL、149.8 g/mL，分别精密吸取 10 L，注入液相色谱仪中，按确定的色谱条件测定峰面积，将丹酚酸 C 的浓度与相应峰面积进行回归处理，得线性回归方程：y=15.0813x–27.6698, r=0.9998(n=6)，线性关系良好，浓度范围在 11.984～299.6 μg/mL。

30.5.3 实验结果

本次丹酚酸 C 含量测定方法研究中，采用 HPLC 分离法测定丹酚酸 C 的含量，线性相关性好，稳定性及重现性均良好，回收率为 98.02%～102.90%。表明本方法能很好地用于丹酚酸 C 的测定。

30.6 临 床 使 用

南丹参为唇形科植物南丹参的干燥根。《江西省中药材标准》(1996 年版)记载，南丹参的功能为祛瘀止痛、活血通经、清心除烦，用于月经不调、经痛闭经、症瘕积聚、胸腹刺痛、疮疡肿痛、心烦不眠、肝脾肿大。但到目前为止还没有进一步的临床应用。

30.7 总结与展望

综上所述，南丹参为唇形科鼠尾草属植物，在浙江和江西等一些南方省区作丹参药用。同时其具有活血化瘀、调经止痛的功能，进一步可用于胸痹绞痛、心烦、心悸、月经不调等症状，就目前而言，未来还需用于临床等的研发。

参 考 文 献

[1] 中国科学院中国植物志编辑委员会. 中国植物志[M]. 第 4 卷. 北京：科学出版社, 1989: 560.
[2] 沈建芳, 王强, 汪红. 南丹参化学成分研究[J]. 中国野生植物资源, 2006, 25(2): 55-58.
[3] 刘丹, 余良忠, 文萍. HPLC 法测定南丹参中丹酚酸 B 的含量[J]. 辽宁中医杂志, 2011, 38(9): 1872-1873.

第31章　大　发　散

31.1　植 物 资 源

大发散，即菊科(Compositae)泽兰属植物白头婆(*Eupatorium japonicum* Thunb.)或多须公(*Eupatorium chinense* Linn.)的带花序枝的头状花序，为畲族常用药材。

白头婆又称泽兰[1]，多年生草本，高50～200 cm。根茎短，有细长侧根。茎直立，下部或至中部或全部淡紫红色，基部通常不分枝，或仅上部有伞房状花序分枝，全部茎枝被白色皱波状短柔毛。叶对生，有叶柄，柄长1～2 cm，质地稍厚；中部茎叶椭圆形或长椭圆形或卵状长椭圆形或披针形，长6～20 cm，宽2～6.5 cm，基部宽或狭楔形，顶端渐尖，羽状脉，侧脉约7对，在下面突起；自中部向上及向下部的叶渐小。头状花序在茎顶或枝端排成紧密的伞房花序，花序径通常3～6 cm，少有大型复伞房花序而花序径达20 cm的。总苞钟状，长5～6 mm，含5个小花；总苞片覆瓦状排列，3层；外层极短，长1～2 mm，披针形；中层及内层苞片渐长，长5～6 mm，长椭圆形或长椭圆状披针形；全部苞片绿色或带紫红色，顶端钝或圆形。花白色或带红紫色或粉红色，花冠长5 mm，外面有较稠密的黄色腺点。瘦果淡黑褐色，椭圆状，长3.5 mm，5棱，被多数黄色腺点，无毛；冠毛白色，长约5 mm。花果期6～11月。海拔120～3000 m。

多须公又称华泽兰，多年生草本，高70～100 cm，全部茎草质，或小灌木或半小灌木状，高2～2.5 m，基部、下部或中部以下茎木质。全株多分枝，分枝斜升，茎上部分枝伞房状；全部茎枝被污白色短柔毛。叶对生，无柄或几无柄；中部茎叶卵形、宽卵形，少有卵状披针形、长卵形或披针状卵形的，长4.5～10 cm，宽3～5 cm，基部圆形，顶端渐尖或钝，羽状脉3～7对，叶两面粗涩，被白色短柔毛及黄色腺点，下面及沿脉的毛较密，自中部向上及向下部的茎叶渐小，与茎中部的叶同形同质。头状花序多数在茎顶及枝端排成大型疏散的复伞房花序，花序径达30 cm。总苞钟状，长约5 mm，有5个小花；总苞片3层，覆瓦状排列；外层苞片短，卵形或披针状卵形，外面被短柔毛及稀疏腺点，长1～2 mm；中层及内层苞片渐长，长椭圆形或长椭圆状披针形，长5～6 mm，上部及边缘白色、膜质，背面无毛但有黄色腺点。花白色、粉色或红色；花冠长5 mm，外面被稀疏黄色腺点。瘦果淡黑褐色，椭圆状，长3 mm，有5棱，散布黄色腺点。花果期6～11月。产于我国东南及西南部(浙江、福建、安徽、湖北、湖南、广东、广西、云南、四川及贵州)。海拔800～1900 m。

31.2　典籍记载与应用

【采收加工】在4月上、中旬开始收获，一年可收2～3次。

【炮制】除去杂质，略洗，润透，切段，干燥。

【药材性状】本品茎呈方柱形，少分枝，四面均有浅纵沟，长 50～100 cm，直径 0.2～0.6 cm。表面黄绿色或带绿色，节处紫色明显，有白色茸毛；质脆，断面黄白色，髓部中空。叶对生，有短柄；叶片多皱缩，展平后呈披针形或长圆形，长 5～10 cm；上表面黑绿色，下表面灰绿色，密具腺点，两面均有短毛；先端尖，边缘有锯齿。花簇生叶腋成轮状，花冠多脱落，苞片及花萼宿存，黄褐色。

【性味】辛，温，有大毒

【功效】祛风镇痛；温中祛寒；止痛；杀虫。

【主治】风湿麻木；关节痛；麻风；胃痛及感冒；流感发烧；肠道寄生虫。

【用法用量】内服：煎汤，1.2～3 g。外用：适量，研末撒布。

【附方】治风湿麻木：泽兰根配麻黄，黄芪，泡酒服

31.3 化学成分研究

迄今从华泽兰中已分离鉴定了 64 个化合物，其中包括黄酮苷、氨基酸、有机酸、酚类、萜类及生物碱等成分[2-7]。对泽兰挥发油的研究表明，其成分主要为单萜烯类、倍半萜烯类及其含氧衍生物，其中α-水芹烯、β-石竹烯、γ-榄香烯、β-倍半水芹烯、乙酸龙脑酯等活性有效成分，分别具有镇痉、平喘、祛痰、止咳、强心、抗菌、抗病毒、抗癌、驱虫等作用[8]。

31.4 药理活性研究

31.4.1 抗癌活性

从华泽兰提取分离得到的 eupalinin A 能诱导人白血病 HL60 细胞自噬作用[6]。Chin 等[9]对 200 多种陆生植物进行抗癌细胞毒性试验，结果华泽兰被列入抗癌治疗性植物之一。

从泽兰属植物中分离的多种黄酮具有抗肿瘤活性。泽兰黄醇素、泽兰黄素、泽兰叶黄素、毛豚草素、异泽兰黄素、川陈皮素对人鼻咽癌 KB 细胞均有细胞毒活性，ED_{50} 分别为 4.6 μg/mL、4.2～25 μg/mL、18 μg/mL、96 μg/mL、38 μg/mL、3～28 μg/mL[10]。木犀草素对人肺癌细胞 NCI-H187 和乳腺癌细胞 BC 的 MIC 值分别为 19.2 μmol/L 和 38.4 μmol/L[11]。

31.4.2 抗炎镇痛作用

刘晓燕等[12]采用大鼠、小鼠致炎致痛模型，试验结果表明广东土牛膝(华泽兰根)抗炎效果与阿司匹林药效相似，对炎症早期毛细血管扩张、通透性亢进、渗出和水肿均有较好效果。此外，还能提高小鼠热板致痛阈值，显示出广东土牛膝有良好的镇痛效果。

31.4.3 抗菌作用

陈国清等[13]对广东土牛膝酊剂和煎剂进行抗菌试验，结果表明酊剂对白喉杆菌、溶

血性链球菌、金黄色葡萄球菌具有抑制作用; 酊剂抑菌作用更好。邓卫东等[14]对广东土牛膝合剂(与岗梅 1∶1 水提液)对 8 种常见病原菌进行体外抗菌活性研究, 结果表明广东土牛膝合剂具有抗菌活性, 对乙型溶血性链球菌、肺炎球菌、枯草芽孢杆菌、金黄色葡萄球菌的抗菌活性较好, 对大肠杆菌有效, 而对肺炎克雷伯菌、绿脓杆菌、白色念珠菌的抑菌活性较差。

31.4.4 毒性试验

小鼠急性毒性试验采用改进寇氏法计算, 结果得出 LD_{50} 为 208.75, LD_{50} 的 95%平均可信度为 183.36～234.14。每日以华泽兰植物饲喂兔、豚鼠, 无急性中毒现象, 但引起慢性中毒, 主要是挥发油引起, 侵害肝与肾, 产生糖尿(无蛋白尿及血糖过高)[15]。

31.5 研 究 实 例

阐述华泽兰清热解毒作用的研究实例[16]。

31.5.1 实验材料

昆明种小鼠, 清洁级, 体质量 18～22 g, 雌雄各半, 合格证号: SCXK(粤) 2011-0015。SD 雄性大鼠, 清洁级, 体质量 180～220 g, 合格证号: SCXK(粤)2011-0023。小鼠和大鼠均由南方医科大学实验动物中心提供。自购进实验室当天起, 每天定量供给混合饲料和充足饮水, 在安静、通风、清洁环境下分笼饲养, 环境温度 22～25℃, 相对湿度 50%～60%, 饲养 3 天, 待动物适应环境后选择状态良好、行动活动无异常者进行实验。

31.5.2 实验方法

31.5.2.1 对二甲苯致小鼠耳郭炎症的影响

昆明种小鼠 50 只, 清洁级, 体质量 18～22 g, 随机分为 5 组, 每组 10 只, 雌雄各半: 模型组和华泽兰 100 mg/kg, 200 mg/kg, 300 mg/kg, 400 mg/kg 组。模型组灌胃给予 0.9%氯化钠溶液, 其他各组灌胃给予相应药物 0.1 mL /10 g, 每天 1 次, 连续灌胃 7 天。于末次给药 1 h 后将 0.06 mL 二甲苯涂于小鼠右侧耳郭, 左侧作为对照。0.5 h 后处死小鼠, 沿耳郭基线剪下双耳, 用直径 7 mm 打孔器打下左右耳对应的同一部位圆片, 分析天平称量, 以耳郭肿胀率及肿胀抑制率表示药物的抗炎作用。

31.5.2.2 对免疫低下小鼠非特异性免疫功能的影响

昆明种雄性小鼠 50 只, 随机分为正常组、模型组、华泽兰 3 g/kg, 2 g/kg, 1 g/kg 组。正常组和模型组小鼠均灌胃给予 0.9%氯化钠溶液, 华泽兰各剂量组灌胃给予华泽兰均为 0.1 mL/10 g, 连续 7 天, 除正常组外, 其他组灌胃时皮下注射 50 mg/kg[0.1 mL/10 g]氢化可的松, 每天 1 次, 连续 6 天。末次给药 0.5 h 后小鼠尾静脉注射 20%印度墨汁 5 μL/g,

1 min(t_1)和 5 min(t_5)后分别自眼眶静脉取血 20 μL，加入到 2 mL 的 1 g/L 碳酸钠(Na_2CO_3)溶液中摇匀，以分光光度计在 680 nm 波长处测定 t_1 和 t_5 的吸光度值(A_1, A_5)，计算廓清指数(K)。处死小鼠后称肝脏、脾脏质量，计算吞噬指数(α)。计算公式如下：

$$K=(\lg A_1-\lg A_5)/(t_5-t_1)$$

$$\alpha=K^{1/3}\times\frac{体质量}{肝质量+脾质量}$$

31.5.2.3　对大鼠的解热作用

雄性 SD 大鼠 35 只，实验前 3 天置于实验环境模拟实验操作(包括捉拿、固定、安放温度计)以使其适应实验条件，每天测体温 3 次，第 4 天开始正式实验。正式实验：固定大鼠，将涂有液状石蜡的水银体温计缓慢插入大鼠直肠 4 cm，记录 3 min 后，30 min 内测体温 3 次，以平均值为基础体温，弃去温差>0.3 ℃的大鼠。大鼠背部皮下注射 10 mL/kg 的 20%干酵母。每 0.5 h 记录体温 1 次，第 5 h 淘汰体温升高不足 0.6 ℃的大鼠(5 只)。将剩余大鼠平均分为 5 组，每组 6 只：正常组、模型组、0.3 g/kg 阿司匹林组、1.5 g/kg 华泽兰组、0.5 g/kg 华泽兰组。除正常组和模型组灌胃给予 0.9%氯化钠溶液外，其他各组均灌胃 10 mL/kg 相应药物。每 0.5 h 测体温 1 次，并记录给药后 1 h, 2 h, 3 h, 4 h 的体温，计算给药后各时间点体温与最高发热(给药后 5 h)体温差值。

31.5.3　结果与讨论

31.5.3.1　对小鼠耳郭炎症的影响

实验结果表明，不同剂量华泽兰均能降低二甲苯所致小鼠耳郭肿胀度。与模型组比较，华泽兰各剂量组耳郭肿胀度差异均有统计学意义，且华泽兰抗炎作用随剂量增大而增强。

31.5.3.2　对免疫低下小鼠非特异性免疫功能的影响

小鼠经尾静脉注射印度墨汁后免疫功能下降，对异物的排毒吞噬作用减弱，模型组小鼠免疫力降低，与正常组比较，t_1、t_5 的 A 值均偏大，差异有统计学意义($P<0.01$)。华泽兰不同剂量组小鼠 t_1、t_5 的 A 值均接近正常(表 31-1)。

表 31-1　5 组小鼠不同时间免疫功能测定结果(单位：h)

组别	小鼠/只	A 值		K	α
		t_1	t_2		
3.0 g/kg 华泽兰组	10	0.36±0.035	0.27±0.034	0.035±0.009	6.6±1.2
2.0 g/kg 华泽兰组	10	0.28±0.049	0.21±0.043	0.035±0.007	6.6±1.0
1.0 g/kg 华泽兰组	10	0.28±0.037	0.20±0.019	0.042±0.009	7.2±0.6
模型组	10	0.45±0.049	0.34±0.052	0.028±0.005	5.0±0.9
正常组	10	0.23±0.028	0.15±0.028	0.054±0.009	7.8±0.9

31.5.3.3 华泽兰对大鼠的解热作用

如表 31-2 所示，与正常组比较，模型组给药后体温升高，差异有统计学意义。正常组体温随时间变化差异无统计学意义。与模型组比较，0.3 g/kg 阿司匹林组体温下降显著，1.5 g/kg 华泽兰组体温亦显著下降，差异有统计学意义。

表 31-2　5 组大鼠不同时间体温测定结果(单位：℃)

组别	基础体温	造模 5 h 后体温	给药后体温变化			
			1 h	2 h	3h	4 h
1.5 g/kg 华泽兰组	38.2±0.1	39.8±0.2	−0.03±0.2	−0.40±0.3	−0.60±0.4	−0.72±0.4
0.5 g/kg 华泽兰组	38.3±0.2	39.7±0.5	−0.02±0.5	−0.10±0.5	0.03±0.7	0.00±0.8
0.3 g/kg 阿司匹林组	38.2±0.3	39.0±0.5	−0.43±0.4	−0.80±0.8	−0.83±1.1	−0.80±0.5
模型组	38.2±0.2	39.8±0.4	1.10±0.6	1.07±0.5	0.85±0.4	0.87±0.6
正常组	38.4±0.2	38.2±0.1	0.17±0.2	0.15±0.1	0.17±0.2	0.18±0.1

31.6　总结与展望

综上所述，泽兰属是菊科的大属，近几十年来国内外学者虽对该属化学成分和开发利用进行了一定研究，但尚需继续深入，而我国的 9 大外来入侵植物中就有 2 个植物出自本属，如何变害为宝，国内学者更是任重道远。同时泽兰属植物黄酮类化学成分具有抗肿瘤、杀虫、抗 SARS 病毒、抗菌等作用，极具开发前景，有待进一步深入研究其作用机制，以期从中挖掘药源，开发新药，造福人类。

参 考 文 献

[1] 中国科学院中国植物志编辑委员会. 中国植物志[M]. 第 74 卷. 北京：科学出版社, 1985: 60.

[2] 张丹雁，王宏，赖秀珍．土牛膝化学成分的初步研究[J]．中国民族民间医药杂志，1999, (39): 232-233.

[3] 李小玲，宋粉玉. 广东土牛膝的超临界流体萃取物的 GC-MS 分析[J]. 分析测试学报, 2001, 20(4): 85-87.

[4] Liawa C C, Kuob Y H, Hwang T L, et al. Eupatozanisins A-C, sesquiterpene lactones from *Eupatorium chinense* var. *tozanense*[J]. Helv Chim Acta, 2008, 91: 2115-2121.

[5] Liao P Y, Zhang Y J, Wang D, et al. Chemical constituents of Guangdong TU-Niu-Xi[J]. Acta Botanica Yunanica, 2010, 32(2): 183-188.

[6] Wang W J, Wang Y, Zhang Q W, et al. Chemical constituents from *Eupatorium chinense*[J]. J Asian Nat Prod Res, 2011, 13(9): 845-850.

[7] Yang S P, Huo J, Wang Y, et al. Cytotoxic sesquiterpenoids from *Eupatorium chinense*[J]. J Nat Prod, 2004, 67: 638-643.

[8] 杨再波，钟才宁，孙成斌，等. 白头婆挥发油的固相微萃取分析[J]. 中国药学杂志，2008, 43(15): 1188-1190.

[9] Chin Y W, Yoon K D, Kim J W. Cytotoxic anticancer candidates from terrestrial plants[J]. Anti-Cancer Agents Med Chem, 2009, 9(8): 913-942.

[10] Mariano M V, Hector M V, Alifedo R, et al. Methylated flavones from *Conolidium gaeggii* [J]. J Nat

Prod, 1993, 56(8): 1401-1403.

[11] Sukesamran A, Chotipong A, Suavansri T, et al. Antimycobacterial activity and cytotoxicity of flavonoids from the flowers of *Chromolaena odorata* [J]. Arch Pharm Res, 2004, 27(5): 507-511.

[12] 刘晓燕, 曾晓春, 江剑东, 等. 广东土牛膝抗炎镇痛的研究[J]. 中医药学刊, 2004, 22(8): 1566-1568.

[13] 陈国清, 邱小梅, 郑鸣金, 等. 14 种草药对白喉菌的抗生力及其对白喉毒素作用的观察[J]. 福建中医药, 1964, 9: 137-147.

[14] 邓卫东, 张文斌, 莫玉芳. 广东土牛膝合剂体外抗菌活性的研究[J]. 今日药学, 2010, 20(7): 16-20.

[15] 南京中医药大学. 中药大辞典(上册)[M]. 上海: 上海科学技术出版社, 2006: 318.

[16] 蒋毅萍, 徐江平, 黄芳. 华泽兰清热解毒作用研究[J]. 医药导报, 2013, 32(5): 589-592.

第32章 雅 雀 草

32.1 植 物 资 源

雅雀草，即鸭跖草科(Commelinaceae)鸭跖草属植物鸭跖草(*Commelina communis* L.)的全草，为畲族常用药材。鸭跖草又名兰花草、竹叶草[1]。

鸭跖草植物为一年生披散草本。茎匍匐生根，多分枝，长可达1 m，下部无毛，上部被短毛。叶披针形至卵状披针形，长3～9 cm，宽1.5～2 cm。总苞片佛焰苞状，有1.5～4 cm的柄，与叶对生，折叠状，展开后为心形，顶端短急尖，基部心形，长1.2～2.5 cm，边缘常有硬毛；聚伞花序，下面一枝仅有花1朵，具长8 mm的梗，不孕；上面一枝具花3～4朵，具短梗，几乎不伸出佛焰苞。花梗长仅3 mm，果期弯曲，长不过6 mm；萼片膜质，长约5 mm，内面2枚常靠近或合生；花瓣深蓝色；内面2枚具爪，长近1 cm。蒴果椭圆形，长5～7 mm，2室，2爿裂，有种子4颗。种子长2～3 mm，棕黄色，一端平截、腹面平，有不规则窝孔。

常见生于湿地。适应性强，在全光照或半阴环境下都能生长。但不能过阴，否则叶色减退为浅粉绿色，易徒长。喜温暖、湿润气候，喜弱光，忌阳光暴晒，最适生长温度20～30 ℃，夜间温度10～18 ℃生长良好，冬季不低于10 ℃。对土壤要求不严，耐旱性强，土壤略微有点湿就可以生长，如果盆土长期过湿，易出现茎叶腐烂。

32.2 典籍记载与应用

【采收加工】夏、秋二季采收，晒干。

【炮制】拣去杂质，洗净，切断，晒干。

【药材性状】全草长约60 cm，黄绿色，老茎略呈方形，表面光滑，直径约2 mm，节膨大，基部节上有须根。断面坚实，中部有髓。叶互生，多皱缩成团，质脆易碎，完整叶片展平后呈卵圆状披针形，黄绿色，长3～9 cm，宽1～3 cm，先端尖，全缘，基部下延成膜质鞘，抱茎，叶脉平行。聚伞花序，总苞心状卵形，花多脱落，萼片膜质，花瓣蓝黑色。

【性味】味甘、微苦，性寒。

【功效】本品具有清热泻火，解毒，利水消肿功能。

【主治】主要用于感冒发热，热病烦渴，咽喉肿痛，水肿尿少，热淋痛，痈肿疔毒等症。

【用法用量】内服：煎汤，15～30 g，鲜品60～90 g。外用：适量，捣敷。

【附方】

(1) 防治感冒：鸭跖草30 g，分2次煎服；

(2) 治疗关节肿痛，痈疽肿毒，疮疖脓疡：鲜鸭跖草 90 g 捣烂，加烧酒少许敷患处，每日换一次，对治疗关节肿痛、痈疽肿毒、疮疖脓疡有效。

32.3 化学成分研究

现有的鸭跖草化学成分研究[2-5]报道了其包含 30 余个化合物：柯伊利素-7-*O*-β-D-葡萄糖苷，没食子酸甲酯，对香豆酸，原儿茶酸，咖啡酸，对羟基苯甲酸，2-苯乙基-β-D-葡萄糖苷，土大黄苷，(7*S*, 8*R*)-dihydrodehydrodiconiferyl alcohol-9′-*O*-β-D-glucoside，异牡荆素，芹菜素-6-*C*-α-L-鼠李糖苷，异鼠李素-3-*O*-β-D-葡萄糖苷，槲皮素-3-*O*-α-L-鼠李糖苷，异槲皮素，1, 2-dihydro-6, 8-dimethoxy-7-1-(3, 5-dimethoxy-4-hydroxyphenyl)-N^1, N^2-bis-[2-(4-hydroxyphenyl)ethyl]-2, 3-naphthalenedicarboxamide，D-甘露醇，荭草素，牡荆素，异荭草素，鸭跖黄酮苷，当药素，豆甾醇，β-谷甾醇，丁香酸，月桂酸，香豆酸，胡萝卜苷，木犀草素，芹菜素，3, 3, 4, 7-四甲氧基黄酮，1-脱氧野尻霉素(1-deoxynojirimycin, DNJ)和(2*R*, 3*R*, 4*R*, 5*R*)-2, 5-二羟甲基-3, 4-二羟基吡咯烷(DMD)等。

32.4 药理活性研究

32.4.1 抑制血糖作用

鸭跖草中的多羟基生物碱类成分是 α-糖苷酶抑制剂，有显著抑制血糖的作用。Hsibano 检测鸭跖草及其变种(*C. communis* var. *hortensis*)中 1-脱氧野尻霉素(DNJ)和(2*R*, 3*R*, 4*R*, 5*R*)- 2, 5-二羟甲基-3, 4-二羟基吡咯烷(DMD)的含量，其中变种植物中两种成分含量更高。2 种植物的水提液和生药粉末均有显著抑制血糖的作用，可以作为糖尿病治疗和保健作用[6]。

32.4.2 抑菌作用

万京华等[7]用鸭跖草水提液观察对志贺氏痢疾杆菌、福氏痢疾杆菌、宋内氏痢疾杆菌、枯草杆菌、大肠杆菌、变形杆菌、金黄色葡萄球菌、绿脓杆菌的抑菌作用，结果发现鸭跖草水提液对以上供试菌有良好抑菌作用，特别是对大肠杆菌、枯草杆菌、志贺氏痢疾杆菌作用更好，抑菌作用优于异戊酸钠和山梨酸钾，与苯甲酸钠和丙酸钙作用相似，且急性、毒性实验表明无毒或低毒。

32.4.3 止咳作用

唐祥怡等[3]报道鸭跖草的 95%乙醇提取物的石油醚、甲醇提取部分对止咳有效。其中分得的 D-甘露醇亦具有止咳作用。

32.4.4 抗氧化作用

Makio[5]报道了荭草素、牡荆素、异荭草素、异牡荆素、鸭跖黄酮苷和当药素显示强的清除 DPPH 自由基的活性。黄海兰等[8]用氯仿甲醇超声提取鸭跖草，其乙酸乙酯部分具有较强的清除 DPPH 自由基、羟基自由基的作用和还原能力。

32.4.5 保肝作用

实验过程中分别取不同浓度的鸭跖草提取液，结果发现鸭跖草水提物在体内能显著降低四氯化碳和乙醇所致小鼠血清谷丙转氨酶和谷草转氨酶活性的升高，因此鸭跖草提取液对小鼠四氯化碳和乙醇所致肝损伤具有保护作用[9]。

32.5 研 究 实 例

根据相关报道的文献，简单阐述鸭跖草化学成分的研究实例[4]。

32.5.1 实验材料

鸭跖草购买自中草药铺，由温州医科大学药学院楚生辉老师鉴定。

32.5.2 提取和分离

鸭跖草全草干重 3 kg，粉碎，分别用 95%和 50%工业乙醇提取，提取液浓缩后合并得粗提物 153 g。将乙醇提取物用石油醚、乙酸乙酯分别萃取，得 46 g 石油醚萃取物和 25 g 乙酸乙酯萃取物。石油醚萃取物上样于硅胶柱(200～300 目)，用石油醚-乙酸乙酯进行梯度洗脱，所得馏分再分别用反复硅胶柱色谱分离，并重结晶得化合物Ⅰ～Ⅳ。乙酸乙酯萃取物经硅胶柱色谱用氯仿-甲醇洗脱，所得流分再分别经反复硅胶柱色谱和 Sephadex LH-20 柱色谱洗脱分离，并重结晶得化合物Ⅴ～Ⅸ。

32.5.3 结构鉴定

经分析，本次共鉴定化合物 9 种。化合物Ⅰ～Ⅸ分别为豆甾醇、谷甾醇、丁香酸、月桂酸、香豆酸、胡萝卜苷、木犀草素、芹菜素和 3, 3′, 4′, 7-四甲氧基黄酮。化合物Ⅰ、Ⅳ、Ⅶ、Ⅷ和Ⅸ为首次从该植物中分离得到。

32.6 临 床 使 用

32.6.1 防治感冒

鸭跖草 1～2 两，水煎 2 次分服，有效率可达 83%左右。以片剂(每片含干生药 10.3 g)内服或用冲剂(含干草 2 两)、煎剂预防，290 人中无一人发病，而对照组 371 人中，23 人发病[10]。

32.6.2 治疗麦粒肿

取鲜鸭跖草，去叶留茎，洗净后剪去茎节，夹取一段在火上烧烤，当另一端出现液滴时，即趁热将流出的液汁熨涂在患处。液汁流入眼内也无妨。一般每次取 3 茎段，熨涂 3 滴次。每日治疗 1～3 次。麦粒肿初起使用本法治疗效果最好，一般经 1 日 3 次治疗即可止痛消肿。已破溃的麦粒肿，用本法治疗亦有效。本法安全，鸭跖草汁滴入眼内也无不良反应，是一种较好的疗法[11]。

32.6.3 治疗先兆流产

药方 1: 鸭跖草 15 g，橘饼 3 包。

药方 2: 鸭跖草 15 g，党参 15 g，生白术 10 g，生甘草 3 g，川断 10 g，续断 10 g，桑寄生 15 g，冤丝子 10 g，苏梗 10 g，砂仁 5 g(后下)，黄芬 10 g，竺麻根 15 g。

轻者用药方 1，重者用药方 2。水煎，每日 1 剂，分别早晚服用，服 3～5 天。鸭跖草具有清热解毒和利尿功效，对金黄色葡萄球菌、大肠杆菌有抑制作用，具有清热安胎之功，故保胎效果较好[12]。

32.7 总结与展望

综上所述，鸭跖草具有清热泻火、解毒、利水消肿功能。主要用于感冒发热、热病烦渴、咽喉肿痛、水肿尿少、热淋痛、痈肿疔毒等症状。同时鸭跖草中化学成分多样，具有多种药理作用，其在临床上亦有广泛应用。

参 考 文 献

[1] 徐海燕，刘宇峰，余鸽. 鸭跖草的研究进展[J]. 中国中医药现代远程教育, 2009, 20(4): 88.

[2] 袁红娥，周兴栋，孟令杰，等. 鸭跖草的化学成分研究[J]. 中国中药杂志, 2013, 38(19): 3304.

[3] 唐祥怡，周茉华，张执候，等. 鸭跖草的有效成分研究[J]. 中国中药杂志, 1994, 19(5): 297-298.

[4] 南海函，林函，蔡诗庆. 鸭跖草化学成分的研究[J]. 中成药, 2010, 32(9): 1556-1558.

[5] Makio S. Determination of 1-deoxynojirimycin and 2, 5-dihydroxymethyl 3, 4-dihydroxypyrrolidine contents of *Commelina communis* var. *hortensis* and the antihyperglycemic activity[J]. Nat Med(Tokyo, Japan), 2001, 55(5): 251-254.

[6] 张贵峰. 鸭跖草变种中的成分及其抗高血糖活性[J]. 国外医学中医中药分册, 2003, 25(2): 124.

[7] 万京华，章晓联，辛善禄. 鸭跖草的抑菌作用研究[J]. 公共卫生及预防医学, 2005, 16(1): 25-27.

[8] 黄海兰，王国明，李增新，等. 鸭跖草抗氧化成分提取及其活性研究[J]. 食品科学，2008, 29(9): 55-58.

[9] Zhang S Y, Zhang Y L, Jin Z J, et al. Protective effects of *Commelina communis* L. for carbon tetrachloride and alcohol induced liver lesion[J]. Yanbian Daxue Yixue Xue Bao, 2001, 24(2): 98-100.

[10] 总后勤部卫生部编. 卫生简报[N]. 总后勤部卫生部印, 1971，增页 197(8): 1-7.

[11] 中山医学院《新医学》编辑出版组. 新医学[M]. 广东：中山医学院《新医学》编辑出版组, 1971: 60.

[12] 冯幕芬，赵拮. 鸭跖草汤治疗先兆流产 101 例[J]. 实用中医药杂志, 2006, 22(9): 594.

第33章　千　年　运

33.1　植 物 资 源

千年运，即百合科(Liliaceae)黄精属植物多花黄精(*Polygonatum cyrtonema* Hua)或长梗黄精(*Polygonatum filipes* Merr.)的干燥根茎，为畲族常用药材。

多花黄精的根状茎肥厚，通常连珠状或结节成块，少有近圆柱形，直径1～2 cm。茎高50～100 cm，通常具10～15枚叶。叶互生，椭圆形、卵状披针形至矩圆状披针形，少有稍作镰状弯曲，长10～18 cm，宽2～7 cm，先端尖至渐尖。花序具2～7花，伞形，总花梗长1～4 cm，花梗长0.5～1.5 cm；苞片微小，位于花梗中部以下，或不存在；花被黄绿色，全长18～25 mm，裂片长约3 mm；花丝长3～4 mm，两侧扁或稍扁，具乳头状突起至具短绵毛，顶端稍膨大乃至具囊状突起，花药长3.5～4 mm；子房长3～6 mm，花柱长12～15 mm。浆果黑色，直径约1 cm，具3～9颗种子。花期5～6月，果期8～10月。主要分布于四川、贵州、湖南、湖北、河南(南部和西部)、江西、安徽、江苏(南部)、浙江、福建、广东(中部和北部)、广西(北部)。生长于林下、灌丛或山坡阴处，海拔500～2100 m。我国南方地区作黄精用。

33.2　典籍记载与应用

【采收加工】一般春、秋两季采收，以秋季采收质量好，栽培3～4年，秋季地上部枯萎后采收。

【炮制】挖取根茎，除去地上部分及须根，洗去泥土，置蒸笼内蒸至呈现油润时，取出晒干或烘干，或置水中煮沸后，捞出晒干或烘干。

【药材性状】本种全株嫩绿色，花多，略下垂，绿白色，宜植于林下、树丛中、庭园角隅或建筑物背阴处。

【性味】味甘，性平。

【功效】入脾、肾、肺经，具有补肾益精、滋阴润燥的功效。

【主治】长期用于治疗肾虚亏损，脾胃虚弱，肺虚燥咳，体倦乏力等症状。

【用法用量】一日10～30 g。煎汤，煎膏滋，浸酒。

33.3　研 究 实 例

根据相关报道的文献，简单阐述多花黄精多糖的分级提取及初步结构分析的实例[1]。

33.3.1 实验材料

多花黄精原材料于2011年10月采于安徽省九华山，经洗净烘干，切片，用植物粉碎机粉碎成约20目，密封于磨口瓶–10 ℃冷冻保存，备用。

33.3.2 实验方法

33.3.2.1 分级提取

取多花黄精粉，用石油醚于80 ℃回流脱脂24 h，回收石油醚，药渣挥干溶剂；取去脂多花黄精粉30 g，第一步：加入600 mL的蒸馏水80 ℃提取4 h，过滤得滤液，浓缩至原体积的1/6，然后用4倍体积的乙醇醇沉，静置24 h后离心得沉淀，冷冻干燥得多花黄精多糖样品PCP1；第二步：取第一步中的滤渣，加入0.1% NaOH溶液80 ℃提取4 h(料液比1∶20，质量体积比)，过滤得滤液，浓缩至原体积的1/6，用2 mol/L的HCl调节至中性，然后用4倍无水乙醇醇沉，静置24 h后离心得沉淀，冷冻干燥得PCP2；第三、四、五步同第二步，分别采用上一步的滤渣，用0.5%、1.0%、2.0%的NaOH溶液提取(料液比1∶20)，得多花黄精多糖样品PCP3、PCP4、PCP5。

33.3.2.2 单糖组成分析

多花黄精多糖的单糖含量通过采用一步酸水解法分析其相应的水解产物含量来确定。称取多花黄精多糖样品5 mg，加入0.125 mL 72%的硫酸，在室温条件下不断振动，然后加入1.35 mL蒸馏水，稀释为1.475 mL，然后放入121 ℃烘箱中，加热2.5 h，半小时晃动一次。冷却后，用0.22 μm亲水性滤膜过滤，除去不溶物，将滤液稀释50倍后，采用高效离子色谱(HPIC)测定单糖组成。高效离子色谱仪配备脉冲安培检测器(PAD)及糖分析专用离子交换分析柱(CarboPacTM PA1, 4 mm×250 mm, 5 μm)。

33.3.3 结果与讨论

33.3.3.1 得率与单糖组成分析

通过热水和进一步NaOH溶液提取得到的五个多糖样品PCP1、PCP2、PCP3、PCP4和PCP5，得率和糖分析的结果如表33-1所示，水提多糖的得率可以达到40.3%，进一步加入碱液提取滤渣中的多糖，当NaOH溶液的浓度由0.1%升至0.5%时，样品的得率从14.2%升高到20.1%，然后随着NaOH溶液浓度的升高，样品得率逐渐下降，当用2.0%的NaOH提取时，PCP5的得率最少，仅6.4%。从表33-1可以看出，PCP1～PCP4都含有一定量的阿拉伯糖、半乳糖、葡萄糖、甘露糖和半乳糖醛酸，以及少量的木糖和葡萄糖醛酸，除了甘露糖之外，其他单糖和糖醛酸，在多花黄精的同属植物黄精中均有发现[2]。在单糖组成分析中，水提和碱提的多糖样品呈现出了显著的差异，通过进一步的碱提，阿拉伯糖的相对含量由水提的2.1%增加到20%左右，葡萄糖醛酸的相对含量也由0.5%提高到了7%左右，半乳糖的相对含量也得到了明显提高，可以达到总量的60%左右；而葡萄糖、甘露糖、半乳糖醛酸的相对含量降低了，在PCP4中，其相对含量分别降到了2.7%、6.7%、0.1%。在碱提的样品中，随着碱液浓度的增加，葡萄糖和半乳糖醛酸的相对含量逐渐降低，而甘露糖和葡萄糖醛酸的相对含量却在逐渐增加。

表 33-1　多花黄精多糖得率及糖组成(相对含量)测定结果

多糖样品	得率/%	糖组成/%						
		阿拉伯糖	半乳糖	葡萄糖	甘露糖	木糖	葡萄糖醛酸	半乳糖醛酸
PCP1	40.3	2.1	24.0	20.7	33.5	0	0.5	19.3
PCP2	14.2	18.5	59.8	9.0	2.3	0.4	5.3	4.7
PCP3	20.1	22.2	58.7	3.9	4.9	0.5	8.5	1.5
PCP4	13.5	21.0	61.3	2.7	6.7	0.4	7.9	0.1
PCP5	6.4	—	—	—	—	—	—	—

注：“—”表示未检测。

33.3.3.2　分子量及其分布

多糖样品的分子量是由凝胶色谱仪在水相中测定的，所得到的重均分子量、数均分子量以及分散系数值列于表33-2中。从数据可以看出，水提样品PCP1的分子量明显小于其他样品，并且与PCP1的分子量分布方式不同的是，进一步碱提得到的样品具有更广泛的分布范围，分散系数较大。

表 33-2　多花黄精多糖的重均分子量、数均分子量和分散系数

多糖样品	分子量分布		
	重均分子量	数均分子量	分散系数
PCP1	2 090	406	5.14
PCP2	38 600	210	183
PCP3	42 600	276	154
PCP4	34 300	462	74.2
PCP5	24 100	474	50.8

33.4　总结与展望

中医学认为，多花黄精性平，味甘，入脾、肾、肺经，具有补肾益精、滋阴润燥的功效，长期用于治疗肾虚亏损、脾胃虚弱、肺虚燥咳、体倦乏力等症，并有“血气双补之王”的美称。由于多花黄精药材分布广、资源丰富，且具有显著的疗效，然而就目前而言对其药理临床研究还存在一定局限性，因此未来有必要对黄精和多花黄精进行系统和深入的研究。

参 考 文 献

[1] 王坤, 岳永德, 汤锋, 等. 多花黄精多糖的分级提取及结构初步分析[J]. 天然产物研究与开发, 2014, 26: 364-369.

[2] Liu L, Dong Q, Dong X T, et al. Structural investigation of two neutral polysaccharides isolated from rhizome of *Polygonatum sibiricum*[J]. Carbohydr Polym, 2007, 70: 304-309.

第 34 章　毛　筋　草

34.1　植 物 资 源

毛筋草，即禾本科(Gramineae)白茅属植物白茅[*Imperata cylindrica* Beauv. var. Major (Ness) C. E. Hubb.]的干燥根茎[1]，为畲族常用药材。毛筋草又名白茅根。

白茅为多年生植物，具粗壮的长根状茎。秆直立，高 30～80 cm，具 1～3 节，节无毛。叶鞘聚集于秆基，甚长于其节间，质地较厚，老后破碎呈纤维状；叶舌膜质，长约 2 mm，紧贴其背部或鞘口具柔毛，分蘖叶片长约 20 cm，宽约 8 mm，扁平，质地较薄；秆生叶片长 1～3 cm，窄线形，通常内卷，顶端渐尖呈刺状，下部渐窄，或具柄，质硬，被有白粉，基部上面具柔毛。圆锥花序稠密，长 20 cm，宽达 3 cm，小穗长 4.5～5(～6)mm，基盘具长 12～16 mm 的丝状柔毛；两颖草质及边缘膜质，近相等，具 5～9 脉，顶端渐尖或稍钝，常具纤毛，脉间疏生长丝状毛，第一外稃卵状披针形，长为颖片的 2/3，透明膜质，无脉，顶端尖或齿裂，第二外稃与其内稃近相等，长约为颖之半，卵圆形，顶端具齿裂及纤毛；雄蕊 2 枚，花药长 3～4 mm；花柱细长，基部多少连合，柱头紫黑色，羽状，长约 4 mm，自小穗顶端伸出。颖果椭圆形，长约 1 mm，胚长为颖果之半。花果期 4～6 月。

产于辽宁、河北、山西、山东、陕西、新疆等北方地区，生于低山带平原河岸草地、沙质草甸、荒漠与海滨。也分布于非洲北部、土耳其、伊拉克、伊朗、中亚、高加索及地中海区域。模式标本采自法国南部。

34.2　典籍记载与应用

【采收加工】春、秋二季采挖，洗净，晒干，除去须根和膜质叶鞘，捆成小把。

【炮制】按炮制方法可分为白茅根、白茅根炭等两种规格。

(1) 白茅根：洗净，微润，切段，干燥，除去碎屑。

(2) 白茅根炭：取净白茅根段，置锅内，用武火加热，炒至表面焦黑色，取出凉透。

【药材性状】白茅根呈长圆柱形，长 30～60 cm，直径 0.2～0.4 cm。表面黄白色或淡黄色，微有光泽，具纵皱纹，节明显，稍突起，节间长短不等，通常长 1.5～3 cm。体轻，质略脆，断面皮部白色，多有裂隙，放射状排列，中柱淡黄色，易与皮部剥离。

【性味】无臭，味微甜。

【功效】凉血止血、清热利尿。

【主治】治吐血，衄血，尿血，小便不利，小便热淋，反胃，热淋涩痛，急性肾炎，水肿，湿热黄疸，胃热呕吐，肺热咳嗽，气喘。

【用法用量】煎服 9～30 g，鲜品加倍。止血多炒炭用，清热利尿宜生用。

【附方】

(1) 治吐血不止: 白茅根一握。水煎服之。

(2) 治反胃, 食即吐出, 上气: 芦根、白茅根各 100 g。细切, 以水四升, 煮取二升, 顿服之, 得下, 良。

(3) 反胃, 食肉即吐: 用白茅根、芦根各 100 g, 加水四升, 煮成二升, 一次服下。

(4) 治喘: 白茅根一握(生用旋采), 桑白皮等分。水二盏, 煎至一盏, 去滓温服, 食后。

34.3　化学成分研究

白茅根含有三萜类、黄酮类、木脂素类、内酯类、糖类、甾体类及有机酸类等多种化学成分。其中糖类是白茅根的主要化学成分, 初步研究表明, 白茅根中糖的含量达总提取物的 80%以上。Pinilla[2]确定白茅根中存在着 6 种以上单糖苷, 如葡萄糖苷、半乳糖苷、树胶醛糖苷、甘露糖苷、木糖苷、鼠李糖苷等。其中葡萄糖苷和半乳糖苷的结构式如图 34-1 所示。

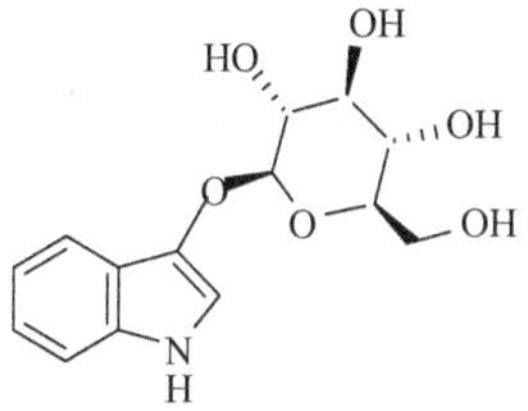

葡萄糖苷 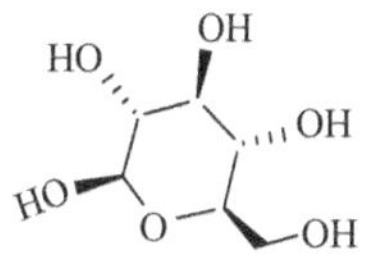　　半乳糖苷

图 34-1　葡萄糖苷和半乳糖苷的结构式

34.4　药理活性研究

34.4.1　利尿作用

白茅根水浸剂能够缓解肾小球血管痉挛, 使肾血流量和肾滤过率增加, 具有利尿作用, 并能够消除尿蛋白、红细胞及管型[3]。

34.4.2　止血作用

白茅根粉能显著缩短兔血浆复钙时间, 提高大鼠血小板的最大聚集力。白茅根生品和炒炭均能明显缩短小鼠出血时间和凝血时间, 对凝血第二阶段(凝血酶生成)有促进作用, 可抑制肝病出血倾向, 并能降低血管通透性, 且炭品与生品比较有显著性差异[4, 5]。

34.4.3　镇痛、抗菌、抗炎

白茅根煎剂每日 1 次, 连续 7 天灌服, 能抑制乙酸引起的扭体反应。白茅根水、50%

乙醇、乙酸乙酯和丙酮的提取物做抑菌实验，可以看出白茅根的这些提取物对革兰氏阳性菌、革兰氏阴性菌和真菌均有一定抑制作用，且对大肠杆菌的抑菌效果最明显[5]。白茅根水煎液能明显抑制角叉菜胶所致的大鼠后足跖肿胀反应，加速炎症反应的消退，但白茅根水煎液对制霉菌素所致炎症反应无明显的抑制作用，说明其对溶酶体膜无明显的保护作用[6]。

34.4.4　降血压

白茅根能够改善肾缺血，减少肾素产生，使血压恢复正常。给正常大鼠及高血压模型大鼠同时给予白茅根降压茶后，正常大鼠及高血压模型大鼠血压均明显降低，同时高血压模型大鼠心率减慢，表明白茅根降压茶能够降低大鼠血压及心率[3]。

34.4.5　免疫调节功能

白茅根可提高免疫低下的小鼠外周血淋巴细胞(LC)非特异性酯酶染色(ANAE)阳性细胞的百分率，可增强小鼠细胞免疫功能。生药白茅根水煎液可提高小鼠腹腔巨噬细胞的吞噬率和吞噬指数，但并未随着药物剂量增加而提高[7]。白茅根多糖通过降低大鼠 IgA 肾病模型血清 IL-2 和 IL-6 含量，从而减少肾脏 TGF-β1 表达而抑制 RGC-32 介导的纤维化[8]。白茅根多糖对植物血凝素(PHA)诱导的正常人外周血 T 淋巴细胞增殖有显著的促进作用，并能促进细胞从 G1 期进入 S 期，从而说明白茅根多糖具有调节人外周血 T 淋巴细胞免疫功能的效应。

34.5　研 究 实 例

根据相关报道的文献，简单阐述白茅根提取物抑菌效果研究的实例[5]。

34.5.1　实验材料

收集湖南省湘西自治州白茅根，经鉴定为禾本科白茅根属多年生草本植物白茅的根状茎。

34.5.2　实验方法

34.5.2.1　白茅根提取物的制备

取新鲜采摘的白茅根，用水洗净，烘干，然后粉碎备用。各取 20 g 白茅根干粉分别加入水煮及用 50%乙醇、乙酸乙酯、丙酮、石油醚各 200 mL 进行超声波(超声功率为 500 W，时间为 40 min)提取，所得滤液采用旋转蒸发仪浓缩，再加入 20 mL 蒸馏水洗脱后装入锥形瓶中，制成浓度为 1 g/mL 的药液，高压蒸气(121 ℃，10 min)灭菌后置 4 ℃冰箱中保藏备用。

34.5.2.2 实验菌种的活化

分别挑取大肠杆菌、金黄色葡萄球菌、产气肠杆菌、枯草芽孢杆菌4种菌于相应的Luria-Bertani培养基(LB)斜面上，假丝酵母菌种于马铃薯培养基斜面上，37 ℃下培养24 h，使菌种活化。

34.5.2.3 药敏纸片法

用打孔器将滤纸打成直径为6 mm的圆纸片，于121 ℃灭菌20 min，将直径为6 mm的无菌滤纸片分别浸入白茅根提取物中，取出，放在60 ℃干燥箱中烘干制成药敏纸片。分别取制备好的10^6 CFU/mL的不同供试菌悬液0.1 mL涂布到直径为75 mm LB平板中，再将药敏纸片贴在平板上，每个平板贴五片，将所有涂布好的平板均置于37 ℃恒温培养箱中培养24 h，测定抑菌圈直径。以上实验重复3次。再利用二倍稀释法进一步测定白茅根提取物的最低抑菌浓度(MIC值)。

34.5.3 结果与讨论

根据34.5.2.3节的实验方法进行实验，于37 ℃恒温培养箱中培养24 h后，观察实验结果(表34-1)。由表34-1可知，白茅根乙酸乙酯提取物对于假丝酵母，水煮提取物对于大肠杆菌，丙酮提取物对于金黄色葡萄球菌，水煮提取物对于枯草芽孢杆菌及50%乙醇提取物对于产气肠杆菌的抑菌效果最好，抑菌圈直径分别为12.0 mm、13.0 mm、13.5 mm、13.5 mm和15.0 mm。5种提取物对革兰氏阳性菌、革兰氏阴性菌和真菌都有一定的抑制作用。但是，白茅根五种提取物对细菌的抑制效果高于真菌。

表34-1 白茅根提取物的药敏纸片实验结果

菌种	抑菌圈直径/mm				
	水煮	50%乙醇	乙酸乙酯	丙酮	石油醚
假丝酵母	8.5	8.5	12.0	8.3	9.5
大肠杆菌	13.0	10.0	8.0	9.5	8.5
金黄色葡萄球菌	9.5	9.0	8.0	13.5	9.0
产气肠杆菌	12.0	15.0	11.5	13.5	12.0
枯草芽孢杆菌	13.5	9.5	9.8	10.0	9.0

34.6 临床使用

34.6.1 病毒性肝炎

白茅根煎剂联合聚乙二醇干扰素、利巴韦林治疗慢性丙型肝炎在提高持续病毒应答(SVR)率、护肝降酶、减轻不良反应方面较单纯应用聚乙二醇干扰素和利巴韦林治疗具有更好的疗效[9]。白茅根具有抗HBV病毒能力，对提高乙型肝炎表面抗原阳性转阴率有显著效果，可改善患者的自觉症状[10]。

34.6.2 急性肾炎

鲜茅根 250 g，生地黄 15 g，水煎 2000 mL，每日 1 剂，用于阴虚内热兼血尿的肾炎。鲜茅根 60 g，白茯苓 15 g，猪苓 15 g，泽泻 15 g，桂枝 9 g，水煎服，每日 1 剂，用于急性兼有表征的肾炎。自拟白茅根汤为主同时配合青霉素 80 万单位肌肉注射治疗急性肾炎 63 例，痊愈 37 例，有效 26 例，有效率 100%。白茅根在临床上可以治疗以水肿高血压血尿和蛋白尿为主的急性肾炎，或以水肿蛋白尿为主的慢性肾炎[7]。

34.6.3 恶性肿瘤

白茅根多用于治疗食管癌、直肠癌、胃癌，亦可用于治疗肺、膀胱、鼻咽部肿瘤。其抗肿瘤的作用可能与其清热生津、增强免疫功能有关。治疗食管癌选用白茅根、白花蛇舌草、半枝莲、苏铁叶、棉花根各 60 g，水煎服，每日1剂。用于临床有一定疗效。包永睿等[11]报道白茅根水提物对人肝癌细胞株 SMMC-7721 具有明显的增殖抑制作用并可诱导其凋亡。

34.6.4 血尿

雷兵[12]报道自拟血尿方(知母，山茱萸，茯苓，白茅根等)治疗阴虚型无症状性血尿 20 例，结果痊愈 8 例，显效 6 例，有效 3 例，无效 3 例，有效率为 85.0%。

34.7 总结与展望

白茅根是药食同源之品，民间将白茅根用于食用较多，但白茅根的现代加工产品较少。白茅根临床也有不少应用，特别是鲜白茅根的应用，更是特色，但缺少相关实验研究的支撑。另外，由于白茅根分布广泛，食用安全方便，具有凉血止血、清热利尿的功效，未来在保健品的开发应用方面具有广阔前景。

参 考 文 献

[1] 雷后兴，李建良. 中国畲药学[M]. 北京：人民军医出版社，2014: 256-257.

[2] Pinilla V. 白茅中多糖物质的分离及其部分免疫刺激作用的研究[J]. 国外医学中医中药分册，2004, 22(6): 365.

[3] 时银英，白玉昊，兰志琼. 白茅根降压茶治疗原发性高血压的实验研究[J]. 陕西中医学院学报，2008, 31(6): 57-58.

[4] 崔珏，李超，尤健，等. 白茅根多糖改善糖尿病小鼠糖脂代谢作用的研究[J]. 食品科学，2012, 33(19): 302-305.

[5] 李昌灵，张建华. 白茅根提取物的抑菌效果研究[J]. 怀化学院学报，2012, 31(11): 34-37.

[6] 岳兴如，侯宗霞，刘萍，等. 白茅根抗炎的药理作用[J]. 中国临床康复，2006, 43(10): 85-87.

[7] 王进. 白茅根的药理研究及临床新用[J]. 中国医药指南，2007, (17): 44-45.

[8] 冷斌. 白茅根多糖对 IgA 肾病大鼠免疫调节及肾纤维化的干预[D]. 桂林：桂林医学院硕士学位论文，

2013: 23-24.
[9] 邱荣仙, 王晓东, 何雄志, 等. 白茅根煎剂联合干扰素和利巴韦林治疗慢性丙型肝炎的临床研究[J]. 中医临床研究, 2012, 21(4): 5-8.
[10] 何炜. 解酒精肝汤治疗酒精性肝病 46 例[J]. 陕西中医, 2006, 26(9): 1074-1075.
[11] 包永睿, 王帅, 孟宪生, 等. 白茅根水提物对人肝癌细胞株 SMMC-7721 细胞周期及细胞凋亡的影响[J]. 时珍国医国药, 2013, 24(7): 1584-1586.
[12] 雷兵. 自拟血尿方治疗阴虚型无症状性血尿随机平行对照研究[J]. 实用中医内科杂志, 2013, 27(1): 30-31.

第35章 槲 猕 姜

35.1 植 物 资 源

槲猕姜，即槲蕨科(Drynariaceae)槲蕨属植物槲蕨(*Drynaria roosii* Nakaike)的多年生干燥根茎，为畲族常用药材。槲猕姜又名骨碎补[1]、毛姜、申姜、猴姜等。

槲蕨通常附生岩石上，匍匐生长，或附生树干上，螺旋状攀援。根状茎直径1～2 cm，密被鳞片；鳞片斜升，盾状着生，长7～12 mm，宽0.8～1.5 mm，边缘有齿。叶二型，基生不育叶圆形，长5～9 cm，宽3～7 cm，基部心形，浅裂至叶片宽度的1/3，边缘全缘，黄绿色或枯棕色，厚干膜质，下面有疏短毛。正常能育叶叶柄长4～7 cm，具明显的狭翅；叶片长20～45 cm，宽10～15 cm，深羽裂到距叶轴2～5 mm处，裂片7～13对，互生，稍斜向上，披针形，长6～10 cm，宽2～3 cm，边缘有不明显的疏钝齿，顶端急尖或钝；叶脉两面均明显；叶干后纸质，仅上面中肋略有短毛。孢子囊群圆形，椭圆形，叶片下面全部分布，沿裂片中肋两侧各排列成2～4行，成熟时相邻2侧脉间有圆形孢子囊群1行，或幼时成1行长形的孢子囊群，混生有大量腺毛。

产于江苏、安徽、江西、浙江、福建、台湾、海南、湖北、湖南、广东、广西、四川、重庆、贵州、云南。附生树干或石上，偶生于墙缝，海拔100～1800 m。越南、老挝、柬埔寨、泰国北部、印度(阿萨姆)也有。

槲蕨是附生蕨类植物，对生境要求特殊，性喜温暖、潮湿、通风、稍遮阴的环境，生长处需有林木遮阴且靠近溪沟水源，以保证足够的湿度和郁闭度，生长地土壤一般偏碱性，光照强度范围为2000～11 000 lx，多见于郁闭度不高的疏林灌林中，附生在江河、沟谷附近的石壁、大树或背阴处的瓦背上。海拔、湿度、阳光强度及附生基质，是影响其生长分布的关键因子。

35.2 典籍记载与应用

【采收加工】全年均可采挖，除去泥沙，干燥，或再燎去茸毛(鳞片)。

【炮制】取原药，除去泥沙，洗净，干燥。

【药材性状】本品呈扁平长条状，多弯曲，有分枝，表面密被深棕色至暗棕色的小鳞片，柔软如毛，经火燎者呈棕褐色或暗褐色，两侧及上表面均具凸起或凹下的圆形叶痕，少数有叶柄残基及须根残留。

【性味】性温味苦。

【功效】疗伤止痛，补肾强骨。

【主治】跌扑闪挫，筋骨折伤，肾虚腰痛，筋骨痿软，耳鸣耳聋和牙齿松动等疾病。

【用法用量】内服煎汤15～25 g；浸酒或入丸、散。外用捣敷。

【附方】

(1) 老人腿抽筋: 猢狲姜10～12 g, 水煎服。

(2) 骨折: 猢狲姜 50 g, 铜钱7枚, 酒糟适量, 在密封坛内浸1天, 取本品捣烂敷患处。

35.3 化学成分研究

迄今为止, 研究人员已从槲蕨科植物中分离得到黄酮类、萜类、挥发油类、苯丙素类及其他类化学成分。其中槲蕨根茎的主要有效成分是二氢黄酮即柚皮苷、儿茶素类及其衍生物为主的黄酮类化合物[2], 具有促进骨细胞的分化、影响成骨细胞的增殖、调控细胞因子、促进骨折愈合及改善骨折部位的血液供应等作用。其中柚皮苷和儿茶素的结构式如图35-1所示。

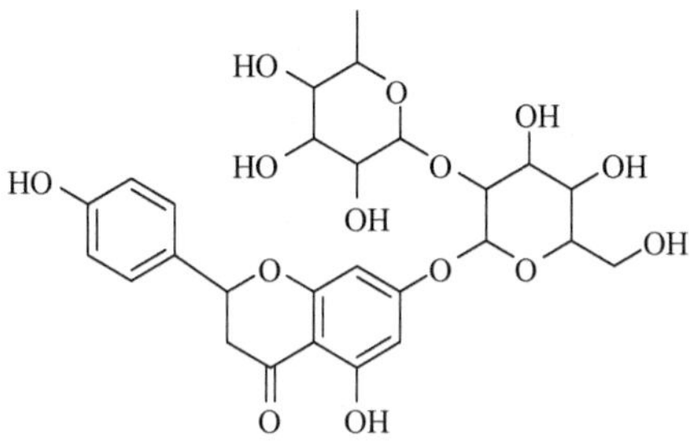

HO HO HO OH O O OH OH O OH O O OH O OH

柚皮苷

HO OH O OH OH OH

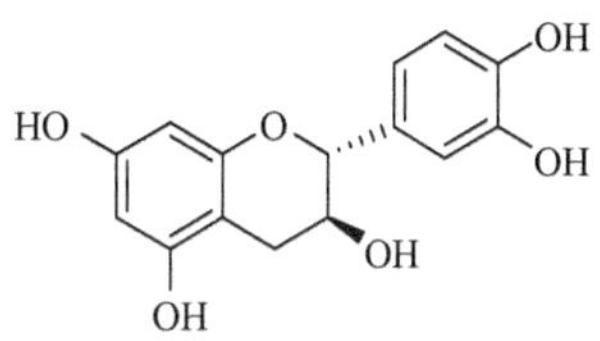

儿茶素

图35-1 槲蕨根茎中柚皮苷和儿茶素的结构式

35.4 药理活性研究

35.4.1 补肝肾强筋骨作用

35.4.1.1 对骨损伤的愈合作用

周铜水等[3]用大鼠后腿股骨下端实验性骨伤模型研究槲蕨、中华槲蕨以及槲蕨根茎主要成分柚皮苷对骨伤的影响, 结果表明它们对大鼠实验性骨损伤的愈合均有促进作用; 高焱[4]研究骨碎补中的总黄酮配合治疗骨折延迟愈合和骨不连的实验, 发现其不仅能使患者临床症状恢复快, 还可缩短骨折愈合时间, 而且无明显不良反应, 有利于患者的早日康复。

35.4.1.2 对骨细胞生长分化的影响

樊粤光等[5]研究发现较高浓度骨碎补的提取液对成骨样细胞的增殖有促进作用。即骨碎补在增强成骨细胞的功能与活性中, 促进新骨形成的同时可能作用于成骨细胞, 抑制其产生或分泌一些破骨细胞促进因子, 使破骨细胞生成减少; 秧荣昆等[6]采用免疫组化染色和放免法测定Ⅰ型胶原蛋白和碱性磷酸酶的含量, 并且检测成骨细胞的增殖情况,发现 1000 mg/L 的骨碎补提取液对成骨细胞有明显的促进作用，在 1000～1500 mg/L 的浓度范围内，其促进作用随浓度升高而增加，并于 1500～1600 mg/L 的浓度范围时达到最大效应。

35.4.1.3　对骨原基及骨间充质干细胞的影响

马克昌等[7]通过组织培养和同位素示踪法发现骨碎补注射液能明显促进培养中鸡胚骨原基的钙化，同时提高了培养组织中碱性磷酸酶(ALP)的活性和促进蛋白多糖的合成，并进一步证明促进蛋白多糖的合成是促进鸡胚骨原基钙化的重要因素；舒晓春等[8]通过在体外条件下对大鼠骨髓间充质干细胞(BMSCs)实施干预诱导，探寻骨碎补总黄酮对 BMSCs 的成骨诱导分化能力及不同浓度下可能存在的剂量效应关系。发现低浓度骨碎补总黄酮能促进 BMSCs 向成骨细胞分化，其中 ALP 生成量随着骨碎补总黄酮浓度的降低大致呈增加趋势。

35.4.1.4　对骨质疏松的影响

贾红漪等[9]研究发现骨碎补与雌激素作用类似，可抑制绝经后高转换型骨质疏松，增加骨小梁骨量和连接性，骨碎补和雌激素均可纠正大鼠因去卵巢所致的体重增加，切除卵巢后大鼠骨密度(BMD)减少，而骨碎补和雌激素可将 BMD 恢复到正常对照组水平，两者有同等的增加骨量的作用；刘剑刚等[10]研究表明骨碎补总黄酮胶囊具有降低大鼠血液黏度、抑制血小板聚集的作用，骨碎补总黄酮对肾上腺素造成大鼠微动脉收缩具有抑制作用，并抑制微动脉血流的减慢，可使血流状态得到改善，并提高大鼠的骨密度含量，提高大鼠的血钙浓度。

35.4.1.5　对肾脏的保护作用

有研究表明，骨碎补对氨基糖苷类抗生素引起的耳中毒具有保护及解毒作用，并认为这是通过骨碎补对肾发挥保护作用来实现的[11]；Long 等[12]研究了骨碎补总黄酮提取液对大鼠急性肾衰竭的影响，结果表明骨碎补提取液不仅对庆大霉素、氯化汞及 5/6 肾切除所致的肾衰竭均有保护作用，而且能明显促进 5/6 肾切除大鼠小管细胞的再生，延长大鼠的生存率。

35.4.2　对牙齿生长的作用

叶翁三杰等[13]以骨碎补等中草药提取液局部注射，进行大白兔牙移动后加速固位的研究，取得了缩短固位时间的效果，并推测其机理可能是骨碎补促进了牙槽骨的成骨而缩短了固位时间，具有改善移位牙周局部血液循环的作用。许彦枝等[14]研究表明骨碎补质量浓度在 10～1000 μg/mL 范围内时可使 ALP 活性增强，细胞器数量增加，功能增强，以 100 μg/mL 时人牙龈成纤维(HGF)细胞中 ALP 活性最高，且骨碎补提取液作用的 HGF 细胞已具有一定的矿化性，有向成骨表型分化的趋势。

35.4.3 抗炎抗氧化作用

刘剑刚等[15]的实验表明骨碎补总黄酮对乙酸所致小鼠腹腔毛细血管扩张和渗透性增高有拮抗作用，大剂量组和对照组比较有明显差异($P<0.05$)。对蛋清造成大鼠足肿胀、棉球诱发的肉芽肿有抑制作用，和对照组比较有显著差异($P<0.01$)。说明骨碎补总黄酮具有抗炎作用，并能抑制毛细血管渗透性的增高。龚晓健等[16]经研究发现在兔和大鼠膝骨关节炎实验模型中，骨碎补总黄酮能减轻软骨病变，显著降低 Mankin 法软骨积分。病理检测结果表明骨碎补总黄酮组形态明显优于模型对照组。扫描电镜观察显示骨碎补总黄酮组大鼠软骨表面光滑，似覆盖一层无定形物质，较模型对照组有明显的改善。

35.4.4 降血脂作用

王维新等[17]研究发现骨碎补有预防血脂升高及降低高脂血症作用，并能防止主动脉壁粥样硬化斑块的形成，骨碎补对实验性高脂血症有抗血管内皮损伤作用，促进肝肾上腺内胆固醇代谢过程，使无粥样硬化区主动脉壁、肝脏、肾上腺中胆固醇含量明显下降，骨碎补抗动脉硬化的活性成分之一骨碎补多糖酸盐，能保护肝及肾上腺的细胞器，抗细胞内高胆固醇的损伤从而增强细胞功能，改变细胞内胆固醇代谢过程[18]。

35.4.5 对耳毒性作用的影响

链霉素引起的中毒症状，如耳鸣、麻木等，属于中医的“肾虚”范畴，且对耳面部有部分损伤，应用骨碎补补肾疗伤，正合此病病理，有减轻或消除中毒症状的作用，疗效可靠[19]。另有报道骨碎补水煎液可治疗链霉素中毒耳聋，显效时间平均 5～7 天，比西药对照组减少 14.9 天，有显著性差别($P<0.01$)[20]。

35.5 研 究 实 例

根据相关报道的文献，简单阐述湘西产槲蕨不同种质资源间总黄酮含量差异研究的实例[21]。

35.5.1 实验材料

收集湘西吉首、保靖、花垣、永顺和龙山等县市附生在石壁上的槲蕨样品。

35.5.2 实验方法

35.5.2.1 总黄酮的提取

分别将不同来源的槲蕨按叶、叶柄、块茎于 60 ℃烘干，用粉碎机粉碎后备用，另称取叶、叶柄和块茎 3 个部位的样品各 1.000 g 充分混匀，组成不同来源的槲蕨总黄酮含量分析样品。称取上述总黄酮分析样品粉末 1.000 g 于锥形瓶内，加入 20 mL 浓度 40%的乙醇，微波提取 40 s 后过滤，重复提取 1 次后合并滤液，用浓度 40%乙醇定容到 50 mL，得总黄酮提取液。

35.5.2.2　总黄酮含量测定

采用硝酸铝显色法比色测定，取样品提取液 1.0 mL，加浓度 80%乙醇至 5 mL，加 0.5 mL 浓度 5%的 $NaNO_2$ 溶液，混匀后静置 6 min，再加 0.5 mL 浓度为 10%的 $Al(NO_3)_3$ 溶液，混匀后静置 6 min，最后加 4 mL 浓度为 4%的 NaOH 溶液，混匀后显色静置 15 min，于 510 nm 处用 723 型分光光度计测定吸光度数据，重复测定 3 次，取平均值。

35.5.3　结果与讨论

35.5.3.1　不同来源地的槲蕨总黄酮含量分析

由图 35-2 可知，在所采的 8 个样点中，以龙山的槲蕨总黄酮含量最高，为 13.5%；王村样品的总黄酮含量次之；矮寨样品总黄酮含量与王村样品含量非常相近；来源于保靖的槲蕨总黄酮含量最低，仅有 1.8%。结果还显示，在这 8 个样点中不同来源的槲蕨种质资源在总黄酮含量上存在明显差异($P<0.05$)，龙山和小溪的样品皆为树附生，但只有龙山样品组表现为高总黄酮含量，而小溪样品的总黄酮含量则明显低于王村、矮寨和永顺组，表明这种含量差异与槲蕨的附生基质类型无关。

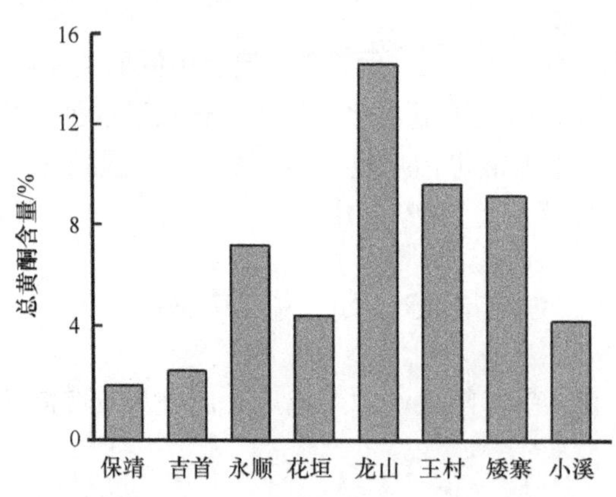

图 35-2　不同来源地的槲蕨总黄酮含量变化

35.5.3.2　湘西产槲蕨不同部位的总黄酮含量差异

由图 35-3 可见，来源于永顺、花垣和龙山 3 个样点的槲蕨总黄酮含量在各器官中的分布趋势为叶>根状茎>叶柄；保靖、王村和矮寨 3 个样点的总黄酮含量分布趋势为叶>叶柄>根状茎；吉首样品的总黄酮含量为叶柄>叶>根状茎；而小溪样品则是根状茎>叶>叶柄的分布趋势。从来源地来看，叶中总黄酮含量从高到低依次为龙山>矮寨>王村>永顺>花垣>小溪>保靖>吉首；叶柄中总黄酮含量大小顺序为龙山>王村>矮寨>永顺>吉首>小溪>花垣>保靖；根状茎中总黄酮含量大小顺序则为龙山>王村>小溪>永顺>花垣>矮寨>吉首>保靖；可见总黄酮含量在槲蕨各器官中的分布同样存在着种质差异，而龙山样品各器官的总黄酮含量均排在首位，表明湘西产槲蕨以龙山样品的种质资源为最好，王村样品次之，保靖样品的品质最差。

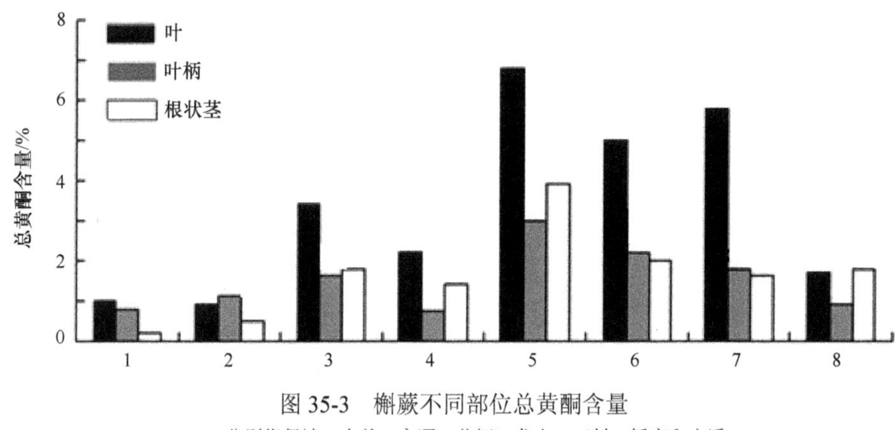

图 35-3 槲蕨不同部位总黄酮含量

1～8 分别指保靖、吉首、永顺、花垣、龙山、王村、矮寨和小溪

35.6 临床使用与产品开发

35.6.1 临床使用

槲蕨科植物的根茎入药为骨碎补，其为一味传统中药，临床应用广泛。综述骨碎补的药理作用研究进展，骨碎补具有补肝肾强筋骨、预防骨质疏松，以及抗炎，防止链霉素和卡拉霉素发生不良反应，降血脂作用等。

唐琪等[22]制备骨碎补的水、醇提取液，考察其促细胞增殖作用，结果表明 0.01 mg/L 骨碎补水提液能促进 MC3T3-E1 细胞数量增加; 0.01 mg/L 骨碎补水提液和醇提液能使 S 期细胞百分率提高, G1 期细胞百分率减少; 100 mg/L 骨碎补醇提液能使细胞 ALP 的活性升高($P<0.05$)，能明显促进细胞骨钙素合成和分泌($P<0.01$)；1 mg/L 骨碎补水提液及 0.01 mg/L 骨碎补醇提液均可促进细胞钙化($P<0.05$)。结果表明骨碎补水相和醇相提取物中分别存在有较高活性的促进成骨细胞增殖、分化和钙化的物质，具有进一步研发成抗骨质疏松或骨质吸收新药的前景。

35.6.2 产品开发

2014 年郑东明申请了名为《一种促进骨折术后恢复的药剂及制备方法》的专利。该发明的药剂包括 A 剂和 B 剂, A 剂为专门治疗骨折早期的红、肿、热、痛及改善和促进局部血流，以及对多种细菌和其他病原体微生物具有抑制或灭杀作用，可以有效抗感染，尤其是骨折手术后感染的药材组成，B 剂由能够为患者提供钙质来促进骨骼的愈合、生长的药物组成，A 剂和 B 剂服用一定的时间间隔，有效防止药物之间的互相作用降低药性，各自在两个方面发挥药性，加强治疗效果。

35.7　总结与展望

综上所述，由于槲蕨科植物的根茎入药为骨碎补，具有补肾强骨、续伤止痛的功效，此外还具有抗衰老和治疗老年痴呆的作用。目前国内外研究人员已对槲蕨的化学成分、药理及生药鉴定等方面作了系统的研究，而且部分药理活性已经用于临床实践。未来应进一步研究槲蕨的化学活性以用于更多的药理及临床应用中。

参考文献

[1] 浙江省食品药品监督管理局. 浙江省中药炮制规范[M]. 北京: 中国医药科技出版社, 2015: 66-67.

[2] 周铜水, 周荣汉. 骨碎补类生药商品调查和性状鉴定研究[J]. 中国中药杂志, 1993, 18(12): 710-712.

[3] 周铜水, 刘晓东, 周荣汉, 等. 骨碎补对大鼠实验性骨损伤愈合的影响[J]. 中草药, 2003, 25(5): 249-250.

[4] 高焱. 骨碎补总黄酮治疗骨折延迟愈合和骨不连[J]. 中医正骨, 2007, 7(19): 11-12.

[5] 樊粤光, 黄永明, 曾意荣, 等. 骨碎补提取液对体外分离破骨细胞性骨吸收的作用[J]. 中国中医骨伤科杂志, 2003, 11(6): 4-6.

[6] 秧荣昆, 郭磊磊. 骨碎补提取液对成骨细胞增殖的影响[J]. 贵阳中医学院学报, 2006, 28(4): 61-62.

[7] 马克昌, 朱太咏. 骨碎补注射液对培养中鸡胚骨原基钙化的促进作用[J]. 中国中药杂志, 1995, 20(3): 178-18.

[8] 舒晓春, 刘君静, 朱丹华, 等. 不同浓度的骨碎补总黄酮对大鼠骨髓间充质干细胞向成骨细胞分化的影响[J]. 中国病理生理杂志, 2010, 26(7): 1261-1264.

[9] 贾红漪, 王宝利, 邝晨钟, 等. 骨碎补与雌激素对去卵巢大鼠骨质疏松作用的对照研究[J]. 中国中西医结合杂志, 2006, 51: 116-119.

[10] 刘剑刚, 谢雁鸣, 徐哲, 等. 骨碎补总黄酮的活血化疲作用及对实验性微循环障碍和骨质疏松症的影响[J]. 中国骨质疏松杂志, 2006, 12(1): 46-49.

[11] 张桂茹, 王重远, 刘莉, 等. 中药骨碎补对卡那霉素耳毒性预防效果的实验研究[J]. 白求恩医科大学学报, 1993, 19(2): 164.

[12] Long M, Qiu D, Li F, et al. Flavonoid of *Drynaria fortunei* protects against acute renal failure[J]. Phytother Res, 2005, 19(5): 422-427.

[13] 叶翁三杰, 刘侃, 沈刚, 等. 中草药骨碎补缩短兔牙移动后固位的实验研究[J]. 口腔正畸学, 1997, 4(2): 72-74.

[14] 许彦枝, 朱朦朦, 土馄. 骨碎补对人牙跟成纤维细胞超微结构和碱性磷酸酶活性的影响[J]. 中国实用口腔杂志, 2008, 1(3): 157-160.

[15] 刘剑刚, 谢雁鸣, 邓文龙, 等. 骨碎补总黄酮抗炎作用的实验研究[J]. 中国天然药物, 2004, 2(4): 232-234.

[16] 龚晓健, 李运曼, 安佰平, 等. 骨碎补总黄酮的抗膝骨关节炎作用[J]. 中国天然药物, 2006, 4(3): 215-218.

[17] 王维新, 王敖格. 骨碎补降血脂及防止主动脉粥样硬化斑块形成的实验观察[J]. 中医杂志, 1980, 21(2): 56.

[18] 王维新, 王敖格. 骨碎补对家兔组织内脂质含量的影响[J]. 中医杂志, 1981, 22(7): 67-78.

[19] 崔培立, 吴建军. 骨碎补治疗链霉素毒性反应 23 例[J]. 四川中医, 1998, 16(5): 36.

[20] 孟景春. 骨碎补治链霉素中毒耳聋[J]. 江苏中医, 1995, 16(11): 25.

[21] 李朝阳, 陈玲, 陈军, 等. 湘西产槲蕨不同种质资源间总黄酮含量差异研究[J]. 安徽农业科学, 2011, 39(35): 21662-21663.
[22] 唐琪, 陈莉丽, 严杰. 骨碎补提取物促小鼠成骨细胞株MC3T3-E1细胞增殖、分化和钙化作用的研究[J]. 中国中药杂志, 2004, 29(2): 164-168.

第 36 章 红 豆 树

36.1 植 物 资 源

红豆树，即豆科(Leguminosae)红豆属植物红豆树(*Ormosia hosiei* Hemsl. et Wils.)的干燥种子，为畲族常用药材。红豆树又名何氏红豆、鄂西红豆及江阴红豆。

红豆树，常绿或落叶乔木，高达 20～30 m，胸径可达 1 m；树皮灰绿色，平滑。小枝绿色，幼时有黄褐色细毛，后变光滑；冬芽有褐黄色细毛。奇数羽状复叶，长 12.5～23 cm；叶柄长 2～4 cm，叶轴长 3.5～7.7 cm，叶轴在最上部一对小叶处延长 0.2～2 cm 生顶小叶；小叶 1～2 或 2～4 对，薄革质，卵形或卵状椭圆形，稀近圆形，长 3～10.5 cm，宽 1.5～5 cm，先端急尖或渐尖，基部圆形或阔楔形，上面深绿色，下面淡绿色，幼叶疏被细毛，老则脱落无毛或仅下面中脉有疏毛，侧脉 8～10 对，和中脉成 60°角，干后侧脉和细脉均明显凸起成网格；小叶柄长 2～6 mm，圆形，无凹槽，小叶柄及叶轴疏被毛或无毛。圆锥花序顶生或腋生，长 15～20 cm，下垂；花疏，有香气；花梗长 1.5～2 cm；花萼钟形，浅裂，萼齿三角形，紫绿色，密被褐色短柔毛；花冠白色或淡紫色，旗瓣倒卵形，长 1.8～2 cm，翼瓣与花骨瓣均为长椭圆形；雄蕊 10，花药黄色；子房光滑无毛，内有胚珠 5～6 粒，花柱紫色，线状，弯曲，柱头斜生。荚果近圆形，扁平，长 3.3～4.8 cm，宽 2.3～3.5 cm，先端有短喙，果颈长 5～8 mm，果瓣近革质，厚 2～3 mm，干后褐色，无毛，内部无隔膜，有种子 1～2 粒；种子近圆形或椭圆形，长 1.5～1.8 cm，宽 1.2～1.5 cm，厚约 5 mm，种皮红色，种脐长 9～10 mm，位于长轴一侧。花期 4～5 月，果期 10～11 月。

产于陕西(南部)、甘肃(东南部)、江苏、安徽、浙江、江西、福建、湖北、四川、贵州。生于河旁、山坡、山谷林内，海拔 200～900 m，稀达 1350 m。模式标本采自四川成都。

本种在本属中是分布于纬度最北地区的种类，较为耐寒。木材坚硬细致，纹理美丽，有光泽，边材不耐腐，易受虫蛀，心材耐腐朽，为优良的木雕工艺及高级家具等用材；根与种子入药；树姿优雅，为很好的庭院树种。现大树不多，应加强保护及繁殖。

36.2 典籍记载与应用

【采收加工】秋季果实成熟时采收种子，干燥。

【药材性状】种子椭圆形或近圆形，长 1.3～1.8 cm。表面鲜红色或暗红色，有光泽，侧面有条状种脐，长约 8 mm。种皮尖脆。子叶发达，2 枚，富油性。气微。

【性味】味苦，性平，小毒。

【功效】理气活血，清热解毒。

【主治】心胃气痛，疝气疼痛，血滞经闭，无名肿毒，疔疮。

【用法用量】内服煎汤, 6～15 g。

36.3 育苗技术

36.3.1 苗圃地准备

圃地应选择交通方便, 土壤肥沃, 结构疏松, 水源充足, 排灌方便的沙壤土。播种前进行深耕细耕, 清理杂草, 清除苗圃地杂草、石块, 平整土地。然后起畦作床, 床面宽1.0～1.2 m, 床间留步道宽30～40 cm, 四周设置排水沟。

36.3.2 容器与基质

容器苗是现代林业种苗的主要供应方式, 可显著提高造林质量和成效, 培育1年生苗选用7 cm(D)×14 cm(H)圆筒状塑料袋。育苗基质要具有一定的肥力, 持水、透气、排水性能良好, 采用黄心土70%、火烧土27%、磷肥3%, 打碎再充分拌匀。装填基质时压实, 填满。将装好基质的容器整齐摆放到苗床上。

36.3.3 播种育苗

种子选用红豆树母树结实年龄一般在25年生左右生长健壮的优良母树。在10月下旬至11月上旬当荚果成熟、快要裂开时, 用高枝剪剪收果枝, 采回荚果, 稍加暴晒后室内摊开使其自然开裂脱粒, 收集种子。此时红豆树种胚已发育成熟, 但种皮致密度较低, 容易透水, 有利于种子吸水膨胀。

把采回的种子用2 g/L高锰酸钾溶液浸种30 min后捞出用清水冲洗干净浸入85～90 ℃的热水中自然冷却24 h, 然后按体积比为3∶1混湿沙催芽, 湿沙的湿度在50%左右, 不宜过大, 湿沙与种子充分混合, 5～7天翻动1次, 挑出霉烂种子。

一般在40天左右即会发芽, 发芽后再生长出2片真叶时即可移植在育苗袋中。芽苗移植前1天, 充分淋透育苗容器内的基质, 即可种植。移栽完毕后, 用竹片或0.5 cm粗的钢条拱60 cm高的半拱形, 覆盖遮阳网, 遮阳网密度为70%。移栽后7天内要每天早、晚浇水1次, 其后遇晴天时每天浇水1次, 以保证红豆树小苗的水分需求, 促进小苗成活。

36.3.4 苗期管理

苗木生长季节, 要及时除草, 除草要坚持“除小除了”原则。保持土壤疏松湿润, 雨水多季节要注意排水, 防止苗木根腐。待苗木生长稳定后即可施肥, 以稀薄的腐熟粪尿或复合肥水溶液, 每次施肥后及时淋水冲洗预防烧伤。6～8月期间可施肥5～7次, 促进苗木快速生长, 10月可追施2～3次。梅雨季节要清沟排水。苗木生长期要及时清除容器内、床面和步道上的杂草, 在基质湿润时人工将草连根拔除, 除草后要及时淋水。

36.4　病虫害防治

36.4.1　病害

红豆树病害主要是根腐病和角斑病。

红豆树在幼苗期容易发生根腐病，根腐通常发生在含水量大、排水性差和温度不适宜的情况下。根系产生淡褐色的损伤，导致根的外层开始腐烂，只剩下很细的根的内层髓心。随着进一步发展，根系变成暗褐色甚至黑色，表现为生长受阻，叶片灰暗，甚至发黄、枯萎的现象，最后全株死亡。播种前，种子可用种子质量 0.3%的多菌灵拌种或苗床使用多菌灵、甲基托布津进行土壤消毒。发病初期可用甲基托布津、多菌灵 800～1000 倍液灌根，雨后及时排水。及时防治地下害虫和线虫的危害。

角斑病危害叶片，苗期至成株期均可受害，开始时产生褐色小斑点，后以叶脉为界，逐渐扩大，呈不规则的多角形，色赤褐，周围往往有黄色晕环，后期长出黑色霉状小点。可使用 1∶1∶100(硫酸铜∶生石灰∶水)的波尔多液、多菌灵可湿性粉剂 600 倍溶液或百菌清等杀菌剂喷雾防治，交替使用。

36.4.2　虫害

虫害主要是地蚕，又称地老虎，林木苗圃地的实生幼苗常常受害。多种杂草常为其重要寄主。夜间活动为害，取食叶片、心叶、嫩头、幼芽等部位，常将作物幼苗齐地面处咬断，使整株死亡，造成缺苗。加强田间管理，多次耕翻，精细整地，消灭周围杂草是消灭地老虎成虫产卵场所，根绝其幼虫早期食料来源的重要措施[1]。清晨在被害苗株的周围，找到潜伏的幼虫，每天捉拿，坚持 10～15 天。在地老虎 1～3 龄幼虫期，采用 2.5%溴氰菊酯乳油 1500 倍液地表喷雾。

36.5　化学成分研究

Isabelle 等[2]从红豆树中分离出 hosieines A～D(**1**～**4**，图 36-1)4 个生物碱类化合物。

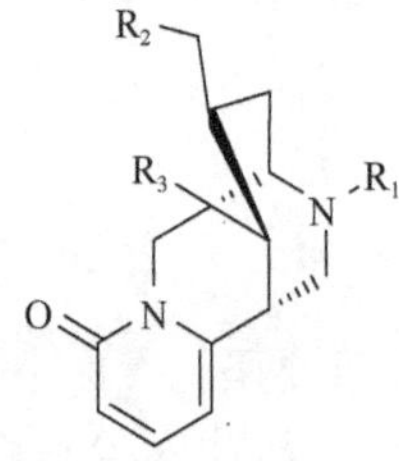

1　$R_1=CH_3$, $R_2=R_3=H$
2　$R_1=CH_3$, $R_2=OH$, $R_3=H$
3　$R_1=R_2=R_3=H$
4　$R_1=CH_3$, $R_2=H$, $R_3=OH$

图 36-1　红豆树中化合物 1～4 的结构式

这些化合物结构上与金雀花碱(cytisine)具有一定的相似性，药理作用上也有类似作用，已有研究发现其对人神经元烟碱受体$\alpha_4\beta_2$亚型具有很高的亲和性。

36.6　总结与展望

目前，对红豆树的研究主要集中于木材性状、生态学特征和栽培技术等方面，今后可加大该植物化学成分和药理活性方面的研究。

参 考 文 献

[1] 雷辉福, 龙启德, 何玉龙. 南方红豆杉林金龟子的防治研究[J]. 园艺与种苗, 2011, (3): 51-53, 73.
[2] Isabelle P, Muriel B, Laure V, et al. Cytisine-like alkaloids from *Ormosia hosiei* Hemsl. & E.H. Wilson[J]. Phytochemistry, 2014, 107: 97-101.

第 37 章　金线吊葫芦

37.1　植物资源

金线吊葫芦，即葡萄科(Vitaceae)崖爬藤属植物三叶崖爬藤(*Tetrastigma hemsleyanum* Diels et Gilg)的全草，为畲族常用药材。金线吊葫芦又名三叶青、金丝吊葫芦、蛇附子、石老鼠等。2015 年版《浙江省中药炮制规范》收载的三叶青则指的是三叶崖爬藤的新鲜或干燥块根[1]。

三叶崖爬藤[2]，草质藤本。小枝纤细，有纵棱纹，无毛或被疏柔毛。须卷不分枝，相隔 2 节间断与叶对生。叶为 3 小叶，小叶披针形、长椭圆披针形或卵披针形，长 3～10 cm，宽 1.5～3 cm，顶端渐尖，稀急尖，基部楔形或圆形，侧生小叶基部不对称，近圆形，边缘每侧有 4～6 个锯齿，锯齿细或有时较粗，上面绿色，下面浅绿色，两面均无毛；侧脉 5～6 对，网脉两面不明显，无毛；叶柄长 2～7.5 cm，中央小叶柄长 0.5～1.8 cm，侧生小叶柄较短，长 0.3～0.5 cm，无毛或被疏柔毛。花序腋生，长 1～5 cm，比叶柄短、近等长或较叶柄长，下部有节，节上有苞片，或假顶生而基部无节和苞片，二级分枝通常 4，集生成伞形，花二歧状着生在分枝末端；花序梗长 1.2～2.5 cm，被短柔毛；花梗长 1～2.5 mm，通常被灰色短柔毛；花蕾卵圆形，高 1.5～2 mm，顶端圆形；萼蝶形，萼齿细小，卵状三角形；花瓣 4，卵圆形，高 1.3～1.8 mm，顶端有小角，外展，无毛；雄蕊 4，花药黄色；花盘明显，4 浅裂；子房陷在花盘中呈短圆锥状，花柱短，柱头 4 裂。果实近球形或倒卵球形，直径约 0.6 cm，有种子 1 颗；种子倒卵椭圆形，顶端微凹，基部圆钝，表面光滑，种脐在种子背面中部向上呈椭圆形，腹面两侧洼穴呈沟状，从下部近 1/4 处向上斜展直达种子顶端，花期 4～6 月，果期 8～11 月。

产于江苏、浙江、江西、福建、台湾、广东、广西、湖北、湖南、四川、贵州、云南、西藏。生于山坡灌丛、山谷、溪边林下岩石缝中，海拔 300～1300 m。模式标本采自湖北宜昌。

37.2　典籍记载与应用

【采收加工】冬季采收，洗净，鲜用或干燥。

【炮制】取原药，润软，切厚片，干燥。

【药材性状】块根呈纺锤形、葫芦形、卵圆形或椭圆形，长 0.5～2.5 cm，宽 0.3～1.5 cm。表面棕褐色，多数较光滑，或有皱缩和少数皮孔状的小瘤状隆起，有的还有凹陷，其内残留棕褐色细根。质硬而脆，断面稍粗糙，类白色，粉性。气微，味微甘。

【性味】味苦，性平。

【功效】清热解毒，祛风活血。

【主治】小儿高热惊风，百日咳，疔疮痈疽，淋巴结结核，毒蛇咬伤，肺炎，肝炎，肾炎，风湿痹痛。

【用法用量】内服煎汤 3～12 g；外用适量，捣敷或磨汁涂。

【注意事项】孕妇禁服。

37.3　化学成分研究

目前对三叶青化学成分的研究还较少，至今为止从该植物中分离得到的化合物主要有黄酮类、三萜甾醇类、有机酸类等成分。

37.3.1　三叶青块根中化学成分

三叶青在中药中以块根入药，故对块根化学成分的研究较多。杨大坚等[3]从三叶青根中分离鉴定得到 6′-*O*-苯甲酰基胡萝卜苷、胡萝卜苷和 β-谷甾醇。李瑛琦等[4]从三叶青块根乙酸乙酯萃取物中分离得到山柰酚、槲皮素和山柰酚-3-*O*-新橙皮糖苷。毛一亮等[5]从石油醚萃取物中分离得到 4 种化合物，分别鉴定为蒲公英萜酮、蒲公英萜醇、β-谷甾醇和麦角甾醇。

霍昕等[6]从三叶青块根乙醚提取物中分离得到21个化合物，并鉴定出18个组分，分别是亚油酸、棕榈酸、油酸、二苯胺、亚麻酸甲酯、硬脂酸、樟脑、2, 3-丁二醇、己酸、苯甲酸、苯乙醇、苯酚、6, 10, 14-三甲基-2-十五烷酮、异丙苯、豆蔻酸、十五酸、补骨脂素、十七酸，其中前 6 种提取物含量较高。

37.3.2　三叶青地上部分化学成分

针对三叶青地上部分的研究较少，但也有所进展。刘东等[7, 8]从三叶青地上部分中分离出 16 种化合物，分别是蒲公英萜醇、蒲公英萜酮、β-谷甾醇、麦角甾醇、α-香树脂醇、三十二酸、水杨酸、丁二酸、胡萝卜苷、山柰酚-7-*O*-β-L-吡喃鼠李糖基-3-*O*-β-D-吡喃葡萄糖苷、没食子酸乙酯、甘露醇、环四谷氨肽及 3 种黄酮苷类化合物，分别为芹菜素-6-α-L-吡喃鼠李糖基-(1-4)-α-L-吡喃阿拉伯糖苷(崖爬藤苷)、芹菜素-8-α-L-吡喃鼠李糖基-(1-4)-α-L-吡喃阿拉伯糖苷(异崖爬藤苷)和芹菜素-6, 8-二-*C*-β-D-吡喃葡萄糖苷[9]。蔡韦炜等[10]从三叶青地上部分鉴定出酚类、氨基酸类、黄酮类、皂苷、甾萜类、挥发油和油脂等成分。杨大坚等[3]鉴定出黄酮类、没食子酸和花青素类化合物。此外，付金娥等[11]采用电感耦合等离子体-发射光谱法(ICP-AES)分别测定三叶青药材中的微量元素，以 Mg、Fe、Mn、Zn、Ba 等含量较高，而 Cd、Pb 和 As 含量极低或未检出。

37.4　药理活性研究

37.4.1　抗肿瘤作用

丁钢强等[12]在 2008 年研究发现，三叶青提取物中乙酸乙酯溶解部分对人肝癌

HepG2 细胞活性具有较强的抑制作用，正丁醇部分也有一定的作用；季绍勇[13]报道以三叶青为主要成分的金丝地甲胶囊，对 LEWIS 肺肿瘤细胞、SMMC-7721 肝肿瘤细胞、HL-60 人淋巴母细胞性白血病细胞、SCG-7901 胃肿瘤细胞及 HCT-116 结肠肿瘤细胞的生长有明显抑制效果；魏克民等[14]在临床上研究表明，用三叶青、黄芪、人参皂苷配制而成的金芪片治疗恶性肿瘤 120 例，完全缓解 52 例，部分缓解 42 例，稳定 18 例，进展 8 例，完全缓解及部分缓解共 94 例，总有效率 78.33%，这说明三叶青对防治恶性肿瘤确有一定作用，并且指出由杭州天惠医药科技有限公司研制开发生产的"金芪片"，其主要成分有三叶青、黄芪提取物、人参皂苷，是一种适合肿瘤患者及其他免疫力低下的人群长期服用的功能性保健食品；徐彩菊等[15]在对三叶青提取物抗肿瘤抑制进行的初探中认为，调节机体免疫功能是三叶青提取物抗肿瘤的重要机制之一。程伟等[16]的研究中发现，在肺癌 A549 细胞中加入不同浓度的三叶青提取物后，共培养 48 h 后检测吸光值，发现随着三叶青提取物浓度的增加，对肺癌 A549 细胞的抑制作用明显增强，在浓度达到 10～49 mol/mL 后，抑制作用与对照组比较有显著差异。

37.4.2　抗病毒作用

杨学楼等[17]通过三叶青提取物含氮碱 A 和含酮物 F，粗全浸提取物 S1 和 S2 在小白鼠体内和鸡胚成纤维细胞上的实验证实，以上 4 种药物均显示出不同程度的抗病毒作用。其中 A 和 F 对流感病毒 PR3 株及仙台病毒(小白鼠肺适应株)有较强的抗病毒效果。此外，杨大坚等[3]发现三叶青脂溶性成分有显著抗病毒及抗出血热的作用。

37.4.3　抗炎、镇痛及解毒作用

资古明等[18]研究发现，小鼠腹腔注射三叶青块根提取物，在热板法和苯醌法致痛模型上均有明显的镇痛效果，以及对二甲苯引起小鼠耳肿胀有明显抑制作用。黄真等[19]发现三叶青提取物能明显抑制小鼠腹腔毛细血管炎性渗出，抑制二甲苯所致小鼠耳廓肿胀及 10%蛋清致大鼠足跖肿胀，主要表现为减少乙酸致小鼠扭体次数，提高热板法小鼠痛阈值，并降低干酵母和 2, 4-二硝基苯酚致大鼠发热模型的体温，从而证实了三叶青具有较好的抗炎、镇痛及解热作用。三叶青石膏汤治疗小儿外感发热 72 例，总有效率 94.4%，加味后还可治疗以下疾病，如伴鼻塞、流涕者加荆芥、防风；伴咳嗽者加浙贝母、前胡；伴扁桃腺炎者加射干、山豆根；伴疱疹性咽腮腺炎者加柴胡、夏枯草等[20]。

37.4.4　保肝作用

有研究发现，三叶青能促进家兔肝细胞吸收和吞噬放射性四碘四氯荧光素，说明三叶青具有加强肝脏功能的作用。实验表明，三叶青提取物能够明显降低四氯化碳(CCl_4)致小鼠肝损伤后丙氨酸氨基转移酶(ALT)、天门冬氨酸氨基转移酶(AST)增高，减轻肝细胞变性、炎症浸润及坏死等病变，降低肝中丙二醛(MDA)生成量。由此表明，三叶青提取物对 CCl_4 所致肝损伤具有一定的保护作用[21-23]。张同远等[24]研究发现，三叶青可显著

抑制透明质酸(HA)、层黏蛋白(LN)的异常增高，提示了三叶青抗肝纤维化作用良好。

37.4.5 急性毒性

江月仙等[25, 26]将三叶青按《保健食品检验与评价技术规范》(2003 年版)中“食品安全性毒理学评价试验”进行实验，发现第一阶段大鼠经口急性毒性半数致死量(LD_{50})雌雄两性别均大于 100.0 g/kg 体重；小鼠经口急性 LD_{50} 雌雄两性别均大于 40.0 g/kg 体重。按急性毒性分级标准判定，属实际无毒。第二阶段 Ames 实验结果为阴性，小鼠骨髓细胞微核实验和小鼠精子畸形实验结果均为阴性，说明三叶青未显示有致突变性。

37.4.6 免疫力调节作用

口服三叶青脂溶性提取物，可以使小鼠体内肿瘤坏死因子-α(TNF-α)和干扰素-γ(IFN-γ)含量增高，增强单核-巨噬细胞吞噬功能[12]。对三叶青水提物研究表明，其能拮抗烫伤致大鼠血清 IgA 含量降低、回肠黏液中 S-IgA 含量降低及肠黏膜中 MDA 含量升高，能拮抗烫伤致大鼠脾脏淋巴细胞增殖能力下降、NK 细胞活性降低及烫伤引起的血清白介素-6(IL-6)水平增加作用，对烫伤引起的肠道局部和全身免疫紊乱有纠正作用[21]。

37.5 研 究 实 例

根据相关报道的文献，简单阐述三叶青地上部分化学成分分析的实例[10]。

37.5.1 实验材料

三叶青地上部分的产地为福建省福安市，由福建中医药大学药学院范世明高级实验师鉴定确认。

37.5.2 实验方法与结果

1) 水提取法

称取三叶青地上部分粉末 5 g，置于 100 mL 锥形瓶中，加 60 mL 蒸馏水，室温浸泡过夜。过滤，滤液供检查氨基酸、蛋白质用。将上述剩余的冷水浸泡液连同滤渣置于 60 ℃的水浴上加热 1 h，趁热过滤，滤液冷却至室温后供检查糖、多糖、有机酸、皂苷、酚类、鞣质成分用。

2) 乙醇提取法

取三叶青地上部分粉末 10 g，加 10 倍量 95%的乙醇，水浴加热回流 1 h，过滤，滤液分成 2 份：1 份作为乙醇提取液，供检查酚类、鞣质及有机酸用；1 份浓缩成稠膏，再一分为二，放冷后，1/2 加 2%盐酸溶解，过滤，滤液供检查生物碱用，滤渣溶解后供检查黄酮、蒽醌用；1/2 用 10 mL 乙酸乙酯溶解，用 5%氢氧化钠将乙酸乙酯层水洗到中性，乙酸乙酯层用作香豆素、萜类内酯、强心苷检查。

3) 石油醚提取法

三叶青地上部分粉末 1 g，加 10 mL 石油醚(沸程 60～90 ℃)，放置 2～3 h，过滤，滤液置表面皿上挥干，残留物供检验甾体、三萜类、挥发油、油脂用。

4) 有机溶剂分离萃取法及薄层色谱鉴别

称取三叶青地上部分粉末 50 g，加 300 mL 乙醇，在水浴上回流 1.5 h(注意添加乙醇，使之保持一定体积)，过滤。取乙醇提取液，置蒸发皿中，挥干溶剂，得稠膏，加 50 mL 蒸馏水溶解，依次用石油醚、氯仿、乙酸乙酯、正丁醇溶剂萃取，得石油醚层、氯仿层、乙酸乙酯层、正丁醇层萃取液，分别回收浓缩。对石油醚层萃取液进行薄层色谱(TLC)鉴别，经实验优选展开剂为石油醚-乙酸乙酯(8∶2)，采用浓硫酸-香草醛喷雾显色，在自然光下观察检视斑点颜色，再置紫外光灯下，365 nm 波长处检视。对氯仿层、乙酸乙酯层、正丁醇层萃取液进行 TLC 鉴别，以氯仿-甲醇-水-乙酸(7∶1∶0.3∶2)为展开剂，采用 3%三氯化铝乙醇喷雾显色，365 nm 波长处检视。

5) 结果分析

结果表明三叶青地上部分主要含有黄酮类、氨基酸类、强心苷类、甾体类、油脂类成分，鉴别结果见表 37-1。

表 37-1　三叶青地上部分化学成分系统预实验结果

成分类型	鉴别方法	结果
有机酸类	pH 试纸反应	4～5
	溴甲酚蓝实验	阳性
酚类	三氯化铁实验	阳性
鞣质	三氯化铁实验	阴性
	明胶实验	阴性
氨基酸类	茚三酮实验	阳性
蛋白质类	双缩脲反应	阴性
糖、多糖、苷类	α-萘酚实验	阳性
	菲林反应	阴性
皂苷类	泡沫实验	阴性
生物碱类	碘化铋钾实验	阴性
	硅钨酸实验	阴性
	碘化汞钾实验	阴性
	碘-碘化钾实验	阴性
黄酮类	盐酸-镁粉反应	阳性
	三氯化铝实验	阳性
蒽醌类	碱性反应	阴性
	乙酸镁反应	阴性
强心苷类	3, 5-二硝基苯甲酸实验	阳性
	碱性苦味酸实验	阳性
香豆素与萜类内酯	异羟肟酸铁实验	阴性
	内酯开闭环实验	阴性
	荧光实验	阴性
皂苷、甾萜类	乙酐-浓硫酸实验	阳性
挥发油和油脂	滤纸实验	阳性

石油醚萃取部位的薄层色谱分离分析显示，自然光下呈 6 个红色斑点及 2 个绿色斑点；365 nm 波长处呈 5 个白色荧光斑点及 6 个红色荧光斑点。结果表明三叶青地上部分石油醚萃取部位含有甾萜类及油脂类成分。

氯仿萃取部位、乙酸乙酯萃取部位、正丁醇萃取部位的薄层色谱分离分析显示，365 nm 波长处氯仿萃取部位无荧光斑点；乙酸乙酯萃取部位呈 1 个蓝色荧光斑点和 2 个黄色荧光斑点；正丁醇萃取部位呈 4 个黄色荧光斑点。结果表明三叶青地上部分乙酸乙酯与正丁醇萃取部位含有黄酮及其苷类化合物。

37.5.3　讨论

(1) 本实验明确了三叶青地上部分含有酚类、氨基酸、糖类、黄酮类、萜类、强心苷类、甾体类、油脂类成分，其中黄酮类成分主要存在于三叶青地上部分乙酸乙酯与正丁醇萃取部位，甾萜类成分存在于石油醚萃取部位。

(2) 用薄层色谱法筛选石油醚-乙酸乙酯(90∶10)、(85∶15)、(80∶20)、(70∶30)4 种不同比例展开剂，结果显示以石油醚-乙酸乙酯(80∶20)为展开剂时，各斑点分离效果最好。

(3) 用薄层色谱法采用正丁醇-乙酸-水、氯仿-甲醇、氯仿-甲醇-水、氯仿-甲醇-乙酸-水 4 种不同展开剂进行比较，结果以氯仿-甲醇-乙酸-水(7∶1∶0.3∶2)作为展开剂时，成点性最好，黄酮各成分斑点的分离效果最好。

37.6　临 床 使 用

(1) 治疗病毒性脑膜炎：取干燥块根，成人 5 钱，儿童 3 钱，水煎服，每日 1 剂。治疗 104 例，服药 3 剂后 86.5%的患者症状即行消失，服 4 剂后全部治愈。但停药后易复发，故治愈后须连续再服几剂以巩固疗效。治疗期间和治疗后未发现明显不良反应。此外，该品也可应用于其他病毒性疾病，如异性脑炎、病毒性肺炎、黄疸型肝炎等。

(2) 治疗急性支气管炎、肺炎、咽喉炎、肠炎、胆道感染及眼眶蜂窝织炎等感染性疾病：取三叶青块根加工制成注射液，每支 2 mL，每 1 mL 含生药 2 g。每次 2～4 mL 肌肉注射，每次 2～4 次。共治 84 例，除胆道感染曾合并应用清热利胆中草药外，其余均以三叶青为主，部分曾加用对症治疗，结果治愈 52 例，好转 12 例，无效 20 例。

37.7　总结与展望

近年来，有报道三叶青在临床应用于抗癌、抗艾滋病毒、血液病、心脑血管疾病以及小儿外感高热等。当前对三叶青的研究应用主要是块根部分，但由于药源稀缺，市场对于三叶青资源有较大需求。当前，不同产地三叶青在质量和价格上差异很大，由此引起的药材种植、销售和加工的多个问题已经引起业界关注，需要加强药材品质方面的深入研究。此外，积极开展三叶青地上部分与块根化学成分和药理作用的比较研究，对于积极利用三叶青资源有很大意义。

参 考 文 献

[1] 浙江省食品药品监督管理局. 浙江省中药炮制规范[M]. 北京: 中国医药科技出版社, 2015: 5-6.

[2] 中国科学院中国植物志编辑委员会. 中国植物志[M]. 第48卷, 第2分册. 北京: 科学出版社, 2004.

[3] 杨大坚, 刘红亚, 李新中, 等. 破石珠化学成分研究[J]. 中国中药杂志, 1998, 23(7): 419.

[4] 李瑛琦, 陆文超, 于治国. 三叶青的化学成分研究[J]. 中草药, 2003, 34(11): 982-983.

[5] 毛一亮, 张佳佳, 丁萍月, 等. 正交设计法优选三叶青中总黄酮的提取工艺[J]. 西北药学杂志, 2008, 23(6): 369-370.

[6] 霍昕, 杨迈嘉, 刘文炜, 等. 三叶青块根乙醚提取物成分研究[J]. 药物分析杂志, 2008, 28(10): 1651.

[7] 刘东, 鞠建华. 林耕, 等. 中国特有植物三叶崖爬藤化学成分的研究[J]. 中国药学杂志, 2000, 35(11): 31.

[8] 刘东, 杨峻山. 中国特有植物三叶青化学成分的研究[J]. 中国中药杂志, 1999, 24(10): 611.

[9] 刘东, 鞠建华, 林耕, 等. 三叶崖爬藤中的新黄酮碳甙[J]. 植物学报, 2002, 44(2): 227.

[10] 蔡韦炜, 陈丹, 范世明, 等. 三叶青地上部分化学成分分析[J]. 福建中医药大学学报, 2013, 23(5): 34-42.

[11] 付金娥, 韦树根, 谷筱玉. 三叶青药材中微量元素的分析[J]. 光谱实验室, 2012, 29(6): 3395

[12] 丁钢强, 徐彩菊, 孟佳. 三叶青对小鼠细胞因子及免疫功能影响研究[J]. 中国卫生检验杂志, 2008, 18(9): 1724-1726.

[13] 季绍勇. 艾克医院探索中药抗肿瘤之道[J]. 中国医药导报, 2005, (5): 98-101.

[14] 魏克民, 丁刚强, 浦锦宝, 等. 中草药三叶青抗肿瘤作用机制实验研究和临床应用[J]. 医学研究杂志, 2007, 36(11): 41-43.

[15] 徐彩菊, 丁钢强, 孟佳, 等. 中药三叶青提取物抗肿瘤机制初探[J]. 中国卫生检验杂志, 2006, 16(1): 14-16.

[16] 程伟, 陆曙梅. 三叶青提取物对肺癌 A549 细胞的体外抑制作用[J]. 中国实验方剂学杂志, 2007, 13(10): 53-56.

[17] 杨学楼, 罗经, 孙松柏, 等. 中药三叶青抗病毒作用的研究[J]. 湖北中医杂志, 1989, (4): 40-41.

[18] 资古明, 吉兰, 胡建成, 等. 金线吊葫芦消炎痛的药理研究[J]. 中草药, 1989, 20(2): 27-29.

[19] 黄真, 毛庆秋, 魏佳平. 三叶青提取物抗炎、镇痛及解热作用的实验研究[J].中国新药杂志, 2005, 14(7): 861-886.

[20] 徐有水. 三叶青石膏汤治疗小儿外感发热 72 例[J]. 实用中医药杂志, 2006, 22(7): 412.

[21] 钟晓明, 毛庆秋, 黄真. 三叶青提取物对烫伤大鼠肠道局部和全身免疫功能的影响[J]. 中药材, 1998, 29(9): 953-955.

[22] 杨雄志, 巫军. 三叶青提取物抗乙肝病毒活性的研究[J]. 南京中医药大学学报, 2009, 25(4): 294-296.

[23] 钟晓明, 毛庆秋, 黄真. 三叶青提取物对四氯化碳致急性肝损伤小鼠的保护作用及急性毒性实验[J]. 中成药, 2006, 28(3): 422-424.

[24] 张同远, 倪荷芳. 三叶青抗慢性肝损伤实验研究[J]. 南京中医药大学学报, 2008, 24(1): 37-39.

[25] 江月仙, 徐爱文. 三叶青的长期毒理学研究[J]. 中国保健杂志, 2006, 13(8X): 26-28.

[26] 江月仙, 郭伟娣. 三叶青毒理学研究[J]. 中华医学研究杂志, 2005, 5(8): 774-776.

第 38 章　金　线　莲

38.1　植 物 资 源

金线莲，即兰科(Orchidaceae)开唇兰属植物花叶开唇兰[*Anoectochilus roxburghii* (Wall.) Lindl.]的干燥全草，为畲族常用药材。花叶开唇兰又名金线兰。

据《中国植物志》记载[1]，花叶开唇兰植株高 8～18 cm。根状茎匍匐，伸长，肉质，具节，节上生根。茎直立，肉质，圆柱形，具(2～)3～4 枚叶。叶片卵圆形或卵形，长 1.3～3.5 cm，宽 0.8～3 cm，上面暗紫色或黑紫色，具金红色带有绢丝光泽的美丽网脉，背面淡紫红色，先端近急尖或稍钝，基部近截形或圆形，骤狭成柄；叶柄长 4～10 mm，基部扩大成抱茎的鞘。总状花序具 2～6 朵花，长 3～5 cm；花序轴淡红色，和花序梗均被柔毛，花序梗具 2～3 枚鞘苞片；花苞片淡红色，卵状披针形或披针形，长 6～9 mm，宽 3～5 mm，先端长渐尖，长约为子房长 2/3；子房长圆柱形，不扭转，被柔毛，连花梗长 1～1.3 cm；花白色或淡红色，不倒置(唇瓣位于上方)；萼片背面被柔毛，中萼片卵形，凹陷呈舟状，长约 6 mm，宽 2.5～3 mm，先端渐尖，与花瓣黏合呈兜状；侧中萼片等长；唇瓣长约 12 mm，呈 Y 字形，基部具圆锥状距，前部扩大并 2 裂，其裂片近长圆形或近楔状长圆形，长约 6 mm，宽 1.5～2 mm，全缘，先端钝，中部收狭成长 4～5 mm 的爪，其两侧各具 6～8 条长 4～6 mm 的流苏状细裂条，距长 6 mm，上举指向唇瓣，末端 2 浅裂，内侧在靠近距口处具 2 枚肉质的胼胝体；蕊柱短，长约 2.5 mm，前面两侧各具 1 枚宽、片状的附属物；花药卵形，长 4 mm；蕊喙直立，叉状 2 裂；柱头 2 个，离生，位于蕊喙基部两侧。花期(8～)9～11(～12)月。

产于浙江、江西、福建、湖南、广东、海南、广西、四川、云南、西藏东南部(墨脱)。生于海拔 50～1600 m 的常绿阔叶林下或沟谷阴湿处。日本、泰国、老挝、越南、印度(阿萨姆至西姆拉)、不丹至尼泊尔、孟加拉国也有分布。模式标本采自尼泊尔。

38.2　典籍记载与应用

【采收加工】夏、秋季采收，洗净，鲜用或干燥。

【性味】味甘，性凉。

【功效】清热凉血，除湿解毒。

【主治】肺热咳嗽，肺结核咳血，尿血，小儿惊风，破伤风，肾炎水肿，膀胱炎，风湿痹痛，跌打损伤，毒蛇咬伤。

【用法用量】内服煎汤，9～15 g；外用适量，鲜品捣敷。

38.3　化学成分研究

迄今为止，已从金线莲中分离出了多种化学成分，主要有黄酮类、多糖类、甾醇类、皂苷、生物碱和挥发油，通过药理研究表明，其中的黄酮类和多糖被推测为该药材的主要活性成分。

38.3.1　黄酮类

关王景等[2]首次利用HPLC-水解法证明了金线莲中黄酮类化合物母核类型主要为槲皮素、山柰酚和异鼠李素型。黄酮类化合物是金线莲中的重要成分，主要包括8-对羟基苄基槲皮素、槲皮素-3-*O*-葡萄糖苷、槲皮素-3'-*O*-葡萄糖苷、异鼠李素[3]、对羟基苯甲酸、阿魏酸、槲皮素、5, 4'-二羟基-6, 7, 3'-三甲氧基黄酮[4]、槲皮素-7-*O*-β-D-葡萄糖苷(quercimeritro-side)、槲皮素-3-*O*-β-D-芸香糖苷、异鼠李素-3, 4'-*O*-β-D-二葡萄糖苷、异鼠李素-3, 7-*O*-β-D-二葡萄糖苷、异鼠李素-7-*O*-β-D-二葡萄糖苷[5]、3', 4', 7-三甲氧基-3, 5-二羟基黄酮(3', 4', 7-trimethoxy-3, 5-dihydroxyflavone)、异鼠李素-3-*O*-β-D-芸香糖苷(isorhamnetin-3-*O*-β-D- rutinoside)、芦丁(rutin)[6]。

38.3.2　多糖类

张锦雀采用超声法提取金线莲多糖，经紫外光谱分析、凝胶柱层析法分析显示金线莲多糖是分子量分布均一的多糖组分。测定得其分子量为18 197 Da，柱前衍生化高效液相色谱法分析其单糖是由甘露糖、鼠李糖、半乳糖、阿拉伯糖和岩藻糖组成，且这5种单糖的摩尔比值为 4.43∶14.04∶1.00∶2.28∶6.58。黄可可等[7]提取并测定了金线莲中nicoloside 的苷元3-吡啶甲醇，测得3-吡啶甲醇的含量为(0.65±0.01)μg/g。张晓辉[8]采用超声波辅助水提取醇沉法获得金线莲多糖(ARPSA)，纯化后获得 ARPSA-1 和 ARPSA-2两个组分，ARPSA-1是一种蛋白多糖，由鼠李糖、阿拉伯糖、木糖、甘露糖、半乳糖和葡萄糖6种单糖组成，分子量为14 208 Da，蛋白质含量为0.44%; ARPSA-2中不含蛋白质，由半乳糖和葡萄糖两种单糖组成，分子量为17 787 Da。

38.3.3　生物碱

朱善岚[9]及钟添华等[10]首次从金线莲中分离得到乌头碱和石杉碱甲；台湾学者陈春雄等[11]从本属不同种的台湾金线莲中提取出具有强烈镇痛作用的异亮石松碱(isoselagine)。

38.3.4　挥发油

蔡金艳等[12]和韩美华等[13]从金线莲挥发油中检出182个成分，鉴定出73个化合物，主要为正十六烷酸、(*Z*, *Z*)-9, 12-十八碳二烯酸、(*Z*, *Z*, *Z*)-9, 12, 15-十八碳三烯酸甲酯、(*Z*,

Z)-9, 12-十八碳二烯酸甲酯和 11, 14, 17-二十碳三烯酸甲酯, 其他成分大多为饱和烷烃、醛、酮、脂肪酸及脂肪酸酯。

38.3.5 甾体类

目前, 从金线莲中已分离出 6 种甾体类化合物, 分别为 24-异丙烯基胆甾醇、开唇兰甾醇、β-谷甾醇、豆甾醇、菜油甾醇[14]和羊毛甾醇[15]。

38.3.6 萜类与其他成分

金线莲中含有熊果酸、齐墩果酸、sorghumol 和木栓酮等萜类成分[14]。赖应辉等[16]采用等离子光谱法和比色法在金线莲中检出 13 种无机元素: 6 种大量元素和 7 种微量元素。

38.4 药理活性研究

38.4.1 抗肿瘤

翁秀华等[17]应用金线莲多糖处理人前列腺癌细胞株 PC-3, 结果表明金线莲多糖对 PC-3 细胞的增殖具有显著抑制作用, 呈剂量和时间依赖性, 抑瘤机制可能与促进凋亡基因 caspase-3 表达有关; 陈焰等[18]以四甲基偶氮唑盐(MTT)比色法测定金线莲中挥发油成分对人肺癌细胞 NCI-H446 的抑制作用, 结果显示金线莲挥发油对人肺癌细胞 NCI-H446 有生长抑制作用, 并呈浓度依赖性。

38.4.2 降血糖

陈卓等[19, 20]研究表明金线莲水提物 300 mg/kg 和 600 mg/kg 灌胃能拮抗肾上腺素所致小鼠高血糖作用, 显著降低四氧嘧啶所致糖尿病小鼠的血糖含量, 并明显降低链脲佐菌素所致糖尿病小鼠血糖含量, 但对血清胰岛素含量无显著影响。另有文献报道, 金线莲的甲醇提取物[21]、石油醚提取物[22]和乙酸乙酯提取物[23]均有一定降血糖作用。

唐菲等[24]采用糖尿病大鼠模型筛选金线莲降血糖作用的活性部位, 研究表明金线莲正丁醇部位是降血糖的主要活性部位, 能显著降低糖尿病大鼠的血糖, 使糖尿病大鼠血清中 SOD 活性升高, 其降糖机制可能与提高大鼠抗氧化能力以及减轻胰岛及胰腺细胞的损伤, 减少细胞凋亡有关。

38.4.3 保肝

黄立峰等[25]采用金线莲水煎、醇提和榨汁 3 种粗提液灌胃给予 CCl_4 肝损伤小鼠进行保肝实验, 结果表明金线莲 3 种提取液的保肝作用无显著差异。金线莲富含多糖成分, 有学者推测, 其可能是通过含量较高的多糖来提高机体免疫能力而发挥药理作用的, 而在醇提液不含或含有少量多糖, 也能明显对抗 CCl_4 所致小鼠肝损伤, 且与其他两种提取液无显著差异，这说明除多糖外，还有其他成分发挥保肝作用。黄立峰等[26]进一步研究表明，金线莲提取物有显著降酶作用，并能减少早期肝纤维化的发生。

38.4.4　抗 HBV

郑玲等[27]以含有 HBV 基因的 2.2.15 细胞株为研究对象，观察金线莲体外抗 HBV 的作用，实验结果表明当金线莲浓度≥200 mg/mL 时，HBsAg 和 HBeAg 的表达均受抑制，金线莲可抑制 2.2.15 细胞分泌 HBsAg 和 HBeAg，其抗 HBV 活性的有效成分和作用机理尚不明确。

38.4.5　降血压

李葆华等[28]观察了金线莲提取物对肾血管性高血压大鼠(RHR)血压、血浆血管紧张素Ⅱ(AngⅡ)、内皮素(ET-1)和血清一氧化氮(NO)、一氧化氮合酶(NOS)浓度的影响，结果表明金线莲提取物灌胃给药 5 天后，高血压大鼠模型血压和心率较给药前明显降低，15 天后血清 NO、NOS 的含量明显增加，血浆 AngⅡ、ET-1 含量明显降低。

38.4.6　其他活性

金线莲具有一定的抗脂质过氧化功能，能有效地减小低密度脂蛋白(LDL)的氧化易感性，降低 LDL 的脂质过氧化程度[29]。金线莲中含有的黄酮苷 quercetin-7-*O*-β-D-[6″-*O*-(*trans*-feruloyl)]-glucopyranoside 对 DPPH 自由基也有很强的清除作用[6]。刘青等[30]采用体外分析的方法观察金线莲多糖的抗氧化能力，研究金线莲多糖对氧自由基的清除作用及抑制脂质过氧化的作用。结果表明，金线莲多糖能以剂量依赖的方式抑制·OH 和 O_2^- 的活性，金线莲多糖在小鼠肝组织匀浆脂质过氧化中也显示出明显的抗氧化作用。

38.5　研 究 实 例

根据相关报道的文献，简单阐述金线莲化学成分的研究实例[31]。

38.5.1　实验材料

金线莲药材由福建省漳州市南靖县和溪镇供销社提供，由中国科学院武汉植物研究所王映明教授鉴定。

38.5.2　提取与分离

10 kg 金线莲全草经粉碎后用甲醇加热回流提取 6 次，每次 2 h，过滤，回收溶剂。粗提物加适量水悬浮，依次用石油醚、乙酸乙酯、正丁醇萃取，萃取液浓缩成浸膏得乙酸乙酯部分 200 g、正丁醇部分 1000 g。将乙酸乙酯部分经硅胶柱色谱分离，用极性递增的石油醚-乙酸乙酯系统梯度洗脱，合并相同馏分，得到 4 个组分。组分Ⅱ(16 g)经反复硅胶柱色谱，经石油醚-乙酸乙酯(10∶1～10∶3)洗脱先后分离获得化合物 **3**(20.3 mg)，**4**(15.7 mg)。组分Ⅲ(26 g)经反复硅胶柱色谱，经石油醚-乙酸乙酯(5∶1～5∶4)洗脱先后分离获得化合物 **5**(13 mg)，化合物 **6**(9.8 mg)。正丁醇部分经反复硅胶柱色谱，以氯仿-甲醇梯度洗脱，再经 Sephadex LH-20 凝胶柱结合重结晶，得到化合物 **1**(126.8 mg)，**2**(12.5 mg), **7**(17.6 mg), **8**(56.2 mg), **9**(15.3 mg), **10**(12.7 mg)。

38.5.3　结构鉴定

化合物 **1**：无色针晶, mp 151.0～153.8 ℃, Molish 反应阳性。IR $\nu_{max}^{KBr}(cm^{-1})$: 3400, 2926, 1769, 889。酸水解与标准品共薄层检出葡萄糖。FAB-MS *m/z*: 264 $[M-H]^+$, $[\alpha]_D^{16}$ –62.8°(*c* 0.64, H_2O)。结合 ^{1}H-NMR 和 ^{13}C-NMR 得知该化合物的分子式为 $C_{10}H_{16}O_8$。^{1}H-NMR 中，δ 4.77(d, *J*=7.9 Hz)为 β-D-吡喃葡萄糖的端基质子信号，由端基质子和二碳位质子偶合常数为 7.9 Hz 推测苷键为 β-D 构型。^{1}H-NMR(500 MHz, C_5D_5N)δ: 2.71(1H, dd, *J*=18.03 Hz, 2.5 Hz, H-3), 2.89(1H, dd, *J*=18.16 Hz, 6.28 Hz, H-3), 3.18(1H, m, H-5′), 3.27(1H, dd, *J*=8.04 Hz, 6.09 Hz, H-2′), 3.29(1H, m, H-4′), 3.34(1H, m, H-3′), 3.65(1H, dd, *J*=11.15 Hz, 3.66 Hz, H-6′), 3.86(1 H, dd, *J*=11.77 Hz, 4.7 Hz, H-5), 4.36(1H, dd, *J*=11.7 Hz, 2.3 Hz, H-6′), 4.40(1H, dd, *J*=10.3 Hz, 1.5 Hz, H-5), 4.50(1H, m, H-4), 4.77(1H, d, *J*=7.9 Hz, H-1′); ^{13}C-NMR(125 MHz, C_5D_5N)δ: 37.0(C-3), 62.7(C-6′), 71.4(C-4′), 74.8(C-2′), 75.3(C-5), 76.0(C-4), 77.9(C-5′), 78.1(C-3′), 103.6(C-1′), 179.0(C-1)。波谱数据与化合物 kinsenoside 和 goodyeroside A 的文献报道[32-34]一致, 4 位为手性碳。将化合物于甲醇中培养单晶，进行 X 射线衍射结构分析，确定 4 位手性碳为 *R* 构型，故鉴定化合物 **1** 为 kinsenoside，即 3*R*-β-D-吡喃葡萄糖氧基-丁酸(γ)内酯，在该植物中为首次发现。

化合物 **2**：白色颗粒(乙酸乙酯), mp 71～72 ℃。EI-MS *m/z*: 285 $[M+H]^+$。^{1}H-NMR (500 MHz, $CDCl_3$)δ: 2.33(2H, t, *J*=7.5 Hz), 1.63(2H, m), 1.28(多个 H, m), 0.88(3H, t, *J*=6.5 Hz)。且与硬脂酸标准品共薄层，多种展开系统下 R_f 值一致，故化合物 **2** 为硬脂酸。

化合物 **3**：白色颗粒(乙酸乙酯), mp 51～53 ℃, FAB-MS *m/z*: 257 $[M+H]^+$。与软脂酸标准品共薄层，多种展开系统下 R_f 值一致，故鉴定化合物 **3** 为软脂酸。

化合物 **4**：无色针晶(乙酸乙酯), mp 135～137 ℃，混合熔点不下降。Libermann-Burchard 反应紫红色。与 β-谷甾醇标准品 TLC 比较，多种展开系统下 R_f 值一致，故化合物 **4** 为 β-谷甾醇。

化合物 **5**：无色针晶(氯仿-甲醇), mp 156～159 ℃。与琥珀酸标准品进行 TLC 对照，多种展开系统下的 R_f 值均相同，故鉴定化合物 **5** 为琥珀酸。

化合物 **6**：白色粉末(石油醚-乙酸乙酯), mp 89～91 ℃。EI-MS *m/z*: 122 $[M+H]^+$。IR $\nu_{max}^{KBr}(cm^{-1})$: 3100, 2820, 2700, 1665, 1600, 1520, 1445。从氢谱可以看出该化合物为一个对位取代的苯环，δ 9.41 和 9.88 处有两个活泼氢质子；在 DEPT 谱中看到 δ 190.1 有一个次甲基，推断为醛基。^{1}H-NMR(500 MHz, C_5D_5N)δ: 9.88(1H, s), 9.41(1H, s), 7.83(2H, dd, *J*=8.6Hz), 7.04(2H, dd, *J*=8.6 Hz); ^{13}C-NMR(125 MHz, C_5D_5N)δ: 190.1, 163.0, 131.9, 130.0, 115.8。由此推测该化合物为对羟基苯甲醛，其光谱数据与文献[35]报道的对羟基苯甲醛的光谱数据基本一致，鉴定化合物 **6** 为对羟基苯甲醛。

化合物 **7**: 白色粉末(乙酸乙酯), mp 298～201 ℃, Libermann-Burchard 反应呈阳性, Molish 反应呈阳性。与标准品胡萝卜苷(daucosterol)做 TLC 比较, 多种展开系统下的 R_f 值均相同, 鉴定化合物 **7** 为胡萝卜苷。

化合物 **8**: 无色针晶(氯仿, 甲醇), mp 63.4～64.9 ℃, Molish 反应阳性。FAB-MS *m/z*: 281 $[M+H]^+$。IR$\nu_{max}^{KBr}(cm^{-1})$: 3400, 2917, 2908, 1716。酸水解与标准品共薄层检出葡萄糖。结合 ^{1}H-NMR 和 ^{13}C-NMR 得知该化合物的分子式为 $C_{11}H_{20}O_8$。δ 4.77(d, *J*=7.6 Hz)为一端基质子, 显示有一糖, 端基质子和二碳位质子偶合常数 7.6 Hz 推测苷键为 β-D 构型。^{1}H-NMR(500 MHz, $CDCl_3$)δ: 1.98(2H, tt, *J*=6.4 Hz, 6.7 Hz, H-3), 2.47(2H, t, *J*=6.4 Hz, H-2), 3.53(3H, s, —OCH_3), 3.69(1H, m, H-5′), 3.90(1H, m, H-2′), 3.99(1H, m, H-4′), 4.06(1H, m, H-3′), 4.21(2H, t, *J*=6.04 Hz, H-4), 4.35(1H, dd, *J*=11.61 Hz, 6.04 Hz, H-6′), 4.50(1H, dd, *J*=11.7 Hz, *J*=2.3 Hz, H-6′), 4.77(1H, d, *J*=7.6 Hz, H-1′); ^{13}C-NMR(125 MHz, $CDCl_3$)δ: 25.7(C-3), 30.9(C-2), 51.4(OCH_3), 62.8(C-6′), 68.7(C-4), 71.7(C-4′), 75.2(C-2′), 78.5(C-5′), 78.5(C-3′), 104.7(C-1′), 173.8(C-1)。故鉴定化合物 **8** 为 4-β-D-吡喃葡萄糖氧基-丁酸甲酯。

化合物 **9**: 黄色羽状结晶(氯仿), mp 189.2～192.7 ℃。IR$\nu_{max}^{KBr}(cm^{-1})$: 3400, 2500, 1605, 1430, 979. FAB-MS *m/z*: 165 $[M+H]^+$。结合 ^{1}H-NMR 和 ^{13}C-NMR 得知该化合物的分子式为 $C_9H_8O_3$, 该化合物信号归属为 ^{1}H-NMR(500 MHz, $CDCl_3$)δ: 6.40(1H, d, *J*=15.91 Hz, H-2), 6.92(2H, d, *J*=8.5 Hz, H-3′, 5′), 7.43(2H, d, *J*=8.5 Hz, H-2′, 6′), 7.43(1H, d, *J*=15.91 Hz, H-3); ^{13}C-NMR(125 MHz, $CDCl_3$)δ: 115.6(C-2), 115.7(C-2′, 6′), 125.5(C-1′), 129.4(C-3′, 5′), 143.8(C-3), 159.8(C-4′), 169.4(C-1)。光谱数据与文献[36]报道基本一致, 鉴定化合物 **9** 为对羟基桂皮酸。

化学物 **10**: 无色针晶(氯仿, 甲醇), mp 89.0～92.4 ℃, FAB-MS *m/z*: $[M+H]^+$, 分子式为 $C_6H_6O_2$。^{1}H-NMR(500 MHz, $CDCl_3$)δ: 6.91(2H, m, H-3, 6), 7.27(2H, m, H-4, 5); ^{13}C-NMR(125 MHz, $CDCl_3$)δ: 116.8(C-4, 5), 120.3(C-3, 6), 147.5(C-1, 2)。该化合物鉴定为邻苯二酚。

38.6 临 床 使 用

38.6.1 治疗病毒性肝炎

刘政芳等[37]采用复方金线莲口服液联合恩替卡韦治疗慢性乙型肝炎 30 例, 并与单用恩替卡韦治疗作对照, 连续用药 12 周, 结果表明治疗组在促进 HBV-DNA 转阴方面及 ALT 复常率优于对照组(P<0.05), 复方金线莲口服液联合恩替卡韦治疗慢性乙型肝炎有明显协同作用, 可显著抑制 HBV-DNA 的复制, 提高 ALT 复常率, 短期疗效优于单用恩替卡韦。

38.6.2 治疗高尿酸血症

陈学香等[38]采用金线莲胶囊治疗高龄老年人高尿酸血症, 69 例患者经过 1 周洗脱后随机分为两组, 治疗组 36 例采用金线莲胶囊治疗, 对照组 33 例给予安慰剂, 疗程 30 天。结果表明, 治疗组总有效率(91.43%)高于对照组(27.27%), 差异显著(P<0.01), 金线莲胶

囊对高龄老年人高尿酸血症具有明显的治疗效果，且安全性和耐受性高。

38.6.3 治疗 2 型糖尿病

许文江等[39]采用复方金线莲胶囊治疗气阴两虚型 2 型糖尿病 10 例，结果表明复方金线莲具有明显的养阴益气、降血糖作用，能明显改善 2 型糖尿病各种症状，降低血糖，有效率 80%，显效 60%以上。

38.6.4 其他

金线莲水煎液有一定的安定作用，与临床用于治疗小儿急惊风相吻合；临床还常用于镇痛、抗炎[40]。肖诏玮教授临床活用金线莲治疗儿科疾病，该药具有清热解毒、平肝祛风、启脾开胃、肃肺止咳、增强免疫等作用，未发现毒副作用，为儿科良药[41]。

38.7 总结与展望

金线莲作为一种传统珍贵药材，具有悠久的应用历史，民间用于治疗糖尿病、乙肝和降血脂等，疗效显著。随着近年对其化学成分及药理作用研究的深入，国内外对金线莲的开发利用已逐渐形成一股热潮。但由于人为的大量掠夺性采集和生态环境的破坏，金线莲的自然蕴藏量日渐稀少，目前国内采用组织培养种植金线莲技术已十分成熟，为金线莲的开发利用提供了良好的条件。因此，有必要继续加强金线莲的基础与应用开发研究，更好地推动国内金线莲产业的发展。

参 考 文 献

[1] 中国科学院中国植物志编辑委员会. 中国植物志[M]. 第 17 卷. 北京：科学出版社, 2004.

[2] 关王景, 王春兰, 郭顺星. 福建产金线莲中黄酮苷成分的研究[J]. 中草药, 2005, 10(36): 1450-1453.

[3] 何春年, 王春兰, 郭顺星, 等. 福建金线莲的化学成分研究[J]. 中国药学杂志, 2005, 40(8): 581-583.

[4] 何春年, 王春兰, 郭顺星, 等. 福建金线莲的化学成分研究 II [J]. 中国中药杂志, 2005, 30(10): 761-763.

[5] 关瑾, 王春兰, 郭顺星. 福建产金线莲中黄酮苷成分的研究[J]. 中草药, 2005, 36(10): 1450-1453.

[6] 张红艳, 潘馨. 金线莲化学成分及药理活性研究进展[J]. 海峡药学, 2009, 21(1): 82-84.

[7] 黄可可, 黄丽英, 吴萍萍, 等. 液相色谱-电喷雾电离/离子阱质谱法分析金线莲中 3-吡啶甲醇[J]. 分析测试技术与仪器, 2011, 17(3): 129-133.

[8] 张晓辉. 金线莲多糖结构分析及抗糖尿病活性研究[D]. 汕头：汕头大学硕士学位论文, 2011.

[9] 朱善岚. 金线莲活性成分的分析[D]. 福州：福建医科大学硕士学位论文, 2010.

[10] 钟添华, 黄丽英, 王勇. 金线莲总生物碱的提取及含量测定[J]. 化学研究, 2006, 17(4): 68-70.

[11] 陈春雄, 李水盛. 生物活性石松生物碱之研究：Isoselagine 之活性及结构[J]. 台湾药学杂志, 1984, 36(1): 1-3.

[12] 蔡金艳, 张勇慧, 吴继洲. 药王金线莲挥发油及石油醚提取物的气相色谱-质谱-数据系统联用测定[J]. 时珍国医国药, 2008, 19(7): 1550-1552.

[13] 韩美华, 杨秀伟, 靳彦平. 金线莲挥发油化学成分的研究[J]. 天然产物研究与开发, 2006, 18:

65-68.

[14] 何春年, 王春兰, 郭顺星, 等. 福建金线莲的化学成分研究III[J]. 天然产物研究与开发, 2005, 173: 259-262.

[15] 杨秀伟, 韩美华, 靳彦平. 金线莲化学成分的研究[J]. 中药材, 2007, 30(7): 797-800.

[16] 赖应辉, 吴锦忠. 金线莲中无机元素及糖类的分析[J]. 中药材, 1997, 20(2): 84-85.

[17] 翁秀华, 王长连, 袁曦, 等. 金线莲对人前列腺癌 PC-3 细胞增殖能力的影响[J]. 中国医院药学杂志, 2011, 31(13): 1083-1087.

[18] 陈焰, 陈新峰, 阙万才, 等. 金线莲挥发油成分的提取及体外抗肿瘤作用研究[J]. 中国药业, 2012, 21(6): 21-22.

[19] 陈卓, 黄自强. 金线莲水提物的降血糖作用[J]. 中药药理与临床, 2000, 16(6): 23-24.

[20] 陈卓, 黄自强. 金线莲提取物降血糖的实验研究[J]. 福建医科大学学报, 2000, 34(4): 350-353.

[21] 肖兵, 刘珍玲, 刘青, 等. 金线莲甲醇提取物的降血糖作用[J]. 华侨大学学报(自然科学版), 2009, 30(5): 543-545.

[22] 刘青, 肖兵, 叶静, 等. 金线莲石油醚提取物的降血糖作用[J]. 兰州大学学报(医学版), 2009, 35(1): 55-57.

[23] 刘青, 刘珍玲, 肖兵, 等. 金线莲乙酸乙酯提取物降血糖作用的研究[J]. 华侨大学学报(自然科学版), 2008, 24(5): 500-502.

[24] 唐菲, 张小琼, 徐江涛, 等. 金线莲降血糖活性部位的筛选[J]. 中草药, 2011, 42(2): 340-342.

[25] 黄立峰, 卢若艳. 金线莲提取物对 CCl_4 所致小鼠急性肝损伤的保护作用[J]. 福州总医院学报, 2005, 12(4): 277-278.

[26] 黄立峰, 卢若艳, 苏志敏, 等. 金线莲提取物对 CCl_4 所致小鼠急慢性肝损伤的保护作用[J]. 解放军药学学报, 2007, 23(4): 278-281.

[27] 郑玲, 张荔荔, 孙墉. 金线莲体外抗 HBV 表达的初步研究[J]. 解放军药学学报, 2003, 15(5): 65-67.

[28] 李葆华, 陈以旺. 金线莲提取物 ARL 对肾血管性高血压大鼠血压、血管紧张素 II 、一氧化氮和内皮素的影响[J]. 中国分子心脏病学杂志, 2006, 6(3): 132-135.

[29] 张春妮, 许国平, 汪俊军. 金线莲体外抑制 LDL 氧化的实验研究[J]. 医学研究生学报, 2006, (2): 117-120.

[30] 刘青, 刘珍玲, 周娟. 金线莲多糖的体外抗氧化活性[J]. 华侨大学学报(自然科学版), 2010, 31(6): 718-720.

[31] 蔡金艳, 宫立孟, 张勇慧, 等. 金线莲化学成分的研究[J]. 中药材, 2008, 31(3): 370-372.

[32] Du X M, Sun N Y, Nobuto I, et al. Glycosidic constituents from vitro *Anoectochilus formosanus*[J]. Chem Pharm Bull, 2000, 48(11): 1803.

[33] Du X M, Sun N Y, Takashi T, et al. Higher yielding isolation of kinsenoside in *Anoectochilus* and its antihyperliposis effect[J]. Biol Pharm Bull, 2001, 24(1): 65.

[34] Zhang X, Huang H H, Chen Q H. A novel total synthesis of kinsenoside and goodyeroside A relying on the efficient reaction of the chiral 2(5 H)-furanones[J]. J Asian Nat Prod Res, 2005, 7(5): 711.

[35] 程志红, 吴玟, 李林洲. 中药麦冬脂溶性化学成分的研究[J]. 中国药学杂志, 2005, 40(5): 339.

[36] 王定勇, 卢江红. 扛板归根化学成分研究[J]. 亚热带植物科学, 2004, 33(2): 10.

[37] 刘政芳, 李芹. 复方金线莲口服液联合恩替卡韦治疗慢性乙型肝炎 30 例临床观察[J]. 福建中医药, 2008, 39(5): 3-4.

[38] 陈学香, 夏向南. 金线莲治疗高龄老年高尿酸血症疗效观察[J]. 中华保健医学杂志, 2010, 12(4): 308-309.

[39] 许文江, 陈裕, 黄自强, 等. 复方金线莲胶囊治疗 2 型糖尿病初步研究[J]. 亚热带植物通讯, 2000, 29(3): 47-49.

[40] 江川, 黄玉芳. 简述民间草药金线莲的药理作用[J]. 海峡药学, 2007, 19(11): 87-88.

[41] 原丹. 肖诏玮老中医活用金线莲撷要[J]. 福建中医药, 2006, 37(2): 19-20.

第39章 其他畲药

(1) 鸡骨草：豆科植物广东相思子(*Abrus cantoniensis* Hance)的干燥全草。【功效】清热利湿，舒肝止痛。【注意】豆荚有毒。

(2) 风草儿：藤黄科植物地耳草(*Hypericum japonicum* Thunb.)的全草。【功效】清热利湿，散瘀消肿。【主治】用于急、慢性肝炎，疮疖痈肿。

(3) 染卵草：茜草科植物东南茜草[*Rubia argyi* (Lévl. et Vant) Hara ex L. Lauener et D. K. Fergus]的茎、根及根茎。【别名】端午草，染黄草，鸡卵草，擦草。【功效】凉血止血，活血祛瘀。【主治】出血，闭经，关节痹痛，跌打肿痛。端午时节，畲族有吃“红鸡蛋”习俗，“红鸡蛋”即以此药材与鸡蛋同煮而得。

(4) 茶水蓬：菊科植物野艾蒿(*Artemisia lavandulaefolia* DC.)的全草。【功效】理气行血，逐寒调经，安胎，祛风除湿，消肿止血等功能。【主治】感冒，头痛，疟疾，皮肤瘙痒，臃肿等症。

(5) 哈罗丁：菊科植物东风菜[*Doellingeria scaber* (Thunb.) Nees]的全草。【别名】哈卢弟。【功效】清热解毒，明目，利咽。【主治】风热感冒，头痛目眩，目赤肿痛，咽喉红肿，急性肾炎，肺病吐血，跌打损伤，臃肿疔疮，蛇咬伤。

(6) 坛头松：石杉科植物闽浙马尾杉[*Phlegmariurus minchegensis* (Ching) L. B. Zhang]的全草。【功效】清热解毒，消肿止痛，灭虱。【主治】发热，头痛，咳嗽，泄泻，肿毒，头虱。【注意】服用过量可引起反胃。

(7) 动动烟：灰包科脱皮马勃(*Lasiosphaera fenzlii* Reichb)的成熟子实体。【别名】牛尿柏。【功效】清热解毒，利咽，止血。【主治】咽喉肿痛，咳嗽失音，吐血衄血，诸疮不敛。

(8) 枫树蕈：多孔菌科赤芝[*Ganoderma lucidum* (Lyess. Ex Fr.) Karst]或紫芝(*Ganoderma sinense* Zhao)的干燥子实体。【别名】灵芝、红芝。【功效】补气安神，止咳平喘。【主治】虚劳，心悸，失眠，神疲乏力，久咳气喘，冠心病，矽肺，肿瘤。

(9) 松树须：松萝科植物松萝(*Usnea diffracta* Vain.)的干燥丝状体。【主治】肝肿大，气管炎。

(10) 石蕈：脐衣科植物石耳(*Umbilicaria esculenta* Miyoshi)的干燥叶状体。【功效】养阴润肺，凉血止血，清热解毒。【主治】痔疮出血，健胃消食，利水消肿，驱虫。

(11) 还魂草：卷柏科植物卷柏[*Selaginella tamariscina* (Beauv.) Spring]的干燥全草。【别名】九死还魂草。【功效】活血通经。【主治】经闭痛经，血闭绝子，跌打损伤。

(12) 地塌蓬：卷柏科植物翠云草[*Selaginella uncinata* (Desv.) Spring]的全草。【功效】清热利湿，收敛止血。【主治】黄疸，痢疾，泄泻，水肿，淋病，筋骨痹痛，吐血，咳血，便血，外伤出血，痔漏，烫火伤，蛇咬伤。

(13) 洗桌草: 木贼科植物节节草[*Hippochaete ramosissima* (Desf.) Boerner]的全草。【别名】接骨草。【功效】清热, 明目, 止血, 利尿。【主治】风热感冒, 咳嗽, 目赤肿痛, 尿血, 肠风下血, 黄疸, 带下, 骨折。

(14) 黄狗头: 紫萁科植物紫萁(*Osmunda japonica* Thunb.)的根茎及叶柄残基。【功效】清热解毒, 祛瘀止血, 杀虫。【主治】流感, 流脑, 乙脑, 腮腺炎, 痈疮肿毒, 麻疹, 水痘。

(15) 铜丝藤: 海金沙科植物海金沙[*Lygodium japonicum* (Thunb.) Sw.]的全草。【别名】过路青。【功效】清热解毒, 利水通淋, 活血通络。【主治】热淋, 石淋, 血淋, 小便不利, 水肿, 白浊, 带下, 肝炎, 泄泻, 痢疾, 感冒发热, 咳嗽, 咽喉肿痛, 口疮, 目赤肿痛, 乳痈, 丹毒, 带状疱疹。

(16) 孬巨: 里白科植物芒萁[*Dicranopteris pedata* (Houtt.) Nakai]的根茎、叶、幼苗、茎髓。【别名】蒙干笋, 狼衣。【功效】清热利湿, 化瘀止血, 止咳, 解毒消肿。【主治】湿热膨胀, 小便涩痛, 阴部湿痒, 白带, 跌打损伤, 外伤出血, 烫伤。

(17) 白脚鸡: 凤尾蕨科植物井栏边草(*Pteris multifida* Poir.)的全草。【别名】凤尾草。【功效】清热利湿, 消肿解毒, 凉血止血。【主治】痢疾, 泄泻, 淋浊, 带下, 黄疸, 疔疮肿毒, 淋巴结核, 腮腺炎, 乳腺炎, 高热抽搐, 蛇虫咬伤, 吐血, 尿血。

(18) 蕨丝: 蕨科植物蕨[*Pteridium aquilinum* (L.) Kuhn var. *latiusculum* (Desv.) Underw.]的根茎、嫩芽。【功效】清热利湿, 降气化痰, 止血, 平肝安神。【主治】跌打损伤。

(19) 贯众花: 乌毛蕨科植物胎生狗脊(*Woodwardia prolifera* Hook. Et Arn.)的根茎。【别名】胎生狗脊蕨。【功效】祛风湿, 补肝肾, 强腰膝。【主治】风湿痹痛, 肾虚腰痛。

(20) 鸡公吊: 鳞毛蕨科植物贯众(*Cyrtomium fortunei* J. Smith)的根茎。【别名】墙蕨。【功效】清热解毒, 凉血祛瘀, 驱虫。【主治】感冒, 热病斑疹, 白喉, 乳痈, 痢疾, 黄疸, 吐血, 便血, 崩漏, 痔血, 带下, 跌打损伤, 肠道寄生虫。

(21) 带脚郎衣: 肾蕨科植物肾蕨[*Nephrolepis auriculata* (L.) Trimen]的根茎或全草。【功效】清热利湿, 通淋, 止咳, 消肿解毒。【主治】感冒发炎, 肺热咳嗽, 黄疸, 淋浊, 小便涩痛, 泄泻, 痢疾, 带下, 疝气, 乳痈, 烫伤, 刀伤, 淋巴结炎。

(22) 岩石藤儿: 水龙骨科植物抱石莲[*Lepidogrammitis drymoglossoides* (Bak.) Ching]的全草。【别名】仙人指甲, 豆爿草。【功效】清热解毒, 利水通淋, 消瘀止血。【主治】小儿高热, 风火牙痛, 膨胀, 淋浊, 咯血, 吐血, 便血, 尿血, 崩漏, 外伤出血, 疔疮臃肿, 跌打损伤, 高血压, 鼻炎, 气管炎。

(23) 山海带: 水龙骨科植物江南星蕨[*Microsorium henyi* (Christ) Kuo]的全草。【别名】七星剑。【功效】清热利湿, 凉血解毒。【主治】热淋, 小便不利, 赤白带下, 痢疾, 黄疸, 咳血, 痔疮出血, 痈肿疮毒, 毒蛇咬伤, 风湿疼痛, 跌打骨折。

(24) 金鸡脚: 水龙骨科植物金鸡脚[*Phymatopsis hastate* (Thnub.) Kitag. Ex H. Ito]的全草。【功效】清热解毒, 祛风镇惊, 利水通淋。【主治】外感热病, 肺热咳嗽, 咽喉肿痛, 小儿惊风, 臃肿疮毒, 蛇虫咬伤, 水火烫伤, 痢疾, 泄泻, 小便淋浊。

(25) 石缸头: 水龙骨科植物水龙骨[*Polypodiodes nipponica* (Mett.) Ching]的根状茎。【功效】清热利湿, 活血通络。【主治】小便淋浊, 泄泻, 痢疾, 风湿痹痛, 跌打损伤。

(26) 石刀: 水龙骨科植物庐山石韦[*Pyrrosia sheareri* (Bak.) Ching]的全草。【功效】

利水通淋，清肺化痰，凉血止血。【主治】淋病，水肿，小便不利，痰热咳喘，咯血，吐血，血崩，外伤出血。

(27) 红苹：满江红科满江红[*Azolla imbricate* (Roxb.) Nakai]的全草。【别名】天女散花，仙女散花。【功效】解表透疹，祛风除湿，解毒，润肺，止咳。【主治】感冒咳嗽，麻疹不透，风湿疼痛，小便不利，水肿，荨麻疹，皮肤瘙痒，疮疡，丹毒，烫火伤，肺痨咳嗽。

(28) 公孙树：银杏科植物银杏(*Ginkgo biloba* L.)的种子。【别名】白果树。【功效】敛肺定喘，止带缩尿。【主治】哮喘痰咳，白带，白浊，遗尿尿频。

(29) 苍柏籽树：松科植物马尾松(*Pinus massoniana* Lamb.)的叶、花粉、结节。【功效】祛风燥湿，杀虫止痒，活血安神，益气，收敛，舒经活络。【主治】风湿痹痛，脚气，湿疮，风疹瘙痒，跌打损伤，神经衰弱，慢性肾炎，高血压症，预防乙脑、流感，头痛眩晕。

(30) 常青柏：柏科植物侧柏[*Platycladus orientalis* (L.) Franco]的枝叶。【功效】凉血止血，止咳祛痰，除湿，散肿毒。【主治】咯血，吐血，尿血，血痢，肠风下血，崩漏不止，咳嗽痰多，风湿痹痛，丹毒，烫伤。

(31) 水竹柴：三尖杉科植物三尖杉(*Cephalotaxus fortune* Hook. f.)的枝叶、根、种子。【功效】抗肿瘤，活血，止痛，驱虫消积，润肺止咳。【主治】恶性淋巴瘤，白血病，肺癌，胃癌，食道癌，直肠癌，跌打损伤，食积腹胀，小儿疳积，虫积，肺燥咳嗽。

(32) 榧树：红豆杉科植物榧树(*Torreya grandis* Fort. Ex Lindl.)的种子、根皮、花、枝叶。【别名】野杉、糙榧。【功效】杀虫，消积，润燥，祛风除湿，利水，杀虫。【主治】肠道寄生虫病，小儿疳积，肺燥咳嗽，肠燥便秘，痔疮，风湿痹痛，水气肿满，蛔虫病。

(33) 田鲜臭菜：三白草科植物蕺菜(*Houttuynia cordata* Thunb.)的全草。【别名】鱼腥草、臭节。【功效】清热解毒，消痈排脓，利尿通淋。【主治】肺痈吐脓，痰热喘咳，喉蛾，热痢，痈肿疮毒，热淋。

(34) 插田白：三白草科植物三白草[*Saururus chinensis* (Lour.) Bail.]的全草、根茎。【别名】补田白。【功效】清热利水，解毒消肿。【主治】热淋，血淋，水肿，脚气，黄疸，痢疾，带下，痈肿疮毒，湿疹，蛇咬伤，淋浊。

(35) 九节茶：金粟兰科植物草珊瑚[*Sarcandra glabra* (Thunb.) Nakai]的带根全草。【别名】肿节风、接骨金粟兰。【功效】祛风除湿，活血散瘀，清热解毒。【主治】风湿痹痛，活血散瘀，跌打损伤，骨折，痛经，产后瘀滞腹痛，肺炎，急性阑尾炎，急性胃肠炎，痢疾，胆囊炎，脓肿，口腔炎。

(36) 水火香：胡桃科植物化香树(*Platycarya strobilacea* Sieb. et Zucc.)的叶及果实。【功效】解毒疗疮，杀虫止痒，活血行气，止痛。【主治】疮痈肿毒，骨痈流脓，顽藓，阴囊湿疹，癞头疮，内伤胸腹胀痛，跌打损伤，胫骨疼痛。

(37) 谷皮柴：桑科植物小构树(*Broussonetia kazinoki* Sieb. et Zucc.)的叶。【别名】构皮树。【功效】清热解毒，祛风止痒，敛疮止血。【主治】痢疾，神经性皮炎，疥癣，刀伤出血。

(38) 攀蓬：桑科植物薜荔(*Ficus pumila* L.)的果实。【别名】墙络藤。【功效】补肾固精，清热利湿，活血通经，催乳，解毒消肿。【主治】肾虚遗精，阳痿，小便淋浊，久痢，痔血，肠风下血，闭经，乳汁不下，咽喉痛。

(39) 风落树：桑科植物珍珠莲[*Ficus sarmentosa* Bush.-Ham. ex J. E. Sm. var. *henryi* (King ex D. Oliv.) Corner]的根茎。【功效】祛风除湿，消肿止痛，解毒杀虫。【主治】风湿关节痛，脱臼，乳痈，癣症。

(40) 山桑：桑科植物鸡桑(*Morus australis* Poir.)的叶、根或树皮。【功效】清热解表，宣肺止咳，凉血，利湿。【主治】风热感冒，肺热咳嗽，头痛，咽痛，水肿，腹泻。

(41) 青麻：荨麻科植物苎麻[*Boehmeria nivea* (L.) Gaud.]的根茎及叶。【功效】凉血止血，清热安胎，利尿，解毒，散瘀消肿。【主治】血热妄行所致的咯血，吐血，血淋，便血，崩漏，胎动不安，胎漏下血，外伤出血。

(42) 官做媒：荨麻科植物糯米团[*Gonostegia hirta* (Blume) Miq.]的带根全草。【别名】冷饭团。【功效】清热解毒，健脾消积，利湿消肿，散瘀止痛。【主治】乳痈，肿毒，痢疾，消化不良，食积腹痛，带下，水肿，小便不利，痛经，跌打损伤，咳血，吐血，外伤出血。

(43) 白一条根：马兜铃科植物马兜铃(*Aristolochia debilis* Sieb. et Zucc.)的根。【别名】痧药。【功效】行气止痛，解毒消肿，平肝降压。【主治】胸胁脘腹疼痛，疝气痛，肠炎，下莅腹痛，咳嗽痰喘，蛇虫咬伤，肿疔疮，湿疹，皮肤瘙痒，高血压病。

(44) 山花麦：蓼科植物野荞麦[*Fagopyrum dibotrys* (D. Don) Hara]的块茎。【别名】假花麦。【功效】清热解毒，活血消肿，祛风除湿。【主治】肺痈，肺热咳嗽，咽喉肿痛，痢疾，风湿痹症，跌打损伤，痈肿疮毒，蛇虫咬伤。

(45) 日头花草：蓼科植物萹蓄(*Polygonum aviculare* L.)的全草。【别称】泻肚药。【功效】利水通淋，杀虫止痒。【主治】淋症，小便不利，黄疸，带下，泻痢，蛔虫病，妇女阴蚀皮肤湿疮。

(46) 虎枪：蓼科植物虎杖(*Polygonum cuspidatum* Sieb. et Zucc.)的根茎及根。【别名】斑竹。【功效】活血散瘀，祛风通络，清热利湿，解毒。【主治】经闭，经痛，产后恶露不下，跌打损伤，风湿痹痛，淋浊带下，疮疡肿毒，毒蛇咬伤，水火烫伤。

(47) 水辣蓼：蓼科植物水蓼(*Polygonum hydropiper* L.)的全草。【别名】辣蓼。【功效】行滞化湿，散瘀止血，祛风止痒，解毒，活血调经，健脾利湿。【主治】湿滞内阻，泄泻，痢疾，崩漏，滞经闭，痛经，跌打损伤，风湿痹痛，便血，外伤出血，皮肤瘙痒，湿疹，风疹，毒蛇咬伤。

(48) 咬虱药：蓼科植物杠板归(*Polygonum perfoliatum* L.)的全草。【别名】野麦刺。【功效】清热解毒，利湿消肿，散瘀止血。【主治】疔疮臃肿，丹毒，乳腺炎，喉蛾，感冒发热，肺热咳嗽，百日咳，鱼口便毒，泻痢，黄疸，水肿，淋浊，带下，疟疾，风火赤眼，跌打肿痛，吐血，便血。

(49) 薛黄头：蓼科植物酸模(*Rumex acetosa* L.)的全草。【别名】羊舌头草。【功效】凉血止血，泻热通便，利尿，杀虫，解毒。【主治】吐血，便血，月经过多，热痢，目赤，便秘，小便不通，淋浊，恶疮，湿疹。

(50) 五色草：马齿苋科植物马齿苋(*Portulaca oleracea* L.)的全草。【别名】酸草、猪母菜、铜钱草。【功效】清热解毒，凉血止痢，除湿通淋。【主治】热毒泻痢，热淋，尿闭，赤白带下，崩漏，丹毒，白秃。

(51) 鸡娘草：石竹科植物繁缕[*Stellaria media* (L.) Cyrill.]的全草。【别名】万里年。

【功效】清热解毒，凉血消痈，活血止痛，下乳。【主治】痢疾，肠痈，肺痈，乳痈，疔疮肿毒，痔疮肿痛，出血，跌打伤痛，产后瘀滞腹痛，乳汁不下。

(52) 黄省藤：木通科植物大血藤[*Sargentodoxa cuneata* (Oliv.) Rehd. et Wils.]的茎藤。【别名】八卦藤、黄柏藤。【功效】解毒消痈，活血止痛，祛风除湿，杀虫。【主治】肠痈，痢疾，乳痈，痛经，经闭，跌打损伤，风湿痹痛，虫积腹痛。

(53) 大叶黄柏：小檗科植物阔叶十大功劳[*Mahonia bealei* (Fort.) Carr]的茎。【功效】清热，燥湿，解毒。【主治】肺热咳嗽，黄疸，泄泻，痢疾，目赤肿痛，疮疡，湿疹，烫伤。

(54) 青绳：防己科植物防己[*Sinomenium acutum* (Thunb.) Rehd. et Wils]的茎藤。【别名】青藤。【功效】祛风通络，除湿止痛。【主治】风湿痹痛，历节风，鹤膝风，脚气肿痛。

(55) 梦幢香：木兰科植物披针叶茴香(*Illicium lanceolatum* A. C. Smith)的根及根皮。【别名】莽草。【功效】痛经活血，散瘀止痛。【主治】风湿痹痛，跌打损伤。

(56) 樟树：樟科植物樟树[*Cinnamomum camphora* (L.) Presl]的木材及根。【别名】水里樟。【功效】祛风散热，温中理气，活血通络。【主治】风寒感冒，胃寒胀痛，寒湿吐泻，风湿痹痛，脚气，跌打伤痛。

(57) 金钱柳：胡桃科植物青钱柳[*Cyclocarya paliurus* (Batal.) Iljinsk.]的叶。【别名】青钱柳，摇钱树。【功效】祛风止痒，清热泻火，润燥化痰。【主治】皮肤癣疾，消渴燥热。

(58) 蓬蓬：罂粟科植物博落回[*Macleaya cordata* (Willd.) R. Br.]的带根全草。【别名】喇叭竹、山火筒。【功效】散瘀，祛风，解毒，止痛，杀虫。【主治】疮疔肿，痔疮，湿疹，蛇虫咬伤，跌打肿痛，风湿关节痛，滴虫性阴道炎。

(59) 焊菜：十字花科植物焊菜[*Rorippa indica* (L.) Hiern]的全草。【功效】祛痰，止咳，降压利尿，凉血止血。【主治】慢性支气管炎，头晕脑胀，高血压病，小便热涩不利，崩中带下，尿血。

(60) 黄瓜碎：景天科植物垂盆草(*Sedum sarmentosum* Bunge)的全草。【别名】狗屎牙。【功效】清热利湿，解毒消肿。【主治】湿热黄疸，淋病，泻痢，肺痈，肠痈，疮疔肿毒，蛇虫咬伤，水火烫伤，咽喉肿痛，口腔溃疡及湿疹，带状疱疹。

(61) 耳朵草：虎耳草科植物虎耳草(*Saxifraga stolonifera* Meerb.)的全草。【功效】疏风，清热，凉血，解毒。【主治】风热咳嗽，肺痈，吐血，风火牙痛，风疹瘙痒，臃肿丹毒，痔疮肿痛，毒虫咬伤，烫伤，外伤出血。

(62) 龙牙草：蔷薇科植物龙牙草(*Agrimonia pilosa* Ledeb.)的全草。【别名】牙骨草。【功效】收敛止血，止痢，杀虫，解毒消肿。【主治】吐血，尿血，便血，崩漏及外伤出血，腹泻，痢疾，脱力劳伤，疟疾，滴虫性阴道炎。

(63) 甜缸：蔷薇科植物金樱子(*Rosa laevigata* Michx.)的根、果实。【功效】固精，缩尿，涩肠止带，祛风活血，止痛，杀虫。【主治】遗精，滑精，遗尿，尿频，久泻，久痢，白浊，白带，崩漏，脱肛，子宫下垂。

(64) 七姐妹：蔷薇科植物野蔷薇(*Rosa multiflora* Thunb.)的根。【功效】清热解毒，祛风除湿，活血调经，固精缩尿。【主治】疮痈肿毒，烫伤，口疮，痔血，关节疼痛，月经不调，痛经，久痢不愈，遗尿，尿频，白带过多，子宫脱落。

(65) 寒扭：蔷薇科植物高粱泡(*Rubus lambertianus* Ser.)的根。【别名】冬泡。【功效】

祛风清热，凉血止血，活血祛瘀。【主治】风热感冒，风湿痹痛，半身不遂，咯血，便血，崩漏，经闭，痛经，产后腹痛，疮疡。

(66) 山红枣：蔷薇科植物地榆(*Sanguisorba officinalis* L.)的根。【功效】凉血止血，清热解毒，消肿敛疮。【主治】吐血，咯血，尿血，便血，痔血，血痢，崩漏，赤白带下，疮痈肿痛，湿疹，阴痒，水火烫伤，蛇虫咬伤。

(67) 马殿西：豆科植物美丽胡枝子[*Lespedeza Formosa* (Vog.) Koehne]的全株及根。【别名】乌梢根。【功效】清热利尿，通淋，祛风除湿，活血止痛。【主治】肺痈，乳痈，腹泻，风湿痹痛，跌打损伤，骨折，肺热咳嗽，尿血，便血。

(68) 酸草：酢浆科植物酢浆草(*Oxalis corniculata* L.)的全草。【别名】老鸦饭。【功效】清热利湿，凉血散瘀，解毒消肿。【主治】湿热泄泻，痢疾，黄疸，淋证，带下，吐血，尿血，月经不调，跌打损伤，咽喉肿痛，臃肿疔疮，丹毒，湿疹，痔疮，麻疹，烫火伤，蛇虫咬伤。

(69) 山落麻：大戟科植物铁苋菜(*Acalypha australis* L.)的全草。【功效】清热利湿，收敛止血。【主治】肠炎，痢疾，吐血，便血，尿血，崩漏；外用于痈疖疮疡，皮肤湿疹。

(70) 瓜子草：远志科植物瓜子金(*Polygala japonica* Houtt.)的带根全草。【别名】金钥匙、土远志。【功效】活血散瘀，化痰止咳。【主治】咽喉肿痛，跌扑损伤，咳嗽胸痛，阴疽肿毒，毒虫咬伤。

(71) 白叶山桐子：大戟科植物白背叶[*Mallotus apelta* (Lour.) Muell. -Arg]的根及叶。【别名】白山刚子。【功效】清热，解毒，祛湿，止血，收涩，消瘀。【主治】蜂窝组织炎，化脓性中耳炎，鹅口疮，湿疹，跌打损伤，外伤出血，肝炎，肠炎，淋浊，带下，脱肛，子宫下垂，肝脾肿大。

(72) 仲子树：大戟科植物乌桕[*Sapium sebiferum* (L.) Roxb.]的根皮。【别名】更子树。【功效】泻下逐水，消肿散瘀，解蛇虫毒。【主治】水肿，症瘕积聚。

(73) 野黄柏：冬青科植物枸骨(*Ilex cornuta* Lindi. ex Paxt.)的叶及根。【功效】清虚热，益肝肾，祛风湿，补肝，疏风清热。【主治】阴虚劳热，咳嗽咳血，头晕目眩，腰膝酸软，风湿痹痛，白癜风，关节疼痛，头风，赤眼，牙痛。

(74) 苦丁茶：冬青科植物大叶冬青(*Ilex latifolia* Thunb.)的叶。【功效】疏风清热，明目生津。【主治】风热头痛，齿痛，目赤，热病烦渴，泄泻，痢疾。

(75) 细叶冬青：冬青科植物毛冬青(*Ilex pubescens* Hook. et Arn)的根及叶。【功效】清热解毒，活血通络。【主治】风热感冒，肺热喘咳，咽痛，牙龈肿痛，胸痹心痛，中风偏瘫，雪霜闭塞性脉管炎，丹毒，烧烫伤，痈疽，中心性视网膜炎，外伤出血。

(76) 新米花：锦葵科植物木槿(*Hibiscus syriacus* L.)的根皮及花。【别名】咏梅花。【功效】清热利湿，杀虫止痒，凉血解毒。【主治】湿热泻痢，肠风泻血，脱肛，赤白带下，阴道滴虫，阴囊湿疹，肺热咳嗽，无名肿毒。

(77) 金刚刺：百合科植物菝葜(*Smilax china* L.)的根茎。【别名】白兰刺，告告刺。【功效】祛风利湿，活血，解毒，消痈。【主治】风湿腰腿痛，中暑(冷痧)，肠炎，消渴症。

(78) 三角枫绳：五加科植物中华常春藤[*Hedera nepalensis* K. Koch var. *sinensis* (Tobl.) Rehd.]的茎叶。【功效】祛风，利湿，和血，解毒。【主治】风湿痹痛，瘫痪，月经不调，跌打损伤，咽喉肿痛，肝炎，蛇虫咬伤。

(79) 破铜钱：伞形科植物积雪草[*Centella asiatica* (L.) Urban]的全草。【功效】清热利湿，活血止血，解毒消肿。【主治】湿热黄疸，中暑腹泻，血淋，沙淋，痈肿疮毒，跌打损伤。

(80) 水芹菜：伞形科植物水芹[*Oenanthe javanica* (Bl.) D C.]的全草。【功效】清热解毒，利尿，止血。【主治】感冒，暴烦躁渴吐泻，浮肿，小便不利，淋痛，尿血，便血，吐血，崩漏，经多，目赤，咽痛，喉肿，口疮，带状疱疹，痔疮，跌打损伤。

(81) 矮茶：紫金牛科植物紫金牛[*Ardisia japonica* (Thunb.) Bl.]的全草。【别名】短地菇。【功效】化痰止咳，利湿，活血。【主治】新久咳嗽，痰中带血，慢性支气管炎，湿热黄疸，跌扑损伤。

(82) 柴花树：马钱科植物醉鱼草(*Buddleja lindleyana* Fort.)的根。【别名】牛目引、山步仁。【功效】活血化瘀，消肿解毒。【主治】经闭，血崩，小儿疳积，哮喘，肺脓疡。

(83) 水天竹：萝藦科植物柳叶白前[*Cynanchum stauntonii* (Decne.) Sechltr. ex Levl.]的根茎。【别名】水杨柳。【功效】降气，消痰，止咳。【主治】肺气壅实之咳嗽痰多，气逆喘促，胃脘疼痛，小儿疳积，跌打损伤。

(84) 臭桐柴：马鞭草科植物臭牡丹(*Clerodendrum bungei* Steud.)的茎叶。【别名】赤木丹。【功效】解毒消肿，祛风湿，降血压。【主治】痈疽，疔疮，发背，乳痈，痔疮，湿疹，丹毒，风湿痹痛，高血压。

(85) 豆腐柴：马鞭草科植物豆腐柴(*Premna microphylla* Turcz.)的茎叶及根。【别名】苦蓼。【功效】清热解毒。【主治】疟疾，痢疾，醉酒头痛，痈肿，疔疮，丹毒，蛇虫咬伤，创伤出血，小儿夏季热，风湿痹痛。

(86) 黄荆条：马鞭草科植物牡荆[*Vitex negundo* L. var. *cannabifolia* (Sieb. et Zucc.) Hand. -Mazz.]的根及叶。【别名】大叶黄荆、白埔酱根。【功效】祛风解表，除湿止痛，祛痰平喘。【主治】感冒头痛，牙痛，疟疾，风湿痹痛，咳嗽哮喘，胃痛，腹痛，脚气肿胀，风疹瘙痒，蛇虫咬伤。

(87) 红老鸭碗：唇形科植物活血丹[*Glechoma longituba* (Nakai) Kupr.]的全草。【别名】方梗老鸭碗、入骨箭。【功效】利湿通淋，清热解毒，散瘀消肿。【主治】热淋，石淋，湿热黄疸，疮痈肿毒，跌扑损伤。

(88) 雷独草：唇形科植物夏枯草(*Prunella vulgaris* L.)的果穗及全草。【别名】好公草。【功效】清肝明目，散结解毒，消肿，降肝火，止痛。【主治】目赤肿痛，目珠夜痛，头痛眩晕，乳痈肿痛，甲状腺肿大，淋巴结结核，乳腺增生，高血压，中暑。

(89) 蛇舌草：茜草科植物白花蛇舌草(*Hedyotis diffusa* Willd.)的全草。【功效】清热解毒，利湿。【主治】肺热喘咳，咽喉肿痛，肠痈，疖肿疮疡，蛇毒咬伤，热淋涩痛，水肿，痢疾，肠炎，湿热黄疸，癌肿。

(90) 六月雪：茜草科植物白马骨[*Serissa serissoides* (D C.) Druce]的全草。【功效】活血，利湿，健脾。【主治】肝炎，肠炎腹泻，小儿疳积。

(91) 双色花：忍冬科植物忍冬(*Lonicera japonica* Thunb.)的花及茎。【别名】变色花。【功效】清热解毒，疏散风热，疏风通络。【主治】臃肿疔毒，喉痹，丹毒，热毒血痢，风热感冒，温病发热，关节红肿热痛。

(92) 苦野菜：败酱科植物白花败酱[*Patrinia villosa* (Thunb.) Juss.]的全草。【功效】清热解毒，活血排脓。【主治】肠痈，痢疾，肠炎，肝炎，眼结膜炎，产后瘀血腹痛，痈肿，疔疮。

(93) 牛尿刺：菊科植物大蓟(*Cirsium japonicum* Fisch. ex DC.)的全草。【别名】大叶牛须刺、牛节刺。【功效】凉血止血，散瘀解毒消肿。【主治】吐血，便血，崩漏，外伤出血，痈肿疮毒。

(94) 吉花：菊科植物野菊[*Dendranthema indica* (L.) Des Moul.]的全草及花。【别名】艾花、黄菊花。【功效】清热解毒，疏风平肝。【主治】感冒，气管炎，肝炎，高血压症，痢疾，痈肿，疔疮，目赤肿痛，湿疹，丹毒，咽喉肿痛。

(95) 墨黑草：菊科植物鳢肠(*Eclipta prostrata* L.)的全草。【别名】日花草。【功效】补益肝肾，凉血止血。【主治】补肾不足，头晕目眩，须发早发，吐血，咯血，便血，血痢，崩漏，外伤出血。

(96) 白头翁：菊科植物佩兰(*Eupatorium fortunei* Turcz.)的全草。【别名】马头翁。【功效】解暑化湿，辟秽和中，化湿宣气。【主治】感受暑湿，寒热头痛，湿浊内蕴，恶心呕吐，口中甜腻，消渴，痢疾。

(97) 白日：菊科植物白背鼠曲草(*Gnaphalium japonicum* Thunb.)的全草。【别名】叶下白。【功效】疏风清热，利湿，解毒。【主治】感冒，咳嗽，咽喉痛，目赤肿痛，淋浊带下，疮疡疔毒，蛇伤，跌打损伤。

(98) 田岸青：菊科植物马兰[*Kalimeris indica* (L.) Sch.]的全草。【功效】凉血止血，清热利湿，解毒消肿。【主治】吐血，血痢，崩漏，创伤出血，黄疸，水肿，淋浊，感冒，咳嗽，咽痛喉痹，痔疮，痈肿，丹毒，小儿疳积。

(99) 木米头：菊科植物千里光(*Senecio scandens* Buch. -Han)的全草。【别名】千里橘。【功效】清热解毒，明目退翳，杀虫止痒。【主治】流感，上呼吸道感染，肺炎，急性扁桃体炎，急性肠炎，黄疸型肝炎，胆囊炎，急性尿路感染，目赤肿痛翳障，丹毒，湿疹，滴虫性阴道炎，烧烫伤。

(100) 金钗花：菊科植物一枝黄花(*Solidago decurrens* Lour.)的全草。【别名】八月黄花、土柴胡。【功效】疏风泄热，解毒消肿。【主治】风热感冒，咽喉肿痛，肺热咳嗽，黄疸，泄泻，热淋，痈肿疮疖，毒蛇咬伤。

(101) 满田星：谷精草科植物谷精草(*Eriocaulon buergerianum* Koern.)的带花茎的头状花序。【别名】耳朵刷。【功效】疏散风热，明目。【主治】风热目赤，肿痛羞明，风热头痛，鼻渊，喉痹，牙痛。

(102) 百合：百合科植物野百合(*Lilium brownii* F. E. Brown ex Miellez)的鳞茎。【功效】润肺止咳，清热安神。【主治】阴虚久咳，痰中带血，虚烦惊悸，失眠多梦，精神恍惚。

(103) 金烛台：百合科植物华重楼[*Paris polyphylla* Sm. var. *chinensis* (Frranch.) Hara]的根茎。【别名】七层塔、七叶一枝花。【功效】清热解毒，消肿解痛，凉肝定惊。【主治】疔疖痈肿，咽喉肿痛，毒蛇咬伤，跌扑伤痛，惊风抽搐。

(104) 疳首：鸢尾科植物射干[*Belamcanda chinensis* (L.) D C.]的根茎。【别名】山芭

扇。【功效】清热解毒，祛痰利咽，消瘀散结。【主治】咽喉肿痛，痰壅咳喘，痈肿疮毒。

(105) 鸡卵花：豆科植物锦鸡儿[*Caragana sinica* (Buc′ hoz) Rehd.]的花。【别名】金雀花，卵花草，金鸟仔。【功效】健脾益肾，和血祛风，解毒。【主治】虚劳咳嗽，头晕耳鸣，气虚，高血压病，风湿骨痛。

(106) 金雀根：豆科植物锦鸡儿[*Caragana sinica* (Buc′ hoz) Rehd.]的根。【别名】卵花根，黄雀根。【功效】健脾益肾，活血通脉，消瘀散结。【主治】腰膝酸软，跌打损伤，症瘕痞块。

(107) 龙血竭：百合科植物剑叶龙血树[*Dranaena cochinchinensis* (Lour.) S. C. Chen]分泌的树脂。【功效】活血散瘀，定痛止血，敛疮生肌。【主治】跌打损伤，瘀血作痛，妇女气血凝滞，外伤出血，脓疮久不收口。

(108) 千斤拔：豆科植物千斤拔(*Flemingia philippinensis* Merr. et Rilfe)的根。【功效】祛风除湿，舒筋活络，强筋壮骨，消炎止痛。【主治】风湿骨痛，腰肌劳损，偏瘫，小儿麻痹后遗症。

(109) 硬秆天竹：萝藦科植物徐长卿[*Cynanchum paniculatum* (Bunge) Kitagawa]的根及根茎。【别名】水汤菊。【功效】祛风除湿，行气活血，去痛止痒，解毒消肿。【主治】风湿痹痛，腰痛，脘腹疼痛，牙痛，跌扑损伤，小便不利，泄泻，痢疾，湿疹，荨麻疹，毒蛇咬伤。

(110) 悬钩子：蔷薇科植物山莓(*Rubus corchorifolius* L. f.)的果实、根及叶。【别名】三月扭、三月泡。【功效】醒酒止渴，化痰解毒，收敛，凉血止血，活血调经，清热利湿，解毒敛疮。【主治】醉酒，痛风，丹毒，烫火伤，遗精，遗尿，咯血，崩漏，痔疮出血，痢疾，泄泻，经闭，痛经，跌打损伤，咽喉肿痛。

(111) 粗叶榕：桑科植物粗叶榕(*Ficus hirta* Vahl)的根。【功效】祛风湿，益气固表，健脾化湿，祛瘀消肿。【主治】肺结核，气管炎，胃痛，水肿，闭经，产后瘀血，白带，乳汁稀少，乳腺炎，睾丸炎，风湿痛，跌打损伤。

(112) 变叶榕：桑科植物变叶榕(*Ficus variolosa*)的根。【功效】祛风除湿，活血止痛，催乳。【主治】风湿痹痛，胃痛，疖肿，跌打损伤，乳汁不下。

(113) 琴叶榕：桑科植物琴叶榕(*Ficus pandurata* Hance)的根及叶。【功效】祛风除湿，解毒消肿，活血通络。【主治】风湿痹痛，黄疸，疟疾，百日咳，乳汁不通，乳痈，痛经，闭经，痈疖肿痛，跌打损伤，毒蛇咬伤。

(114) 紫苏：唇形科植物紫苏[*Perilla frutescens* (L.) Britt.]的叶、茎及果实。【功效】散寒解表，宣肺化痰，行气和中，安胎，解鱼蟹毒，和血，降气，润肠。【主治】风湿感冒，咳嗽呕恶，胎气不和，腹痛吐泻，鱼蟹中毒，脾胃气滞，水肿脚气，肠燥便秘，血虚感冒。

(115) 苦楝：楝科植物楝树(*Melia azedarach* L.)的根皮、树皮、叶、花及果实。【功效】杀虫，疗癣，清热燥湿，行气止痛。【主治】蛔虫病，钩虫病，阴道滴虫病，疥疮，头癣，湿疹瘙痒，蛇虫咬伤，跌打肿痛，脘腹胁肋疼痛，虫积腹痛。

(116) 鹧鸪花：楝科植物鹧鸪花[*Trichilia connaroides* (Wight et Arn.) Bentv]的根。【功效】清热解毒，祛风湿，利咽喉。【主治】风湿腰腿痛，咽喉痛，乳蛾，感冒，胃痛。

(117) 金盏菊：菊科植物金盏菊(*Calendula officinalis* L.)的全草、花及根。【功效】清

热解毒，活血调经，凉血止血，清热泻火，行气止痛。【主治】中耳炎，月经不调，肠风便血，目赤肿痛，疝气，胃寒疼痛。

(118) 金缕梅花：金缕梅科植物金缕梅(*Hamamelis mollis* Oliver)的根、叶、花及果。【功效】解热、止血、通经活络。【主治】目赤肿痛，热毒血痢。

(119) 枇杷：蔷薇科植物枇杷[*Eriobotrya japonica* (Thunb.) Lindl.]的叶。【功效】清肺止咳，和胃降逆，止渴。【主治】肺热咳嗽，阴虚劳咳，咳血，吐血，小儿吐乳，消渴，肺热面疮。

(120) 硬柴碎：杜鹃科植物乌饭树(*Vaccinium bracteatum* Thunb.)的果实、叶及根。【别名】乌饭奴。【功效】补肝肾，强筋骨，固精气，止泻痢，益肠胃，散瘀，止痛。【主治】筋骨不利，神疲无力，须发早白，脾胃气虚，久泻，少食，肝肾亏虚，腰膝酸软，牙痛，跌打肿痛。

(121) 脚郎头：樟科植物乌药[*Lindera aggregate* (Sims) Kosterm.]的块根、叶及果实。【别名】鸡蛋衣。【功效】行气止痛，温肾散寒，消肿止痛，散寒回阳。【主治】胸胁满闷，脘腹胀痛，头痛，寒疝疼痛，痛经及产后腹痛，尿频，遗尿，小便频数风湿痹痛，跌打损伤，烫伤，阴毒伤寒。

(122) 凤尾蕨：凤尾蕨科植物凤尾蕨[*Pteris cretica* L. var. *nervosa* (Thunb.) Ching et S.H.Wu]的全草。【功效】清热利湿，止血生肌，解毒消肿。【主治】泄泻，痢疾，黄疸，淋证，水肿，咳血，尿血，便血，刀伤出血，跌打肿痛，疮痈，水火烫伤。

(123) 无花果：桑科植物无花果(*Ficus carica* L.)的果实。【功效】清热生津，健脾开胃，解毒消肿。【主治】咽喉肿痛，燥咳声嘶，乳汁稀少，肠热便秘，食欲不振，消化不良，泄泻，痢疾，痈肿，癣疾。

(124) 桂花：木犀科植物木犀[*Osmanthus fragrans* (Thunb.) Lour.]的花、果实、枝叶及根。【功效】温肺化饮散寒止痛，发表散寒，祛风止痒，祛风除湿。【主治】痰饮咳喘，脘腹冷痛，肠风血痢，经闭痛经，牙痛，口臭，胃寒疼痛，肝胃气痛，肢体麻木，肾虚牙痛。

(125) 芙蓉猎骨皮：锦葵科植物木芙蓉(*Hibiscus mutabilis* L.)的花、叶及根。【功效】清热解毒，凉血止血，消肿排脓。【主治】肺热咳嗽，肠痈，白带，痈疖脓肿，脓耳，无名肿痛，烧烫伤，痈疽肿毒初起，目赤肿痛。

(126) 老鸦葱：石蒜科植物石蒜[*Lycoris radiata* (L Her.) Herb.]的鳞茎。【功效】祛痰催吐，解毒散结。【主治】喉风，单双乳蛾，咽喉肿痛，食物中毒，胸腹积水，恶疮肿毒，痔漏，跌打损伤，风湿关节痛，顽癣，烫火伤，蛇咬伤。

(127) 水菖蒲：天南星科植物菖蒲(*Acorus calamus* L.)的根茎。【功效】化痰开窍，除湿健脾，杀虫止痒。【主治】痰厥昏迷，中风，癫痫，惊悸健忘，耳鸣耳聋，食积腹痛，痢疾泄泻，风湿疼痛，湿疹，疥疮。

(128) 钝叶决明：豆科植物决明(*Cassia tora* Linn.)的种子及全草。【功效】清肝明目，利水通便，祛风清热，解毒利湿。【主治】目赤肿痛，羞明泪多，青盲，雀盲，头痛头晕，视物昏暗，肝硬化腹水，小便不利，习惯性便秘，肿毒，癣疾。

(129) 隔夜柴：豆科植物合欢(*Albizia julibrissin* Durazz.)的树皮及花。【功效】安神解郁，活血消痈，理气开胃，消风明目。【主治】心神不安，忧郁，不眠，内外痈疡，跌打损伤。

(130) 野直柳：夹竹桃科植物夹竹桃(*Nerium indicum* Mill.)的叶及枝皮。【功效】强心利尿，祛痰定喘，镇痛，祛瘀。【主治】心脏病心力衰竭，喘咳，癫痫，跌打肿痛，血瘀经闭。

(131) 安石榴：石榴科植物石榴(*Punica granatum* L.)的果实、花、叶及根。【功效】涩肠止泻，止血，驱虫，止渴，凉血。【主治】泄泻，痢疾，肠风下血，崩漏，带下，虫积腹痛，痈疮，烫伤，津伤燥渴，滑泻，泄泻。

(132) 水灯草：灯心草科植物灯心草(*Juncus effusus* L.)的全草及根。【功效】利水通淋，清心降火。【主治】淋病，水肿，小便不利，湿热黄疸，心烦不眠，小儿夜啼，喉痹，口疮，心悸不安。

(133) 独脚郎衣：阴地蕨科植物阴地蕨[*Botrychium ternatum* (Thunb.) Sw.]的带根全草。【功效】清热解毒，平肝熄风，止咳，止血，明目去翳。【主治】小儿高热抽搐，肺热咳嗽，咳血，百日咳，癫狂，疮疡肿毒，毒蛇咬伤，目赤火眼。

(134) 伽蓝菜：景天科植物伽蓝菜[*Kalanchoe laciniata* (L.) DC.]的全草。【功效】散瘀止血，清热解毒。【主治】跌打损伤，扭伤，外伤出血，咽喉炎，烫伤，湿疹，痈疮肿毒，毒蛇咬伤。

(135) 奶疳草：大戟科植物地锦草(*Euphorbia humifusa* Willd.)的全草。【别名】奶奶草。【功效】清热解毒。【主治】用于痢疾，泄泻。

(136) 苍耳子：菊科植物苍耳(*Xanthium sibiricum* Patrin. ex Widder)带总苞的果实。【功效】散风寒，通鼻窍，祛风湿，止痒。【主治】鼻渊，风寒头痛，风湿痹痛，风疹，湿疹，疥癣。

(137) 鸡冠花：苋科植物鸡冠花(*Celosia cristata* L.)的花序。【功效】凉血止血，止带，止泻。【主治】诸出血证，带下，泄泻，痢疾。

(138) 甜石榴：野牡丹科植物金锦香(*Osbeckia chinensis* L.)的全草。【别名】金石榴、山丛。【功效】化痰利湿，祛瘀止血，解毒消肿。【主治】咳嗽，哮喘，小儿疳积，泄泻，痢疾，风湿痹痛，咯血，吐血，便血，崩漏，痛经，经闭，产后瘀滞腹痛，牙痛，脱肛，跌打伤肿，毒蛇咬伤。

(139) 黄山里：茜草科植物栀子(*Gardenia jasminoides* Ellis)的果实。【别名】山里黄。【功效】泻火除烦，清热利湿，凉血解毒。【主治】热病心烦，黄疸尿赤，血淋涩痛，目赤肿痛，火毒疮疡，跌打扭伤，崩漏。

(140) 土茵陈：唇形科植物牛至(*Origanum vulgare* L.)的全草。【别名】猫艾。【功效】解表，理气，清暑，利湿。【主治】感冒发热，中暑，胸膈胀满，腹痛吐泻，痢疾，黄疸，水肿，带下，小儿疳积，麻疹，皮肤瘙痒，疮疡肿毒，跌打损伤。

(141) 莪姜：姜科植物温郁金(*Curcuma wenyujin* Y. H. Chen et C. Ling)的干燥根茎。【别名】莪术，温莪术，温郁金，野姜黄。【功效】行气破血，散结祛瘀，消积止痛。【主治】血滞经闭，症瘕痞块，脘腹胀痛，跌打损伤。

(142) 野扇花：黄杨科野扇花属植物野扇花(*Sarcococca ruscifolia* Stapf)和东方野扇花(*Sarcococca orientalis* C.Y.Wu)的根及果实。【别名】清香桂、大风消、万年青。【功效】

理气止痛，祛风活络、补血养肝。【主治】急、慢性胃炎，胃溃疡，风湿关节痛，跌打损伤，头晕，心悸，视力减退。

(143) 铺地蜈蚣: 茜草科植物金毛耳草[*Hedyotis chrysotricha* (Palib.) Merr.]的全草。【别名】塌地蜈蚣、陈头蜈蚣、穿地蜈蚣、大地蜈蚣。【功效】清热利湿，消肿解毒。【主治】肠炎，痢疾，暑热泄泻，湿热黄疸，急性肾炎，毒蛇咬伤，疮疖肿毒。

(144) 岩豆: 兰科植物广东石豆兰(*Bulbophyllum kwangtungense* Schltr)的全草或者齿瓣石豆兰(*Bulbophyllum psychoon* Rchb. f.)。【别名】坛豆、台豆。【功效】清热，滋阴，消肿。【主治】风热咽痛，肺热咳嗽，阴虚内热，热病口渴，风湿痹痛，跌打损伤，乳痈。

(145) 八角金盘: 小檗科植物六角莲[*Dysosma pleiantha* (Hance) Woodson]的根茎。【别名】独脚莲、山荷叶。【功效】散瘀解毒。【主治】毒蛇咬伤，痈、疮、疔、痨以及跌打损伤。

(146) 石南藤: 胡椒科植物石南藤[*Piper wallichii* (Miq.) Hand. -Mazz.]的茎。【功效】祛风寒，强腰膝，补肾壮阳。【主治】风湿痹痛，腰腿痛。

(147) 海风藤: 胡椒科植物风藤[*Piper kadsura* (Choisy) Ohwi]的藤茎。【功效】祛风湿，通经络，止痹痛。【主治】风湿痹痛，通经络，脘腹冷痛，水肿。

(148) 茅膏菜: 茅膏菜科植物茅膏菜(*Drosera peltata* Smith)的干燥全草。【功效】祛风除湿，行血止痛。【主治】风湿骨痛，抗菌消炎。

畲药名索引

T

W

X

Y

Z

植物中文名索引

植物拉丁名索引

R

S

T

U

V

W

X

后　记

小时候，父亲讲起畲民(方言“畲客”)，因为方言发音的缘故，我误将这两个字当成了“谢客”，以为这是一群“谢绝会客”、在日常交往中不愿意搭理人的神秘群体。但是他们好像都有治病救人的本领，因为我们在夜里伤风感冒时，经常会问他们讨些常备的草药，这些草药往往十分灵验，夜里出一身汗，早上起来病便好了一大半。直到十几年后，我才终于解开这个困惑我多年的谜团：畲民(畲客)，指的是少数民族畲族的民众，他们不但不“谢绝会客”，还能歌善言，热情好客，在我们家乡有不少人口分布。进一步了解之后才知道：畲族总人口 70 余万，主要分布在闽、浙、赣、粤、黔、皖、湘 7 省 80 多个县(市、区)，以福建、浙江分布最为集中；浙江省丽水市域内有全国唯一的畲族自治县——景宁畲族自治县；全国有畲族乡镇 44 个。畲民过去长期居住在山区或半山区，家家户户常年备有青草药，在治病防病方面积累了丰富的经验。因为平时留心畲族资料的缘故，我在去年偶然发现了一个新的信息：我们松阳同乡、近代名人，曾任中央大学法学院院长、国民党中常委、台北故宫博物院副院长的何联奎，早年就对畲族进行过深入研究，曾著有《畲民的文化人类上的新发现》(1934 年)、《畲民的图腾崇拜》(1936 年)、《畲民的地理分布》(1937 年)等重要论文。何联奎研究畲族，想来一定有着某种渊源。畲族缘，乡土情。

我于 1999 年考入上海医科大学药学院(现复旦大学药学院)，就读药学专业，后保送本校硕博连读攻读药物化学专业博士学位。因为专业方向是天然药物化学的缘故，我便经常思考研究课题如何与家乡丽水及松阳相联系，以自己所学为家乡的中医药发展做点什么。2006 年初，我在全国天然药物研究会议论文集中偶然看到了当时丽水开展畲药研究的论文，作者是我的松阳同乡、丽水市药检所所长李水福主任中药师。通过与李水福老师联系并得到他的帮助，我很快就在畲药研究上入了门，随后还参加了李水福老师和丽水市人民医院雷后兴副院长主持开展的畲药研究工作，并对自己感兴趣的一些畲药品种尝试开展了研究。在我的博士论文以及我在美国埃默里大学从事博士后的研究工作中，始终都有畲药的存在。及至我归国回乡工作，将畲药研究作为主攻方向之一，就是自然而然、水到渠成了。

因为对家乡和畲族的情怀，我与畲药研究结缘。加入畲药研究队伍并对畲药研究的历史有了更多的了解后，我时常被李水福、雷后兴、王如伟、曾玉亮、程文亮等前辈们独到的眼光、做事的认真和对畲药事业的执着所感动。自我归国回到家乡丽水工作以来，在团队的组建、个人的成长和研究课题的开展上，无不受到诸多领导、老师、业内前辈与同仁的帮助，李水福老师便是其中的一位。李水福老师早在 20 世纪 80 年代初大学毕业(“文革”后首届浙江医科大学毕业生)刚工作时就参与了奚镜清教授等专家组织的浙江省畲药调研工作，在畲药研究方面成绩斐然(1999 年晋升主任中药师)。我与他相识十年，性格相投，亦师亦友，对于畲药研究和产业化发展，我们的思路和理念有很多的共通之处。当我提出准备编写本书时，他热情支持，并在很多方面加以统筹和指导。

本书收录的很多资料，主要来自近年来我们畲药研究团队多项重大课题的研究成果，这些课题包括国家自然科学基金“畲药食凉茶抗结直肠癌的物质基础研究”(81303305，程科军主持)、浙江省重大科技专项“道地畲药资源保护和药用价值综合利用的研究”(2012C12014-1，程文亮主持)和浙江省丽水市科技项目“浙江省常用畲药质量评价技术与规范化研究”(20100410，李水福主持)等。

在本书完稿之时，我首先要感谢中国工程院副院长樊代明院士，樊院士在本书书稿初成之际就欣然为本书作序并题名《整合畲药学研究》。序言高屋建瓴，书名大气响亮，比我们原定的《中国常用畲药的研究与开发》书名从立意和格局上都有很大提高。在本书的出版过程中，周巧龙编辑的能力、效率和细心周到的工作态度保证了整个过程的顺利进行。在成书过程中，徐金标、吕群丹、方洁、潘俊杰、王伟影、毛菊华、范芳娟等在编写、图表制作和审校等方面付出了大量的精力，林超、钟建平在植物鉴定和植物照片拍摄上多有贡献。在本书付梓之际，我对全体编委会成员的付出表示深深的谢意！对多年来参与过畲药研究但未在本书中署名的专家和同仁表示敬意！很多领导、专家和同仁都对本书的出版给予了鼓励和支持，在此，一并致以衷心的感谢！

十二年来，始终如一全力支持我开展畲药研究工作的，还有我的导师胡昌奇教授。东安路 130 号东 6 号楼里手把手的指导，身处大洋彼岸越洋电话中的关怀，归国组建团队并选择研究方向时的探讨，以及在我遭遇人生苦痛时的安慰勉励，在我成长的每一步，他时时如一盏明灯指引我前进的漫漫征途。二月间，恩师驾鹤西去。悲伤之余，该当不忘教导，勤勉工作，不负师恩。

“人生意义何在乎?为人群服务；服务价值何在乎?为人群灭除痛苦。”不论是在上医求学、海外留学，还是归国工作，母校校歌中催人奋进的歌词，总能以医药工作者的职责与担当给我以别样的鼓舞和激励。今年是母校上医成立九十周年，仅以此书的出版感恩母校的培养！

当前，包括民族药在内的中医药发展已上升至国家战略的高度，畲医药正面临前所未有的发展机遇。本书的出版，是我们畲药研究团队阶段性工作的一个总结。期望在今后，我们在各级领导和业界专家的支持与帮助下，与畲药研究同仁们一道继续努力，为畲药产业的发展贡献自己的力量！

程科军

2017 年 4 月 11 日

彩　图

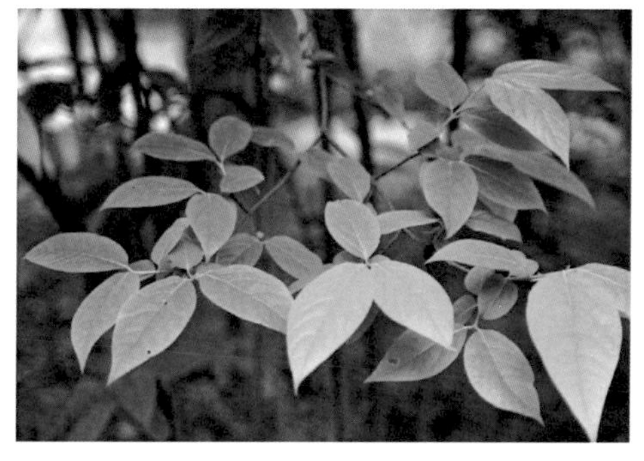

柳叶蜡梅（畲药食凉茶基原植物）

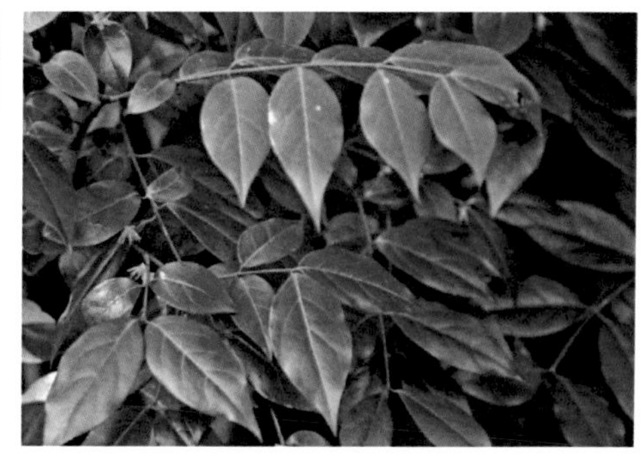

浙江蜡梅（畲药食凉茶基原植物）

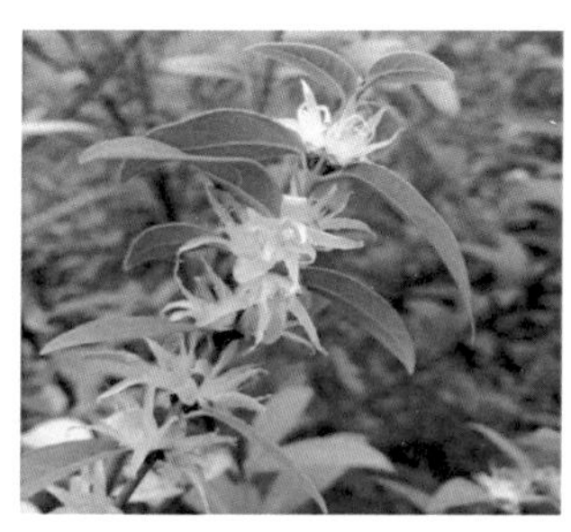

柳叶蜡梅花

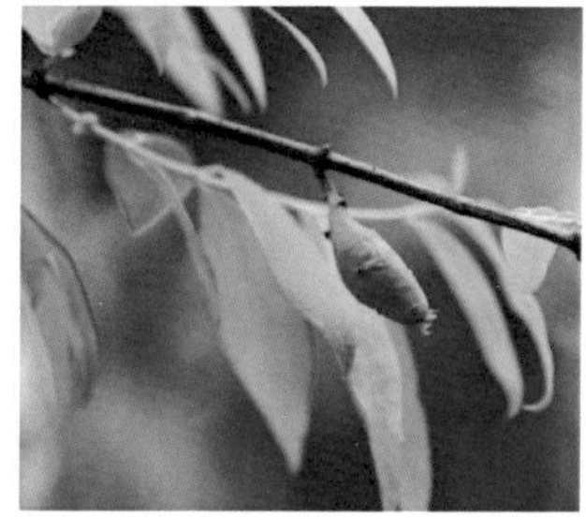

柳叶蜡梅果

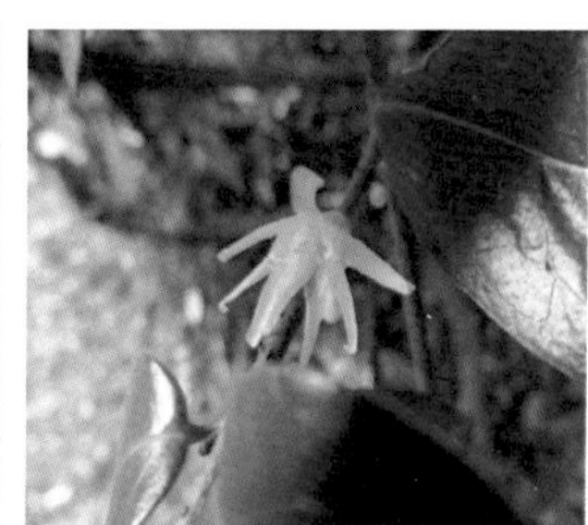

浙江蜡梅花

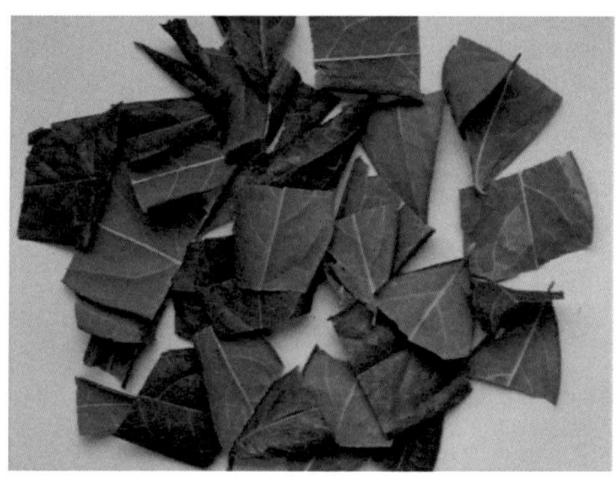

食凉茶（柳叶蜡梅叶）

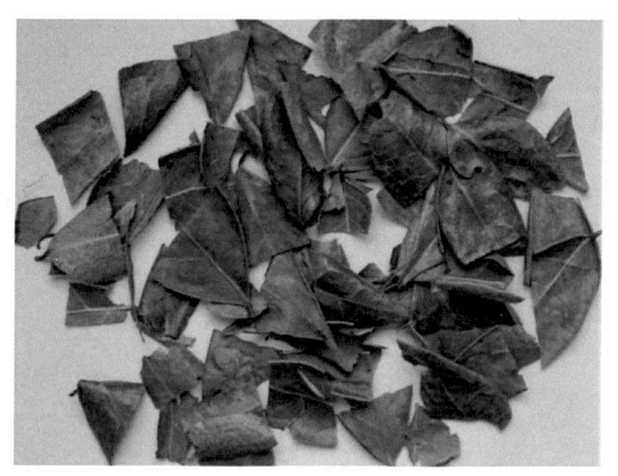

食凉茶（浙江蜡梅叶）

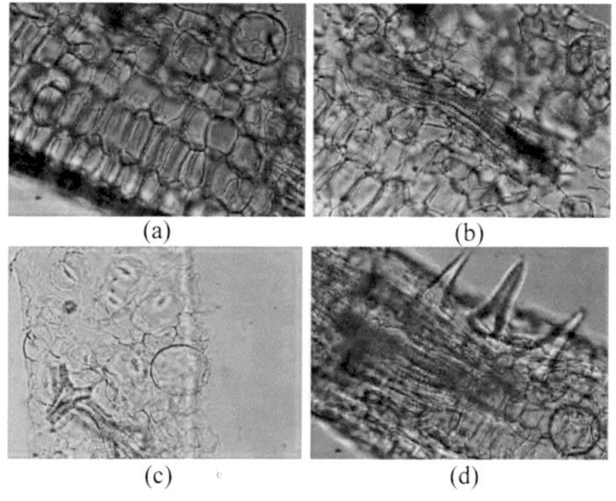

食凉茶（柳叶蜡梅叶）横切面显微特征图

(a) 上表皮细胞 - 栅栏组织 - 海绵组织 - 油细胞；(b) 栅栏组织 - 海绵组织 - 导管；(c) 气孔 - 导管 - 油细胞；(d) 下表皮细胞 - 非腺毛

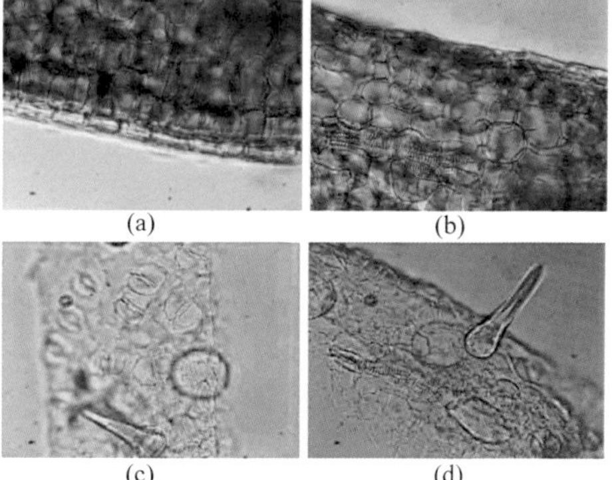

食凉茶（浙江蜡梅叶）横切面显微特征图

(a) 上表皮细胞 - 栅栏组织 - 海绵组织；(b) 上表皮细胞 - 栅栏组织 - 海绵组织 - 油细胞 - 导管；(c) 气孔 - 油细胞；(d) 导管 - 油细胞 - 非腺毛 - 下表皮细胞

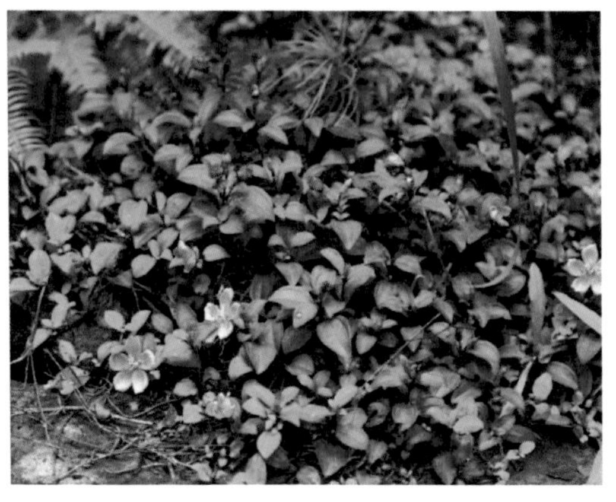
地稔（畲药嘎狗噜基原植物）

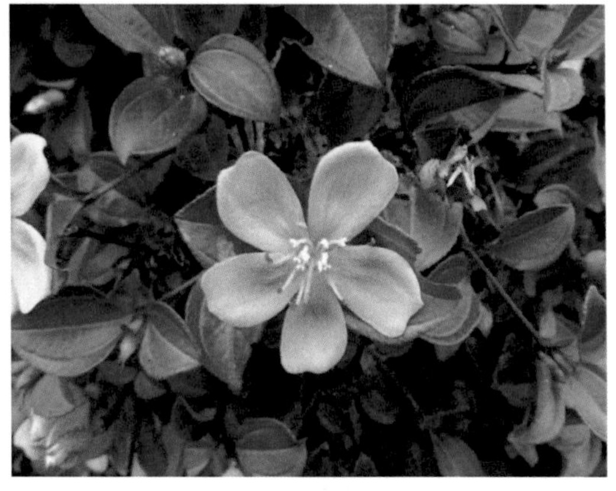
地稔花

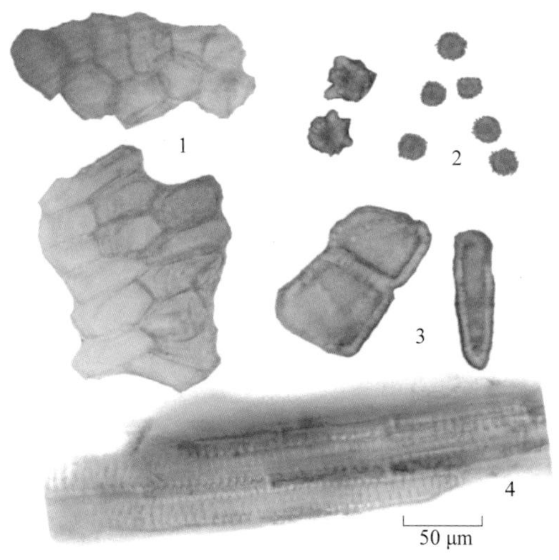

嘎狗噜粉末显微特征图
1. 木栓细胞；2. 簇晶；3. 石细胞；4. 导管

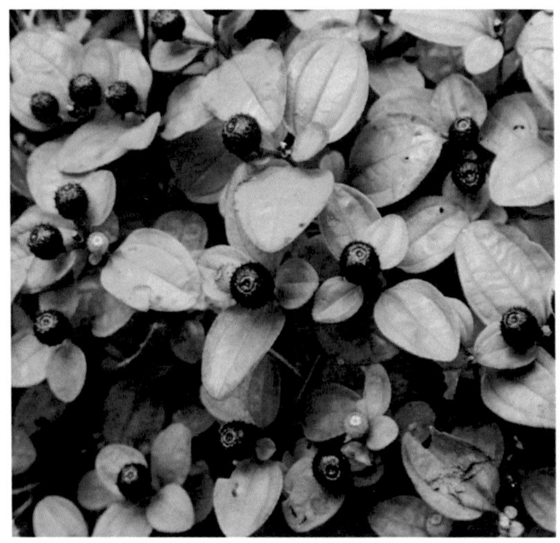
地稔果

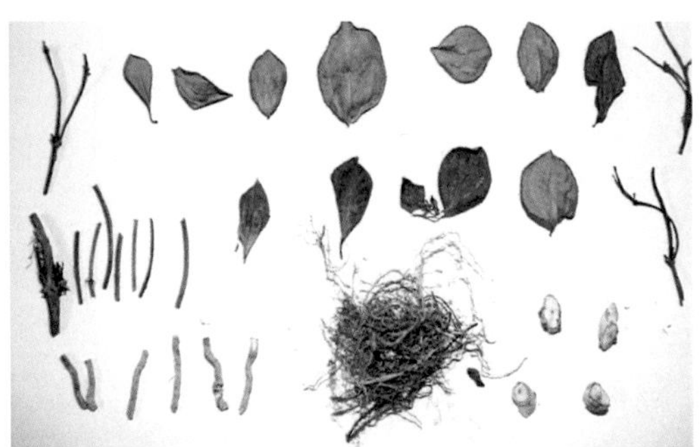
嘎狗噜（地稔全草）

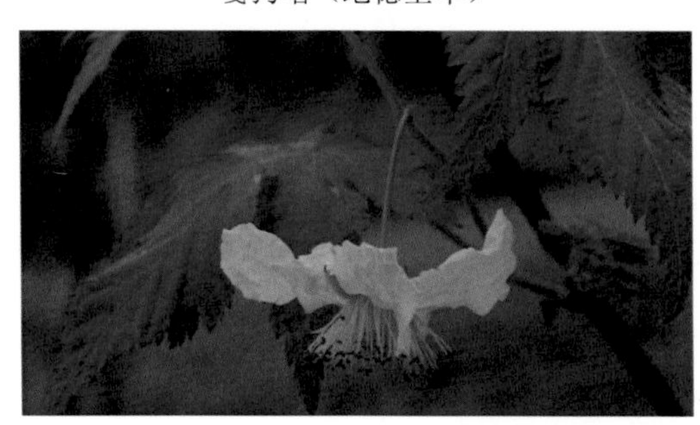
掌叶覆盆子花

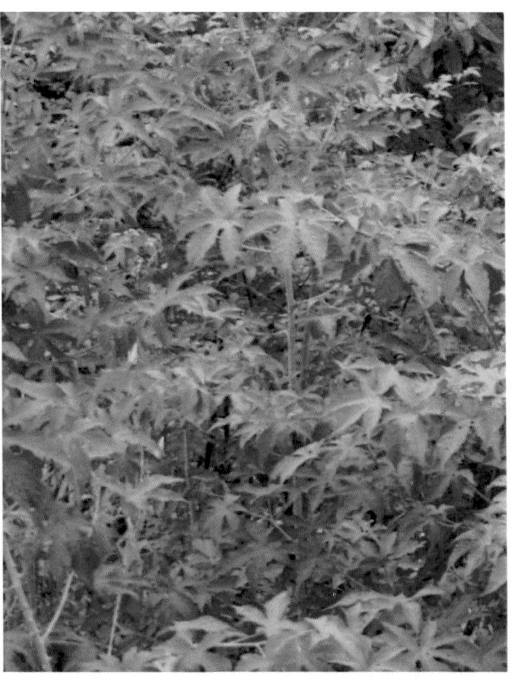
掌叶覆盆子（畲药搁公扭根基原植物）

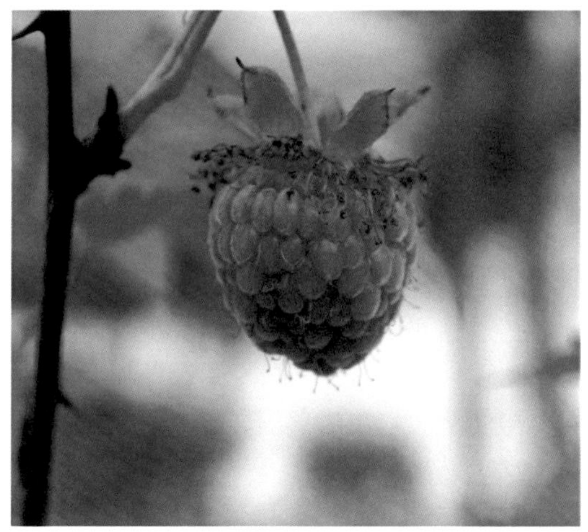

掌叶覆盆子果

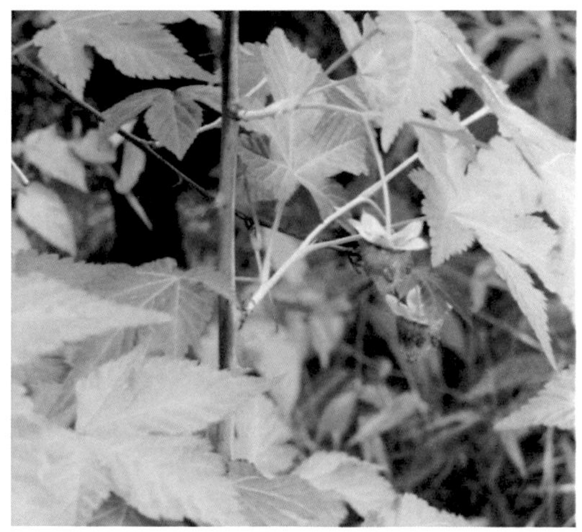

掌叶覆盆子茎和叶

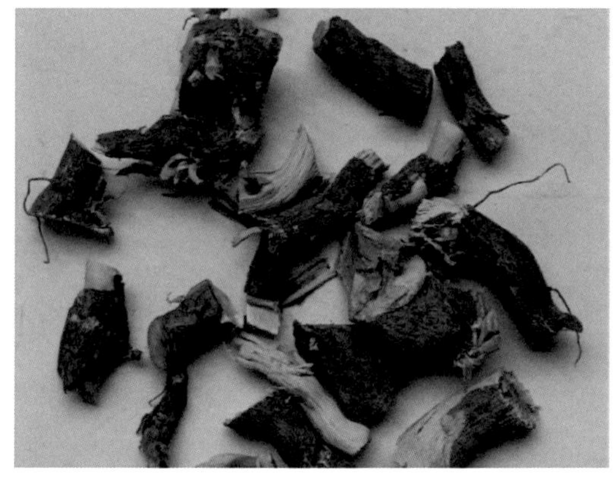

搁公扭根（掌叶覆盆子根）

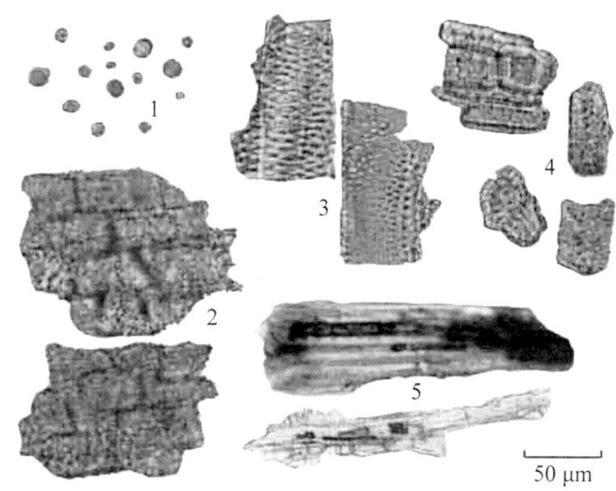

搁公扭根粉末显微特征图

1. 淀粉粒；2. 木栓细胞；3. 具缘纹孔导管；4. 石细胞；5. 纤维

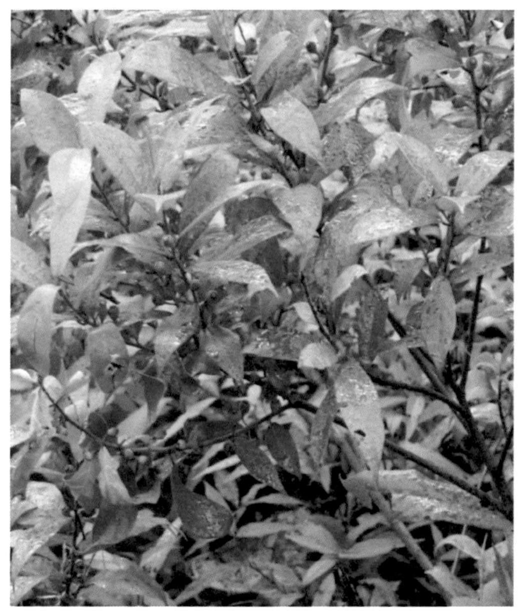

全叶榕（畲药小香勾基原植物）

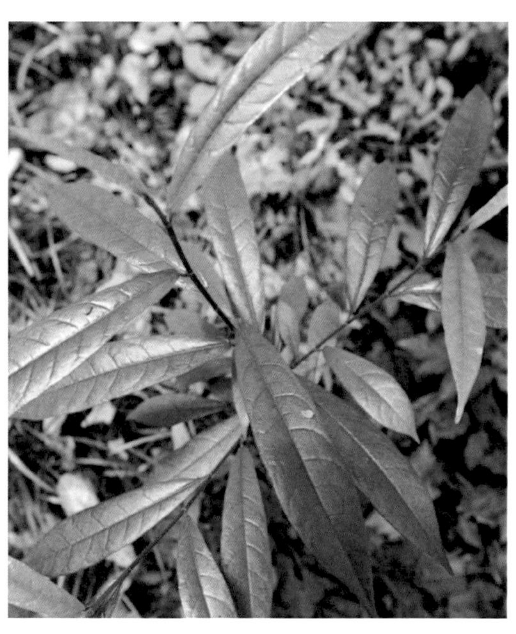

条叶榕（畲药小香勾基原植物）

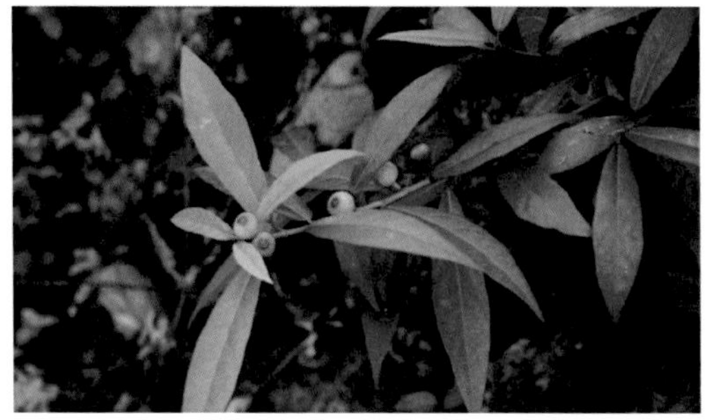

条叶榕果

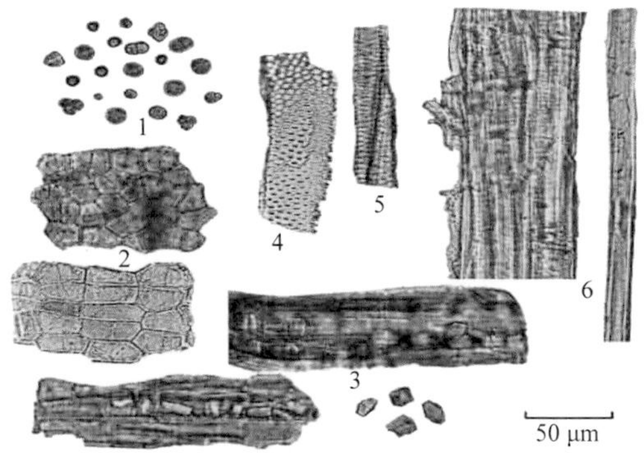

小香勾粉末显微特征图

1. 淀粉粒；2. 木栓细胞；3. 草酸 钙方晶；4. 具缘纹孔导管；5. 网纹导管；6. 纤维

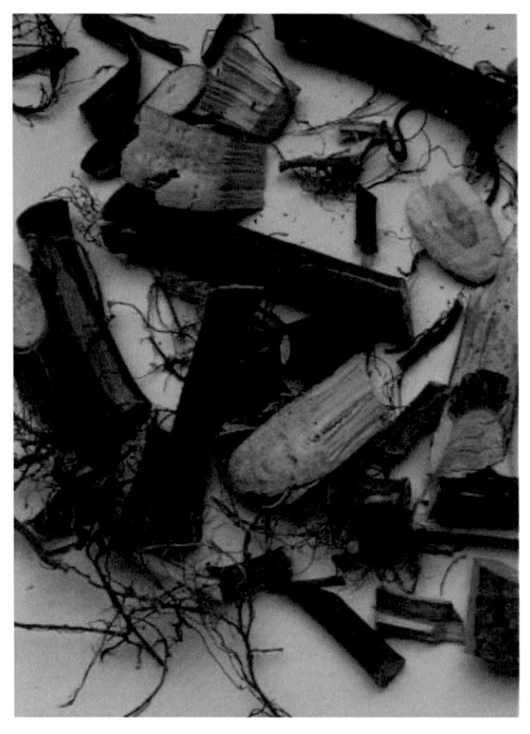

小香勾（全叶榕根茎）

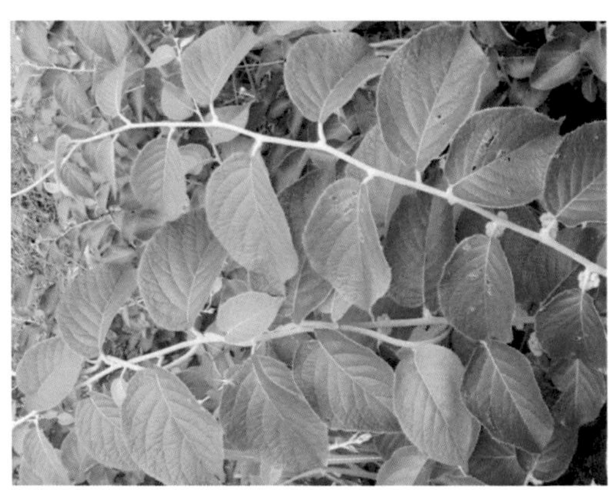

毛花猕猴桃（畲药白山毛桃基原植物）

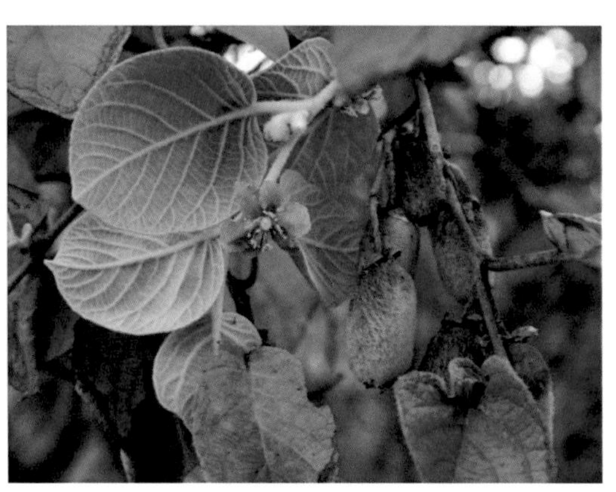

毛花猕猴桃花及果

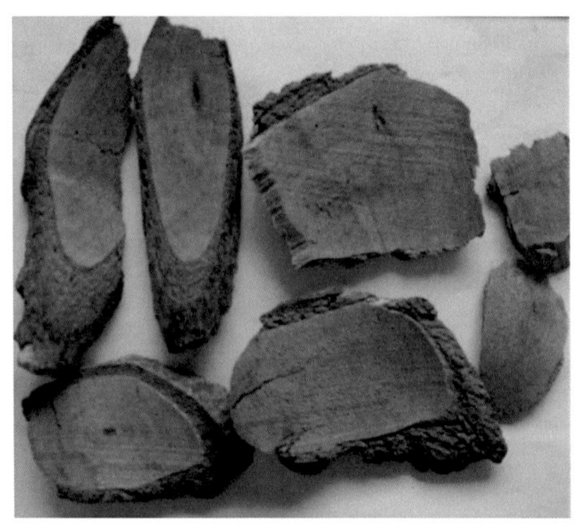

白山毛桃根(毛花猕猴桃根)

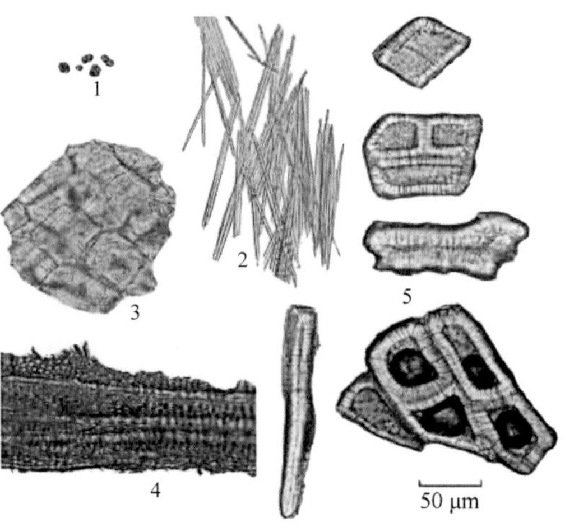

白山毛桃根粉末显微特征图

1. 淀粉粒；2. 草酸钙针晶；3. 木栓细胞；4. 具缘纹孔导管；5. 石细胞

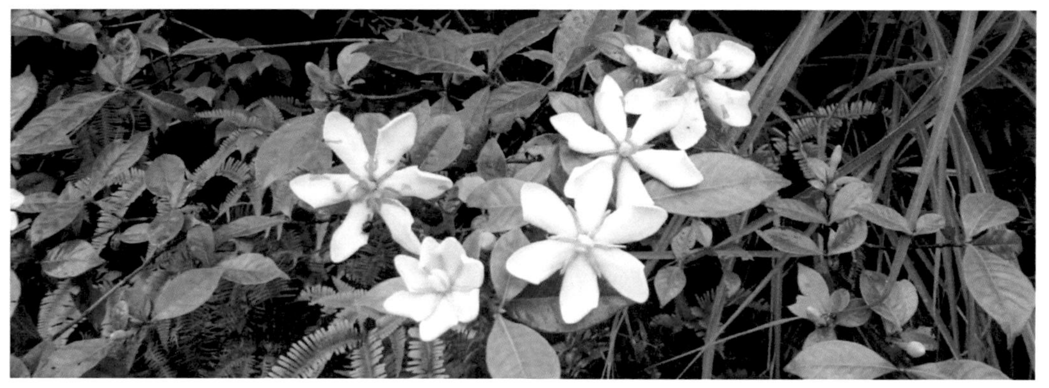

栀子（畲药山里黄根基原植物）

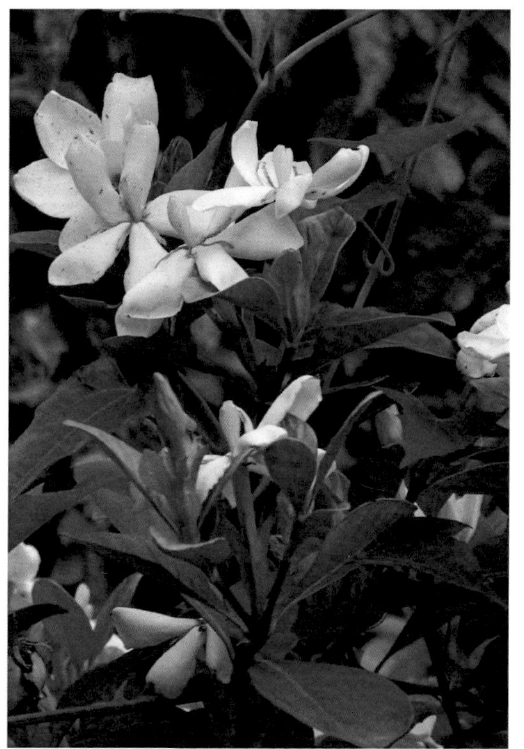

栀子花

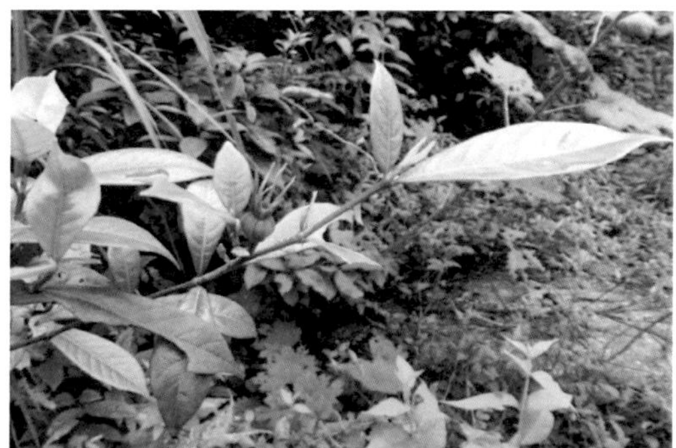

栀子叶

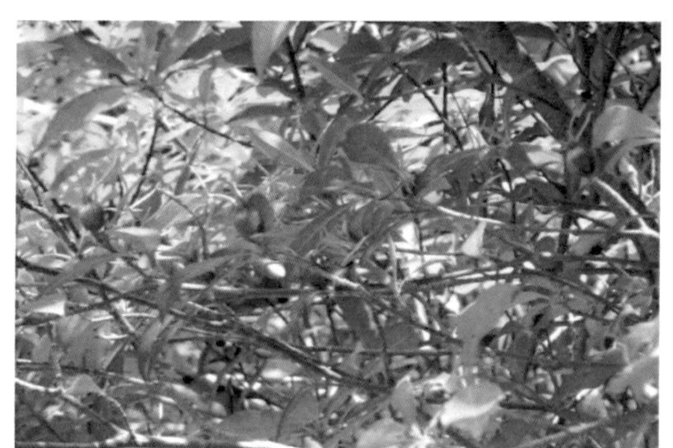

栀子果

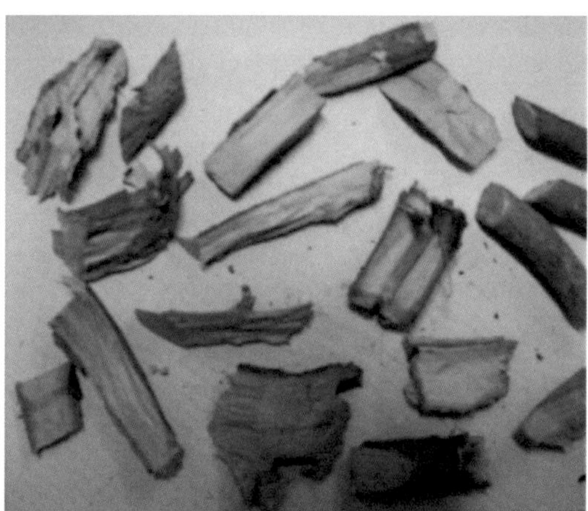

山里黄根（栀子根）

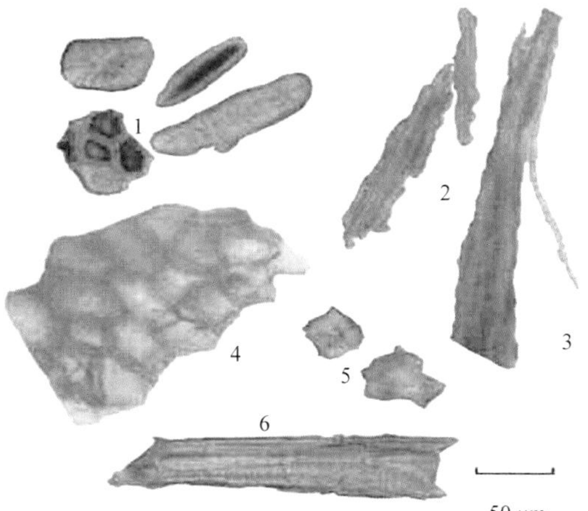

山里黄根粉末显微特征图

1. 石细胞；2. 木纤维；3. 晶纤维；4. 木栓细胞；5. 簇晶；6. 导管

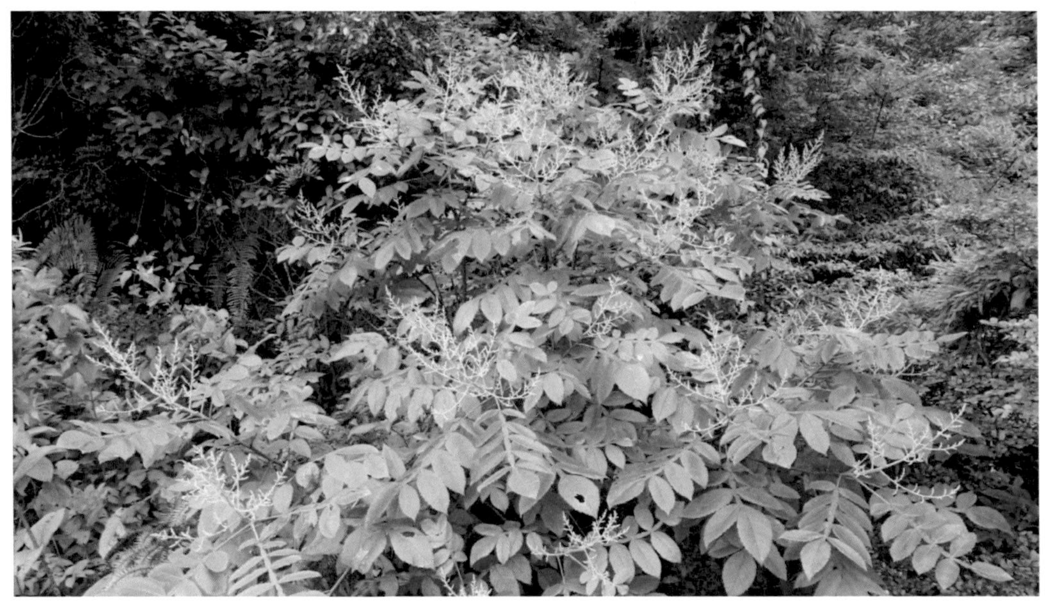

盐肤木（畲药盐芋根基原植物）

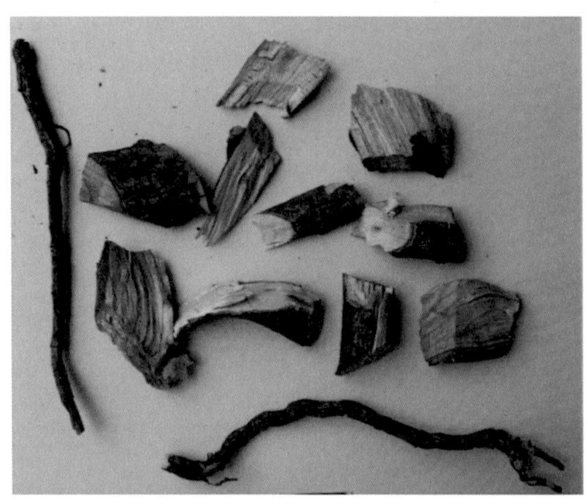

盐芋根（盐肤木根）

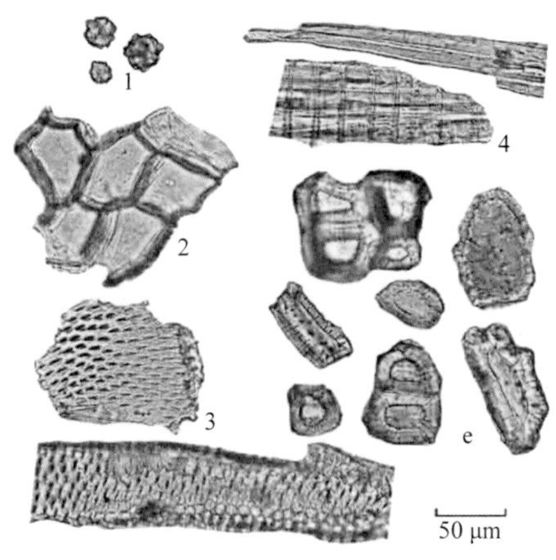

盐芋根粉末显微特征图

1. 草酸钙簇晶；2. 木栓细胞；3. 具缘纹孔导管；4. 纤维 ；5. 石细胞

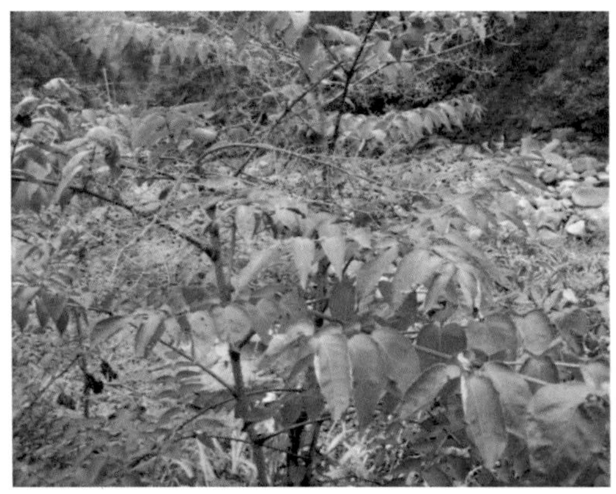

棘茎楤木（畲药百鸟不歇基原植物）

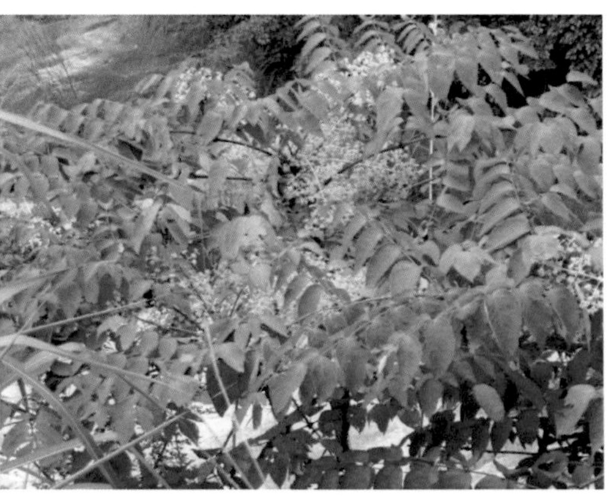

楤木（畲药百鸟不歇基原植物）

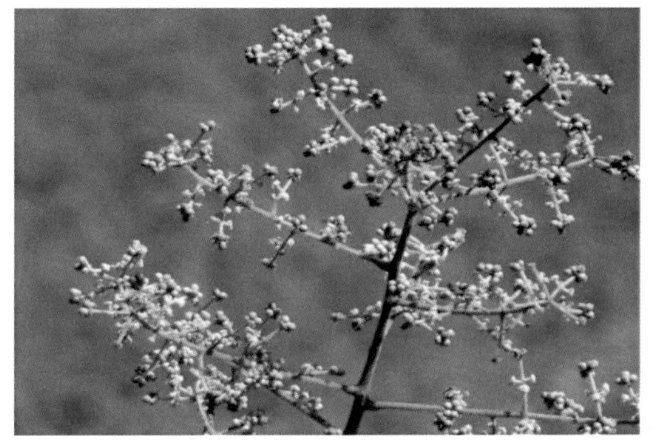

棘茎楤木花

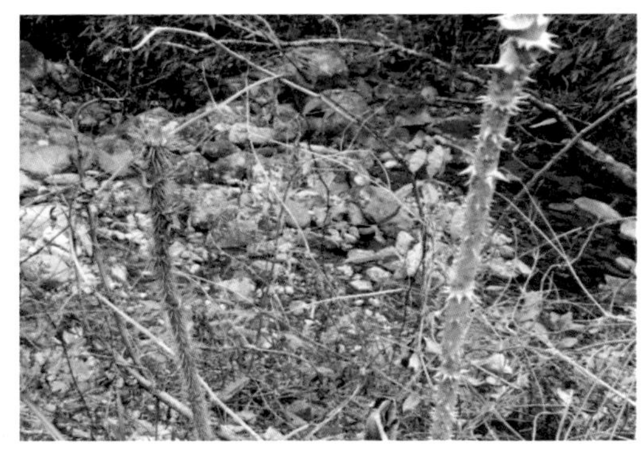

棘茎楤木茎（左）和楤木茎（右）

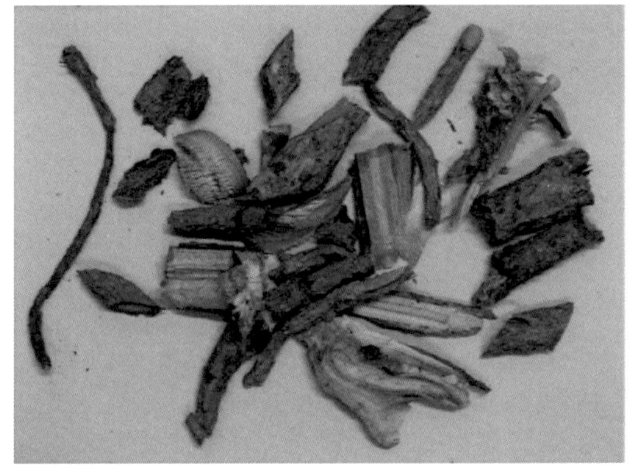

百鸟不歇（楤木根）

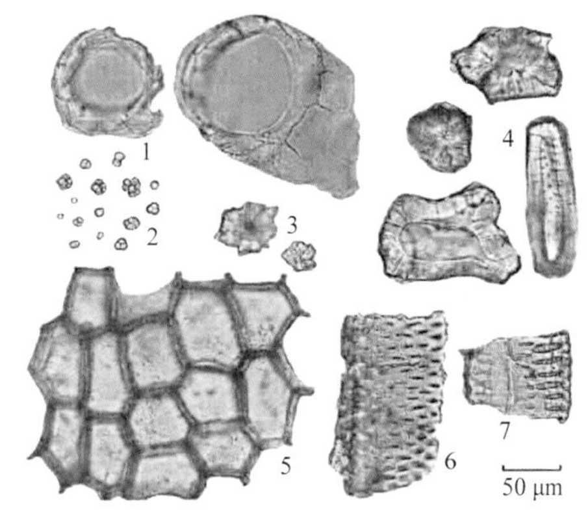

百鸟不歇粉末显微特征图

1. 树脂道；2. 淀粉粒；3. 草酸钙簇晶；4. 石细胞；5. 木栓细胞；6. 具缘纹孔导管；7. 网纹导管

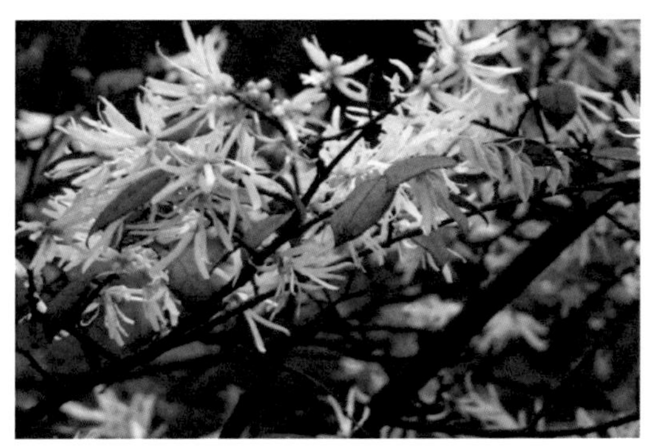

檵木（畲药坚七扭基原植物）

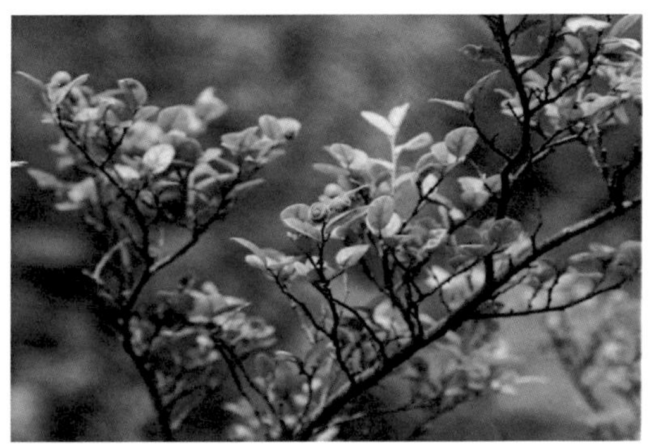

檵木果

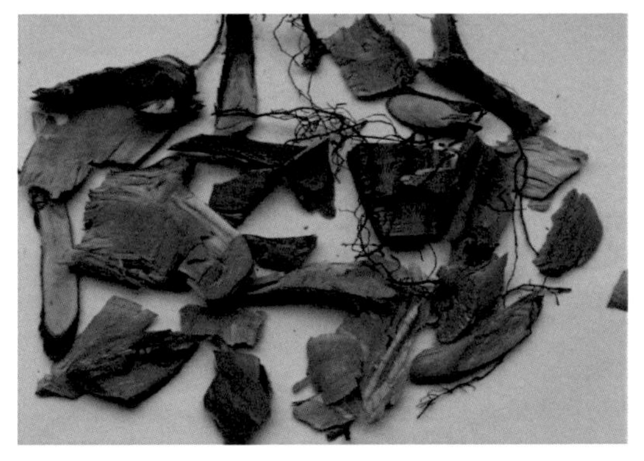

坚七扭（檵木根茎）

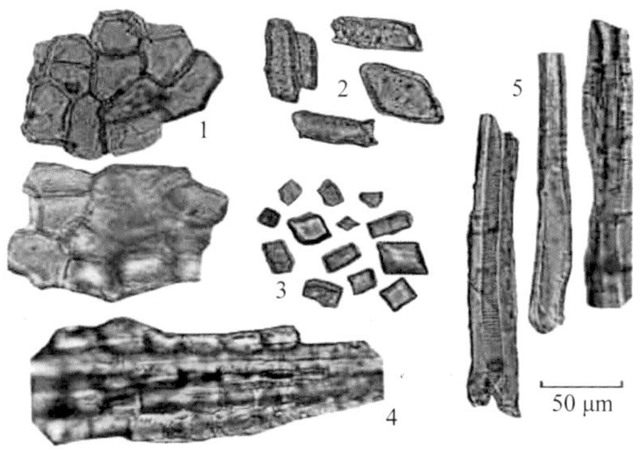

坚七扭粉末显微特征图

1. 木栓细胞；2. 石细胞；3. 草酸钙方晶；4. 含晶纤维；5. 纤维

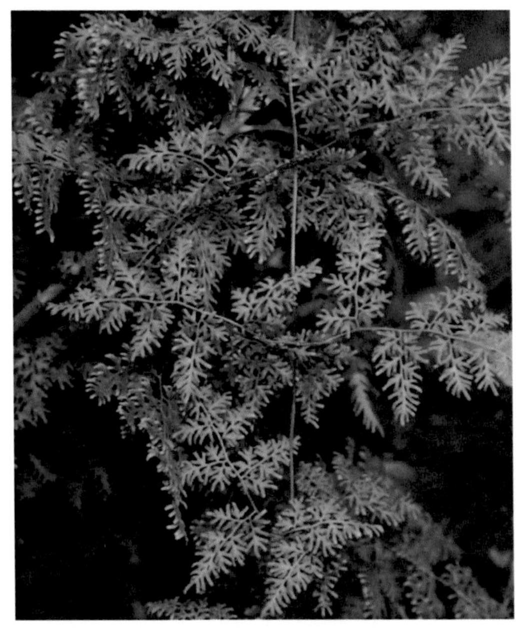

海金沙（畲药铜丝藤根基原植物）

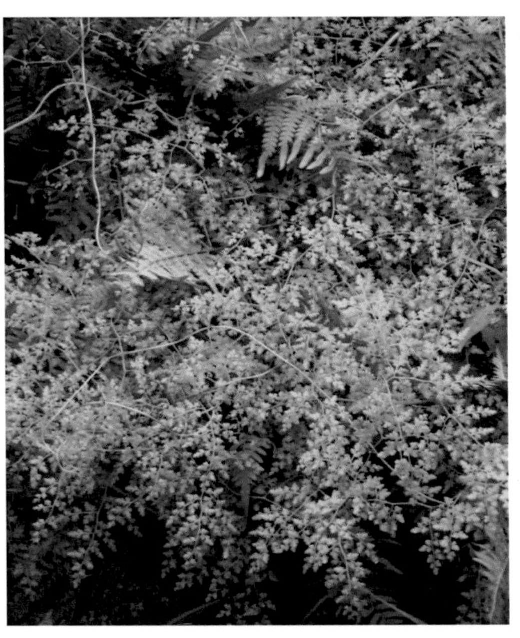

海金沙孢子叶

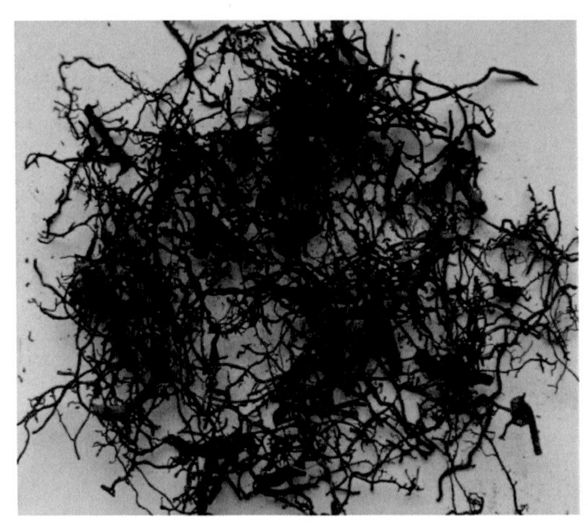

铜丝藤根（海金沙根）

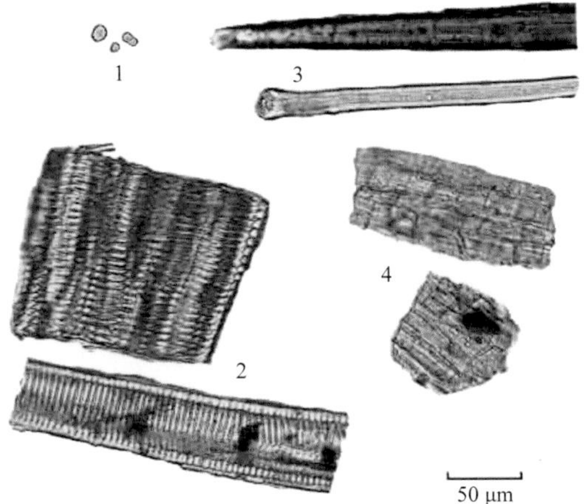

铜丝藤根粉末显微特征图

1. 淀粉粒；2. 梯纹管胞；3. 非腺毛；4. 厚壁细胞

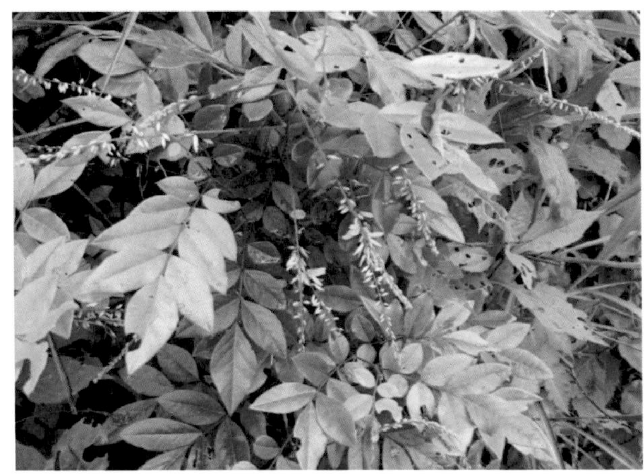

小槐花（畲药嘎狗粘基原植物）

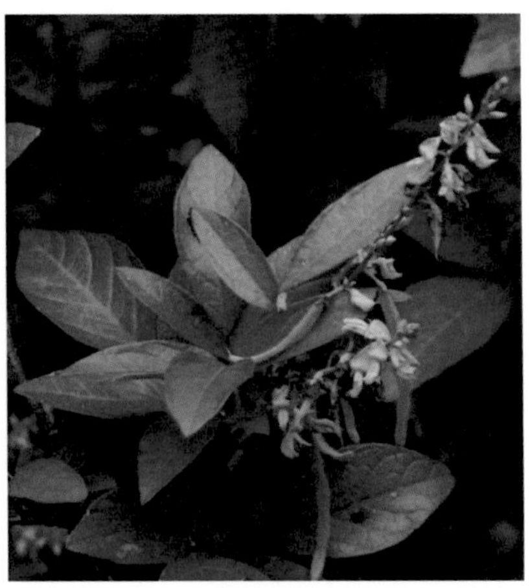

小槐花果

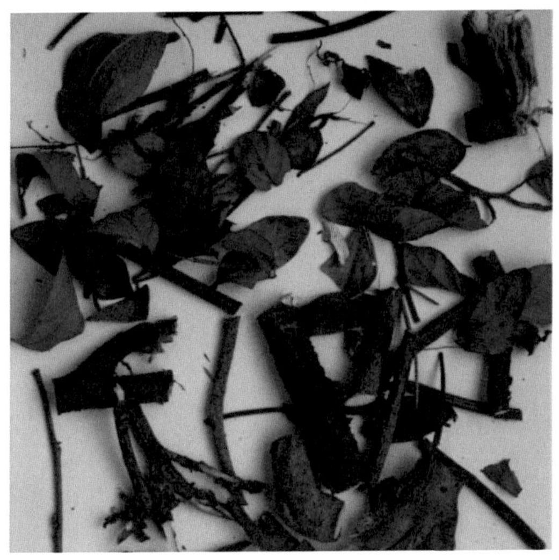

嘎狗粘（小槐花全株）

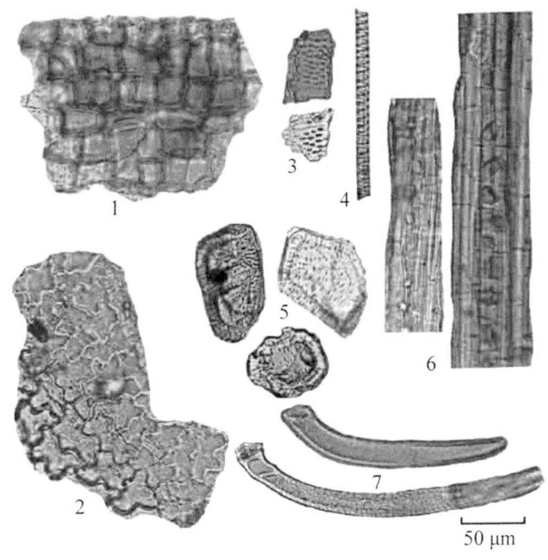

嘎狗粘粉末显微特征图

1. 木栓细胞；2. 叶表皮细胞；3. 具缘纹孔导管；4. 螺纹导管；5. 石细胞；6. 晶鞘纤维（含草酸钙方晶）；7. 非腺毛

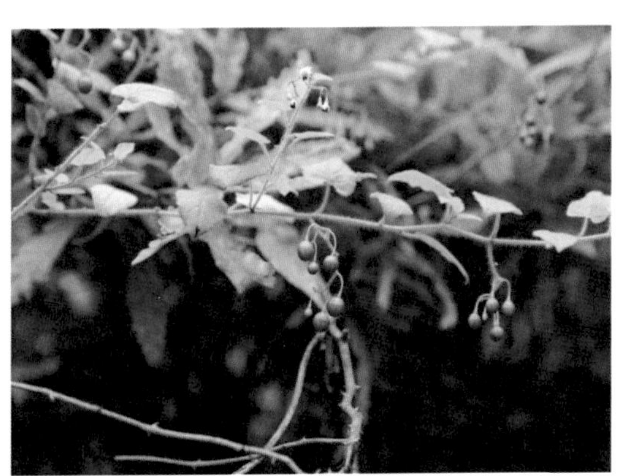

白英（畲药毛道士基原植物）

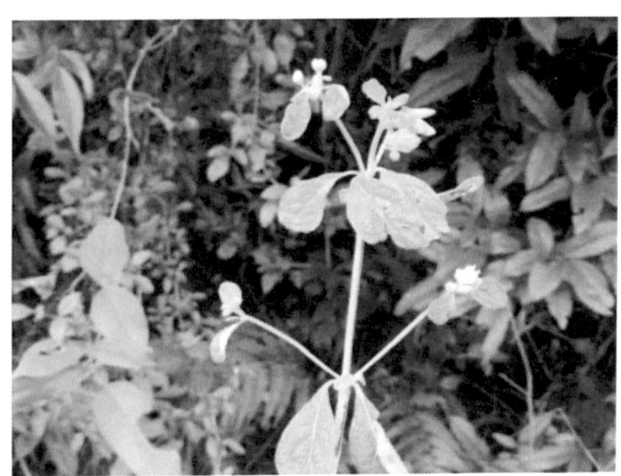

香茶菜（畲药铁拳头基原植物）

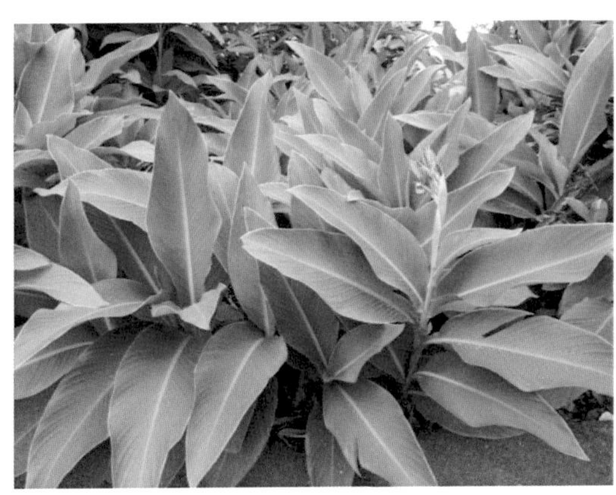

美人蕉

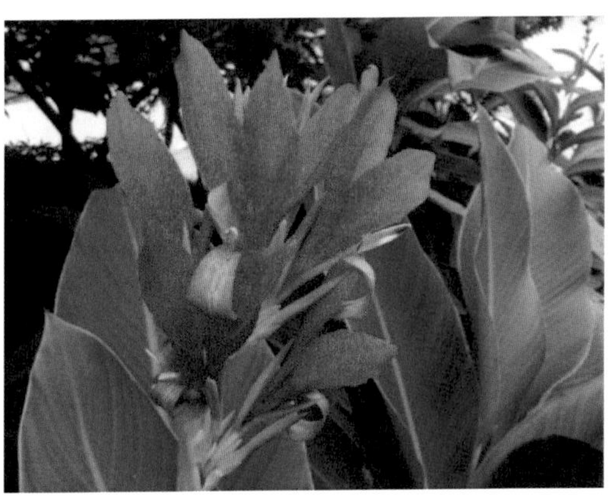

美人蕉花

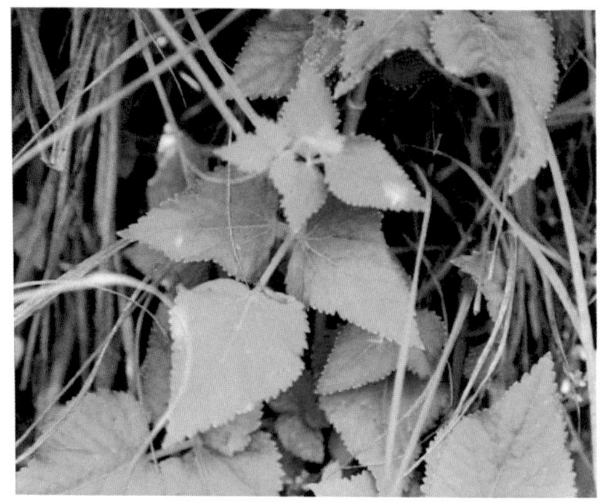
异叶回芹（畲药三脚风炉基原植物）

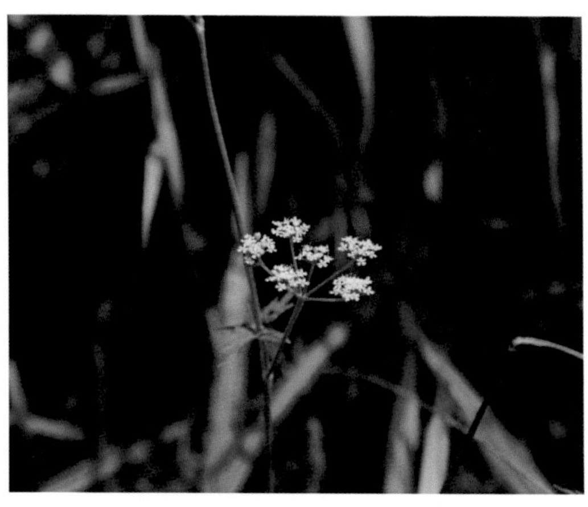
异叶回芹花

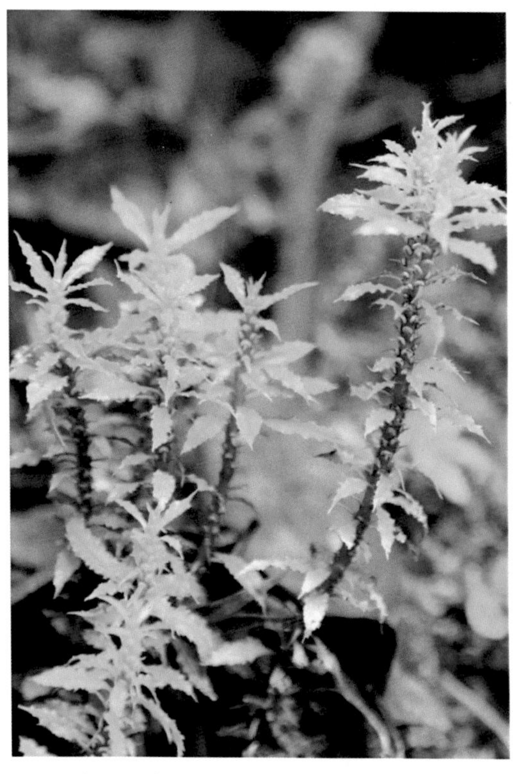
蛇足石杉（畲药石壁果果基原植物）

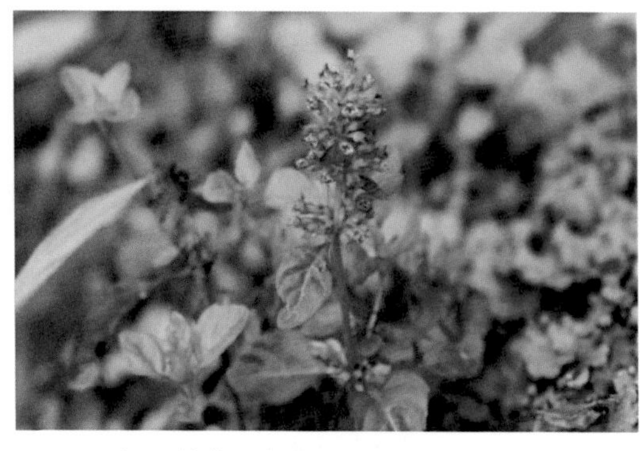
细风轮菜（畲药野仙草基原植物）

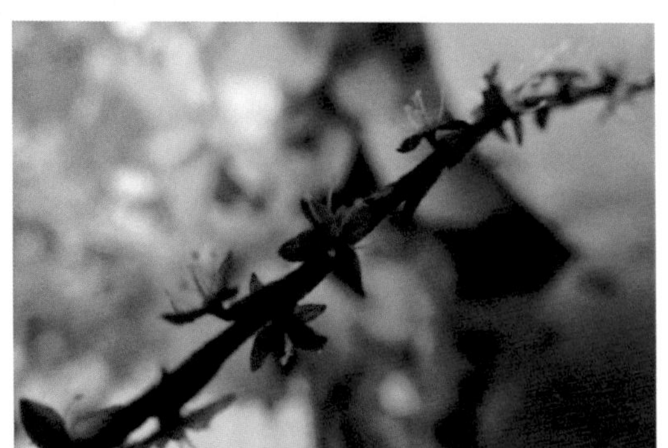
短毛金线草花

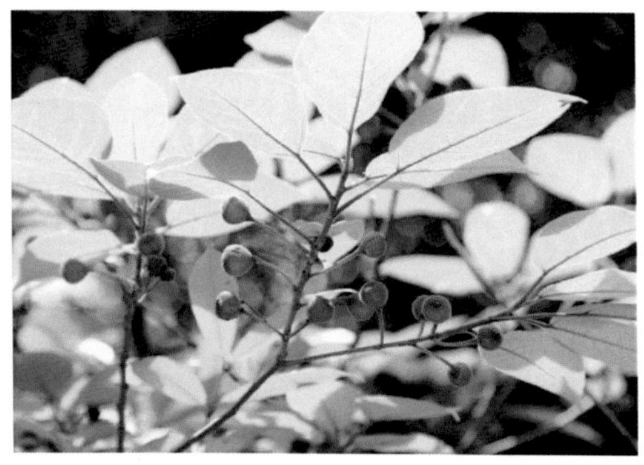
天仙果（畲药牛乳柴基原植物）

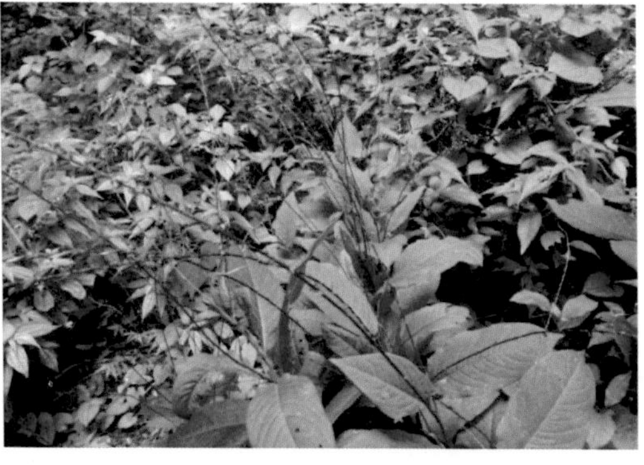
短毛金线草（畲药铁丁头基原植物）

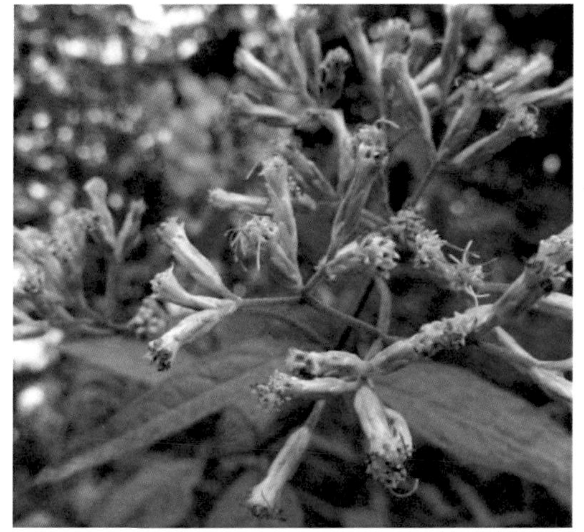
白头婆（畲药大发散基原植物）

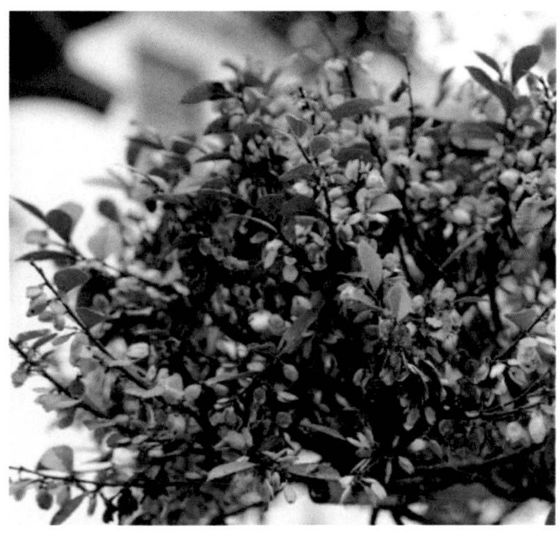
槲榆（畲药伤皮树基原植物）

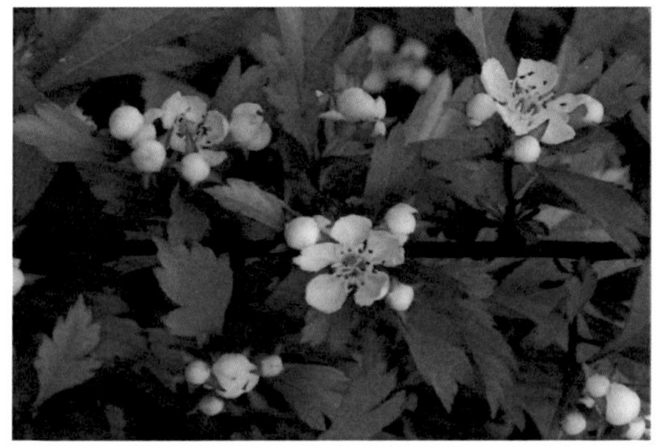
野山楂（畲药山枣基原植物）

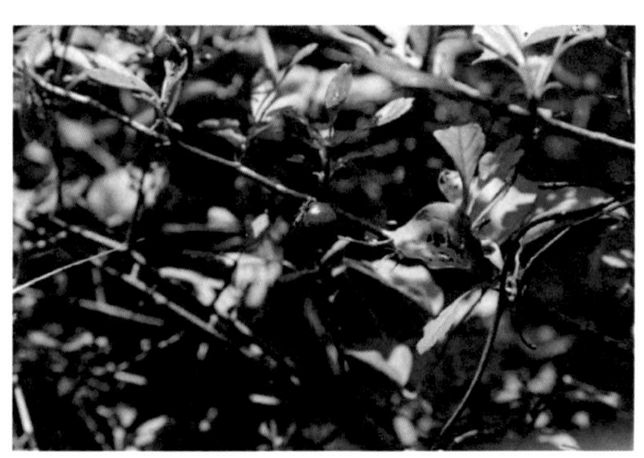
野山楂果

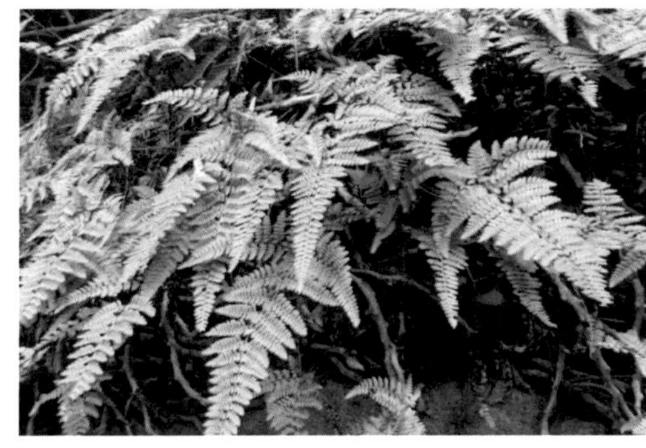
阴石蕨（畲药石差豆基原植物）

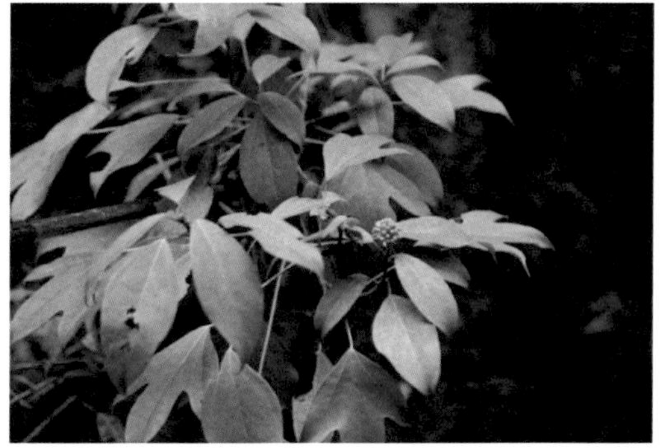
树参（畲药鸭掌柴基原植物）

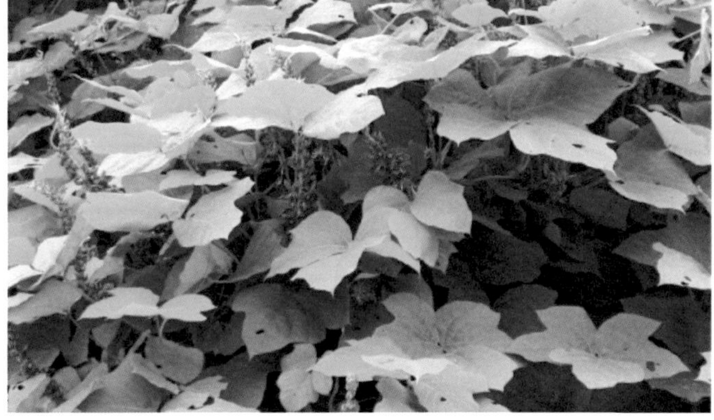
葛（畲药野割绳基原植物）

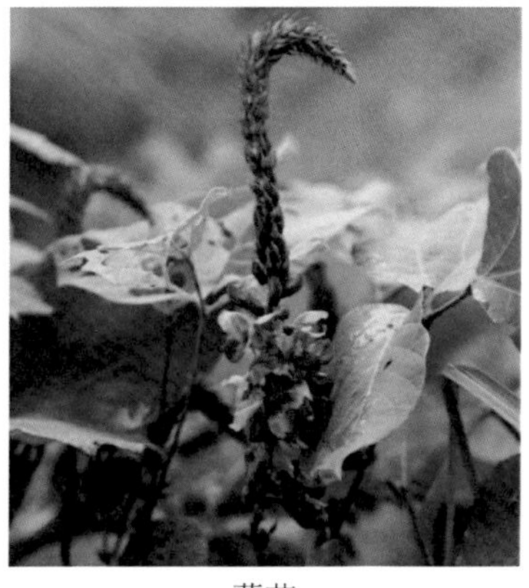
葛花

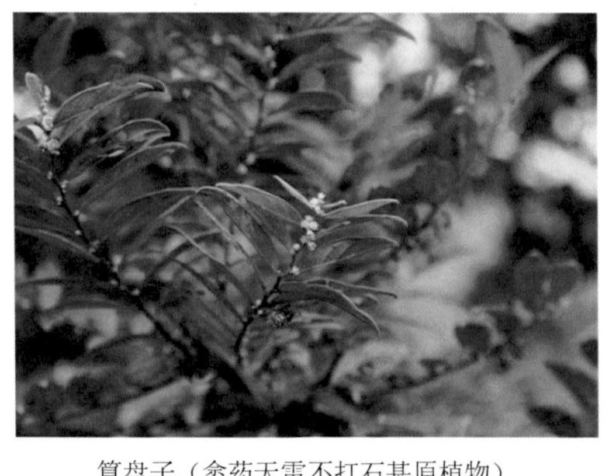
算盘子（畲药天雷不打石基原植物）

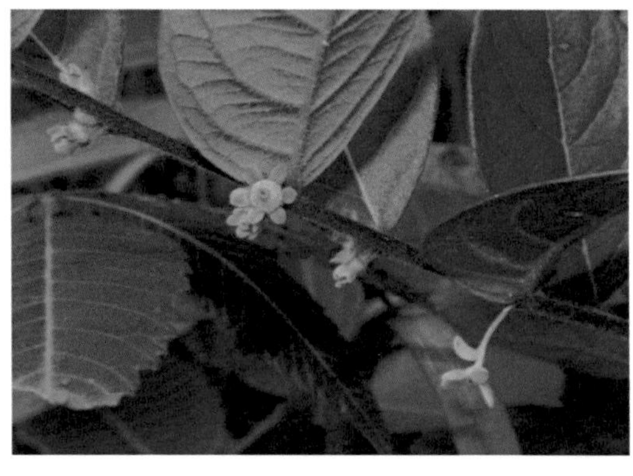
算盘子叶

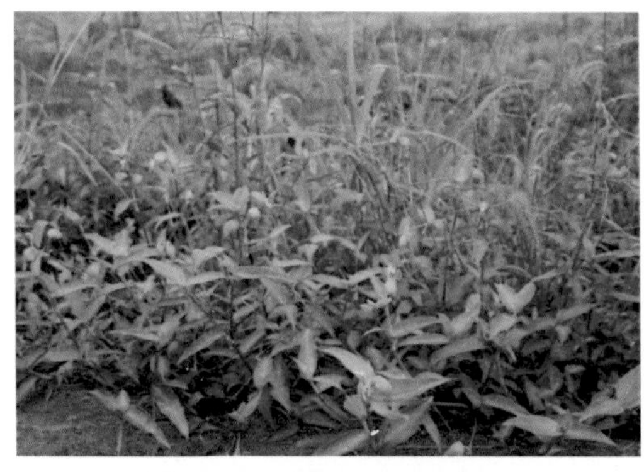
鸭跖草（畲药雅雀草基原植物）

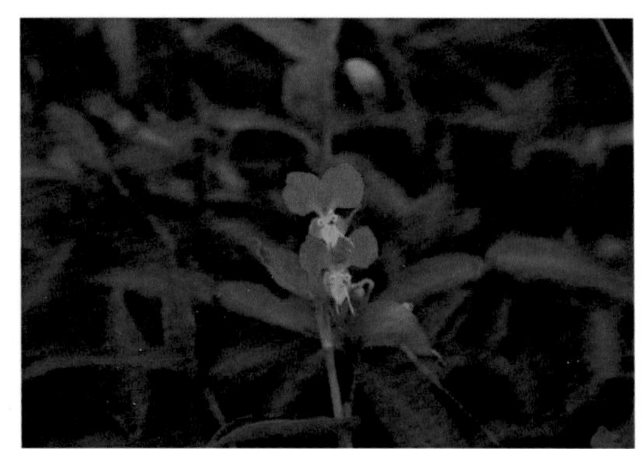
鸭跖草花

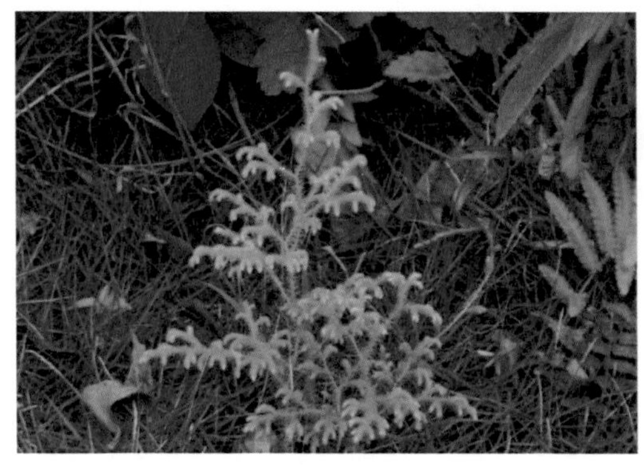
垂穗石松（畲药坛头刷基原植物）

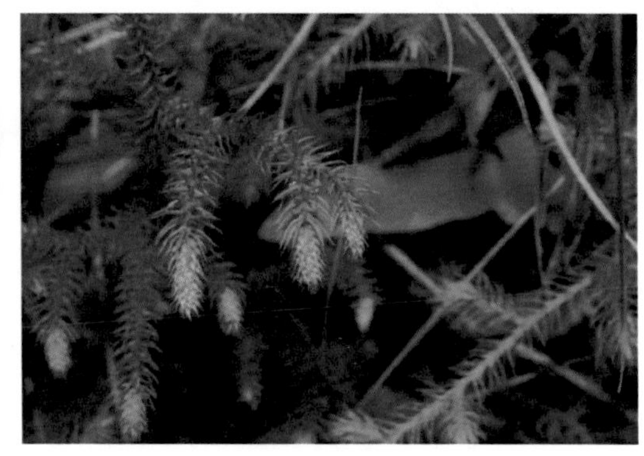
垂穗石松孢子囊

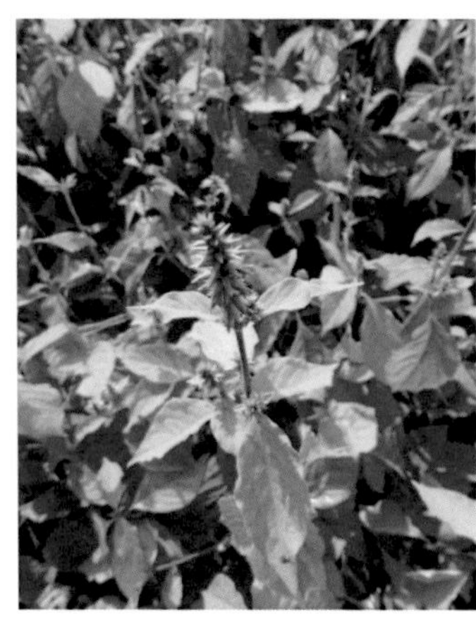
牛膝（畲药白鸡骨草基原植物）

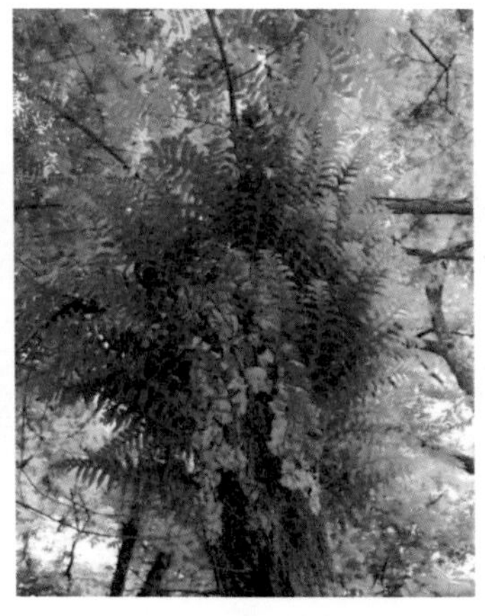
槲蕨（畲药猢狲姜基原植物）

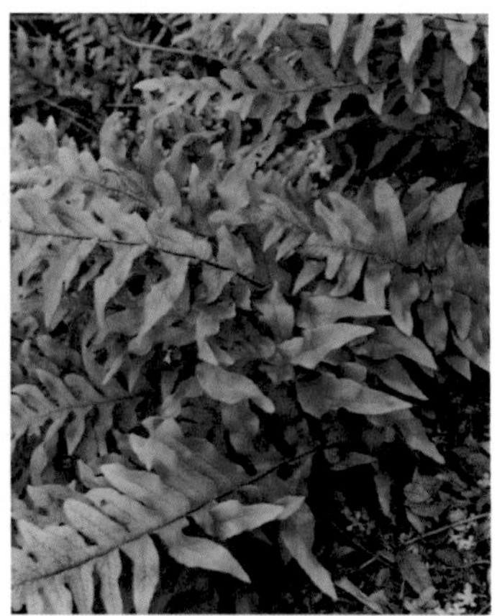
槲蕨叶

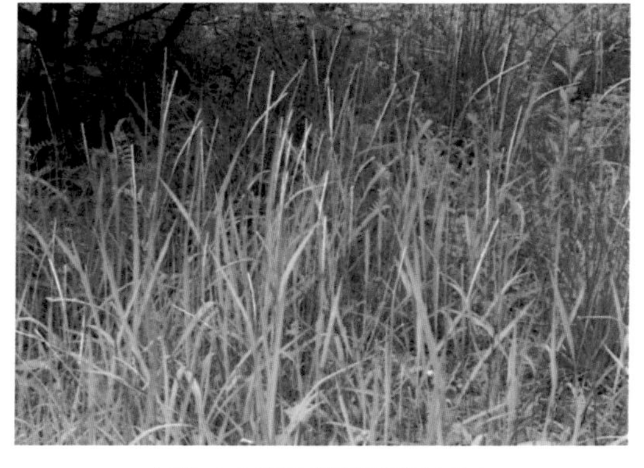
白茅（畲药毛筋草基原植物）

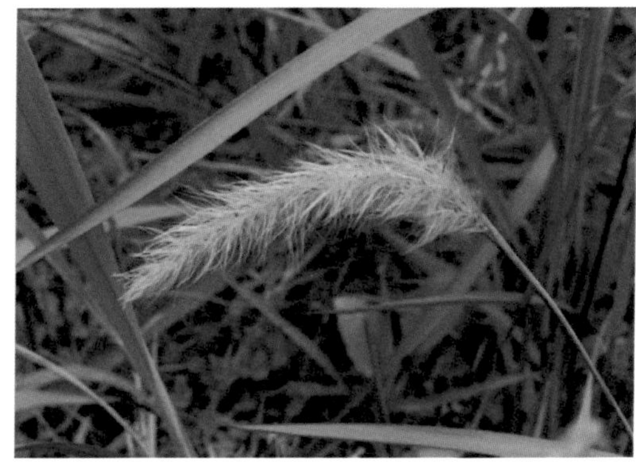
白茅穗

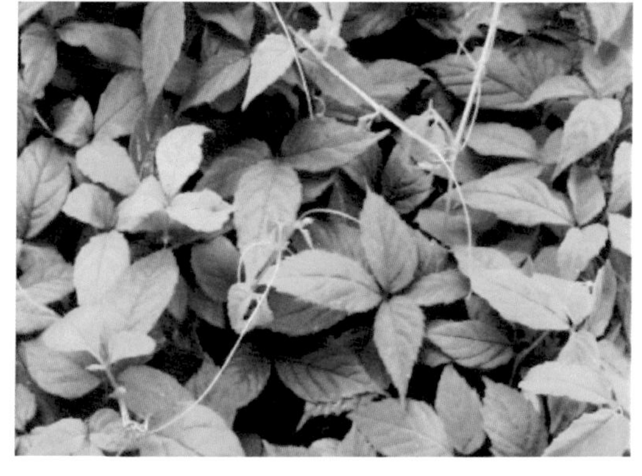
三叶崖爬藤（畲药金线吊葫芦基原植物）

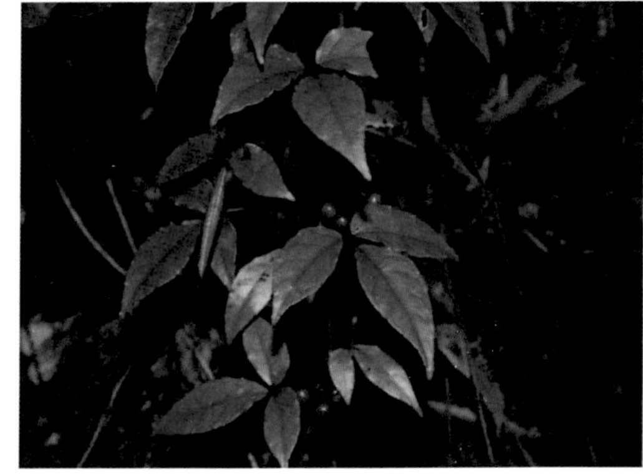
三叶崖爬藤果

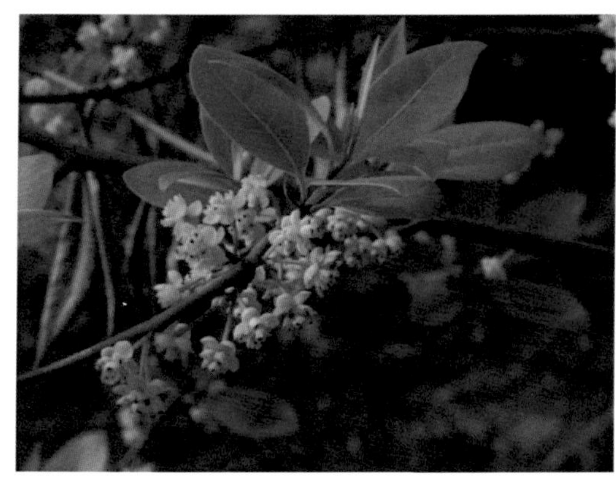
山鸡椒（畲药山苍子基原植物）

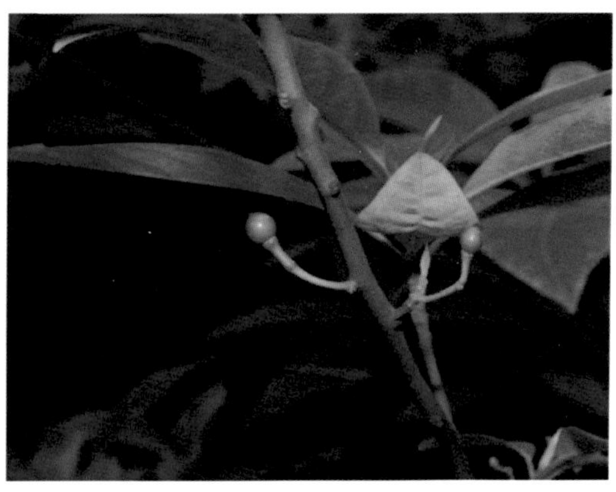
山鸡椒果

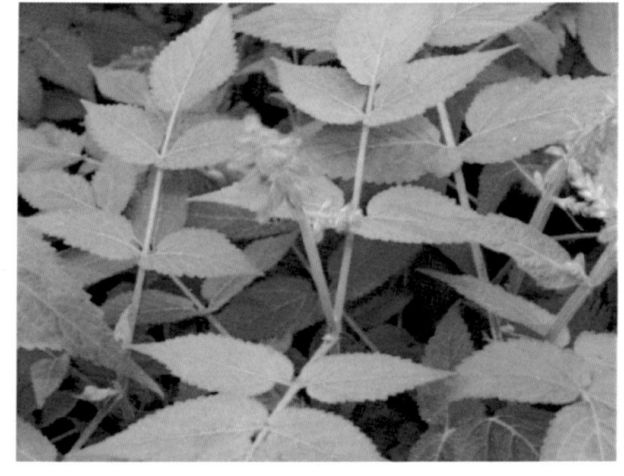
南丹参（畲药热红草基原植物）

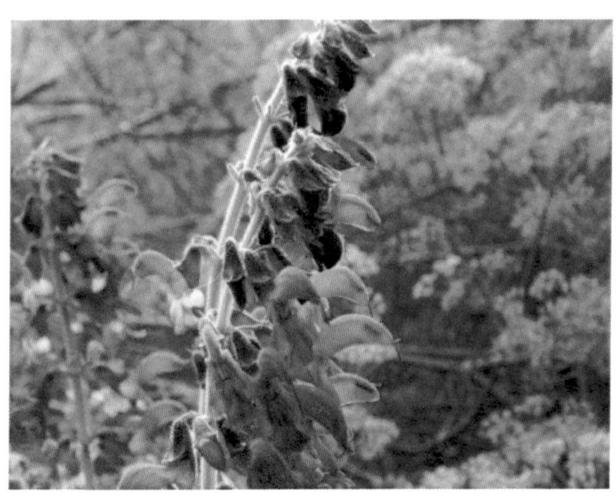
南丹参花

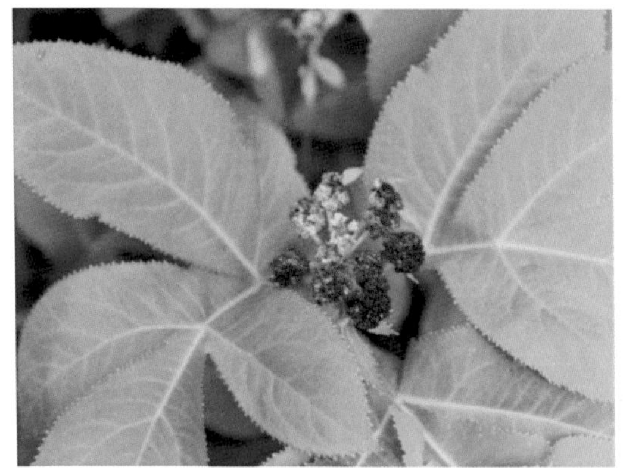

紫花前胡（畲药山当归基原植物）

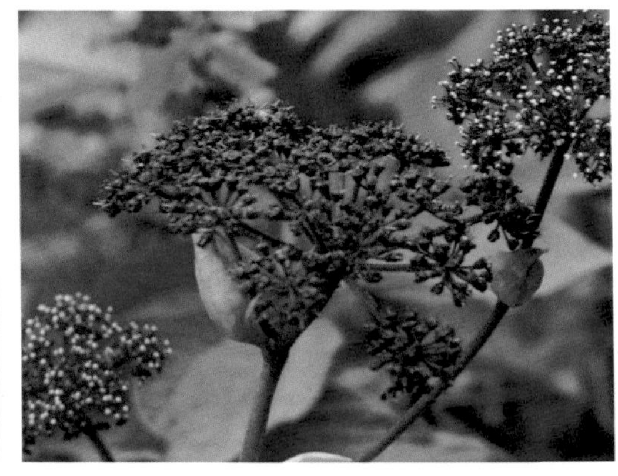

紫花前胡花

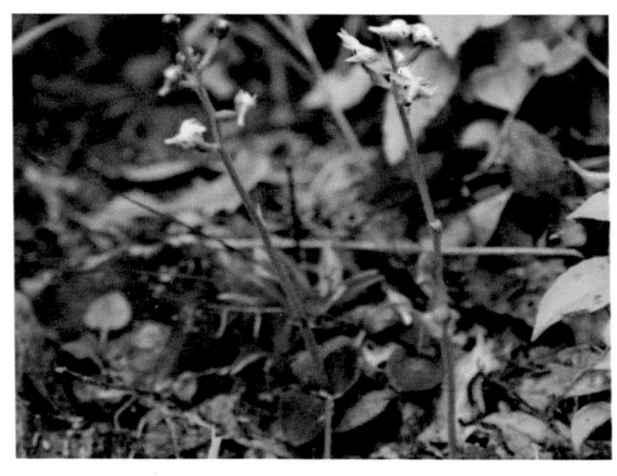

金线兰（畲药金线莲基原植物）

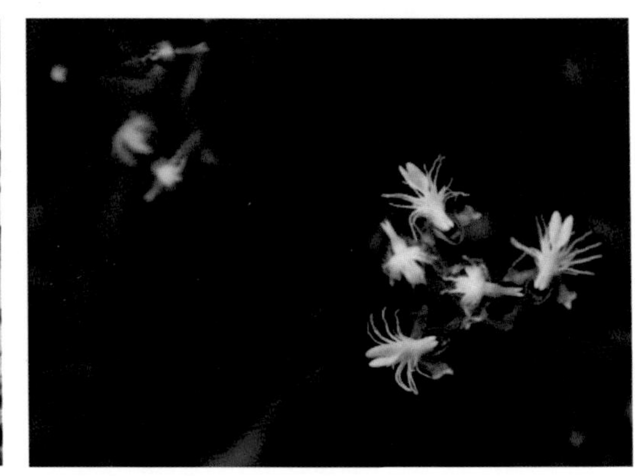

金线兰花

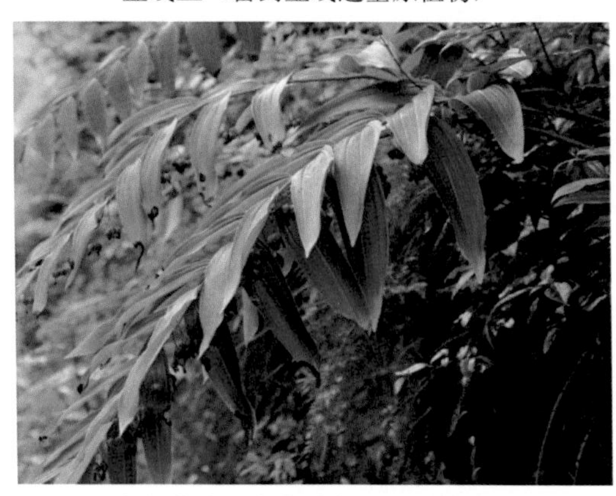

多花黄精（畲药千年运基原植物）

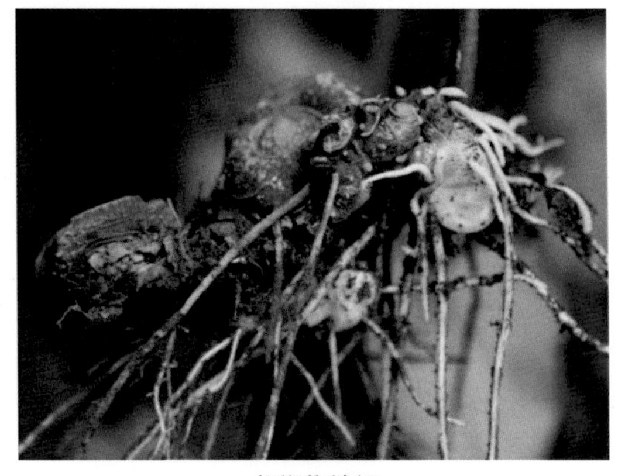

多花黄精根

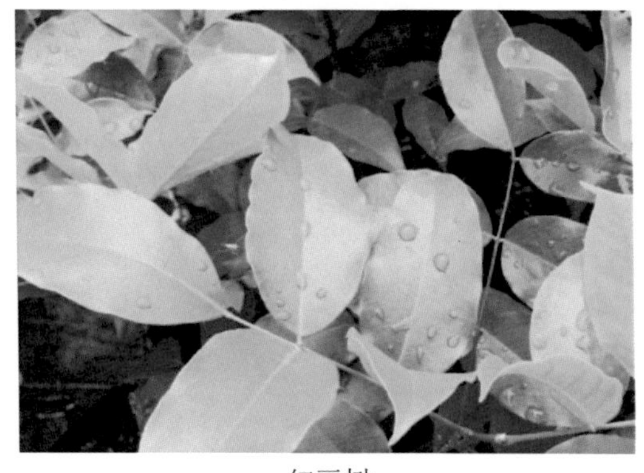

红豆树

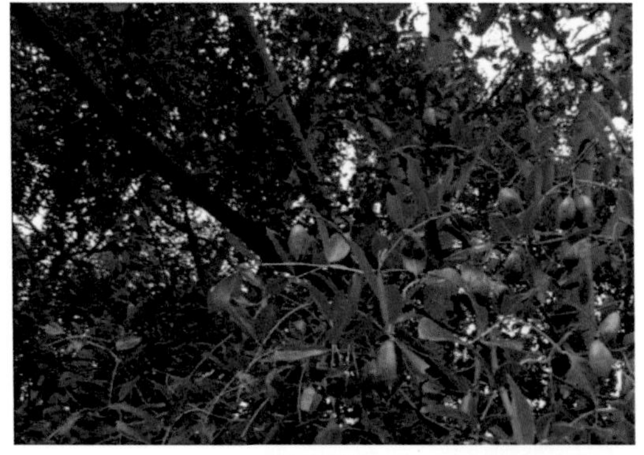

红豆树果

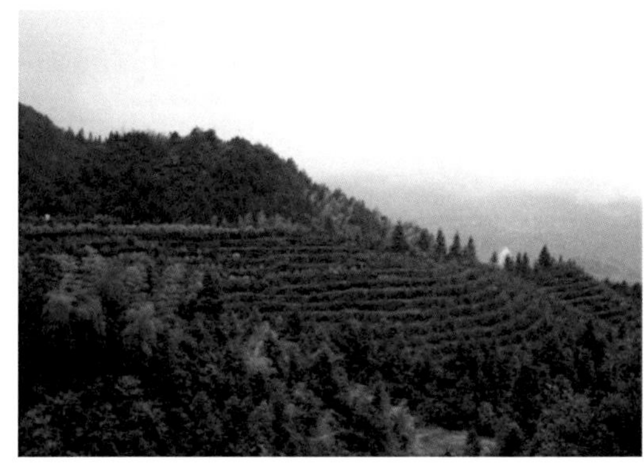

食凉茶柳叶蜡梅标准化栽培基地

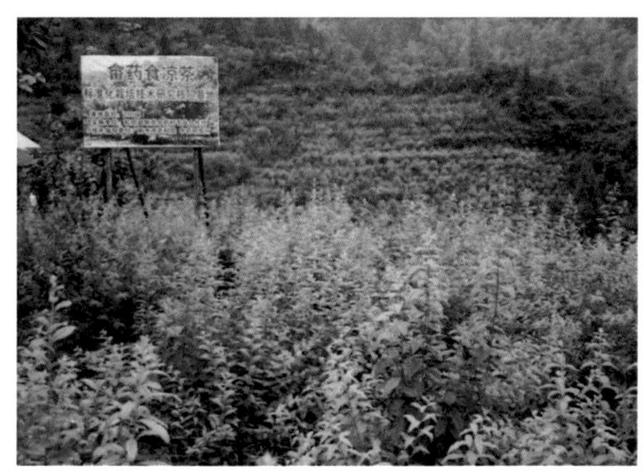

盛产期柳叶蜡梅

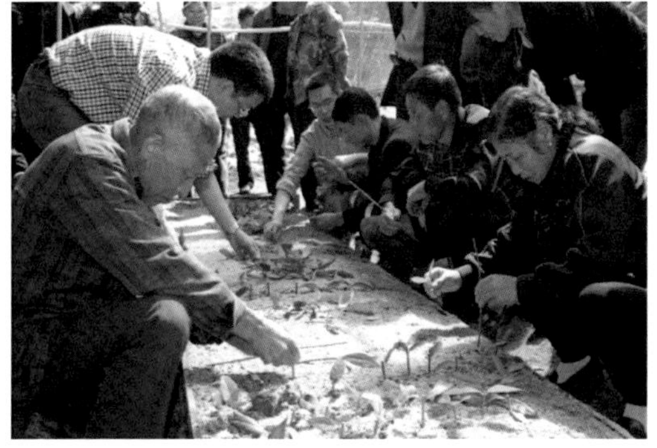

柳叶蜡梅扦插示教

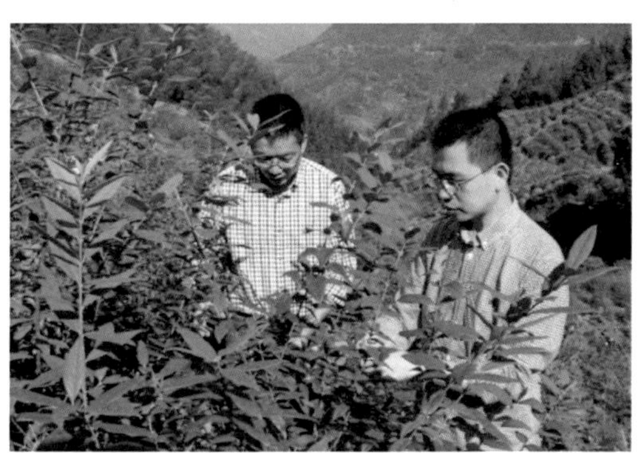

观察柳叶蜡梅生长情况

柳叶蜡梅标准化生产技术模式

<table>
<tr><th colspan="2">群体产量与技术指标</th><th>月份</th><th>3～4 月</th><th>4～5 月</th><th>6～7 月</th><th>8～9 月</th><th>11 月～次年 3 月</th></tr>
<tr><td>目标产量</td><td>枝叶：180 kg/亩
珠茶：42.5 kg/亩</td><td>物候期</td><td>萌芽期</td><td colspan="3">生长期</td><td>开花、结果期</td></tr>
<tr><td>栽植密度</td><td>500～600 株/亩</td><td rowspan="2">主要生产操作要点</td><td rowspan="2">1. 移栽
2. 除草</td><td rowspan="2">1. 采摘加工
2. 修剪
3. 扦插
4. 施肥</td><td rowspan="2">防治白蚁</td><td rowspan="2">1. 采摘加工
2. 扦插</td><td rowspan="2">1. 采摘加工
2. 修剪
3. 施肥</td></tr>
<tr><td>园地选择</td><td>土层厚度 40 cm 以上，坡度 35 度以下的山区、丘陵种植</td></tr>
<tr><td colspan="8">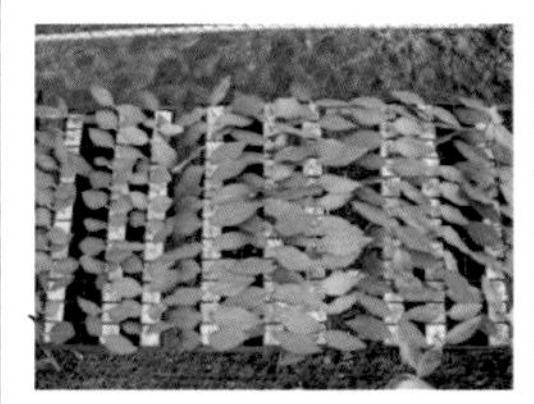
穴盘扦插
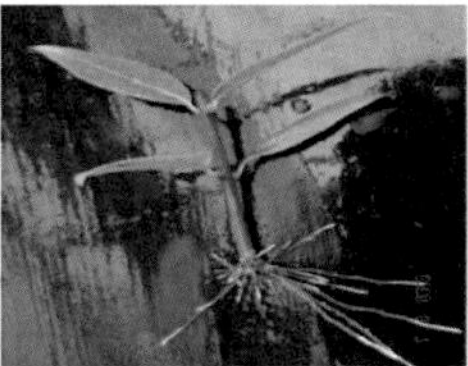
扦插生根苗
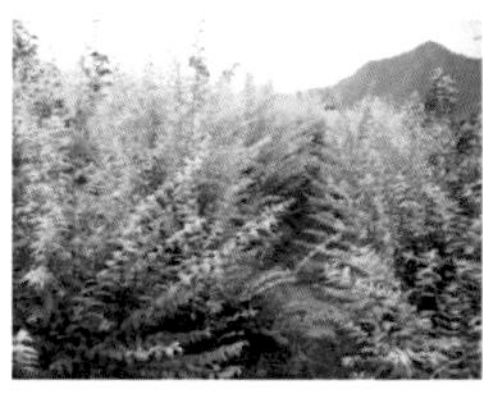
采摘前
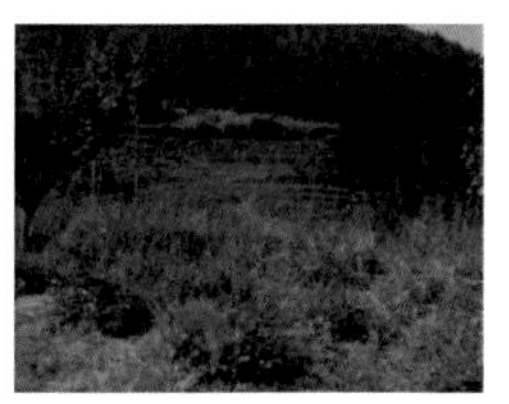
采摘后</td></tr>
<tr><td colspan="2">肥料使用建议</td><td colspan="6">施腐熟有机肥，苗木定植时施基肥 500 kg/亩，生长过程中每年 5 月第一次修剪后和 11 月第二次修剪后各施一次有机肥，每次肥料施用量 300 kg/亩</td></tr>
<tr><td colspan="2">病虫防治要点</td><td colspan="6">柳叶蜡梅全株含特殊气味，病虫危害较少，种植中仅发现少量白蚁，没发现病害。杀灭白蚁主要在繁殖蚁迁飞时（4～6 月）用 10%吡虫啉 150 倍液 + 苏云金杆菌 40 倍液喷杀（或浇灌蚁道），连续几次，可在不惊动主巢白蚁的情况下，达到灭治巢蚁和杀死繁殖蚁的目的</td></tr>
</table>

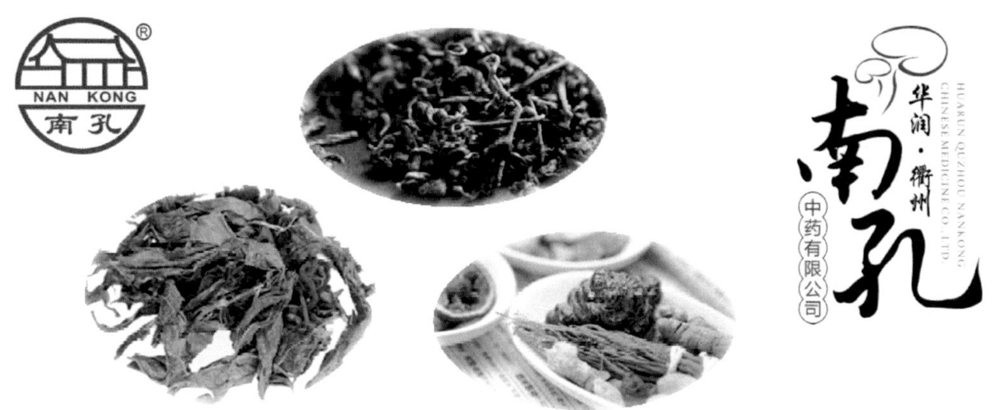

衢州南孔中药有限公司是央企华润衢州医药有限公司的全资子公司，是一家集中药材收购、中药饮片加工炮制和销售为一体的中药经营企业，是中国中药协会中药饮片专业委员会副理事长单位和浙江省中药饮片产业协会副会长单位，前身为衢州医药有限公司中药分公司，具有 60 多年的中药生产基础。公司占地 32.3 亩，其中饮片生产车间 10 000 m^2，设施设备齐全，硬件条件一流，环境整洁美观，富有现代企业息。

公司遵循“质量第一、诚信至上”的质量管理方针，以敬业负责的精神，诚实规范的态度，努力打造“南孔”的质量品牌、信誉品牌，以优质的产品质量赢得市场，做大做强企业，以先进的经营理念赢得客户。公司重视道地药材业务，在特色的畲药方面，以《浙江省中药炮制规范》收载的食凉茶等 11 种畲药为重点，积极开展相关饮片的生产和销售。

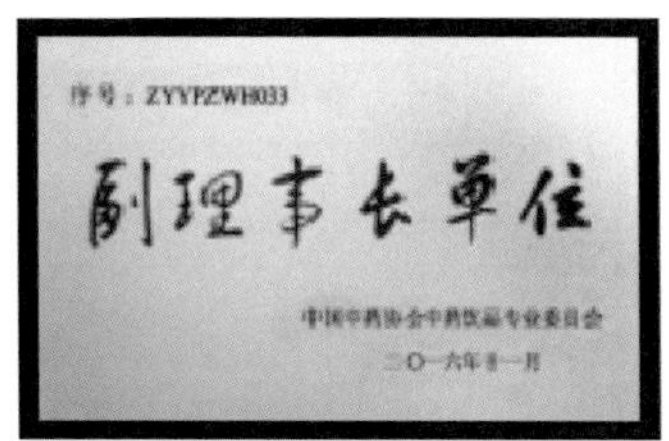

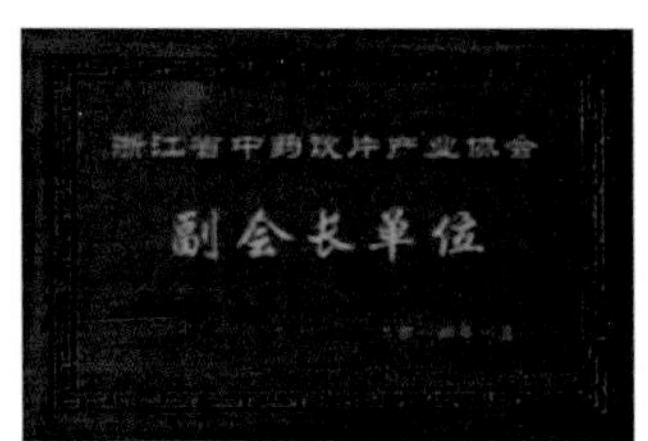

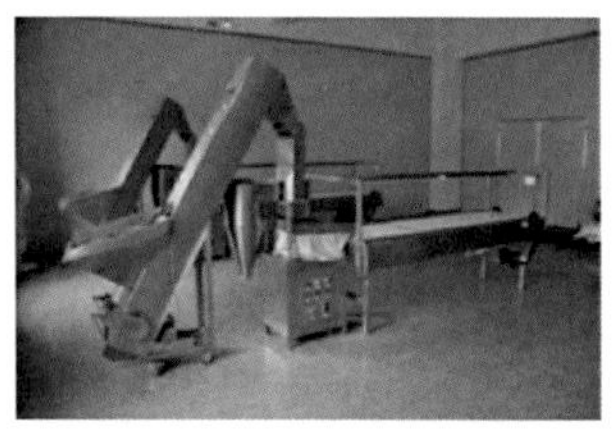

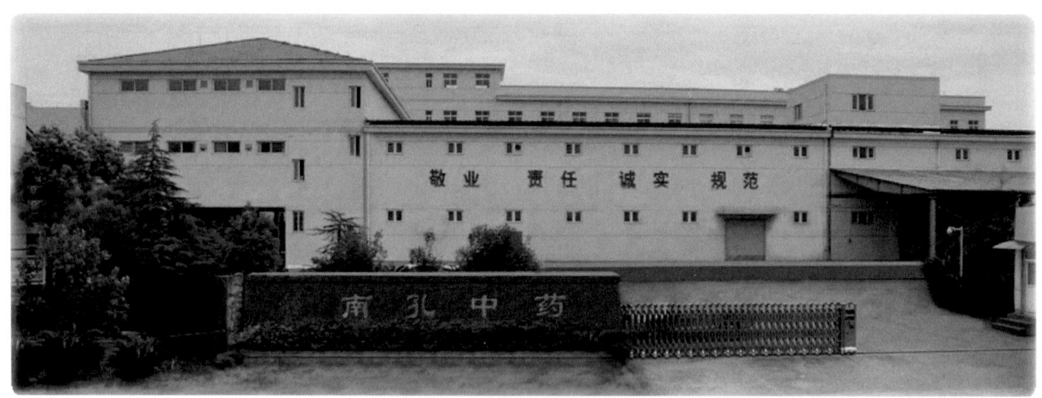